U0207177

国医大师

石学敏

针灸验案特辑

主编　石学敏

中国健康传媒集团
中国医药科技出版社

内 容 提 要

本书反映了石学敏院士以"醒脑开窍法"为主的独特针灸学术经验,详细论述了临床针灸配方理论、选穴、手法、操作规范。第一章主要介绍了神经系统、肌肉疾病,接以内、外、妇、儿、五官科疾病、精神与行为障碍性疾病和放射性损伤等疾病的针灸验案。适于广大针灸临床工作者、中医爱好者及医学生参考使用。

图书在版编目(CIP)数据

国医大师石学敏针灸验案特辑 / 石学敏主编 . — 北京:中国医药科技出版社,2018.3
(2024.9重印)
ISBN 978-7-5067-9799-3

Ⅰ . ①国… Ⅱ . ①石… Ⅲ . ①针灸疗法—中医临床—经验—中国—现代 Ⅳ . ① R246

中国版本图书馆 CIP 数据核字(2017)第 296202 号

美术编辑 陈君杞
版式设计 也 在

出版 **中国健康传媒集团** | 中国医药科技出版社
地址 北京市海淀区文慧园北路甲 22 号
邮编 100082
电话 发行:010 - 62227427 邮购:010 - 62236938
网址 www.cmstp.com
规格 787 × 1092mm ¹/₁₆
印张 24
字数 421 千字
版次 2018 年 3 月第 1 版
印次 2024 年 9 月第 8 次印刷
印刷 北京盛通印刷股份有限公司
经销 全国各地新华书店
书号 ISBN 978-7-5067-9799-3
定价 **75.00 元**

获取新书信息、投稿、为图书纠错,请扫码联系我们。

编 委 会

前　言

　　针灸是中华传统医药的瑰宝之一，是世界非物质文化遗产，几千年来为中华民族的繁衍做出了重大贡献，并于 17 世纪开始传入欧洲，20 世纪以来，面向亚、非、拉美洲，加大了走向国际的速度和深度。特别是在当代，在"一带一路"思想的指导下，国际上掀起了持续的中医热，尤其是针灸，在中医走向世界，为人类健康服务方面，起到了一个很好的引领作用。

　　国医大师石学敏院士是享誉中外的针灸大家，当代针灸奠基人之一，从医 50 余年，致力于针灸事业的发展。深入解读中医经典理论，广泛吸收现代科技学术成果，继承创新，融西贯中，形成了以醒神、调神为核心的独特学术思想体系。

　　20 世纪 60 年代初，肩负着为国争光和促进中医药走向世界的使命，年轻的石学敏应国家需要，远赴阿尔及利亚等国开展医疗援外工作，以小小的银针，在非洲大地创造了一个个医疗神话，其针灸外交多次受到国家表彰。1972 年石院士回国，谢辞了要他从政的要求，扎根医疗，艰苦创业，着手组建针灸学科，从人才培养、筹建基地开始，开创了全国第一个针灸病房，在全国针灸科成立首家电生理室，亲自利用业余时间给年轻大夫授课，讲解《灵枢经》，并邀请天津各大医院西医专家前来授课，培养出一批理论和临床均过硬的针灸人才。石学敏院士作为学科启蒙者和带头人，将中风确立为研究方向，带领团队深入研究中风机制，创新中风病机理论、针刺取穴和手法要求，创立了治疗中风病的"醒脑开窍针刺法"，并最终确立了以针灸、中药为主，融介入、脑外、现代康复、心理和营养为一体的富有中医特色的石氏中风单元，全面治疗中风患者。石院士团队长期以来，对多学科、多系统疾病进行了大量的临床观察和深入研究，积累了丰富的经验。

石学敏院士认为，针灸医学是中华民族的，也是世界的，他历来重视针灸医学的国际化发展，制定了长远的国际化发展战略。他常赴国外讲学，传授针灸医学知识，会诊疑难病历，也为国际培养了一大批针灸研究生和专业人才。

为进一步继承国医大师石学敏院士的学术思想，总结临床针灸治疗经验，现将石学敏院士的针灸临床治疗验案进行系统梳理。包含内、外、妇、儿、皮肤科、五官科、精神和行为障碍等多种疾病，病案从一般资料、主诉、病史、查体及实验室阳性指标、中西诊断、中医治则、针灸取穴、手法操作、治疗结果等方面进行描述，为读者及针灸后辈提供学习素材，增益思维，启迪灵感，为针灸后辈人才的创新提供基石。由于时间仓促，书中难免有疏漏和不妥之处，恳请广大读者提出宝贵意见，以便改进。

编者

2017 年 1 月

目 录

第一章

神经系统、肌肉疾病

第一节　脑血管疾病

脑梗死

一、偏瘫

【病例 1】

王某，女，77 岁，初诊日期：2013 年 6 月 1 日。

[主诉] 左侧肢体无力 1 天。

[病史] 患者于 2013 年 5 月 31 日中午无明显诱因突然出现持续左侧肢体无力症状，当时神清，无头晕、头痛，及无胸闷憋气、二便失禁等症，于今日就诊于我院急诊，查颅脑 CT 示脑梗死，治以抗血小板，予拜阿司匹林、依达拉奉注射液等，经治病情平稳，为进一步治疗收入我病区。现症：神清，精神可，反应略迟钝，语言欠流利，左口歪，持续左侧肢体无力，喘息，喉间痰鸣，纳可，寐安，小便调，大便干燥。

[查体及实验室检查] 左侧中枢性面瘫，上、下肢肌力 3 级。双下肢可见红肿发硬斑块，稍高出皮肤，局部灼热感，舌红，苔少，脉弦数滑。颅脑 CT（2013 年 6 月 1 日）：右基底节区低密度影，考虑梗死灶。

[西医诊断] 脑梗死。

[中医诊断] 中风（中经络）。

[治疗原则] 醒脑开窍，补益肝肾，平肝潜阳，活血通络。

[针灸取穴] 内关、人中、三阴交、极泉、尺泽、委中、风池、完骨、天柱、环跳、血海、大椎、昆仑、膈俞。

[手法操作] 内关（双侧）捻转提插泻法 1 分钟；人中雀啄泻法至眼球湿润为度；三阴交（患侧）提插补法至肢体抽动 3 次为度；极泉、尺泽、委中（患侧）提插泻法至肢体抽动 3 次为度；风池、完骨、天柱（双侧）捻转补法 1 分钟；环跳（患侧）直刺使针感向下肢放射；昆仑（患侧）直刺，捻转泻法 1 分钟；委中、血海、膈俞（双侧）、大椎，三棱针点刺，拔罐放血约 3~5mL。

[中药] 予丹芪偏瘫胶囊，以活血通络。

［治疗结果］

2013 年 6 月 4 日：神清，精神可，反应略迟钝，语言欠流利，左口歪，左侧肢体无力较前好转，无头晕、头痛，纳可，寐安，小便调，大便干燥。上肢肌力 3 级，下肢肌力 3+ 级。下肢红肿发硬斑块减轻。

2013 年 6 月 15 日：神清，精神可，反应略迟钝，语言欠流利，左口歪好转，左侧肢体无力较前好转，无头晕、头痛，纳可，寐安，小便调，大便干燥。上肢肌力 3+ 级，下肢肌力 4 级。下肢红肿发硬斑块减轻，局部疼痛减轻，斑块面积减小。

按语：本例患者合并有丹毒，中医病名"流火"，中医学认为，丹毒的病因以火毒为主，可由风、湿、热诸邪化火而致。针刺在醒脑开窍针刺法规范化治疗的基础上，配合清泻火热，疏通经络。加刺环跳、昆仑疏通经络气血；大椎、委中、血海、膈俞，刺络拔罐，获得良效。

【病例 2】

王某，女，66 岁，初诊日期：2012 年 11 月 2 日。

［主诉］左侧肢体无力 4 年，加重 38 天。

［病史］患者于 2008 年 10 月下旬因脑出血致左侧肢体瘫痪，经某医院治疗后病情好转出院，遗有左上肢活动不利。2012 年 9 月 26 日患者自觉肢体活动不利较前加重，在社区医院治疗效不明显，遂来我院针灸科住院治疗。

［查体及实验室检查］左侧上、下肢肌张力增高，左上肢屈曲内收，手指握固，拘挛不开，尤以拇指、食指两指为甚，左下肢可内收抬举，左侧上肢近端肌力 2 级，左侧下肢近端肌力 4 级，左霍夫曼征（＋），左巴宾斯基征（＋）。头颅 CT 示：右侧额颞顶枕叶、基底节脑梗死、脑软化。

［西医诊断］脑梗死。

［中医诊断］中风（中经络）。

［治疗原则］醒脑开窍，泻阴补阳，疏通经络。

［针灸取穴］内关、水沟、印堂、上星透百会、三阴交、合谷、上八邪、极泉、尺泽、曲池、外关。

［手法操作］先刺双侧内关，直刺 0.5~1 寸，施捻转提插泻法 1 分钟；前 3 天针刺水沟，向鼻中隔斜刺 0.5 寸，雀啄泻法，至眼球湿润为度，3 天后改为上星透百会及针刺印堂，百会向后平刺 0.5 寸，小幅度、高频率捻转补法；针刺印堂时，向下斜刺 0.5 寸，小幅度、高频率捻转补法；三阴交（患侧）直刺 0.5~1 寸，施捻转提插补法，以下肢抽动 3 次为度；极泉、尺泽（患侧）直刺 0.5~1 寸，施捻转提插泻法，以肢体抽动 3 次为度，不留针。患侧合谷穴透向后溪方向，施以提插泻法，待换手四肢由拘挛转为迟缓后，复取两根针自合谷穴（患侧）分别向拇指、三间穴方向透刺，行提插

泻法，以拇、食指抽动为度。上八邪、曲池、外关（患侧），直刺 0.5~1 寸，施提插泻法 1 分钟，留针 20 分钟。每日针刺治疗 1 次，10 次为 1 个疗程。

［治疗结果］患者经用上述方法治疗 10 次后，拘挛、掌屈症状明显缓解；经针刺 20 次后，原来僵直的拇、食二指可以屈伸活动，并有一定的握力，上肢肌张力基本恢复正常，肘关节伸屈自如，五指可全部伸展开来。嘱患者进一步加强左侧手指功能锻炼，以巩固疗效。

【病例 3】

秦某，男，62 岁，初诊日期：2013 年 6 月 4 日。

［主诉］左侧肢体麻木无力 12 天。

［病史］患者于 2013 年 5 月 24 日 20 时许，无明显诱因突然出现左侧肢体麻木无力，伴口歪、语言欠利，当时神清，无头晕、头痛，及无胸闷憋气、二便失禁等症，就诊于我院急症。查颅脑 CT 示：脑萎缩，未见明显梗死及出血，治以改善脑代谢、改善脑循环，予醒脑静注射液、依达拉奉注射液、银杏达莫注射液，随后转入某医院，颅脑 MRI 示：右侧基底节区、右侧侧脑室旁异常信号，考虑脑梗死。入院治疗，经治病情减轻，为进一步康复，今来我院由门诊收入针灸病区。现症：神清，精神可，语言欠流利，持续左侧肢体麻木无力，左口歪，语言欠利，饮水偶呛，未诉头晕、头痛及心前区不适等症，纳可，寐安，二便调。

［查体及实验室检查］左侧上肢肌力 3 级，下肢肌力 3 级，左侧巴宾斯基征（+）。颅脑 CT（2013 年 5 月 24 日）：脑萎缩。颅脑 MRI（2013 年 5 月 26 日）：右侧基底节区、右侧侧脑室旁异常信号，考虑脑梗死；脑萎缩；后颅窝蛛网膜囊肿；鼻旁窦黏膜增厚。心电图（2013 年 6 月 4 日）：窦性心动过缓。

［西医诊断］脑梗死。

［中医诊断］中风（中经络）。

［治疗原则］滋补肝肾，疏通经络，益气活血。

［针灸取穴］内关、人中、三阴交、极泉、尺泽、委中、风池、完骨、天柱、太溪、郄门、神门、大陵、膻中、肩髃。

［手法操作］内关（双侧）捻转提插泻法 1 分钟；人中雀啄泻法至眼球湿润为度；三阴交（患侧）提插补法至肢体抽动 3 次为度；极泉、尺泽、委中（患侧）提插泻法至肢体抽动 3 次为度；风池、完骨、天柱（双侧）捻转补法 1 分钟；太溪（双侧）捻转补法 1 分钟；太溪、郄门、神门、大陵（患侧）直刺；肩髃（患侧）斜刺，平补平泻手法。留针 20 分钟。

［中药］丹芪偏瘫胶囊 4 粒，口服，每日 3 次，以活血通络。

［辅助疗法］①头皮针：顶颞前、后斜线（病灶侧），平刺，小幅度、高频率捻转

补法 1 分钟，留针 20 分钟。②耳针：神门、皮质下、肩，王不留行压豆，两耳交替进行，隔日一换。③穴位拔罐：华佗夹脊。

[治疗结果] 入院后第 1 天：神清，精神可，语言欠流利，持续左侧肢体麻木无力，左口歪，语言欠利，饮水偶呛，未诉头晕、头痛及心前区不适等症，纳可，寐安，二便调。舌淡红，苔薄白，脉弦。入院后第 9 天：神清，精神可，语言欠流利，持续左侧肢体麻木无力，左口歪，语言欠利，饮水偶呛，未诉头晕、头痛及心前区不适等症，纳可，寐安，二便调。舌淡红，苔薄白，脉弦。

按语：本例患者合并有冠心病窦性心律过缓。中医属"胸痹"，《伤寒论》立炙甘草汤治疗心律失常疾病。因心主血脉，主神志，故本案例配以心包经之郄门、大陵，心经之神门养心复律，膻中理气宽胸，上星、印堂养脑调神。

【病例 4】

刘某，男，65 岁，初诊日期：2013 年 11 月 25 日。

[主诉] 右侧肢体活动不利伴口角歪斜 16 天。

[病史] 患者因脑梗死 16 天住院治疗，右侧肢体活动不利伴口歪，曾就诊于某医院，查颅脑 MRI 示：左侧大脑半球多发梗死灶，予输液治疗后，肢体症状较前好转，为进一步治疗收入我病区。现症：神清，精神可，语言清晰流利，右侧肢体活动不利，口歪，右口角流涎，纳可，寐安，二便调。

[查体及实验室检查] 神志清楚，精神可，面色淡白无华，右鼻唇沟变浅，示齿口角左歪，伸舌右偏，右侧肢体活动不利，上肢肌力 3 级，下肢肌力 3 级，巴宾斯基征（＋）。舌淡红，苔薄白，脉弦滑。

[西医诊断] 脑梗死，中枢性面瘫。

[中医诊断] 中风（中经络）。

[治疗原则] 醒脑开窍，疏通经络。

[针灸取穴] 内关、人中、三阴交、风池、完骨、天柱、下关、迎香、地仓、颊车、颧髎、巨髎、口禾髎、合谷。

[手法操作] 内关（双侧）捻转提插泻法 1 分钟；人中雀啄泻法至眼球湿润为度；三阴交（患侧）提插补法至肢体抽动 3 次为度；极泉、尺泽、委中（患侧）提插泻法至肢体抽动 3 次为度；风池、完骨、天柱（双侧）捻转补法 1 分钟；余穴均取患侧，常规针刺。留针 20 分钟。

[治疗结果] 治疗 14 天后，患者症状好转，肢体较前明显有力，鼻唇沟左右对称，口角歪斜、流涎明显好转。

【病例 5】

王某，女，58 岁，初诊日期：2014 年 1 月 28 日。

[主诉] 左侧肢体不遂 15 天。

[病史] 患者 2012 年患脑梗死，经治未遗留明显后遗症。于 2014 年 1 月 13 日 15 时许，突然出现持续左侧肢体无力伴语言含混，当时神清，无头痛、头晕及无胸闷憋气、二便失禁等症，就诊于天津某医院，查颅脑 CT 示脑梗死，予降颅压、抗血小板、降脂、控制血压、控制血糖、改善脑代谢、改善脑循环、纠正电解质紊乱，予以甘油果糖、阿加曲班、小牛血去蛋白提取物注射液、神经节苷脂、醒脑静注射液静脉滴注，经治病情好转，但仍遗留左侧肢体不遂伴左口歪，为进一步治疗收入我病区。现症：神清，精神可，语言清晰流利，持续左侧肢体不遂，无自主活动，腕指活动不能，精细动作不能，感觉减弱，左口歪，饮水偶呛，纳可，寐欠安，二便调。既往有高血压病史。

[查体及实验室检查] 颅脑 CT 示：右侧额颞顶枕岛叶、基底节区、右侧大脑脚区梗死并少许渗血；右侧小脑半球软化灶；脑白质脱髓鞘斑；右侧上颌窦、双侧筛窦炎症。心电图：窦性心律，左心室肥大，心肌缺血。

[西医诊断] 脑梗死，高血压 3 级。

[中医诊断] 中风（中经络）。

[治疗原则] 醒脑开窍，滋补肝肾，镇肝潜阳，疏通经络。

[针灸取穴] 内关、人中、三阴交、极泉、尺泽、委中、风池、完骨、天柱、肩髃、曲池、合谷、足三里、太冲。

[手法操作] 内关（双侧）捻转提插泻法 1 分钟；人中雀啄泻法至眼球湿润为度；三阴交（患侧）提插补法至肢体抽动 3 次为度；极泉、尺泽、委中（患侧）提插泻法至肢体抽动 3 次为度；风池、完骨、天柱（双侧）捻转补法 1 分钟；肩髃（患侧）平补平泻；曲池、足三里（患侧）捻转补法 1 分钟；合谷、太冲（患侧）捻转泻法 1 分钟。留针 20 分钟。

[辅助疗法] 头皮针：运动区、运用区，平刺，小幅度、高频率捻转补法 1 分钟，留针 20 分钟。

[治疗结果] 治疗前左侧肢体不遂，无自主活动。治疗 1 周后，左上肢肌力 2 级，左下肢 0 级；治疗 20 天后，左上肢可抬离床面 30°，左下肢肌力达 2 级。

【病例 6】

刘某，男，64 岁，初诊日期：2013 年 9 月 11 日。

[主诉] 左侧肢体不遂 1 日。

[病史] 患者夜间值班感受风寒，次日晨起自觉左半身不遂，肌肤不仁，手足麻

木，口角歪斜，语言含糊不清，伴有头痛、困乏、口渴咽干，未见恶心、呕吐，遂由同事送往医院急诊。现症：神清，形体清瘦，左半身不遂，口歪，言语含糊不清。

［查体及实验室检查］血压 140/90mmHg，心率 68 次 / 分，律齐，左侧中枢性面瘫，左上、下肢肌力 2 级，生理反射存在，左巴宾斯基征（＋）。颅脑 MRI 示：右基底节区脑梗死。舌质红，苔黄腻而干，脉弦滑。

［西医诊断］脑梗死。

［中医诊断］中风（中经络）。

［治疗原则］醒脑开窍，滋补肝肾，疏通经络。

［针灸取穴］内关、人中、三阴交、极泉、尺泽、委中、风池、完骨、天柱。

［手法操作］先针双侧内关，进针 1 寸，施捻转提插复式泻法，施术 1 分钟；继刺人中，进针 0.5 寸，采用雀啄泻法，以眼球湿润或流泪为度；三阴交（患侧）沿胫骨内缘与皮肤呈 45° 角，进针 1~1.5 寸，用提插补法，使下肢抽动 3 次为度；极泉（患侧）直刺 1~1.5 寸，用提插泻法，使上肢抽动 3 次为宜；尺泽（患侧）操作及要求同极泉；委中（患侧）采取仰卧位直腿抬高取穴，进针 1 寸，用提插泻法，使下肢抽动 3 次即可；风池、完骨、天柱（双侧）针向同侧喉结，针刺 2~2.5 寸，采用小幅度、高频率捻转补法，施手法 1 分钟。治疗严格按照上述针刺手法量学标准进行操作。每日针刺 1 次，每次留针 30 分钟。

［治疗结果］连续针刺治疗 14 天后，患者症状明显改善，左上、下肢肌力 3 级，巴宾斯基征（＋），嘱患者注意复查，配合康复锻炼。

【病例 7】

白某，女，67 岁，初诊日期：2013 年 7 月 30 日。

［主诉］右半身活动不利 1 月余。

［病史］患者于 2013 年 6 月 30 日 6 时许，无明显诱因突然出现持续右侧肢体无力，当时神清，无头晕、头痛，无胸闷憋气、二便失禁等症，就诊于某医院，查颅脑 CT 示脑梗死，治以改善脑代谢、改善脑循环，予奥拉西坦注射液、银杏达莫注射液，经治病情无明显变化，为进一步治疗收入我病区。现症：神清，精神可，语言不利，持续右侧肢体无力，口歪，饮水咳呛，未发头晕头痛，纳可，寐安，二便调。高血压病史 20 年。

［查体及实验室检查］右侧上肢肌力 3 级，下肢肌力 4 级，右侧巴宾斯基征（＋）。颅脑 CT：左侧枕叶、右侧额叶、右侧丘脑、双侧基底节区脑梗死及软化灶。心电图：窦性心律，大致正常。

［西医诊断］脑梗死，高血压（极高危）。

［中医诊断］中风（中经络）。

［治疗原则］醒脑开窍，补益肝肾，滋阴息风，活血通络。

［针灸取穴］内关、人中、三阴交、极泉、尺泽、委中、风池、完骨、天柱、太溪、人迎、曲池、合谷、足三里、太冲、肩髃、臂臑。

［手法操作］内关（双侧）捻转提插泻法1分钟；人中雀啄泻法至眼球湿润为度；三阴交（患侧）提插补法至肢体抽动3次为度；极泉、尺泽、委中（患侧）提插泻法至肢体抽动3次为度；风池、完骨、天柱（双侧）捻转补法1分钟；人迎、太溪（双侧）小幅度、高频率捻转补法；曲池、足三里、肩髃、臂臑（双侧）捻转补法；合谷、太冲（双侧）捻转泻法。留针20分钟。

［中药］①丹芪偏瘫胶囊4粒，口服，每日3次，以活血通络。②益肾养肝合剂50ml，口服，每日2次，以滋补肝肾。

［治疗结果］患者经系统治疗16天，出院时右侧上肢肌力4级，下肢肌力4级，饮水呛咳明显改善。

【病例8】

杨某，男，60岁，初诊日期：2013年11月4日。

［主诉］右半身不遂半月余。

［病史］患者于2013年10月22日无明显诱因突发失语，右半身不遂，就诊于某医院，查颅脑CT未见出血，遂转诊某医院，查颅脑MRI示左基底节区额顶区大面积梗死，急收住院治疗。住院期间静脉滴注阿加曲班、尤瑞克林、丹红注射液、甘油果糖等，病情无明显改善，为进一步治疗收入我病区。现症：神清，精神可，时有头晕，失语，口歪，右半身不遂，上肢无自主运动，下肢勉强平移，指趾腕踝关节无功能，形体肥胖，纳可，寐安，二便时有失禁。舌暗淡，苔白腻，脉弦滑。

［查体及实验室检查］右侧上肢肌力0级，下肢肌力2级弱，右侧巴宾斯基征、查多克征（＋）。颅脑MRI提示：左基底节区、丘脑、额、顶大面积梗死。

［西医诊断］脑梗死。

［中医诊断］中风（中经络）。

［治疗原则］醒脑开窍，滋补肝肾，补益脑髓，祛痰化瘀，疏通经络。

［针灸取穴］内关、人中、三阴交、完骨、天柱、血海、丰隆、极泉、尺泽、委中、风池、肩髃、曲池、合谷、八邪、外关、环跳、阳陵泉、昆仑、上星、百会、金津、玉液、廉泉。

［手法操作］内关（双侧）捻转提插泻法1分钟；人中雀啄泻法至眼球湿润为度以醒脑开窍；三阴交（患侧）提插补法至肢体抽动3次为度，以滋补肝肾；风池、完骨、天柱（双侧）捻转补法1分钟，以补益脑髓；极泉、尺泽、委中（患侧）提插泻法至肢体抽动3次为度，以疏通经络（不留针）；血海、丰隆施提插泻法，以祛痰化

瘀；上肢不遂加患侧肩髃、曲池、合谷、八邪、外关，下肢不遂加患侧环跳、阳陵泉、昆仑以疏通经络，均为常规刺法，留针 20 分钟；失语加上星透百会，廉泉补法，留针 20 分钟，金津、玉液点刺放血，舌面点刺出血。

[中药] 活血通络汤剂外用。

[西药] 抗血小板，改善脑供血，改善脑代谢，纠正电解质紊乱。

[治疗结果] 治疗 2 周时患者失语好转，可简单发音，右侧肢体活动不利较前好转，上肢肌力 2 级，下肢肌力 3~4 级，手指腕踝功能差。治疗 2 个月后语言不利好转，可简单交流，右侧肢体活动不利明显好转，上肢肌力 3 级，手可半握拳，下肢肌力 4⁺，可自己独立行走，生活基本自理。

【病例 9】

王某，男，59 岁，初诊日期：2014 年 1 月 15 日。

[主诉] 左侧肢体无力 6 年余，加重 1 个月。

[病史] 患者 6 年前曾患脑梗死，经治遗留有左侧肢体无力。1 个月前，患者无明显诱因突然出现持续左侧肢体无力加重，伴语言不利，当时头晕，无头痛，无胸闷憋气、二便失禁等症，未予诊治，至今不见好转，为进一步治疗收入我病区。现症：神清，精神可，头晕，语言不利，左侧肢体活动不利，左足麻木，纳可，寐安，二便调。

[查体及实验室检查] 左侧上肢肌力 4 级，下肢肌力 4 级，左侧巴宾斯基征（＋）。颅脑 MRI：右侧额顶叶、右侧基底节、脑干区软化灶。

[西医诊断] 脑梗死。

[中医诊断] 中风（中经络）。

[治疗原则] 醒脑开窍，疏通经络，平肝潜阳。

[针灸取穴] 内关、人中、三阴交、极泉、尺泽、委中、风池、完骨、天柱、太溪、人迎、头维、曲池、合谷、足三里、太冲，均取双侧。

[手法操作] 内关（双侧）捻转提插泻法 1 分钟；人中雀啄泻法至眼球湿润为度；三阴交（患侧）提插补法至肢体抽动 3 次为度；极泉、尺泽、委中（患侧）提插泻法至肢体抽动 3 次为度；风池、完骨、天柱（双侧）捻转补法 1 分钟；太溪捻转补法 1 分钟；头维（病灶侧）平补平泻，人迎（双侧）小幅度、高频率捻转补法 1 分钟，曲池、足三里（双侧）捻转补法 1 分钟，合谷、太冲（双侧）捻转泻法 1 分钟。留针 30 分钟。

[辅助疗法] ①芒针：肩髃、臂臑（患侧）向抬肩方向斜刺 4 寸，捻转手法，平补平泻。②头皮针：顶颞前斜线、顶颞后斜线。③微针针刺：取手足腕踝关节附近穴位。留针 30 分钟。④耳针压豆治疗：心、肝、肺、肾、三焦，取双侧。

［中药］活血通络汤剂外用。

［西药］抗血小板、降脂、改善脑代谢、脑循环，维持水、电解质、酸碱平衡，予静脉滴注小牛血清、奥拉西坦等。

［治疗结果］治疗 5 天，患者左上肢无力好转，左上肢肌力 4 级，左下肢肌力 5 级。治疗 10 天，左足麻木好转，未再诉头晕。

【病例 10】

郑某，男，57 岁，初诊日期：2015 年 3 月 30 日。

［主诉］右侧肢体不遂 3 月余。

［病史］患者于 2015 年 1 月初无明显诱因出现右侧肢体不遂，就诊于当地医院，诊断为脑梗死，住院治疗后遗留右侧肢体无力，现为进一步康复，求治于我院针灸门诊。现症：神清，精神可，语言清晰流利，无饮水呛咳，右侧肢体不遂，右上肢可见肌肉收缩，右手指拘挛，右下肢可抬离床面 20°，右肩关节疼痛，活动受限，纳可，夜寐安，二便调。舌红苔少，脉弦细数。既往高血压病史 10 余年，最高达 160/90mmHg，平素口服厄贝沙坦 150mg，每日 1 次，血压控制在 150/90mmHg 左右。

［查体及实验室检查］血压：140/90mmHg。患者左利位，右上肢肌力 1 级，右下肢肌力 3 级。右上肢肌张力增高，肱二头肌腱反射、桡骨膜反射亢进，右霍夫曼征（＋），右巴宾斯基征（＋），双下肢生理反射对称存在。颅脑 CT 示：左基底节区梗死灶。

［西医诊断］脑梗死，高血压 2 级。

［中医诊断］中风（中经络）。

［治疗原则］醒脑开窍，滋补肝肾，疏通经络，活血散风，疏肝健脾。

［针灸取穴］内关、人中、三阴交、极泉、尺泽、委中、人迎、曲池、足三里、合谷、太冲、印堂、上星、百会、风池、完骨、头维、四白、手三里、上八邪、肩髃、肩髎、肩前、阳陵泉、丰隆、悬钟、太溪。

［手法操作］内关（双侧）捻转提插泻法 1 分钟；人中雀啄泻法至眼球湿润为度；三阴交（患侧）提插补法至肢体抽动 3 次为度；极泉、尺泽、委中（患侧）提插泻法至肢体抽动 3 次为度；风池、完骨、天柱（双侧）捻转补法 1 分钟；人迎（双侧）小幅度、高频率捻转补法 1 分钟；曲池、足三里（双侧）捻转补法；合谷、太冲（双侧）捻转泻法；印堂向鼻根方向斜刺、上星透百会，平刺，捻转补法；风池、完骨、头维、四白（双侧）捻转补法；合谷（患侧）双透（分别向三间方向、第 1 指掌关节基底部透刺），手三里、上八邪、肩髃、肩髎、肩前、阳陵泉、丰隆、悬钟、太溪，均取患侧，常规针法。每次留针 30 分钟，每周 6 次。

［中药］予丹芪偏瘫胶囊，以活血通络。

［辅助疗法］于肌张力增高的肌腱处施用筋骨针疗法，用纵行垂直快速无痛进针

法，边进针、边回抽，运用筋膜扇形分离法松解分离 3~6 刀，当针下有松动感时，快速出针，隔日 1 次，1 个疗程为连续治疗 3 次（分别为 3 月 30 日、4 月 1 日和 4 月 3 日）。嘱患者家属帮助患者被动活动右上肢各关节至正常活动范围，每日 200 次。

［血压监测］每次针刺治疗前，仰卧休息 10 分钟后测量左上肢血压，并记录。

［治疗结果］2015 年 4 月 20 日患者右上肢肌力 3 级，右下肢肌力 3⁺ 级，右肩关节疼痛减轻，肌张力明显减低，腕关节可自主屈伸，右手握固缓解。5 月 18 日右上肢肌力 3⁺ 级，右下肢肌力 4 级，右手掌指关节、指间关节肌张力可，右手集团性抓握，但不能伸，右肩无疼痛。治疗期间，患者肢体运动功能及日常生活能力好转，精神状态佳。经治疗后患者血压平均为 117/75mmHg，于治疗第 6 次时，通过脉诊合参，并同家属沟通后，嘱停服降压药。家属同意停服厄贝沙坦，单纯用针刺降压。治疗期间，患者一直血压控制平稳、达标，平均 127/80mmHg。

【病例 11】

杨某，男，50 岁，初诊日期：2015 年 5 月 20 日。

［主诉］右侧肢体不遂 4 月余。

［病史］患者于 2015 年 1 月 7 日无明显诱因出现头晕，右侧肢体不遂，就诊于天津某医院，诊断为脑梗死，治疗后遗留头晕，右侧肢体不遂。为求进一步治疗，特求治于我门诊。现症：神清，精神可，语言清晰流利，右侧肢体不遂，头晕，纳可，寐安，二便调。舌红苔少，脉细数。既往高血压病史 4 月余，平素最高 150/90mmHg。现口服缬沙坦 40mg，每日 1 次，血压控制在 120/80mmHg 左右。2015 年 3 月 9 日行冠状动脉支架术。

［查体及实验室检查］初诊时测左上臂血压为 110/80mmHg，右侧肢体肌力 4 级，病理反射（－）。颅脑 CT：左侧侧脑室后角旁白质，左侧顶叶皮层及皮层下多发脑梗死，脑白质轻度脱髓鞘改变。双下肢血管彩超：右足背动脉狭窄，供血不足；双股总动脉、股浅动脉、腘动脉、足背动脉伴多发附壁斑块。

［西医诊断］脑梗死，高血压（极高危），冠心病。

［中医诊断］中风（中经络）。

［治疗原则］醒脑开窍，滋补肝肾，疏通经络，活血散风，调和肝脾。

［针灸取穴］

（1）仰卧位（以醒脑开窍针刺法为主）：内关、人中、三阴交、极泉、尺泽、委中、曲池、合谷、印堂、四白、头维、风池、百会、四神聪、天枢、下脘、关元、血海、梁丘、阳陵泉、阴陵泉、丰隆、丘墟、太冲。

（2）俯卧位（以华佗夹脊刺为主）：百会、四神聪、风池、曲池、合谷、秩边、小腿膀胱经排刺（委中至昆仑）、三阴交、太溪、华佗夹脊穴。

［手法操作］醒脑开窍针刺法与华佗夹脊刺间隔1日交替进行。仰卧位：内关（双侧）捻转提插泻法1分钟；人中雀啄泻法至眼球湿润为度；三阴交（患侧）提插补法至肢体抽动3次为度；极泉、尺泽、委中（患侧）提插泻法至肢体抽动3次为度；风池、完骨、天柱（双侧）捻转补法1分钟；印堂向鼻根方向斜刺；下脘、关元捻转补法1分钟；余穴均取患侧，常规针刺。俯卧位：华佗夹脊穴（双侧）小幅度、高频率捻转补法；百会、四神聪捻转补法1分钟；风池（双侧）针向同侧结喉，小幅度、高频率捻转补法1分钟；余穴均取患侧，常规针刺。每次留针20分钟，每周6次。

［中药］予丹芪偏瘫胶囊，以活血通络。

［血压监测］针刺治疗前，大约在8点~9点期间用水银柱血压仪卧位测量左上臂血压，记录血压。

［治疗结果］考虑患者血压偏低，嘱患者第2天停服降压药，治疗3次后，头晕消失；治疗半个月时，右侧肢体不遂较前明显好转；治疗1个月时，右下肢肌力正常。接受单纯针刺降压近2个月，血压平均为120/76mmHg，未诉不适。

【病例12】

牛某，男，55岁，初诊日期：2015年5月21日。

［主诉］右侧肢体不遂1个月。

［病史］患者于1个月前吃饭时突然出现右手无力伴麻木，就诊于某医院，诊断脑梗死，住院第2天出现右侧肢体不遂，遂转至天津市某医院继续治疗，经治病情平稳，仍遗留右侧肢体不遂，为求进一步治疗，特求治于我门诊。现症：患者神清，精神可，语言謇涩，饮水偶呛，右侧肢体不遂，右足内翻，头晕，纳可，寐欠安，大便干燥，小便频。舌红苔厚腻，脉弦滑。既往高血压病病史13年，平素最高达180/120mmHg。现口服硝苯地平控释片30mg，每日1次，血压控制在140/90mmHg左右。既往糖尿病病史12年，具体治疗不详，空腹血糖约7mmol/L，餐后2小时约11~12mmol/L。既往冠心病病史多年，具体不详，近期无不适。

［查体及实验室检查］初诊于8点40分测量坐位休息5分钟后左上臂血压为130/70mmHg，右上肢肌力为1级，右下肢肌力3$^+$级，右巴宾斯基征（+）。脑CT示：左侧基底节区梗死灶。

［西医诊断］脑梗死，高血压3级，糖尿病，冠心病。

［中医诊断］中风（中经络）。

［治疗原则］醒脑开窍，滋补肝肾，疏通经络，活血散风，调和肝脾。

［针灸取穴］内关、人中、三阴交、极泉、尺泽、委中、风池、完骨、天柱、丘墟、照海、人迎、曲池、合谷、足三里、太冲。

[手法操作]内关（双侧）捻转提插泻法 1 分钟；人中雀啄泻法至眼球湿润为度；三阴交（患侧）提插补法至肢体抽动 3 次为度；极泉、尺泽、委中（患侧）提插泻法至肢体抽动 3 次为度；风池、完骨、天柱（双侧）捻转补法 1 分钟；丘墟透照海（患侧），长针深刺，针尖达照海穴形成一个皮丘，捻转泻法，留针时将针提出，深刺浅留；人迎（双侧），小幅度、高频率补法 1 分钟；曲池、足三里（双侧）捻转补法，合谷、太冲（双侧）捻转泻法，留针 30 分钟。

[血压监测]针刺治疗前，用水银柱血压仪测量卧位休息至少 10 分钟后的左上臂血压，记录血压。

[治疗结果]患者接受针药结合治疗 1 个半月，血压平均为 137/89mmHg。同时患者治疗半个月后，右上肢肌力好转为 3 级，头晕、夜寐欠安好转。治疗 1 个半月，右上肢肌力 4 级，足下垂内翻明显好转。

【病例 13】

王某，男，63 岁，初诊日期：2015 年 6 月 12 日。

[主诉]右半身不遂 45 天。

[病史]患者于 45 天前清晨无明显诱因突发右半身不遂，口角歪斜，遂就诊于当地医院，查 CT 示：左侧基底节梗死灶。经治疗病情无明显变化，遂就诊于我门诊。现症：神清，精神可，语言清晰流利，无饮水咳呛，右半身不遂，右上肢可见肌肉收缩，右下肢可抬离床面 60°。既往高血压、冠心病病史 10 年余，2 年前行冠状动脉支架术。

[查体及实验室检查]右腕指活动差，精细动作差，右上肢肌力 1 级，右下肢肌力 4 级，行走呈偏瘫步态，生理反射存在，右巴宾斯基征（±），霍夫曼征（+）。血压：140/90mmHg。颅脑 MRI：左侧基底节区梗死灶，双侧丘脑、脑干多发腔隙性梗死。

[西医诊断]脑梗死，高血压，冠心病。

[中医诊断]中风（中经络）。

[治疗原则]醒脑开窍，疏通经络，活血散风，调和肝脾。

[针灸取穴]内关、人中、三阴交、极泉、尺泽、委中、风池、完骨、天柱、太冲、合谷、曲池、足三里。

[手法操作]内关（双侧）捻转提插泻法 1 分钟；人中雀啄泻法至眼球湿润为度；三阴交（患侧）提插补法至肢体抽动 3 次为度；极泉、尺泽、委中（患侧）提插泻法至肢体抽动 3 次为度；风池、完骨、天柱（双侧）捻转补法 1 分钟；人迎（双侧）捻转补法 1 分钟；太冲、合谷（双侧）捻转泻法 1 分钟；曲池、足三里（双侧）捻转补法 1 分钟。留针 20 分钟。

[中药]予丹芪偏瘫胶囊、针灸外洗液 I 号，以活血通络。

[治疗结果] 首次治疗后，患者右上肢可自主抬离床面80°左右，肌力由1级增至3级，下肢活动较前好转。治疗1周后，患者仰卧可自主抬举右上肢至90°，手指屈伸可。

【病例14】

陈某，男，64岁，初诊日期：2010年10月22日。

[主诉] 左侧肢体活动不利10月余，加重5天。

[病史] 患者于2010年1月1日，无明显诱因突然出现持续左侧肢体活动不利，当时神清，无头痛、头晕，无胸闷憋气、二便失禁等症，就诊于天津市某医院，查颅脑MRI示脑梗死，予抗血小板聚集、降脂、改善脑代谢，好转出院。于2月23日来我针灸部住院治疗，以醒脑开窍针法治疗为主，经治病情减轻。10月18日患者出现左侧肢体活动不利较前加重，且出现流涎，语言含混，当日就诊于某医院，查颅脑CT：脑梗死。予静脉滴注奥扎格雷及依达拉奉注射液，并于我院针灸门诊行针灸治疗后，症状平稳，今为进一步治疗收入我病区。现症：语言欠流利，持续左侧肢体活动不利，左上肢拘急挛缩，左足下垂内翻，感觉减弱，左口歪，寐欠安，大便干燥，2~3日一行。舌淡红，苔薄白，脉弦细。

[查体及实验室检查] 左上肢肌力2级，左下肢肌力3级，左巴宾斯基征（＋），肱二头肌反射、肱三头肌反射、桡骨膜反射亢进，膝跟腱反射活跃。

[西医诊断] 脑梗死。

[中医诊断] 中风（中经络）。

[治疗原则] 醒脑开窍，补益肝肾，活血通络，补益脑髓。

[针灸取穴] 内关、人中、三阴交、极泉、尺泽、委中、风池、完骨、天柱、合谷、外关、曲池、阳陵泉、足三里、丘墟透照海。

[手法操作] 内关（双侧）捻转提插泻法1分钟；人中雀啄泻法至眼球湿润为度；三阴交（患侧）提插补法至肢体抽动3次为度；极泉、尺泽、委中（患侧）提插泻法至肢体抽动3次为度；风池、完骨、天柱（双侧）捻转补法1分钟；合谷、外关、曲池、阳陵泉、足三里（患侧）捻转提插手法，平补平泻；丘墟透照海（患侧），深刺浅留，捻转提插泻法，留针30分钟。

[中药] 予益肾养肝合剂、丹芪偏瘫胶囊、针灸外洗液I号，以滋补肝肾，活血通络。

[西药] 注射用灯盏花素粉针50mg静脉滴注，每日1次，以改善脑循环。

[辅助疗法] 温灸、湿敷治疗，微波治疗，每日1次。

[治疗结果] 入院后第7天症状：神清，精神可，语言欠流利，持续左侧肢体活动不利，左上肢拘急挛缩，左足内翻，感觉减弱，左口歪，纳可，寐欠安，小便调，

大便干燥，2~3 日一行。舌淡红，苔薄白，脉弦细。入院后第 14 天症状：神清，精神可，语言欠流利，持续左侧肢体活动不利，左上肢拘急挛缩较前缓解，左足内翻减轻，感觉减弱，左口歪，纳可，寐尚安，二便调，舌淡红，苔薄白，脉弦细。入院后第 28 天症状：神清，精神可，语言欠流利，持续左侧肢体活动不利，左上肢拘急挛缩较前缓解，左足内翻减轻，感觉减弱，左口歪，纳可，寐尚安，二便调，舌淡红，苔薄白，脉弦细。左上肢肌力 2 级，左下肢肌力 3 级，左巴宾斯基征（+）。

【病例 15】

闫某，男，70 岁，初诊日期：2014 年 1 月 6 日。

［主诉］左侧肢体活动不利 50 余天。

［病史］患者于 2013 年 11 月 26 日 8 时许，无明显诱因突然出现持续左侧肢体活动不利，伴神清，左口歪，饮水咳呛，当时无头晕头痛，无胸闷憋气、二便失禁等症，就诊于天津市某医院，查颅脑 CT 示双侧额叶、右侧颞叶、右侧顶叶低密度灶，考虑脑梗死，收入院治以清除自由基、抗血小板、改善心肌供血、改善脑代谢、改善脑循环，予丹参多酚、阿加曲班、硫酸氢氯吡格雷等，病情进展性加重，予置胃管、尿管，稳定后转于我院康复。现症：神清，精神弱，运动性失语，持续左侧肢体活动不利、麻木，左口歪，吞咽困难，纳食自胃管注入，寐欠安，小便自尿管排出，大便干燥。舌淡红，苔薄白，脉结代。有冠心病病史。

［查体及实验室检查］左侧上肢肌力 3 级，下肢肌力 3 级，左侧巴宾斯基征（+）。颅脑 CT：双侧额叶、右侧颞叶、右侧顶叶梗死。心电图：窦性心律不齐，陈旧性心肌梗死。

［西医诊断］脑梗死，冠心病，陈旧性心肌梗死。

［中医诊断］中风（中经络）。

［治疗原则］醒脑开窍，滋补肝肾，疏通经络，补益脑髓。

［针灸取穴］内关、人中、三阴交、极泉、尺泽、委中、风池、完骨、天柱、风池、太溪、人迎、头维、曲池、合谷、足三里、太冲、肩髃、臂臑、中脘、建里、天枢、气海、关元。

［手法操作］内关（双侧）捻转提插泻法 1 分钟；人中雀啄泻法至眼球湿润为度；三阴交（患侧）提插补法至肢体抽动 3 次为度；极泉、尺泽、委中（患侧）提插泻法至肢体抽动 3 次为度；风池、完骨、天柱（双侧）捻转补法 1 分钟；人迎（双侧），捻转补法 1 分钟；曲池、足三里（双侧），捻转补法；合谷、太冲（双侧），捻转泻法。中脘、建里、气海、关元补法；余穴常规刺法。留针 20 分钟。

［中药］丹芪偏瘫胶囊 4 粒，口服，每日 3 次，以活血通络。

［辅助疗法］温灸双侧足三里，每日 1 次。

［治疗结果］患者经系统治疗 2 个月后肢体麻木好转，肌力 4 级，饮食好转，无明显咳呛，胃管顺利拔出。

【病例 16】

杨某，男，58 岁，初诊日期：2013 年 11 月 5 日。

［主诉］左侧肢体活动不利 6 月余。

［病史］2013 年 5 月患者无明显诱因突发左侧肢体无力，言语困难，就诊于某医院，查颅脑 CT、MRI 示脑梗死，予改善脑循环、改善脑代谢治疗（具体药物不详），经治病情好转出院，遗留左侧肢体活动不利。患者出院后患侧肌张力渐进性增高，肢体屈曲挛缩，遂就诊于我院。现症：神清，精神可，语言不利，左侧上肢、手指屈曲，强握，不能伸展，足内翻下垂。

［查体及实验室检查］左侧巴宾斯基征（+），左膝反射（+++），患侧上、下肢肌力 3 级，肌张力增高。颅脑 MRI：右侧基底节梗死灶。NIHSS 评分表 10 分，Fugl-Meyer 运动功能评分表 46 分，ADL 评分表 43 分。舌暗，苔薄白，脉弦。

［西医诊断］脑梗死。

［中医诊断］中风（中经络），手握固，足挛痿。

［治疗原则］调节气血，协调阴阳。

［针灸取穴］①主穴：小腿前足阳明经经筋排刺、小腿前外侧部足少阳胆经经筋排刺、内关、人中、三阴交、极泉、尺泽、委中。②配穴：肩髃、曲池、合谷、阳陵泉、足三里。

［手法操作］小腿前足阳明经经筋排刺：在足三里与解溪穴连线上，以足三里为始，每针相距约 2 寸，共 6 针。小腿前外侧部足少阳胆经经筋排刺：在阳陵泉与悬钟穴的连线上，以阳陵泉为始，每针相距约 2 寸，共 5 针。两经经筋排刺均直刺 0.5~1 寸，施以提插补法，以肢体抽动、足阳明经筋排刺出现足背屈、足少阳胆经经筋出现足外翻为度。余穴针刺法同醒脑开窍针刺法。以上诸穴留针 30 分钟，每日 1 次，6 天为 1 个疗程。

［治疗结果］治疗 3 个疗程后，症状改善，NIHSS、Fugl-Meyer、ADL 评分均较治疗前有一定改善。

【病例 17】

孔某，男，52 岁，初诊日期：2013 年 11 月 4 日，

［主诉］右侧肢体活动不利 3 月余。

［病史］患者 3 个月前因脑梗死入院治疗，经治病情好转出院，但遗留右侧肢体活动不利，为进一步康复再次入院治疗。现症：神清，精神可，右侧肢体活动不利伴

言语不利，肌力 3 级，肌张力偏高，右足内翻下垂。

［查体及实验室检查］右侧腱反射（+++）、右侧巴宾斯基征（+）、MRI 示脑梗死。舌暗，苔白，脉沉缓。

［西医诊断］脑梗死。

［中医诊断］中风（中经络），足挛痿。

［治疗原则］填精益髓，舒筋活血通络，

［针灸取穴］阳陵泉、悬钟、丘墟、足临泣。

［手法操作］阳陵泉直刺，悬钟直刺，丘墟向照海方向直刺，足临泣直刺，均用捻转平补平泻法，连续施术 1 分钟，使针感传至足趾，且足掌向外向上抽动。留针 20 分钟，每日 1 次。

［辅助疗法］电针：选用阳陵泉与丘墟为 1 对，悬钟与足临泣为 1 对，采用电针仪，以频率为 20~30 次 / 分钟的断续波，波幅大小以出现足背屈动作或患者能耐受为度，通电 20~30 分钟 / 次，交替使用上述两对穴，每日 1 次。

［治疗结果］治疗 40 天后，足内翻基本恢复，主动活动较前明显改善，但未达生理曲度。

【病例 18】

毛某，男，48 岁，初诊日期：2014 年 3 月 10 日。

［主诉］右侧肢体不遂 1 年余。

［病史］患者于 2014 年 3 月 9 日 8 时许，情绪激动突然出现右侧肢体无力加重，当时神清，无头痛、头晕，无胸闷憋气、二便失禁等症，就诊于天津市某医院，时查颅脑 CT 示：脑梗死，血压 150/95mmHg，住院治疗（具体治疗方案不详）后，病情稳定，今为进一步治疗收入我病区。现症：神清，精神可，语言謇涩，口歪，右侧肢体偏瘫，感觉减退，足下垂内翻，偶有头晕、烦躁，纳可，寐安，二便调。既往高血压病史 4 年余，近期口服缬沙坦 80mg，每日 1 次，血压控制在（130~140）/（90~80）mmHg 之间。冠心病、心绞痛病史 6 年余，未系统服药，间断口服丹参滴丸。既往脑出血病史，经治遗留右侧肢体偏瘫，语言謇涩。

［查体及实验室检查］颅脑 CT 示：脑梗死。

［西医诊断］脑梗死，高血压，冠心病。

［中医诊断］中风（中经络）。

［治疗原则］醒脑开窍，疏通经络，益气健脾，滋补肝肾。

［针灸取穴］人中、内关、三阴交、极泉、尺泽、委中、足三里、阳陵泉、曲池、胫前肌排刺。

［手法操作］患者先取仰卧位，针刺局部皮肤消毒。选用 0.25mm×40mm 针灸针，

先针刺双侧内关穴，施捻转提插泻法 1 分钟；继针人中穴，施用雀啄泻法至眼球湿润为度；针刺患侧三阴交穴，以提插补法至肢体抽动 3 次为度；患侧极泉、尺泽、委中、曲池施以提插泻法至肢体抽动 3 次为度（不留针）；患侧足三里、阳陵泉直刺 0.8寸，得气后施捻转补法 1 分钟；选取患侧小腿部足阳明经，每隔 3 寸刺一针，进针 1寸，得气后施以提插补法，以足背屈 3 次为度，留针 30 分钟。

［治疗结果］治疗 15 天后足下垂内翻有所缓解，治疗 2 个月后足下垂内翻显著改善。

【病例 19】

郭某，女，63 岁，初诊日期：2014 年 1 月 7 日。

［主诉］左侧肢体麻木半月余。

［病史］患者于 2013 年 12 月 26 日 6 时许，无明显诱因突然出现左侧肢体麻木，当时神清，无头晕头痛，无胸闷憋气、二便失禁等症，就诊于某医院，查颅脑 CT 提示脑梗死，未治疗，于 2013 年 12 月 27 日就诊于天津市某医院，查颅脑 MRI 示脑梗死，入院治以抗血小板、控制血糖、改善脑代谢、改善脑循环，予疏血通注射液、前列地尔注射液、拜阿司匹林、甲钴胺，经治病情平稳，为进一步治疗收入我病区。现症：神清，精神可，语言清晰流利，左侧肢体麻木，感觉减弱，四肢活动可，左口歪，未诉头晕、头痛及胸闷憋气，饮水不呛，纳可，寐安，二便调。既往 2 型糖尿病史 4 年，空腹血糖 7mmol/L 左右，餐后 2 小时血糖 10mmol/L 左右，口服阿卡波糖 50mg，每日 3 次。发现抑郁状态 1 月余，口服舍曲林 50mg，每日 1 次，劳拉西泮0.5mg，每日 3 次。

［查体及实验室检查］神清，精神可，面色正常，左侧中枢性面瘫，双侧肌力上肢 5 级，下肢 5 级，双侧巴宾斯基征（+）。舌暗红，苔薄白，脉弦细。颅脑 MRI 示右侧丘脑区异常信号，考虑急性梗死灶，轻度脑白质脱髓鞘改变。

［西医诊断］脑梗死，2 型糖尿病，抑郁状态。

［中医诊断］中风（中经络）。

［治疗原则］醒脑开窍，滋补肝肾，疏通经络，补益脑髓。

［针灸取穴］内关、人中、三阴交、极泉、尺泽、委中、风池、完骨、天柱、头维、曲池、合谷、足三里、太冲。

［手法操作］内关（双侧）捻转提插泻法 1 分钟；人中雀啄泻法至眼球湿润为度；三阴交（患侧）提插补法至肢体抽动 3 次为度；极泉、尺泽、委中（患侧）提插泻法至肢体抽动 3 次为度；风池、完骨、天柱（双侧）捻转补法 1 分钟；余穴均取患侧，常规针刺。留针 20 分钟。

［中药］予灯银脑通胶囊、活血通络汤剂，以活血通络。

［西药］抗血小板、控制血糖、改善脑代谢、改善脑循环、营养神经，抗抑郁。予奥拉西坦注射液、注射用红花（黄色素）注射液、注射用鼠神经生长因子粉针剂、注射用神经节苷脂钠、阿卡波糖、劳拉西泮等药物。

［辅助疗法］直流电药物透入疗法，湿敷治疗、温灸、脑反射治疗。

［治疗结果］以上方法每日 1 次，治疗 2 次后，患者面部麻木较前好转，第 5 天左下肢麻木感较前减轻。第 10 天左手拇、食指麻木较前减轻，余手指感觉正常，左下肢麻木感较前好转。第 14 天左手拇、食指指尖轻微麻木、余手指感觉正常，左下肢麻木较前明显好转，行走平稳。

【病例 20】

陈某，女，55 岁，初诊日期：2012 年 11 月 6 日。

［主诉］右侧肢体无力 4 天。

［病史］患者于 2012 年 11 月 3 日 8 时许，无明显诱因突然出现持续右侧肢体无力症状，当时神清，无头痛、头晕，无胸闷憋气、二便失禁等症，患者未予足够重视，后病情较前进行性加重，于 2012 年 11 月 5 日就诊于天津市某医院，查颅脑 MRI 示脑梗死，予清除自由基、抗血小板，予拜阿司匹林肠溶片、依达拉奉注射液等，经治病情平稳，今为进一步治疗收入我病区。现症：神清，精神可，语言清晰流利，持续右侧肢体无力，左侧髋关节活动不利，疼痛，行走后加重，"4" 字试验（＋），纳可，寐安，二便调。

［查体及实验室检查］右侧肌力上肢 3 级，下肢 3 级，右侧巴宾斯基征（±）。颅脑 MRI（2012 年 11 月 5 日）口头报：脑梗死。心电图（2012 年 11 月 6 日）：窦性心律，心肌缺血。舌暗红，苔白腻，脉弦细。

［西医诊断］脑梗死。

［中医诊断］中风（中经络）。

［治疗原则］醒脑开窍，滋补肝肾，疏通经络，补益脑髓。

［针灸取穴］内关、人中、三阴交、极泉、尺泽、委中、风池、完骨、天柱、太溪、人迎、头维、曲池、合谷、足三里、太冲、肩髃、臂臑、环跳、绝骨、承扶、殷门、承山。

［手法操作］内关（双侧）捻转提插泻法 1 分钟；人中雀啄泻法至眼球湿润为度；三阴交（患侧）提插补法至肢体抽动 3 次为度；极泉、尺泽、委中（患侧）提插泻法至肢体抽动 3 次为度；风池、完骨、天柱（双侧）捻转补法 1 分钟；人迎（双侧），捻转补法 1 分钟；曲池、足三里（双侧），捻转补法；合谷、太冲（双侧），捻转泻法；余穴均取患侧，常规针刺。留针 20 分钟。

［中药］丹芪偏瘫胶囊、益肾养肝合剂。

［辅助疗法］温灸取穴：双侧足三里，每日 2 次。

［治疗结果］患者经系统治疗后，右侧肢体无力好转，上肢肌力 3 级，下肢 4 级，左侧髋关节疼痛有所减轻。

【病例 21】

王某，男，42 岁，初诊日期：2014 年 1 月 4 日。

［主诉］左侧肢体不遂 34 天。

［病史］患者于 2013 年 11 月 30 日 14 时许，无明显诱因突发左侧肢体活动不利，当时就诊于我院门诊查头 MRI 提示右侧基底节区梗死，遂先后就诊于天津市某医院及我院，住院期间静脉滴注阿加曲班、脑蛋白水解物、醒脑静、丹参川芎嗪等液体，经治遗留左侧肢体不遂。现为进一步治疗就诊于我院。现症：神清，精神可，左侧肢体活动不利，麻木，左口歪，纳可，寐安，二便调。既往糖尿病病史 1 年，空腹血糖最高 18mmol/L，餐后 22mmol/L。

［查体及实验室检查］左侧上肢肌力 3 级，下肢肌力 3 级，左侧巴宾斯基征（+）。颅脑 MRI：右侧基底节区梗死。心电图：窦性心律，心肌缺血。

［西医诊断］脑梗死，2 型糖尿病。

［中医诊断］中风（中经络）。

［治疗原则］醒脑开窍，滋补肝肾，疏通经络，补益脑髓。

［针灸取穴］内关、人中、三阴交、极泉、尺泽、委中、风池、完骨、天柱、气海、血海。

［手法操作］穴位常规消毒，选取 0.35mm×40mm 无菌针灸针。内关（双侧）捻转提插泻法 1 分钟；人中雀啄泻法至眼球湿润为度；三阴交（患侧）提插补法至肢体抽动 3 次为度；极泉、尺泽、委中（患侧）提插泻法至肢体抽动 3 次为度；风池、完骨、天柱（双侧）捻转补法 1 分钟；气海捻转补法 1 分钟；血海（双侧）捻转泻法 1 分钟，留针 30 分钟，每日 1 次。

［中药］活血通络汤剂、脑得生丸。

［治疗结果］治疗 7 天，患者左侧肢体无力缓解。治疗 14 天，患者左侧肢体麻木明显好转。

【病例 22】

刘某，女，28 岁，初诊日期：2011 年 3 月 28 日。

［主诉］右侧肢体活动不遂 19 天。

［病史］患者于 2011 年 3 月 9 日着凉后发热，次日出现语言不利、右侧肢体活动不利，就诊于天津某医院，查颅脑 MRI 示：脑梗死。颈动脉造影：考虑原发病为左侧大脑中动脉炎。为进一步治疗于 2011 年 3 月 28 日收入我病区。现症：精神可，语

言不利，右侧肢体活动不遂，感觉减弱。舌红，苔白腻而滑，脉滑。

［查体及实验室检查］右上肢肌力1级，下肢肌力2级。右侧巴宾斯基征阳性，右侧霍夫曼征阳性。MRI示：左额颞半卵圆中心梗死。颈动脉造影：左侧大脑中动脉管腔粗细不均局限性狭窄、阻塞。

［西医诊断］脑梗死，大动脉炎。

［中医诊断］中风（中经络）。

［治疗原则］醒脑开窍，祛风化痰通络。

［针灸取穴］①主穴：内关、人中、三阴交。②配穴：极泉、尺泽、委中、顶颞前斜线、顶颞后斜线、风池、完骨、翳风、曲池、合谷、足三里、丰隆、太冲。

［手法操作］先刺内关（双侧），采用提插捻转泻法1分钟；继刺人中，采用雀啄泻法1分钟；三阴交（患侧）提插补法，至下肢连续抽动3次为度；极泉、尺泽（患侧）提插泻法，以上肢抽动3次为度；委中（患侧）仰卧位直腿抬高提插泻法，下肢连续抽动3次为度；顶颞前、后斜线取病灶侧，平刺，小幅度、高频率捻转补法1分钟；风池、完骨、翳风（双侧），捻转补法；合谷、太冲（双侧）捻转泻法；曲池、足三里（双侧），提插捻转补法，丰隆（双侧）提插捻转泻法。每日针刺1次，14天为1个疗程。

［治疗结果］治疗第3天，右侧上肢肌力2级，下肢肌力3级。治疗第17天，右侧上肢肌力3级，下肢肌力4级，出院。2012年4月9日电话回访，诉生活能自理。

【病例23】

代某，男，48岁，初诊日期：2014年1月24日。

［主诉］左半身不遂伴睡眠障碍13天。

［病史］患者于2014年1月8日11时许，无明显诱因突然出现左半身不遂，左口歪，当时无头晕、头痛，无胸闷憋气、二便失禁等症，就诊于天津市某医院，查颅脑CT示：脑梗死。输液治疗，病情未见好转，次日至某医院就诊查颅脑MRI示：右额镰旁、中线右侧胼胝体体部梗死灶。治以清除自由基、抗凝、控制血压、改善心肌供血、改善脑代谢，予阿司匹林0.1g、口服、依达拉奉注射液、前列地尔，经治病情平稳，于今日出院，为进一步治疗今日至我院就诊并收入我病区。现症：神清，精神可，语言清晰流利，左半身不遂，感觉减弱，左口歪，纳可，寐差，二便调。既往高血压病史20余年，未系统治疗，血压最高时可达240/115mmHg；冠心病病史20余年，未系统治疗。

［查体及实验室检查］左上肢肌力0级，下肢肌力0级。颅脑MRI（2014年1月9日）：右额镰旁、中线右侧胼胝体体部梗死灶。心电图（2014年1月20日）：窦性心律，心肌缺血。

［西医诊断］脑梗死。

［中医诊断］中风（中经络），不寐。

［治疗原则］醒脑开窍，滋补肝肾，疏通经络。

［针灸取穴］内关、人中、三阴交、极泉、尺泽、委中、风池、完骨、天柱、太溪、人迎、头维、曲池、合谷、足三里、太冲。头皮针：顶颞前斜线、顶颞后斜线、百会、四神聪。芒针：肩髃、臂臑等，取患侧。微针：取手足腕踝关节附近穴位，取患侧。耳针：心、肝、肺、肾、三焦，取双侧。

［手法操作］内关（双侧）捻转提插泻法1分钟；人中雀啄泻法至眼球湿润为度；三阴交（患侧）提插补法至肢体抽动3次为度；极泉、尺泽、委中（患侧）提插泻法至肢体抽动3次为度；风池、完骨、天柱（双侧）捻转补法1分钟；风池（双侧）捻转泻法1分钟；太溪（双侧）捻转补法1分钟；人迎、头维、曲池、合谷、足三里、太冲（双侧），捻转泻法1分钟。

［辅助疗法］①头皮针：顶颞前斜线、顶颞后斜线（病灶侧），百会、四神聪，平刺，小幅度、高频率捻转补法1分钟。②芒针：肩髃、臂臑（患侧）向抬肩方向斜刺，捻转手法，平补平泻。③微针：取腕踝针，平刺，留针30分钟。④耳针穴位压豆：心、肝、肺、肾、三焦，取双侧。

［中药］活血通络汤剂。

［西药］抗血小板，控制血压，改善脑代谢，镇静安神。

［治疗结果］治疗2天，患者每晚可睡眠2~3小时，左侧肢体活动不利较前改善。治疗7天，患者每晚可睡眠6小时，左上肢可于床面平移。治疗10天，患者每晚可睡眠6~7小时，左下肢可于床面平移。

【病例24】

刘某，女，67岁，初诊日期：2013年10月27日。

［主诉］左侧肢体活动欠利，伴肢体疼痛半月余。

［病史］患者于2013年10月11日无明显诱因出现右侧肢体活动欠利，伴肢体疼痛，当时神清无头痛，就诊于天津市某医院，查颅脑MRI示：右侧丘脑梗死灶，予改善循环及营养脑细胞治疗，病情稳定遂来我院继续诊治。

［查体及实验室检查］左侧肢体肌力4级，双下肢皮温、皮色正常，双足动脉搏动对称。MRI示：右侧丘脑梗死灶。

［西医诊断］脑梗死。

［中医诊断］中风（中经络）。

［治疗原则］醒脑开窍，滋补肝肾，通络止痛。

［针灸取穴］内关、人中、三阴交、极泉、尺泽、委中。

[手法操作] 内关直刺 0.5~1 寸，施以提插捻转结合的泻法；人中施雀啄手法，以目睛湿润为度；三阴交提插补法；极泉、尺泽采用提插泻法，均令肢体抽动 3 次为度。

[辅助疗法] 头针：病灶侧顶颞后斜线，针后接电针刺激。

[治疗结果] 治疗 7 天后疼痛开始减轻，25 天后肢体疼痛明显减轻。

【病例 25】

陈某，女，70 岁，初诊日期：2011 年 5 月 22 日。

[主诉] 左侧肢体无力伴痉挛 1 月余，加重 7 天。

[病史] 患者于 2010 年 2 月 8 日无明显诱因突然出现头晕、头痛，左侧肢体麻木无力，恶心呕吐。当时神志清，无胸闷憋气、二便失禁等症，经休息后未缓解，遂就诊于某医院，查头颅 CT 示：左小脑、右颞枕脑梗死，予静脉滴注药物治疗（具体不详），经治病情好转，此后间断中药治疗，病情稳定。2010 年 6 月，患者无诱因突然出现左侧肢体麻木无力症状加重，阵发性双目上视，左侧肢体痉挛，片刻即自行缓解。后于我院治疗后症状缓解。1 个月前无明显诱因反复出现间断左侧肢体无力、酸胀、痉挛，当时神清，无头痛、头晕，无胸闷憋气、二便失禁等症，就诊于当地医院，予改善心肌供血、改善脑循环等，经治病情无明显变化，为进一步治疗收入我病区。舌红，苔白，脉弦。

[西医诊断] 脑梗死。

[中医诊断] 中风（中经络）。

[治疗原则] 醒脑开窍，补益肝肾，宁心安神。

[针灸取穴] 内关、人中、三阴交、委中、风池、完骨、天柱、神门、大陵、四神聪。

[手法操作] 内关（双侧）捻转提插泻法 1 分钟；人中雀啄泻法至眼球湿润为度；三阴交（患侧）提插补法至肢体抽动 3 次为度；委中（患侧）提插泻法至肢体抽动 3 次为度，不留针；风池、完骨、天柱（双侧）捻转补法 1 分钟；双侧神门、大陵、四神聪捻转补法。

[中药] 丹芪偏瘫胶囊 4 粒，口服，每日 3 次，以活血通络。汤剂如下。

柴胡 15g	赤芍 10g	大枣 6 枚	牡丹皮 10g
淡豆豉 10g	党参 15g	茯苓 15g	桂枝 10g
黄芩 12g	清半夏 12g	百合 30g	生地 10g
生栀子 6g	首乌藤 30g	制远志 10g	生龙骨（先煎）20g
生牡蛎（先煎）20g			

水煎服，日 1 剂。

[治疗结果] 入院后第 2 天：神清，精神可，语言清晰流利，左侧肢体力量增加，阵发性双目上视，左侧肢体痉挛发作次数减少，纳可，寐安，二便调。舌红苔白，脉弦。入院后第 7 天：神清，精神可，语言清晰流利，左侧肢体力量增加，阵发性双目上视，左侧肢体痉挛未再发作，纳可，寐安，二便调。舌红苔白，脉弦。入院后第 14 天：活动自如，痊愈出院。

【病例 26】

肖某，女，68 岁，初诊日期：2014 年 6 月 20 日。

[主诉] 左侧肢体无力 7 月余，加重伴双下肢水肿 7 天。

[病史] 患者于 2013 年 12 月 28 日无明显诱因突然出现头晕，左侧肢体麻木无力，恶心呕吐。当时神志清，无头痛及胸闷憋气、二便失禁等症，经休息后未缓解，遂就诊于某医院，查头颅 CT 示：左小脑、脑干脑梗死，予静脉滴注药物治疗（具体不详），经治病情好转，此后间断中药治疗，病情稳定。于 7 日前无明显诱因出现双下肢水肿，为系统治疗入院。现症：神清，精神可，语言清晰流利，左侧肢体麻木无力，双下肢水肿（++），纳可，寐欠安，二便调。舌红苔白，脉弦。

[西医诊断] 脑梗死。

[中医诊断] 中风（中经络）。

[治疗原则] 醒脑开窍，补益肝肾，利水消肿。

[针灸取穴] 内关、人中、三阴交、风池、完骨、天柱、委中、阴陵泉、石门。

[手法操作] 内关（双侧）捻转提插泻法 1 分钟；人中雀啄泻法至眼球湿润为度；三阴交（患侧）提插补法至肢体抽动 3 次为度；委中（患侧）提插泻法至肢体抽动 3 次为度；风池、完骨、天柱（双侧）捻转补法 1 分钟；石门捻转泻法 1 分钟；阴陵泉捻转补法 1 分钟。留针 20 分钟。

[中药] 丹芪偏瘫胶囊 4 粒，口服，每日 3 次，以活血通络。汤剂如下。

柴胡 15g	赤芍 10g	大枣 6 枚	牡丹皮 10g
白术 15g	党参 15g	茯苓 30g	桂枝 10g
黄芩 12g	清半夏 12g	大腹皮 15g	桑白皮 15g
陈皮 15g	桑枝 15g	生栀子 6g	首乌藤 30g

水煎服，日 1 剂。

[治疗结果] 入院后第 2 天：神清，精神可，语言清晰流利，左侧肢体力量增加，纳可，寐安，二便调。舌红苔白，脉弦。入院后第 7 天：神清，精神可，语言清晰流利，左侧肢体力量增加，麻木较前好转，双下肢水肿（±）纳可，寐安，二便调。舌红苔白，脉弦。入院后第 14 天：活动自如，左下肢偶有麻木，双下肢水肿（-），好转出院。

【病例 27】

王某，女，71 岁，初诊日期：2012 年 7 月 23 日。

[主诉] 右侧肢体活动不利，伴右侧口角歪斜 25 天。

[病史] 患者于 2012 年 6 月 29 日晨起，无明显诱因突然出现右侧肢体活动不利，当时神清，无头痛、头晕，及无胸闷憋气、二便失禁等症，就诊于天津市某医院，查颅脑 MRI 示：左侧基底节区出血灶，右侧基底节区软化灶，双侧额顶叶及基底节区多发腔隙性梗死。未引起患者及家属重视，于家中休养，病情时轻时重，于 2012 年 7 月 2 日于天津市某医院查颅脑 CT 示：双侧基底节区多发低密度影，考虑为软化灶，并基底节区出血，继续于家中休养并行针刺治疗。昨日晨起半身不遂突然加重，伴言语不利，为进一步治疗收入我病区。现症：神倦思睡，精神可，语言不利，语音单调低沉，右半身瘫痪，右侧口角歪斜，饮水咳呛，吞咽困难，纳少，寐安，二便调，舌红绛，苔白厚，脉弦。

[查体及实验室检查] 右侧中枢性面瘫，右侧肌力上肢 2 级，下肢 3 级，右侧巴宾斯基征、掌颌试验（+）。颅脑 MRI：左侧基底节区出血灶，右侧基底节区软化灶，双侧额顶叶及基底节区多发腔隙性梗死。颅脑 CT：双侧基底节区多发低密度影，考虑为软化灶，并基底节区出血。

[西医诊断] 脑梗死。

[中医诊断] 中风（中经络）。

[治疗原则] 醒脑开窍，滋补肝肾，疏通经络，补益脑髓。

[针灸取穴] 内关、人中、三阴交、极泉、尺泽、委中、风池、完骨、天柱、风池、太溪、头维、曲池、合谷、足三里、太冲、手三里、八邪、地仓、颊车、迎香、四白。

[手法操作] 内关（双侧）捻转提插泻法 1 分钟；人中雀啄泻法至眼球湿润为度；三阴交（患侧）提插补法至肢体抽动 3 次为度；极泉、尺泽、委中（患侧）提插泻法至肢体抽动 3 次为度；风池、完骨、天柱（双侧）捻转补法 1 分钟；曲池、足三里（双侧）捻转补法，合谷、太冲（双侧）捻转泻法；余穴常规刺法。留针 20 分钟。

[中药] 丹芪偏瘫胶囊 4 粒，每日 3 次，以活血通络。

[辅助疗法] 穴位拔罐：颧髎、颊车（患侧），以疏通经络，活血化瘀。

[治疗结果] 入院后第 1 天：患者神倦思睡，精神可，语言不利，语音单调低沉，右半身瘫痪，感觉减弱，饮水咳呛，吞咽困难，纳少，寐安，二便调。心率：89 次/分，律齐；血压：140/80mmHg。入院后第 4 天：患者神清，精神可，语言不利，语音单调低沉，右半身瘫痪，感觉减弱，余症状同前。心率：82 次/分，律齐；血压：130/80mmHg。入院后第 15 天：患者神清，精神可，右口歪，偶有口角流涎，右半身

不遂较前好转，未诉其他不适，心率：86 次 / 分，律齐；血压：130/80mmHg。入院后第 18 天：患者神清，精神可，右口歪，偶有口角流涎，右半身不遂，右上肢肌力 3 级，右下肢肌力 3^+ 级，未诉其他不适。心率：72 次 / 分，律齐；血压：140/80mmHg。

【病例 28】

姚某，女，76 岁，初诊日期：2013 年 11 月 18 日。

［主诉］双下肢无力伴头晕 1 月余，加重 2 天。

［病史］患者于 1 个月前，无明显诱因出现双下肢无力伴头晕，右乳突疼痛，于家中休养，未见明显好转。2013 年 11 月 16 日 23 时许，双下肢无力加重伴头晕，当时神清，恶心未吐，胸闷憋气，无头痛及二便失禁等症，就诊于某医院。查颅脑 CT 示：脑梗死，考虑脑梗死，治以抗血小板、改善脑代谢，予拜阿司匹林、小牛血清去蛋白提取物注射液、舒血宁注射液，经治病情未见减轻，为进一步治疗收入我病区。现症：神清，精神可，语言清晰流利，双下肢无力，头晕，无头痛，未诉胸闷憋气及心前区不适，纳可，寐安，二便调。既往高血压病史，最高达 160/80mmHg，未服药治疗。既往颈椎病史，未系统治疗。

［查体及实验室检查］神清，精神可，语言欠流利，面色正常，右侧中枢性面瘫，吞咽困难，饮水咳呛，双上肢肌力 5 级，双下肢肌力 4 级，双侧巴宾斯基征（±），舌红，苔黄腻，脉滑数。颅脑 CT：脑干、双基底节腔隙性梗死。颈椎 MRI：颈椎病 $C_{2\sim3}$、$C_{3\sim4}$、$C_{4\sim5}$、$C_{5\sim6}$ 椎间盘膨出，压迫同水平硬膜囊；$C_{6\sim7}$ 椎间盘突出，压迫同水平硬膜囊及颈髓；$C_{1\sim4}$ 水平颈髓内异常信号影，建议增强 MRI 进一步检查；枕大池蛛网膜囊肿。

［西医诊断］脑梗死，高血压 2 级。

［中医诊断］中风（中经络）。

［治疗原则］醒脑开窍，滋补肝肾，疏通经络，补益脑髓。

［针灸取穴］内关、人中、三阴交、极泉、尺泽、委中、风池、完骨、天柱、头维、曲池、合谷、足三里、丰隆、太冲、颈夹脊穴。

［手法操作］内关（双侧）捻转提插泻法 1 分钟；人中雀啄泻法至眼球湿润为度；三阴交（患侧）提插补法至肢体抽动 3 次为度；极泉、尺泽、委中（患侧）提插泻法至肢体抽动 3 次为度；风池、完骨、天柱（双侧）捻转补法 1 分钟；曲池、足三里（双侧）捻转补法，合谷、太冲（双侧）捻转泻法；余穴常规针刺。留针 20 分钟。

［辅助疗法］湿敷治疗、温灸、微波，每日 1 次。

［治疗结果］治疗第 2 天，患者双下肢无力、头晕较前减轻。第 7 天，时有头晕，双下肢较前有力。第 14 天，偶有头晕，双下肢较前明显有力。

【病例 29】

从某，男，70 岁，初诊日期：2011 年 7 月 5 日。

［主诉］左下肢活动不利伴头晕 6 小时。

［病史］患者于 2011 年 7 月 5 日凌晨 2 时许起夜时突然出现持续左下肢活动不利，头胀，恶心、呕吐，为胃内容物，当时神清，无胸闷憋气、二便失禁等症。今晨就诊于我院门诊，测血压 180/95mmHg；查颅脑 CT 口头报：脑干密度欠均匀，为进一步治疗收入我病区。现症：神清，精神可，语言清晰流利，持续左下肢活动不利，时有头晕，恶心呕吐 2 次，为胃内容物，晨起至此时未进食，寐安，小便调，大便干燥。舌暗红，苔白腻，脉弦细。既往体健，否认高血压、冠心病、糖尿病。否认药物及食物过敏史。

［查体及实验室检查］左侧肌力上肢 5 级，下肢 4 级，左侧巴宾斯基征（－）。颅脑 MRI：延髓梗死灶；心电图：心肌缺血，左室高电压；葡萄糖耐量试验：空腹血糖 7.31mmol/L，血糖（30 分钟）11.07mmol/L，血糖（60 分钟）10.22mmol/L，血糖（120 分钟）12.63mmol/L，血糖（180 分钟）8.61mmol/L。

［西医诊断］脑梗死。

［中医诊断］中风（中经络），眩晕。

［治疗原则］醒脑开窍，滋补肝肾，疏通经络，补益脑髓。

［针灸取穴］内关、人中、三阴交、委中、极泉、尺泽、风池、完骨、天柱。

［手法操作］内关（双侧）捻转提插泻法 1 分钟；人中雀啄泻法至眼球湿润为度；三阴交（患侧）提插补法至肢体抽动 3 次为度；极泉、尺泽、委中（患侧）提插泻法至肢体抽动 3 次为度；风池、完骨、天柱（双侧）捻转补法 1 分钟；枕三经排刺，捻转补法；余穴常规刺法。留针 30 分钟。

［治疗结果］出院时（2011 年 7 月 20 日）神清，精神可，语言清晰流利，左下肢活动不利，上肢肌力 5 级，下肢肌力 4 级，未诉头痛、头晕及心前区不适，纳可，寐安，二便调。舌暗红，苔白，脉弦细。

【病例 30】

张某，女，63 岁，初诊日期：2013 年 12 月 13 日。

［主诉］左侧肢体麻木无力伴眩晕 72 小时。

［病史］患者于 2013 年 12 月 10 日 6 时许，无明显诱因突然出现左侧肢体麻木无力，伴眩晕，视物旋转，视物模糊，无呕吐、视一为二、胸闷憋气、二便失禁等症，患者未予重视，经休息后患者症状未见缓解且呈进行性加重，并于今日 12 时出现呕吐，呕吐物为胃内容物，遂就诊于我院急症，考虑脑梗死，即收入我病区。现症：神清，精神可，语言清晰流利，左侧肢体活动不利，感觉减弱，眩晕时作，视物旋转，

纳可，寐欠安，小便调，大便需借助药物排出，2~3日一行。舌暗红，苔薄白，脉弦细。

［查体及实验室检查］左侧上肢肌力3级，下肢肌力3级，左侧巴宾斯基征、查多克征（+）。颅脑CT：双侧基底节区缺血灶及软化灶；心电图：窦性心动过速，心肌缺血。

［西医诊断］脑梗死。

［中医诊断］中风（中经络），眩晕。

［治疗原则］醒脑开窍，滋补肝肾，疏通经络，补益脑髓。

［针灸取穴］内关、人中、三阴交、极泉、尺泽、委中、风池、完骨、天柱、风池、双太溪、人迎、头维、曲池、合谷、足三里、太冲。

［手法操作］内关（双侧）捻转提插泻法1分钟；人中雀啄泻法至眼球湿润为度；三阴交（患侧）提插补法至肢体抽动3次为度；极泉、尺泽、委中（患侧）提插泻法至肢体抽动3次为度；风池、完骨、天柱（双侧）捻转补法1分钟；太溪（双侧）捻转补法1分钟；曲池、足三里（双侧）捻转补法1分钟，合谷、太冲（双侧）捻转泻法1分钟；人迎（双侧）捻转平补平泻法1分钟；余穴常规刺法，留针30分钟。

［治疗结果］出院时神清，精神可，语言清晰流利，时有头晕伴视物模糊，左侧肢体无力，上肢肌力3级，下肢肌力4级，手指不能屈伸，足趾无功能，纳可，寐安，二便调，舌暗红，苔薄白，脉沉弦。

【病例31】

刘某，男，88岁，初诊日期：2013年5月19日。

［主诉］左侧肢体活动不利2天。

［病史］患者于2013年5月17日中午，无明显诱因突然出现左侧肢体活动不利，当时神清，精神可，无胸闷憋气、二便失禁等症，未予诊治，休息1天症状未见改善，遂于2013年5月18日就诊于我院急症，查颅脑CT示两基底节、丘脑区缺血灶并软化灶，脑干密度欠均，治以改善脑循环、抗血小板、降脂、改善脑供血，予醒脑静注射液、前列地尔、丹参多酚酸盐静脉滴注；拜阿司匹林片、辛伐他汀口服，病情逐步加重，为进一步治疗收入我病区。现症：神清，精神弱，语言欠清，左口歪，左侧肢体活动不利，上下肢均可抬离床面，左手握力差，走路不稳，纳可，饮食水不呛，寐安，小便不畅，大便2日一行。

［查体及实验室检查］左侧中枢性面瘫，左侧巴宾斯基征、掌颌试验（+）。上肢肌力3级，下肢肌力3级。颅脑CT（2013年5月18日）：两基底节、丘脑区缺血灶并软化灶，脑干密度欠均。

［西医诊断］脑梗死。

［中医诊断］中风（中经络）。

［治疗原则］醒脑开窍，补益肝肾，平肝潜阳，利水通络。

［针灸取穴］内关、人中、三阴交、极泉、尺泽、委中、风池、完骨、天柱、气海、中极、水道、归来、肾俞、膀胱俞、秩边。

［手法操作］内关（双侧）捻转提插泻法1分钟；人中雀啄泻法至眼球湿润为度；三阴交（患侧）提插补法至肢体抽动3次为度；极泉、尺泽、委中（患侧）提插泻法至肢体抽动3次为度；风池、完骨、天柱（双侧）捻转补法1分钟；秩边透水道；余穴常规刺法，平补平泻。留针20分钟。

［中药］丹芪偏瘫胶囊4粒，口服，每日3次，以活血通络。

［治疗结果］入院后第5天，患者神清，精神可，无头痛、头晕及胸闷憋气等不适，语言欠清，左口歪，左侧肢体活动不利，左上肢握力差，行走困难，纳可，寐安，小便夜尿频，排尿时困难较前减轻，大便数日未行。上肢肌力3级，下肢肌力3级。舌淡红，苔薄白，脉缓。入院第11天，神清，精神可，语言欠利，左侧肢体活动不利，左口歪，上肢肌力3级，下肢肌力4级，在家人搀扶下可缓慢行走，纳可，寐安，夜尿2~3次，未诉小便困难，大便1日一行，舌红，苔薄白，脉弦。继续予以针刺治疗。

按语："醒脑开窍"针刺法是设立于1972年的治疗中风病大法。其以脑府立论，历经数十年的临床与基础研究，形成以"醒脑开窍"针刺法为主的一套科学、系统、规范的中风病综合诊疗体系，结合西医学知识，创造性地提出"窍闭神匿，神不导气"是中风病的根本病机。窍闭指脑窍闭塞，为神之大府受罹，风挟火、痰、瘀血，上扰神窍（脑），致脑络阻遏，窍闭神匿，神不导气，发为中风。又根据辨病论治与辨证论治相结合的原则，确立了中风病的治疗法则，即以"醒脑开窍、滋补肝肾为主，疏通经络为辅"。以人中、内关、三阴交为主穴；内关、印堂、上星透百会、三阴交主方；极泉、尺泽、委中为辅穴。并确立了严格的针刺手法量学标准。不仅是中风病病因病机上的创新，也是选穴配方上的继承和创新，更是开创针刺手法量学标准之先河。此法用于治疗中风病，效果显著。

二、语言障碍

【病例1】

李某，男，66岁，初诊日期：2013年5月5日。

［主诉］右侧肢体不遂，言语謇涩1月余。

［病史］患者于2013年4月7日无明显诱因出现右侧肢体不遂，言语謇涩，不能

自主叙述出完整词语或句子，曾于某中医院接受针灸治疗（具体情况不详），但经治疗未有明显好转，为进一步治疗特来我院寻求针灸治疗。患者于3年前患脑梗死，经治疗遗留右侧肢体肌力4级，否认其他病史。现症：患者神清，精神萎靡，表情淡漠，口歪，言语謇涩，语声低微，不能自主叙述出完整词语或句子，右侧肢体可抬离床面15°，纳可，寐安，二便调。舌暗红，苔白腻，脉沉细。

［查体及实验室检查］右侧肢体肌力3级。颅脑CT、MRI示：双侧基底节区、右侧丘脑梗死灶。

［西医诊断］脑梗死，运动性失语。

［中医诊断］中风（中经络）。

［治疗原则］醒神开窍，化瘀通络。

［针灸取穴］内关、人中、三阴交、风池、完骨、翳风、委中、廉泉、百会、四神聪，舌面、咽后壁，舌下金津、玉液。

［手法操作］内关（双侧）直刺1~1.5寸，行捻转提插泻法1分钟，人中向鼻中隔方向斜刺0.5寸，行雀啄泻法，以眼球湿润为度，两穴均用以醒神利窍；三阴交（患侧）直刺进针1~1.5寸，行提插补法1分钟，以滋补肝肾；风池、完骨、翳风（双侧）均针向喉结，震颤徐入2~2.5寸，施小幅度、高频率捻转补法1分钟，治以通关开窍；委中（患侧）行提插泻法至肢体抽动3次为度，不予留针；百会、四神聪向后平刺1寸，均用小幅度、高频率捻转补法；咽后壁、舌面用2寸毫针快速点刺舌面10余下，以微见细小出血为宜；舌下金津、玉液二穴，嘱患者张口卷舌，暴露舌底部，用三棱针点刺金津、玉液，以出血2ml以上为宜。每日1次，20分钟/次，14天为1个疗程。

［辅助疗法］语言康复训练：要求患者每天与家人进行对话练习，内容可选择患者感兴趣的话题等，要求逐字发音清晰，每日练习约30分钟。

［治疗结果］第1天针刺之后即可发出"啊，嗯"等语气词，后配合语言训练。治疗1周后，患者开始逐渐能口述简单的短句，肢体活动较入院时灵活，有明显改善；2周后患者可主动叙述长句以及与旁人进行简单对话，每日练习时长逐渐增加到40~60分钟；右口角歪斜基本消失，可灵活进行吃饭、穿衣等日常自主活动。1个月后可以进行完整连贯交谈，包括自行接电话、谈话等，可不依靠医生或家属的搀扶步行，主要症状基本好转。随访患者语言流利，生活质量明显提高。

【病例2】

关某，男，71岁，初诊日期：2015年4月27日。

［主诉］右侧肢体活动不利，言语謇涩3月余。

［病史］家属代诉患者3个多月前，因居住处电梯故障自行爬12层楼梯后出现

右侧肢体活动不利，失语。就诊当地医院，诊断为脑梗死，予溶栓治疗后病情好转，遗留失语、饮水偶呛。现为进一步治疗就诊于我院国医堂门诊处。现症：神清，精神可，混合性失语，头晕，偶心慌，易烦躁，饮水偶呛，纳可，寐安，二便调。舌红苔少，脉弦。既往高血压病史 10 余年，血压最高达 160/110mmHg，曾服氯沙坦钾 100mg，每日 1 次，血压平素保持在 120/80mmHg，患者于初诊时已停服 10 天。既往冠心病、房颤病史 1 年余，未服用药物。

［查体及实验室检查］患者休息 5 分钟后，用水银柱血压仪测左上臂血压为 110/80mmHg。双侧肢体肌力为 5 级，无肌张力增高；双侧肢体生理反射对称存在，病理反射未引出。颅脑 MRI：左侧岛叶、颞叶、额叶及顶叶大范围急性脑梗死；右侧额叶小的亚急性期血肿；左侧顶叶软化灶；双侧侧脑室旁白质多发小缺血变性灶。头颅 MRA：左侧大脑中动脉 M2 段狭窄。颈动脉 + 椎动脉彩超：双侧颈总动脉粥样硬化并左窦部斑块形成。

［西医诊断］脑梗死，混合性失语，高血压 3 级。

［中医诊断］中风（中经络）。

［治疗原则］醒脑开窍，滋补肝肾，疏通经络，活血散风，调和肝脾。

［针灸取穴］内关、人中、人迎、印堂、上星透百会、百会、四神聪、头维、四白、上廉泉、曲池、合谷、足三里、太冲、太溪、率谷透曲鬓、廉泉、金津、玉液。

［手法操作］双内关捻转提插泻法 1 分钟；人中雀啄泻法至眼球湿润为度；双率谷透曲鬓捻转泻法；廉泉提插泻法；双人迎捻转补法 1 分钟；双曲池、足三里捻转补法；双合谷、双太冲捻转泻法；印堂、上星透百会、双头维、四白捻转补法；余穴常规针法。每次留针 20 分钟，每周 6 次。起针后舌下金津、玉液点刺放血 2ml，隔日 1 次。

［血压监测］每次针刺治疗前，用水银柱血压仪测量卧位休息至少 10 分钟后的左上臂血压，并记录。

［治疗结果］患者在治疗期间，未服用降压药物，接受单纯针刺降压治疗 39 次时，血压平稳，平均为 118/78mmHg。第 1 次就诊后示意头晕明显减轻，第 3 次治疗后头晕消失。5 月 18 日患者家属代诉患者能理解说话内容，并能偶说出动词、名词，数字仍不可。持续治疗 1 个月后患者可清楚说出数字。

【病例 3】

王某，男，45 岁，初诊日期：2014 年 2 月 8 日。

［主诉］右侧肢体不遂伴语言謇涩 5 月余，加重 5 天。

［病史］患者曾于 1997 年、2013 年 9 月患脑梗死，经治遗留右侧肢体不遂。患者于 2014 年 2 月 3 日 7 时许，无明显诱因突然出现持续右侧肢体不遂较前加重，当

时神清，无头痛、头晕，无胸闷憋气、二便失禁等症，就诊于天津市某医院，查颅脑MRI示脑梗死，予改善脑代谢改善脑循环，经治病情好转，为进一步治疗收入我病区。现症：神清，精神可，语言謇涩，反应迟缓，情绪低落，持续右侧肢体不遂，右上肢可在床面平移，右下肢可抬离床面30°，腕指活动不能，精细动作不能，纳可，寐安，二便调。

［查体及实验室检查］颅脑MRI：胼胝体体部偏左、左额顶异常信号，考虑脑梗死；双侧基底节区、左侧丘脑区、左侧侧脑室旁、左额顶、胼胝体多发腔隙灶及软化灶；脑桥偏左、左侧大脑脚萎缩伴异常信号，考虑华勒变性；GRE示左侧脑室旁、左侧基底节低信号影，考虑含铁血黄素沉积；脑白质脱髓鞘改变；脑萎缩。

［西医诊断］脑梗死，运动性失语。

［中医诊断］中风（中经络）。

［治疗原则］醒脑开窍，滋补肝肾，镇肝潜阳，疏通经络。

［针灸取穴］人中、内关、风池、完骨、天柱、三阴交、极泉、尺泽、委中；运动区、运用区、言语一区、言语二区；金津、玉液。

［手法操作］内关（双侧）捻转提插泻法1分钟；人中雀啄泻法至眼球湿润为度；三阴交（患侧）提插补法至肢体抽动3次为度；极泉、尺泽、委中（患侧）提插泻法至肢体抽动3次为度；风池、完骨、天柱（双侧）捻转补法1分钟。留针20分钟。

［辅助疗法］①头皮针：运动区、运用区、言语一区、言语二区，平刺，小幅度、高频率捻转补法1分钟，留针20分钟。②金津、玉液点刺放血，隔日1次，每次出血量约3ml。

［治疗结果］治疗2个月后，患者情绪较前平稳，在他人帮助下可站立20分钟。治疗3个月后，患者右上肢可抬离床面40°，右下肢可抬离床面50°，反应速度较前加快，在提示下可说出词语。治疗5个月后，右侧肢体可抵抗部分阻力，反应速度较前灵敏，在他人保护下可缓慢行走。

【病例4】

张某，男，61岁，初诊日期：2012年9月21日。

［主诉］患者主因右侧肢体不遂伴语言不利1月余，加重7天。

［病史］患者于2012年8月4日无明显诱因突然出现右手麻木，当时神清，无头痛、头晕，及无胸闷憋气、二便失禁等症，就诊于天津市某医院，查颅脑MRI示：脑桥、双基底节区、双侧脑室旁腔隙灶。门诊予注射用红花150mg，以改善脑循环，经治病情无明显变化，2012年8月12日患者无明显诱因出现右侧肢体不遂伴语言不利，查头MRI示：左侧基底节、左侧额、颞、顶异常信号，考虑急性脑梗死，左侧

小脑半球、脑桥、双基底节区、左侧侧脑室旁多发腔隙灶及软化灶，予以脱水、降颅压、清除自由基、改善脑代谢治疗，予甘油果糖、依达拉奉、脑蛋白提取物等治疗，治疗 12 天，症状无明显改善，出院后继续针灸治疗，症状稳定。2012 年 9 月 14 日无明显诱因，出现右侧肢体活动不利较前加重，自服丹芪偏瘫胶囊等药物治疗，症状无明显改善。现症：神清，精神可，反应迟钝，语言不利，右侧肢体不遂，肌张力增高，纳可，寐欠安，大便干，3~4 日一行，小便调。舌淡暗，苔薄白，脉弦细。

[查体及实验室检查] 右侧肢肌张力增高，左侧腱反射亢进，右侧肌力上肢 3 级，下肢 3 级，右侧巴宾斯基征(+)。颅脑 MRI：左侧基底节、左侧额、颞、顶异常信号，考虑急性脑梗死，左侧小脑半球、脑桥、双基底节区、左侧侧脑室旁多发腔隙灶及软化灶，脑白质脱髓鞘，脑萎缩，左侧颈内动脉流空不良，全组鼻旁窦异常信号。

[西医诊断] 脑梗死，运动性失语。

[中医诊断] 中风（中经络）。

[治疗原则] 醒脑开窍，滋补肝肾，疏通经络，补益脑髓。

[针灸取穴] 内关、人中、三阴交、极泉、尺泽、委中、风池、完骨、天柱、风池、太溪、人迎、头维、曲池、合谷、足三里、太冲、肩髃、臂臑、金津、玉液。

[手法操作] 内关（双侧）捻转提插泻法 1 分钟；人中雀啄泻法至眼球湿润为度；三阴交（患侧）提插补法至肢体抽动 3 次为度；极泉、尺泽、委中（患侧）提插泻法至肢体抽动 3 次为度；风池、完骨、天柱（双侧）捻转补法 1 分钟；余穴常规刺法。留针 20 分钟。金津、玉液点刺放血，隔日 1 次，每次出血量约 3ml。

[中药] ①丹芪偏瘫胶囊 4 粒，口服，每日 3 次，以活血通络。②益肾养肝合剂 50ml，口服，每日 2 次，以滋补肝肾。③活血通络汤剂 1 剂，外洗，每日 1 次，以活血祛瘀通络。

[辅助疗法] 温针灸：患侧肩髃、外关、阳陵泉、梁丘。

[治疗结果] 治疗第 1 天，神清，精神可，反应迟钝，语言不利，右侧肢体不遂，纳尚可，寐欠安，大便干，3~4 日一行，小便调。血压：110/70mmHg。第 5 天，患侧肌张力较入院时稍有减低，患者欲行大便，排之不畅，余无不适。第 9 天，患者神清，精神可，语言不利，右侧肢体不遂，舌淡，苔薄白，脉弦细。第 17 天，患者神清，精神好，未诉不适，纳可，寐安，二便调，舌暗红，苔薄白，脉弦细，上肢肌力 3 级，下肢肌力 4 级，患肢肌张力增高较前缓解。

【病例 5】

钱某，女，53 岁，初诊日期：2012 年 7 月 6 日。

[主诉] 左侧肢体活动不利伴语言不利 3 天。

[病史] 患者于 2012 年 7 月 3 日，无明显诱因突然出现左侧肢体活动不利伴语言

不利，当时神清，无头痛、头晕，及无胸闷憋气、二便失禁等症，就诊于天津中医药大学第一附属医院急症，查颅脑 CT 示：双基底节缺血软化灶，予改善脑循环、脑代谢等，予小牛血清去蛋白提取物注射液、醒脑静注射液、盐酸法舒地尔注射液，经治病情稳定，为进一步治疗收入我病区。现症：神清，精神可，语言不利，左侧肢体活动不利，左手持物不稳，纳可，寐安，大便调，小便失禁。舌暗红，苔白腻，脉弦滑。

[查体及实验室检查] 左侧中枢性面瘫，左侧肌力上肢 3 级，下肢 3 级，左侧巴宾斯基征（＋）。颅脑 CT：两侧基底节区缺血灶并软化灶。

[西医诊断] 脑梗死，运动性失语，尿失禁。

[中医诊断] 中风（中经络）。

[治疗原则] 醒脑开窍，滋补肝肾，疏通经络，补益脑髓。

[针灸取穴] 内关、人中、三阴交、极泉、尺泽、委中、风池、完骨、天柱、太溪、关元、气海、中极、肾俞、膀胱俞、水道、上星、百会、印堂、金津、玉液。

[手法操作] 内关（双侧）捻转提插泻法 1 分钟；人中雀啄泻法至眼球湿润为度；三阴交（患侧）提插补法至肢体抽动 3 次为度；极泉、尺泽、委中（患侧）提插泻法至肢体抽动 3 次为度；风池、完骨、天柱（双侧）捻转补法 1 分钟；余穴常规刺法。留针 20 分钟。金津、玉液点刺放血，隔日 1 次，每次出血量约 3ml。

[中药] 丹芪偏瘫胶囊 4 粒，口服，每日 3 次，以活血通络。中药汤剂治以疏风化痰，活血通络。方药如下。

炒白术 15g	赤芍 15g	川芎 12g	当归 20g
甘草 6g	钩藤 15g	红花 12g	木瓜 10g
清半夏 15g	石决明 20g	桃仁 15g	天麻 20g
益智 20g	远志 15g		

水煎服，日 1 剂。

[治疗结果] 入院后第 1 天：患者神清，精神可，语言不利，未诉不适，左侧肢体活动不利，左手持物不稳，纳可，寐安，大便调，小便频数，舌暗红，苔白腻，脉弦滑。入院后第 6 天：患者神清，精神可，语言较前流利，纳可，寐安，大便调，小便控制力增强，次数减少，每次量约 120~150ml 左右，舌暗，苔白，脉弦滑。

【病例 6】

张某，男，54 岁，初诊日期：2010 年 12 月 3 日。

[主诉] 言语不清伴左侧肢体活动不利 15 天。

[病史] 患者 15 天前因突发脑梗死住院治疗，出院后仍遗留言语不清，故前来就诊。血压 150/90mmHg，神志清楚，精神一般，不完全运动性失语，左侧鼻唇沟

浅，伸舌略左偏，颈软，左侧上下肢肌力4级。舌质红，苔少而干，舌底有瘀点，脉细弱。

［查体及实验室检查］左侧鼻唇沟浅，伸舌略左偏，颈软，左侧上、下肢肌力4级，舌质红苔少而干，舌底有瘀点，脉细弱。

［西医诊断］脑梗死，不完全运动性失语。

［中医诊断］中风（中经络）。

［治疗原则］醒脑开窍，通络滋阴。

［针灸取穴］内关、人中、三阴交、风池、翳风、上廉泉、金津、玉液。

［手法操作］先取双侧内关穴，进针1寸，施捻转提插泻法1分钟；继针人中，进针0.5寸，采用雀啄泻法，使双眼球湿润或流泪为度；患侧三阴交沿胫骨后沿与皮肤成45°角，进针1~1.5寸，用提插补法，使下肢抽动3次为度；双侧风池、翳风针向喉结，进针1.5~2寸，用高频率小幅度捻转补法1分钟；上廉泉针向舌根，进针1.5~2寸；金津、玉液点刺放血，不留针。每次留针30分钟，治疗21天。

［中药］

生黄芪30g	丹参30g	牛膝30g	白芍10g
天冬10g	陈皮20g	酸枣仁30g	生牡蛎（先煎）30g
钩藤20g	天麻10g	木瓜15g	生龙骨（先煎）30g

水煎服，日1剂。

［辅助疗法］音乐疗法，治疗同时给予舒缓的古筝音乐。

［治疗结果］患者应用醒脑开窍针刺法治疗2次即能喊出家人姓名。继续治疗14天后，患者发音清楚，左侧肢体活动不利明显好转，借助拐杖能自行行走。治疗21天后，能进行正常交谈，生活自理。

【病例7】

顾某，男，55岁，初诊日期：2014年1月13日。

［主诉］语言欠利伴右半身不遂1月余。

［病史］患者于2013年12月1日21时许，因情绪激动突然出现右半身无力，伴语言欠利，当时无头晕、头痛，无胸闷憋气、二便失禁等症，先后就诊于天津市某医院及我院，查颅脑MRI示脑梗死，经治病情好转，今日为进一步治疗由我院门诊收入病区。现症：神清，精神可，语言欠流利，右半身不遂，感觉减弱，右口歪，纳可，寐安，二便调。既往高血压病史20余年，血压最高时可达200/120mmHg。

［查体及实验室检查］右上肢肌力3级，下肢肌力4级，右巴宾斯基征（＋）。颅脑MRI：脑梗死。心电图：窦性心律。

［西医诊断］脑梗死，运动性失语，高血压3级。

［中医诊断］中风（中经络）。

［治疗原则］醒脑开窍，滋补肝肾，疏通经络，补益脑髓。

［针灸取穴］内关、人中、三阴交、极泉、尺泽、委中、风池、完骨、天柱、太溪、人迎、头维、曲池、合谷、足三里、太冲、肩髃、臂臑、金津、玉液。

［手法操作］内关（双侧）捻转提插泻法1分钟；人中雀啄泻法至眼球湿润为度；三阴交（患侧）提插补法至肢体抽动3次为度；极泉、尺泽、委中（患侧）提插泻法至肢体抽动3次为度；风池、完骨、天柱（双侧）捻转补法1分钟；双太溪捻转补法1分钟；曲池、足三里（双侧）捻转补法1分钟，合谷、太冲（双侧）捻转泻法1分钟；人迎（双侧）捻转平补平泻法1分钟；芒针：肩髃、臂臑（患侧）向抬肩方向斜刺，捻转手法，平补平泻。

［辅助疗法］①头皮针：顶颞前斜线、顶颞后斜线（病灶侧），平刺，小幅度、高频率捻转补法1分钟。②金津、玉液点刺放血，隔日1次，每次出血量约3ml。

［中药］活血通络汤剂，丹芪偏瘫胶囊。

［西药］改善脑代谢，改善脑循环。

［治疗结果］治疗7天，患者右侧肢体无力缓解。治疗14天，患者右上肢精细动作恢复。

【病例8】

李某，女，64岁，初诊日期：2013年12月16日。

［主诉］双侧肢体不遂伴言语謇涩半月余。

［病史］患者于2013年12月1日7时许，无明显诱因突然出现持续双侧肢体不遂伴语言謇涩，当时神清，无头晕、头痛，无胸闷憋气、二便失禁等症，就诊于天津市某医院，查颅脑MRI示脑梗死，治以脱水、降颅压、抗血小板、降脂、控制血压、改善脑代谢、改善脑循环，予氯吡格雷片、醒脑静注射液、红花黄色素注射液、小牛血去蛋白提取物注射液，经治病情平稳，遗留双侧肢体不遂伴言语謇涩，今日为进一步康复治疗由门诊收入我病区。现症：神清，精神可，语言謇涩，持续双侧肢体不遂，感觉减弱，纳可，寐安，二便调。既往高血压病史30余年，血压最高达280/100mmHg，平时未系统服降压药，平时血压控制在（180~200）/（80~90）mmHg。2005年于天津医科大学总医院确诊多发性大动脉炎。

［查体及实验室检查］左侧肌力2级，右侧肌力0级，双侧巴宾斯基征、查多克征（+）。颅脑MRI：左侧额顶叶、左侧顶枕交界区梗死；双侧基底节区、右额叶深部白质软化灶。颅脑MRA：右侧椎动脉硬膜内段局部管腔增宽；双侧大脑前动脉、右侧大脑中动脉、右侧颈内动脉段闭塞；左侧大脑中动脉M1段局限性重度闭塞；左侧椎动脉硬膜内段重度狭窄或闭塞；左侧大脑后动脉P2段以远分支未见显影。心电图：

窦性心律、心肌缺血。全主动脉血管造影：腹主动脉狭窄、闭塞；左锁骨下动脉闭塞。左上肢动脉血压：107/67mmHg；右下肢动脉血压：240/76mmHg。

［西医诊断］脑梗死，运动性失语，多发性大动脉炎，高血压3级。

［中医诊断］中风（中经络）。

［治疗原则］醒脑开窍，疏通经络，益气养血，通痹复脉。

［针灸取穴］内关、人中、三阴交、人迎、太渊、极泉、尺泽、心俞、膈俞、金津、玉液。

［手法操作］内关（双侧）、人中、三阴交（患侧）按醒脑开窍针刺法操作。人迎（患侧）雀啄法直刺进针1~2寸，使触电感沿肩上臂直达手指，施捻转补法3分钟；极泉（患侧）斜刺进针0.5~1寸，施提插泻法，针感放射至手指；太渊（患侧）直刺0.3寸，施捻转补法3分钟；心俞、膈俞（双侧）朝脊柱方向斜刺1~1.5寸，捻转补法1分钟，诸穴施手法得气后留针20分钟，于太渊及背俞穴加灸。金津、玉液点刺放血，隔日1次，每次出血量约3ml。

［中药］以丹参川芎嗪注射液10ml加入0.9%生理盐水静脉滴注。益肾养肝合剂50ml，口服，每日2次。活血通络汤剂外洗，每日1次。

［治疗结果］治疗两个疗程共计28天，出院时神清，精神可，语言不利及双侧肢体不遂较前改善。

【病例9】

齐某，男，65岁，初诊日期：2013年6月3日。

［主诉］左半身活动不利伴语言不利2周。

［病史］患者于2013年5月18日9时，无明显诱因突然出现持续神清左半身活动不利，伴左口歪，语言不利，饮水咳呛，当时神清，无头晕、头痛，及无胸闷憋气、二便失禁等症，于2013年5月18日就诊于某医院。查颅脑MRI示：脑桥腹侧异常信号，考虑脑梗死；脑桥、右侧小脑大脑脚、双侧基底节区、右侧丘脑区、双侧脑室旁、双侧额叶、胼胝体膝部及体部多发腔隙灶及软化灶，治以抗血小板、改善心肌供血、改善脑代谢、改善脑循环，予胞磷胆碱钠注射液、丹红注射液，经治病情未见减轻，为进一步治疗收入我病区。现症：神清，精神可，语言欠流利，持续左半身活动不利，频发心悸，偶有濒死感，感觉减弱，左口歪，语言不利，饮水咳呛，寐安，小便可，大便2日一行。舌红，苔薄，脉结代。

［查体及实验室检查］左侧中枢性面瘫，上肢肌力3级，下肢肌力3级，左侧巴宾斯基征（+）。颅脑MRI（2013年5月21日）：脑桥腹侧异常信号考虑脑梗死；脑桥、右侧小脑、右侧大脑脚、双侧基底节区、右侧丘脑区、双侧脑室旁、双侧额叶、胼胝体膝部及体部多发腔隙灶及软化灶；左侧小脑半球、脑桥、双侧丘脑、双侧脑室旁异

常信号；脑白质病变轻度脱髓鞘改变；脑萎缩、小脑萎缩。心电图（2013年6月3日）：不完全右束支传导阻滞，室性期前收缩。

［西医诊断］脑梗死，运动性失语，心律失常。

［中医诊断］中风（中经络）。

［治疗原则］醒脑开窍，补益肝肾，平肝潜阳，活血通络。

［针灸取穴］内关、人中、三阴交、极泉、尺泽、委中、风池、完骨、天柱、翳风、廉泉、天突，大陵、神门，金津、玉液。

［手法操作］内关（双侧）捻转提插泻法1分钟；人中雀啄泻法至眼球湿润为度；三阴交（患侧）提插补法至肢体抽动3次为度；极泉、尺泽、委中（患侧）提插泻法至肢体抽动3次为度；风池、完骨、天柱（双侧）捻转补法1分钟；翳风、廉泉、天突，大陵、神门平补平泻。留针20分钟。金津、玉液点刺放血，隔日1次，每次出血量约3ml。

［中药］丹芪偏瘫胶囊4粒，口服，每日3次，以活血通络。

［治疗结果］

2013年6月7日：神清，精神可，语言欠流利，右侧肢体活动不利，感觉减弱好转，右口歪，语言不利，饮水咳呛，时有心悸，寐安，小便可，大便两日一行，舌淡红，苔薄白，脉弦数。血压：150/90mmHg。上肢肌力3级，下肢肌力3级。

2013年6月10日：神清，精神可，语言欠流利，持续右侧肢体活动不利好转，感觉减弱好转，右口歪，语言不利，饮水咳呛，心悸次数减少，寐安，小便可，大便基本正常，舌淡红，苔薄白，脉弦数。血压：145/90mmHg。上肢肌力3级，下肢肌力3⁺级。

2013年6月17日：神清，精神可，语言欠流利，持续右侧肢体活动不利好转，感觉减退好转，右口歪、语言不利、饮水咳呛次数减少，心悸次数减少，寐安，小便可，大便基本正常，舌淡红，苔薄白，脉弦数。血压：145/90mmHg。上肢肌力4级，下肢肌力4级。

【病例10】

李某，男，58岁，初诊日期：2012年6月24日。

［主诉］右侧肢体活动不利伴语言不利17天。

［病史］患者于2012年6月7日突发复视，至某眼科医院，建议排除脑血管病。6月10日晚上7时许，突然出现意识模糊伴右侧肢体活动不利、失语，有头痛头晕，及无胸闷憋气、二便失禁等症，就诊于某医院。查颅脑CT示：脑萎缩。MRI示：额叶、顶叶、颞叶及左侧基底节区多发梗死。CTA示：左侧大脑中动脉M1段重度狭窄，建议DSA检查；左侧大脑中动脉M2段纤细，其远端分支减少；左侧颈内动脉海绵窦

段多发钙斑，遂收入院，予改善循环、抗血小板聚集及营养脑细胞，予20%甘露醇、小牛血清去蛋白提取物注射液、甘油果糖、泮托拉唑、依达拉奉等，经治病情改善出院，为进一步康复收入我针灸病区。患者由平车推入病房，现症：神清，精神可，语言不利，右侧肢体活动不利，时有胃灼热、反酸，咽部不适，纳差，寐可，二便调。舌红，苔腻，脉细弱。

［查体及实验室检查］右侧中枢性面瘫，右侧肌力上肢3级，下肢3级，右侧巴宾斯基征（±）。颅脑MRI（2012年6月11日）：左额叶、顶叶、颞叶、枕及左侧基底节区多发梗死。CTA（2012年6月16日）：左侧大脑中动脉M1段重度狭窄，建议DSA检查；左侧大脑中动脉M2段纤细，其远端分支减少；左侧颈内动脉海绵窦段多发钙斑。

［西医诊断］脑梗死，运动性失语。

［中医诊断］中风-中脏腑。

［治疗原则］醒脑开窍，补益肝肾，平肝潜阳，活血通络。

［针灸取穴］内关、人中、三阴交、极泉、尺泽、委中、风池、完骨、天柱、人迎、头维、曲池、合谷、足三里、太冲、中脘、足三里、梁门、上巨虚、金津、玉液。

［手法操作］内关（双侧）捻转提插泻法1分钟；人中雀啄泻法至眼球湿润为度；三阴交（患侧）提插补法至肢体抽动3次为度；极泉、尺泽、委中（患侧）提插泻法至肢体抽动3次为度；风池、完骨、天柱（双侧）捻转补法1分钟；曲池、足三里（双侧）捻转补法1分钟，合谷、太冲（双侧）捻转泻法1分钟；人迎（双侧）捻转平补平泻法1分钟；余穴常规刺法，平补平泻。留针20分钟。金津、玉液点刺放血，隔日1次，每次出血量约3ml。

［中药］丹芪偏瘫胶囊4粒，口服，每日3次，以活血通络。

［治疗结果］治疗8天后，患者神清，精神可，语言较前好转，记忆力及数数字较前反应灵活，肢体活动不利好转，可独自缓慢行走，胃脘反酸较前改善，食欲增强，寐安，二便调，舌红苔白，脉细。

【病例11】

冯某，女，55岁，初诊日期：2013年11月17日。

［主诉］左半身不遂伴语言欠清1周。

［病史］患者既往脑梗死病史，遗留有左侧肢体活动无力，1周前因劳累过度，出现语言欠清，左侧肢体活动无力较前加重，就诊于附近医院，查头CT：脑梗死（新鲜病灶并软化灶），于今日就诊于我院。现症：神清，精神好，无头晕、头痛，饮水不呛，语言欠清晰流畅，左侧肢体活动无力，纳可，寐安，二便调。伸舌略偏，舌暗

红，苔白，脉沉细。

［查体及实验室检查］头CT：左基底节区多发梗死灶并软化灶。左侧肢体肌力4级，左巴宾斯基征（＋）。

［西医诊断］脑梗死，运动性失语。

［中医诊断］中风（中经络）。

［治疗原则］醒脑开窍，滋补肝肾，疏通经络，补益脑髓。

［针灸取穴］内关、人中、三阴交、极泉、尺泽、委中、风池、完骨、天柱、金津、玉液。

［手法操作］内关（双侧）捻转提插泻法1分钟；人中雀啄泻法至眼球湿润为度；三阴交（患侧）提插补法至肢体抽动3次为度；极泉、尺泽、委中（患侧）提插泻法至肢体抽动3次为度；风池、完骨、天柱（双侧）捻转补法1分钟。留针20分钟。金津、玉液点刺放血，隔日1次，每次出血量约3ml。

［中药］丹芪偏瘫胶囊4粒，口服，每日3次，以活血通络。

［治疗结果］针刺上述穴位每日1次，金津、玉液点刺放血，隔日1次。治疗7天后，语言较前清晰，肢体活动较前有力。治疗14天后，语言较前清晰。

【病例12】

宁某，男，58岁，初诊日期：2011年6月16日。

［主诉］左侧肢体活动不利1年，右侧肢体活动不利伴语言欠利1天。

［病史］患者于2010年6月中旬患脑梗死，遗留左侧肢体活动不利、记忆力减退，可独自行走，呈偏瘫步态。患者于2011年6月10日，无明显诱因出现反应迟钝，饮水偶呛，未予治疗，于昨日左侧肢体活动不利症状加重，并出现右侧肢体活动不利，不能独自行走，语言欠流利，当时神清，无头痛、头晕，及无胸闷憋气、二便失禁等症，遂于今日就诊于我院门诊。查颅脑CT示（口头报告）：两额顶叶、基底节、丘脑、脑干缺血灶并软化灶，为进一步治疗收入我病区。现症：神清，精神可，记忆力减退，反应迟钝，语言欠流利，双侧肢体活动不利，左侧尤甚，双手握力差，饮水偶呛，未诉头痛、头晕及心前区不适，纳可，寐安，二便自控差。舌暗红，苔薄白，脉弦滑。既往高血压病、脑梗死病史。

［查体及实验室检查］左侧肌力上肢3级，下肢3级，右侧肌力上肢3级，下肢4级，双侧巴宾斯基征（＋）。CT示（口头报告）：两额顶叶、基底节、丘脑、脑干缺血灶并软化灶。

［西医诊断］脑梗死，运动性失语，高血压3级。

［中医诊断］中风（中经络）。

［治疗原则］醒脑开窍，滋补肝肾，疏通经络，补益脑髓，化痰通络。

［针灸取穴］内关、人中、三阴交、极泉、尺泽、委中、风池、完骨、天柱、丰隆、合谷、金津、玉液。

［手法操作］内关（双侧）捻转提插泻法1分钟；人中雀啄泻法至眼球湿润为度；三阴交（双侧）提插补法至肢体抽动3次为度；极泉、尺泽、委中（双侧）提插泻法至肢体抽动3次为度；风池、完骨、天柱（双侧）捻转补法1分钟；丰隆、合谷（双侧）捻转泻法1分钟。留针30分钟。金津、玉液点刺放血，隔日1次，每次出血量约3ml。

［治疗结果］出院时情况（2011年6月30日）：神清，精神可，记忆力减退，反应迟钝，语言不利，未诉头痛、头晕及心前区不适，双侧肢体活动不利症状较前好转，双手握力差，左侧肌力上肢3级，下肢4级，右侧肌力上肢3级，下肢4级，寐安，二便自控差。舌暗红，苔薄白，脉弦滑。

【病例13】

李某，男，50岁，初诊日期：2012年5月2日。

［主诉］右侧肢体无力伴右口歪、语言欠清1天。

［病史］患者主因右侧肢体无力伴右口歪、语言欠清1天入院。患者于2012年5月1日23时许，无明显诱因突然出现右侧肢体无力伴右口歪、语言欠清，当时神清，无头痛，有头晕，及无胸闷憋气、二便失禁等症，就诊于北京某医院，查颅脑CT示脑梗死，予抗凝、控制血压、改善脑代谢、改善脑循环，予丹红注射液、小牛血去蛋白提取物注射液、依达拉奉注射液，经治病情平稳，为进一步治疗且由于医保原因于次日来我院就诊，并收入我病区。现症：神清，精神可，持续右侧肢体不遂，感觉减弱，右口歪，语言欠清，纳可，寐欠安，二便调。舌暗红，苔薄白，脉弦细。既往高血压病史。

［查体及实验室检查］右侧中枢性面瘫，右侧肌力上肢0级，下肢1级，右侧巴宾斯基征、查多克征、霍夫曼征、掌颌试验（＋）。颅脑MRI：左基底节区脑梗死灶。

［西医诊断］脑梗死，运动性失语，高血压3级。

［中医诊断］中风（中经络）。

［治疗原则］醒脑开窍，滋补肝肾，疏通经络，补益脑髓。

［针灸取穴］内关、人中、三阴交、极泉、尺泽、委中、风池、完骨、天柱、肩髃、臂臑、金津、玉液。

［手法操作］内关（双侧）捻转提插泻法1分钟；人中雀啄泻法至眼球湿润为度；三阴交（患侧）提插补法至肢体抽动3次为度；极泉、尺泽、委中（患侧）提插泻法至肢体抽动3次为度；风池、完骨、天柱（双侧）捻转补法1分钟；芒针：肩髃、臂臑（患侧）向抬肩方向斜刺，捻转手法，平补平泻。

[辅助疗法] ①头皮针：顶颞前斜线、顶颞后斜线（病灶侧），平刺，小幅度、高频率捻转补法1分钟。留针20分钟。②金津、玉液点刺放血。③穴位拔罐：肩髃、肩髎、大椎、肩中俞、肩外俞、天宗、秉风、大杼、环跳、风市、阿是穴等，以疏通经络、益气活血、活血化瘀。

[治疗结果] 出院时神清，精神可，语言较前清晰流利，右侧肢体活动不利较前好转，上肢肌力3级，下肢肌力3级，右手指无运动功能，纳好，寐安，二便调。舌淡红，苔薄白，脉弦。

【病例14】

李某，女，74岁，初诊日期：2012年11月6日。

[主诉] 左侧肢体活动不利伴语言不利、饮水呛咳4个月，加重1天。

[病史] 患者于2012年7月5日，无明显诱因突然出现左侧肢体无力，当时神清，无头痛、头晕，及无胸闷憋气、二便失禁等症，就诊于某医院，查颅脑MRI示脑梗死，予收住院治疗，住院期间症状进行性加重，并出现饮水呛咳，语言不利，经治病情好转出院，后于社区医院针灸治疗，1天前患者左侧肢体活动不利加重，今日为进一步治疗收入我病区。现症：神清，精神弱，语言不利，左侧肢体活动不利，感觉减弱，阵发左臂蚁行感，饮水咳呛，纳可，寐安，小便调，大便秘结。

[查体及实验室检查] 左侧肌力上肢3级，下肢3级，右侧高登征（＋）。舌淡红，苔薄白，脉弦细。颅脑MRI（2012年7月6日）：脑干及丘脑梗死灶。心电图（2012年11月7日）：大致正常，窦性心律。

[西医诊断] 脑梗死，运动性失语。

[中医诊断] 中风（中经络）。

[治疗原则] 醒脑开窍，滋补肝肾，疏通经络，补益脑髓。

[针灸取穴] 内关、人中、三阴交、极泉、尺泽、委中、风池、完骨、天柱、太溪、人迎、头维、曲池、合谷、足三里、太冲、肩髃、臂臑、金津、玉液。

[手法操作] 内关（双侧）捻转提插泻法1分钟；人中雀啄泻法至眼球湿润为度；三阴交（患侧）提插补法至肢体抽动3次为度；极泉、尺泽、委中（患侧）提插泻法至肢体抽动3次为度；风池、完骨、天柱（双侧）捻转补法1分钟；余穴常规刺法。留针30分钟。金津、玉液点刺放血。

[中药] ①丹芪偏瘫胶囊4粒，每日3次，以活血通络。②活血通络汤剂1剂，外洗，以活血祛瘀通络。

[治疗结果] 治疗12天后，患者神清，精神可，语言不利好转，左侧肢体活动不利较前好转，感觉减弱好转，蚁行感基本消失，饮水偶有咳呛，纳可，寐安，二便自控，上下肢肌力4级，好转出院。

【病例 15】

赵某，男，58 岁，初诊日期：2014 年 5 月 5 日。

［主诉］右侧肢体瘫痪伴失语、口歪近 3 个月。

［病史］患者于 2014 年 2 月 21 日 19 时许，无明显诱因突然出现持续右侧肢体瘫痪，伴失语、小便失禁，当时神清，无头晕、头痛，无胸闷憋气，无双目上视、角弓反张等症，就诊于天津市某医院。查颅脑 CT：未见脑出血，考虑不除外脑梗死，于当日收治入院。次日复查颅脑 MRI 示：左侧大脑半球大面积梗死。治以脱水、抗血小板、控制血糖、改善心肌供血、改善脑代谢、改善脑循环、营养支持、营养神经、抗炎、化痰等，经治好转出院。为进一步康复，于 2014 年 5 月 5 日入住我院针灸科，现症：神清，精神可，混合性失语，持续右侧肢体瘫痪，右侧肢体未见主动运动，右口歪，纳可，寐欠安，二便调。

［查体及实验室检查］颅脑 MRI：左侧基底节 - 额颞枕叶并胼胝体区，大面积梗死灶并软化灶。

［西医诊断］脑梗死，运动性失语。

［中医诊断］中风（中经络）。

［治疗原则］醒脑开窍，滋补肝肾，疏通经络，补益脑髓。

［针灸取穴］内关、人中、三阴交、极泉、尺泽、委中、风池、完骨、天柱、金津、玉液。

［手法操作］内关（双侧）捻转提插泻法 1 分钟；人中雀啄泻法至眼球湿润为度；三阴交（患侧）提插补法至肢体抽动 3 次为度；极泉、尺泽、委中（患侧）提插泻法至肢体抽动 3 次为度；风池、完骨、天柱（双侧）捻转补法 1 分钟，留针 20 分钟。

［辅助疗法］①头皮针：运动区、运用区、言语一区、言语二区，平刺，小幅度、高频率捻转补法 1 分钟，留针 20 分钟。②金津、玉液点刺放血。

［治疗结果］治疗 14 天后，右侧上肢肌力 1 级，右侧下肢肌力 1 级，右口歪较前减轻，失语较前减轻。

【病例 16】

陈某，女，78 岁，初诊日期：2013 年 10 月 10 日。

［主诉］失语伴右半身瘫痪半月余。

［病史］患者于 9 月 26 日下午无明显诱因突发语言不利，伴右半身活动不利，时神清，未发恶心、呕吐等症，遂就诊于某医院急诊，查头 MRI 示：脑梗死。后收入院治疗，住院期间予静脉滴注药物（具体不详），现为求进一步诊治就诊我院针灸科并收入院治疗。现症：神清，精神可，失语，右口歪，右半身瘫痪，右下肢时有疼痛，皮温略低，纳可，饮水偶呛，寐安，二便自控力差。

［查体及实验室检查］右侧巴宾斯基征（＋）。

［西医诊断］脑梗死，运动性失语。

［中医诊断］中风（中经络）。

［治疗原则］醒脑开窍，滋补肝肾，疏通经络。

［针灸取穴］内关、人中、三阴交、极泉、尺泽、委中、风池、完骨、天柱、金津、玉液。

［手法操作］内关（双侧）捻转提插泻法1分钟；人中雀啄泻法至眼球湿润为度；三阴交（患侧）提插补法至肢体抽动3次为度；极泉、尺泽、委中（患侧）提插泻法至肢体抽动3次为度；风池、完骨、天柱（双侧）捻转补法1分钟，留针30分钟。金津、玉液点刺放血。

［中药］予灯盏生脉胶囊、活血通络汤剂，以益气养阴，活血通络。

［治疗结果］患者治疗半个月后症状好转出院。

【病例17】

孙某，女，83岁，初诊日期：2014年2月4日。

［主诉］右侧肢体不遂伴失语15小时。

［病史］2014年2月3日晚上8时许，患者因劳累过度后渐进出现右侧肢体不遂，当时神志欠清，二便失禁，无头痛、头晕，无胸闷憋气等症，就诊于我院急诊，时血压170/100mmHg，查颅脑CT示脑梗死，查急症七项示血糖、尿素略高于正常值。予降颅压、改善脑代谢、改善脑循环，予以甘油果糖、小牛血去蛋白提取物注射液、醒脑静注射液静脉滴注，经治病情无明显变化，为进一步治疗收入我病区。现症：昏睡，精神弱，失语，双目朝左侧凝视，持续右侧肢体不遂，无自主活动，腕指活动不能，精细动作不能，纳少，寐安，二便失禁。既往脑梗死病史15年，经治未遗留明显后遗症。高血压病史30年。

［查体及实验室检查］颅脑MRI（2014年2月6日）：左侧额颞顶叶、胼胝体区大面积脑梗死并考虑继发镰下疝；右侧额叶、两侧基底节区、左侧丘脑、脑干及左侧小脑半球软化灶；脑白质脱髓鞘改变；脑萎缩。

［西医诊断］脑梗死，运动性失语，高血压3级。

［中医诊断］中风（中脏腑）。

［治疗原则］醒脑开窍，滋补肝肾，疏通经络。

［针灸取穴］内关、风池、完骨、天柱、人中、三阴交、极泉、尺泽、委中、金津、玉液。

［手法操作］内关（双侧）捻转提插泻法1分钟；人中雀啄泻法至眼球湿润为度；三阴交（患侧）提插补法至肢体抽动3次为度；极泉、尺泽、委中（患侧）提插泻法

至肢体抽动 3 次为度；风池、完骨、天柱（双侧）捻转补法 1 分钟。

［辅助疗法］①头皮针：运动区、运用区、言语一区、言语二区，平刺，小幅度、高频率捻转补法 1 分钟。留针 20 分钟。②金津、玉液点刺放血。

［治疗结果］治疗 9 天后，神志较前好转，双眼向左凝视改善，对声音有反应。

【病例 18】

赵某，男，63 岁，初诊日期：2014 年 5 月 29 日。

［主诉］右侧肢体不遂伴失语 2 年余，加重 12 天。

［病史］患者既往脑梗死病史，经治遗留右侧肢体不遂伴失语。患者于 2014 年 5 月 17 日下午无明显诱因突然出现右侧肢体不遂较前加重，当时神清，无头痛、头晕及胸闷憋气、二便失禁等症，休息后未见缓解。5 月 18 日就诊于天津市某医院，时查颅脑 CT 示脑梗死，予脱水降颅压、清除自由基、改善脑循环、改善脑代谢、抗炎，予静脉滴注甘露醇、依达拉奉注射液、舒血宁注射液、长春西汀注射液等，经治病情趋于平稳，今日患者为进一步康复治疗特来我院，收入我特需针灸病区。现症：嗜睡，精神弱，呼之可应，失语，右侧肢体不遂，右侧肢体无自主活动，腕指活动不能，精细动作不能，右口歪，胃管通畅，饮食水偶呛，小便自控力差，大便干，3 日未行，舌红，苔白腻，脉弦。既往高血压病史 20 余年，现口服厄贝沙坦氢氯噻嗪 1 片，每日 1 次，血压控制不理想。糖尿病病史 10 余年，口服盐酸二甲双胍 1 片，每日 3 次；格列美脲 1 片；甘精胰岛素 10~20IU 睡前皮下注射 1 次，血糖控制尚可，于某医院住院期间曾予胰岛素治疗，具体剂量不详。冠心病病史不详，现口服单硝酸异山梨酯缓释片 1 片，每日 1 次，病情平稳。2013 年、2014 年两次患脑梗死，经治遗留右侧肢体不遂伴失语。

［查体及实验室检查］嗜睡，精神弱，呼之可应，失语，右侧肢体无自主活动，腕指活动不能，精细动作不能，右口歪，胃管通畅，饮食水偶呛，小便自控力差，大便干，3 日未行，舌红，苔白腻，脉弦。颅脑 MRI：左侧颞枕、左侧基底节、左侧侧脑室旁、左侧额顶、左侧半卵圆中心点片状异常 DWI 高信号影，考虑急性脑梗死；左枕、右侧小脑半球、脑桥、左侧大脑脚、左侧丘脑区、双侧基底节区、右侧脑室旁、胼胝体多发腔隙灶、软化灶；脑白质脱髓鞘改变；脑萎缩。心电图：窦性心律，陈旧性下壁心肌梗死。

［西医诊断］脑梗死，运动性失语，高血压 3 级，糖尿病，冠状动脉粥样硬化性心脏病，陈旧性下壁心肌梗死。

［中医诊断］中风（中脏腑）。

［治疗原则］醒脑开窍，滋补肝肾，疏通经络，补益脑髓。

［针灸取穴］内关、人中、三阴交、极泉、尺泽、委中、风池、完骨、天柱、人

迎、曲池、合谷、足三里、太冲、环跳、金津、玉液。

[手法操作]内关（双侧）捻转提插泻法1分钟；人中雀啄泻法至眼球湿润为度；三阴交（患侧）提插补法至肢体抽动3次为度；极泉、尺泽、委中（患侧）提插泻法至肢体抽动3次为度；风池、完骨、天柱（双侧）捻转补法1分钟；人迎（双侧）小幅度、高频率捻转补法；曲池、足三里（双侧）捻转补法；合谷、太冲（双侧）捻转泻法；余穴常规刺法。留针20分钟。金津、玉液放血。

[西药]予厄贝沙坦氢氯噻嗪、甘精胰岛素、瑞格列奈、拜阿司匹林、单硝酸异山梨酯缓释片，氯化钾缓释片，口服；静脉滴注奥拉西坦注射液、醒脑静注射液等。

[中药]

芦根20g	白茅根20g	黄芩10g	生栀子12g
肉苁蓉30g	炒白术15g	升麻6g	炒冬瓜子20g
煅浮石12g	石菖蒲12g	僵蚕10g	蜈蚣2条
苦杏仁10g	桃仁10g	芒硝5g	生大黄（后下）12g
北沙参15g	枳壳10g	木香10g	黄连15g
槲寄生15g	续断10g	牛膝15g	桑枝15g

水煎服，日1剂。

[治疗结果]住院治疗7天后患者精神较前好转。9天后拔出胃管，饮水偶呛。治疗20天后右口歪减轻，咳呛症状明显缓解。1个月后患者神志清楚，精神可，语言謇涩。50天后右下肢可微动。

【病例19】

王某，男，79岁，初诊日期：2013年11月15日。

[主诉]左侧肢体半身不遂伴命名障碍记忆力减退近1个月。

[病史]家属代诉患者于2013年10月12日凌晨，因跌倒后突然出现左半身不遂，伴头晕、言语謇涩、右口歪，当时神昏，意识不清，遂就诊于天津某医院急诊。查颅脑MRI示：右侧额顶、基底节区梗死，经住院治疗后患者神志转清，左侧肢体活动不遂好转，语言不清，命名障碍，记忆力减退明显。曾于某中医院行针灸治疗2周，语言较前清楚，患侧肢体肌力4级，但命名障碍和记忆力减退未见明显改善，为求进一步改善症状就诊于我院针灸门诊。现症：神清，精神可，不能说出自己的名字和年龄，在他人的提醒下可稍微记起，语言错误，并且很快又忘记，不能进行简单的算术计算，纳可，寐安，二便调。舌淡红，苔薄白，脉弦细。

[查体及实验室检查]左侧肢体肌力4级。查颅脑MRI示：右侧额顶、基底节区梗死。

[西医诊断]脑梗死，命名性失语。

［中医诊断］中风（中脏腑转中经络）。

［治疗原则］醒神开窍，滋补肝肾，活血通络。

［针灸取穴］内关、人中、三阴交、百会、四神聪、上廉泉、极泉、尺泽、委中、四白、风池、完骨、天柱、太冲、金津、玉液。

［手法操作］穴位局部常规消毒，双内关施捻转提插泻法；水沟施雀啄泻法，以眼球湿润或流泪为度；舌面散刺及金津、玉液点刺出血 3ml；上廉泉施以提插泻法，以舌根部麻胀感为度。太冲、尺泽施捻转泻法，余穴按醒脑开窍法的常规操作。留针 20 分钟，每日 1 次。

［辅助疗法］头皮语言二区（相当于顶叶的角回部，以顶骨结节后下方 2cm 处为起点，向后引平行于前后正中线的 3cm 长的直线）、头皮语言三区（位于晕听区中点向后引 4cm 长的水平线）平刺，均施以平补平泻法。

［治疗结果］经治疗 2 周后，患者可在医生的提醒下准确说出自己的名字，但年龄有时仍不能正确说出。1 个月后，可独立行走，能准确说出医生的名字和自己的年龄，几分钟后又忘记。巩固治疗 2 个月后，可做简单的加减运算，能独立准确说出部分物体的名称，其命名障碍明显好转。

按语：中风后失语，主要是病变累及语言中枢，引起的感觉性、运动性、命名性及混合性失语。二是由于舌体运动功能障碍造成的程度不同的运动性失语。舌体失去柔和及运动功能障碍通常为吞咽障碍的主要特征之一，中医称之为"舌强"，也是中风病常见的症状。其病机为清窍被蒙，神明散乱，机关不利，故出现舌强不语，舌体收缩，不能伸舌，也不能上卷舌体等症状。在醒脑开窍针刺法的基础上，配合头针语言区，舌面点刺，金津、玉液点刺放血。患者张口伸舌后，术者迅速用舌钳或消毒餐纸将舌体提起，暴露舌底部，用三棱针点刺金津、玉液，以出血 1~3ml 以上为宜，出血量少于 1ml 者效果差。每日 1 次，15 天为 1 个疗程，对于促使语言的恢复有明显疗效。

三、吞咽障碍

【病例 1】

孟某，男，72 岁，初诊日期：2011 年 8 月 12 日。

［主诉］右侧肢体活动不利伴失语、吞咽困难 17 天。

［病史］患者主因右侧肢体活动不利伴失语、吞咽困难 17 天入院。患者于 2011 年 7 月 28 日 9 时许，无明显诱因突然出现右侧肢体活动不利伴失语，当时神清，无头痛、头晕，无胸闷憋气、二便失禁等症，遂就诊于天津市某医院。查颅脑 MRI 示

脑梗死，予改善心肌供血、改善脑代谢、改善脑循环，予静脉滴注甘油果糖氯化钠、依达拉奉注射液、奥扎格雷注射液等，口服单硝酸异山梨醇酯、美托洛尔等药物，经治病情好转，为进一步治疗收入我病区。现症：神清，精神可，反应迟钝，右侧肢体活动不利，感觉减弱，右口歪，混合性失语，吞咽困难，纳少，寐安，小便调，大便3日未行。舌红，苔剥脱，脉结代。既往冠心病、阵发房颤、脑梗死、萎缩性胃炎、结肠息肉病史。

[查体及实验室检查] 右侧中枢性面瘫，右侧肌力上肢4级，下肢4级，右侧查多克征（±）颅脑 MRI：左侧额叶、岛叶、颞叶皮层及左侧基底节区梗死。心电图：房颤，心肌缺血。

[西医诊断] 脑梗死，吞咽障碍。

[中医诊断] 中风（中经络）。

[治疗原则] 醒脑开窍，滋补肝肾，疏通经络，补益脑髓。

[针灸取穴] 内关、人中、三阴交、极泉、尺泽、委中、风池、完骨、天柱、中脘、足三里、阴陵泉。

[手法操作] 内关（双侧）捻转提插泻法1分钟；人中雀啄泻法至眼球湿润为度；三阴交（患侧）提插补法至肢体抽动3次为度；极泉、尺泽、委中（患侧）提插泻法至肢体抽动3次为度；风池、完骨、天柱（双侧）捻转补法1分钟；中脘、足三里、阴陵泉捻转补法。留针30分钟。

[治疗结果] 出院时情况（2011年8月26日）：神清，精神可，命名性失语，右侧肢体活动不利，上肢肌力4级，下肢肌力4级，可独立行走，右口歪、吞咽困难较前好转，饮水无明显咳呛，纳可，寐安，二便调。舌淡红，苔薄白，脉弦细。

【病例2】

孟某，男，55岁，初诊日期：2011年4月5日。

[主诉] 四肢瘫痪，失音伴吞咽障碍23天。

[病史] 患者既往有糖尿病、冠心病（心脏支架置入术后）、高脂血症病史。入院时意识清楚，精神弱，头部左侧偏斜，转动不能，失音，咳嗽有痰，痰出不能，双侧中枢性面瘫，四肢瘫痪，眼球上下垂直运动自如，水平则不能，瞬目灵活，可通过睁闭眼及眼球上下运动表达"是"与"否"，吞咽困难，自带胃管、尿管。

[查体及实验室检查] 肌张力增高，膝腱反射活跃，踝阵挛（+），双侧巴宾斯基征（+）。头颅 CT 示：脑干基底部、双侧基底节区缺血灶及软化灶。舌红，苔黄厚，脉弦数。

[西医诊断] 脑梗死（闭锁综合征），吞咽障碍，肺部感染；糖尿病，冠心病（心脏支架置入术后），高脂血症。

［中医诊断］中风（中经络）。

［治疗原则］醒脑开窍，滋补肝肾，疏通经络。

［针灸取穴］醒脑开窍针刺法结合头皮针及华佗夹脊穴蟠龙刺。醒脑开窍针刺法：①主穴：内关、人中、三阴交。②副穴：极泉、尺泽、委中。③配穴：风池、翳风、完骨、合谷、金津、玉液、廉泉，及肩髃、臂臑、手五里、手三里、外关、八邪、风市、足三里、阳陵泉、丰隆、悬钟、丘墟、八风、三阴交、太溪。头皮针选用山西省焦顺发提出的运动区，即上点在前后正中线的中点向后移 0.5cm 处，下点在眉枕线和鬓角发际前缘相交区（若鬓角不明显者，可从颧弓中点向上引一垂直线，将此线与眉枕线交点前 0.5cm 处作为点），上下两点的连线即为运动区。

［手法操作］醒脑开窍针刺法上午实施，下午头皮针及华佗夹脊穴蟠龙刺同时实施。每日 1 次，14 天为 1 个疗程，共治疗 1 个月。

（1）醒脑开窍针刺法：①主穴：先刺双侧内关，直刺 0.5~1 寸，采用捻转提插结合的泻法，施手法 1 分钟，继刺人中，在鼻中隔下斜刺 0.5 寸，用重雀啄手法至流泪或眼球湿润为度。患侧三阴交沿胫骨后缘进针，针尖向后斜刺与皮肤成 45° 角，进针 1~1.5 寸，用提插补法，使病人下肢抽动 3 次为度。②副穴：患侧极泉直刺进针 1~1.5 寸，用提插泻法，使上肢抽动 3 次为度。针患侧尺泽时同极泉。患侧委中采取仰卧位直腿抬高取穴，进针 1 寸用提插泻法使上肢抽动 3 次为度。③配穴：双侧风池进针向喉结方向，进针 2~2.5 寸，采用小幅度、高频率捻转补法，施手法 1 分钟，双侧翳风、完骨穴的操作同风池穴。患侧合谷进针向三间穴，第 2 掌骨下缘部位，采用提插泻法，使食指抽动为度。金津、玉液放血。余穴常规操作。除三阴交、太溪用补法外，均用泻法，每次留针 30 分钟。

（2）头皮针：针与头皮呈 15°~20° 夹角，将针快速刺入头皮下，当针尖到达帽状腱膜下层时，指下感觉到阻力减小，然后使针与头皮平行继续捻转进针，达到针刺该穴的应有深度后，快速捻转 1~2 分钟，留针 30 分钟。

（3）华佗夹脊穴蟠龙刺疗法：即从第 C_1 下缘起，至 L_5 下缘，两侧交替取穴，在脊旁 0.5~1 寸之间的敏感点进针，针尖应与椎体成 75° 角进针，针尖向着脊柱针刺深度为 1.2 寸左右，达到针刺该穴的应有深度后，快速捻转 1~2 分钟，留针 30 分钟。

［治疗结果］治疗 1 个月后，患者头部转动自如，面部表情较前丰富，痰少且能自行吐出，能发简单声音，如"渴""妈"等，可适度摄入流质饮食，眼球可小幅度水平转动，肌张力正常，四肢肌力均恢复至 2 级，小便自控。

按语：闭锁综合征（Locked in syndrome，LIS）是根据脑桥基底部脑梗死患者所表现的症状命名的。其典型症状是：面部肌肉瘫痪及四肢瘫痪，仅保留有清醒状态，能依嘱咐做垂直方向的眼球运动及瞬目。LIS 与中医"中风病"相类似，归属于"类中风""中风"范畴,其病机为内风挟痰、火、瘀血,上扰清窍(脑),致脑络阻遏,窍闭神匿,神不导气所致。醒脑开窍针刺法具有醒脑开窍、滋补肝肾、疏通经络的作用。人中穴可开窍启闭,醒元神,调脏腑。针刺人中可兴奋上行激活系统,解除脑细胞抑制状态,并能改善脑循环。内关穴为心包经的络穴,具有宁心调神作用。三阴交穴为足三阴经交会穴,补之能调三阴气血,益髓,安神志,配极泉、尺泽、合谷、委中等穴有疏通经络之作用。头皮针能化瘀通络,调和气血,醒脑开窍,对脑卒中肢体运动功能的恢复有促进作用,特别是患者在针刺时或针刺后即有患肢能抬高甚至行走的即时效应,头皮针可反射性增加大脑血流量,改善颅脑缺氧状态,促进上运动神经元的功能恢复。针刺夹脊穴可以畅通督脉及太阳经气而振奋阳气、调养精神,达到调和阴阳、活血通络之功。上述针刺治疗三法合一,均以治本为原则,从醒脑入手,联合应用具有即时效应显著、疗效确切稳定等优点。

【病例 3】

张某,男,63 岁,初诊日期:2013 年 8 月 1 日。

[主诉]左侧肢体不遂伴失语、吞咽困难 1 月余。

[病史]患者于 2013 年 6 月 19 日凌晨 2 时许,无明显诱因突然出现左侧肢体活动不利伴失语,当时神清,无头痛、头晕,无胸闷憋气、二便失禁等症,就诊于天津市某医院,查颅脑 CT 示脑梗死,予脱水、降颅压、改善脑代谢、改善脑循环治疗,经治病情平稳,为进一步治疗收入我病区。现症:神清,精神可,运动性失语,持续左侧肢体不遂,吞咽困难,胃管通畅,纳食自胃管注入,寐安,二便可自控。

[查体及实验室检查]左侧肌力上肢 2 级,下肢 3 级,左侧巴宾斯基征(+)。颅脑 CT:右侧半球大面积脑梗死。

[西医诊断]脑梗死,假延髓性麻痹。

[中医诊断]中风(中经络)。

[治疗原则]醒脑开窍,滋补肝肾,疏通经络,通关利窍。

[针灸取穴]内关、人中、三阴交、极泉、尺泽、委中、风池、完骨、天柱;上廉泉、金津、玉液、咽后壁点刺。

[手法操作]醒脑开窍针刺法治疗操作同前;患侧极泉直刺 1~1.5 寸,施提插泻法,以上肢抽动 3 次为度;患侧尺泽屈肘 120° 取穴,直刺 0.5~0.8 寸,施提插泻法;患侧委中穴抬起患肢取穴,刺入穴位后,针尖向外 15° 角,进针 1~1.5 寸,施提插泻法,以下肢抽动 3 次为度。咽后壁点刺用三棱针在患者咽后壁两侧点刺 8~10 点。

[治疗结果]入院第 10 天,患者语言欠清较前好转,左侧上下肢肌力均为 3 级,胃管去除,能自口中进半流质饮食。入院 20 天,患者能说简短句子(4~5 个字),左侧上肢肌力 3 级,下肢肌力 3 级,能正常饮食。治疗第 30 天,患者语言较前清晰,

能说简短句子，搀扶下能行走，正常饮食。

按语：患者为大面积脑梗死患者，属中医中风（中经络）。患者年老体衰，肝肾阴虚，阴虚肝风妄动，风阳上扰清窍，窍闭神匿，神不导气，而发为中风。醒脑开窍针刺法能起到醒脑开窍、滋补肝肾、疏通经络之功。辅以配穴改善脑部供血，濡养脑髓。风池、完骨、天柱三穴为中枢之脉，具有通利枢纽之功，共奏通脑窍、利机关之效。咽喉壁点刺可以很好地提高咽喉壁神经反射的作用。

【病例 4】

杨某，男，56 岁，初诊日期：2012 年 8 月 10 日。

［主诉］右半身不遂伴失语、右口歪、饮水咳呛 20 天。

［病史］患者于 2012 年 7 月 21 日 12 时许，无明显诱因突然出现右半身不遂，伴右口歪、语言欠利，跌倒于地，当时神清，无头痛、头晕，无胸闷憋气、二便失禁等症，就诊于天津市某医院，查头 CT 示：双侧基底节区腔隙灶，进一步查头 MRI 示：双侧额、顶、基底节、丘脑区多发梗死灶。考虑脑梗死收住院治疗，应用脱水、支持、清除自由基，改善脑循环、代谢等治疗，患者病情平稳。2012 年 7 月 24 日 14 时左右，无明显诱因，患者病情突然加重，右半身全瘫，失语、饮水咳呛，于当日转诊至天津市某医院，查颅脑 MRI 示：左侧额、顶、基底节丘脑区大面积梗死，治以脱水、降颅压、清除自由基、抗血小板、控制血压、改善脑代谢、改善脑循环，予 20% 甘露醇、小牛血清去蛋白提取物注射液、奥拉西坦注射液、长春西汀注射液、丹红注射液、依达拉奉注射液，经治病情平稳，为进一步治疗收入我病区。现症：神倦思睡，精神弱，语言运动性失语，右半身不遂，麻木，右口歪，饮水咳呛，纳少，寐欠安，小便调，大便干燥。舌红绛，苔淡黄，脉弦细。

［查体及实验室检查］右侧中枢性面瘫，右侧肌力上肢 0 级，下肢 1 级，右侧巴宾斯基征、查多克征、霍夫曼征、奥本海姆征、掌颌试验、高登征（+）。颅脑 MRI：左侧额、顶、基底节丘脑区大面积梗死。

［西医诊断］脑梗死，假延髓性麻痹。

［中医诊断］中风（中经络）。

［治疗原则］醒脑开窍，平肝潜阳，疏通经络，补益脑髓。

［针灸取穴］内关、人中、三阴交、极泉、尺泽、委中、风池、完骨、天柱、太溪、翳风、天突、廉泉、照海、金津、玉液。

［手法操作］三阴交、极泉、尺泽、委中均取患侧；内关、风池、完骨、天柱、翳风、太溪取双侧；天突用呼吸泻法不留针；廉泉、照海、金津、玉液点刺出血。

［中药］丹芪偏瘫胶囊。

［治疗结果］入院后第 2 天，神倦思睡，精神弱，右口歪，时有口角流涎，饮

水咳呛，右半身不遂，右上肢全瘫，右下肢肌力1级，未示意其他不适。心率：67次/分，律齐；血压：120/80mmHg。入院后第5天，神倦思睡，精神弱，运动性失语，右半身不遂，麻木，右口歪、饮水咳呛，纳少，寐欠安，小便调，大便干燥。心率：80次/分，律齐；血压：120/80mmHg。入院后第12天，患者神清，精神可，失语，右口歪，右半身不遂较前好转，饮水呛咳消失。心率：72次/分，律齐；血压：150/100mmHg。入院后第14天，患者神清，精神可，失语，右口歪，右半身不遂较前好转，右上肢肌力1~2级，右下肢肌力2~3级。心率：72次/分；血压：140/80mmHg。

按语：假延髓性麻痹是中风后遗症之一，其病灶部位在上运动神经元，常伴有锥体束征阳性。临床表现为舌、软腭、咽喉、颜面和咀嚼肌的中枢性瘫痪，其症状同延髓性麻痹十分相似，但又不是由延髓本身病变引起的，故而命名为假延髓性麻痹。中医属"喑痱""风喑"。患者年老体虚，肝肾之阴渐亏，阳亢于上，加上运动后，肝阳暴动发为中风喑证。

【病例5】

刘某，女，72岁，初诊日期：2013年12月14日。

[主诉]右侧肢体活动不利伴饮水偶呛3年，加重1周。

[病史]患者既往脑梗死病史，遗右侧肢体活动不利，于2013年12月7日8时许，无明显诱因突然出现持续右侧肢体活动不利较前加重，伴神清，右口歪，饮水偶呛，当时头痛，以右侧为主，无头晕，无胸闷憋气、二便失禁等症，在家中休息后症状无缓解，于今日就诊于我院门诊。查颅脑CT示：双侧基底节缺血灶软化灶，考虑脑梗死，为进一步治疗收入我病区。现症：神清，精神可，头痛，以右侧为主，未诉头晕及心前区不适，语言欠流利，持续右侧肢体活动不利，感觉减弱，双膝关节疼痛肿胀，局部灼热感，右口歪，饮水偶呛，纳可，寐安，二便调，舌淡红，苔薄白，脉结代。

[查体及实验室检查]右侧上肢肌力3级，下肢肌力3级，右侧巴宾斯基征、奥本海姆征（±）。颅脑MRI（2013年3月1日）：脑桥、胼胝体膝部多发腔隙灶及软化灶，脑白质脱髓鞘改变，脑萎缩。颅脑CT（2013年12月14日）：双侧基底节缺血灶软化灶。心电图（2013年12月14日）：窦性心律不齐，心房纤颤，陈旧性心肌梗死。尿酸：491.10μmol/l。

[西医诊断]脑梗死，假延髓性麻痹。

[中医诊断]中风（中经络）。

[治疗原则]醒脑开窍，滋补肝肾，疏通经络，补益脑髓。

[针灸取穴]内关、人中、三阴交、极泉、尺泽、委中、风池、完骨、天柱、太

溪、人迎、头维、曲池、合谷、足三里、太冲、内外膝眼、阳陵泉、曲泉、膝阳关、阿是穴。

［手法操作］先针双侧内关，进针1寸，施捻转提插复式泻法，施术1分钟；继则人中，进针5分，采用雀啄泻法，以眼球湿润或流泪为度；患侧三阴交沿胫骨内侧后缘与皮肤成45°角，进针1~1.5寸，用提插之补法，使下肢抽动3次为度；患侧极泉直刺1~1.5寸，施提插泻法，以上肢抽动3次为度；患侧尺泽屈肘120°取穴，直刺0.5~0.8寸，施提插泻法；患侧委中穴抬起患肢取穴，刺入穴位后，针尖向外15°，进针1~1.5寸，施提插泻法，以下肢抽动3次为度；双侧风池、天柱、完骨针向结喉，进针2~2.5寸，采用小幅度、高频率捻转补法，施手法1分钟；余穴常规刺法，留针20分钟，每日1次。

［中药］丹芪偏瘫胶囊。

［治疗结果］入院后第6天，神清，精神可，语言清晰流利，右侧肢体活动不利，感觉减弱，膝关节肿痛好转，屈曲角度0°~30°，右口歪，无头晕、头痛，无胸闷憋气，纳可，寐安，二便调。入院后第11天，神清，精神可，语言清晰流利，右侧肢体活动不利，感觉减弱好转，右口歪，无头晕、头痛，无胸闷憋气，膝关节肿痛减轻，屈伸0°~50°，纳可，寐安，二便调。

【病例6】

郭某，男，58岁，初诊日期：2011年9月26日。

［主诉］左侧肢体麻木无力，伴声音嘶哑、吞咽障碍15天。

［病史］患者半个月前因头晕、左侧肢体麻木无力、语言不清、声音嘶哑、吞咽困难，就诊于天津某医院，确诊为脑干梗死、真性延髓性麻痹，经西医治疗（具体情况不详）上述症状改善不明显，为求中医综合治疗就诊于我院。现症：患者神清，精神可，呼吸平稳，声音嘶哑，头晕，左侧肢体麻木无力，左手指精细活动差，吞咽障碍，大部分食水从胃管注入，可从口入少许半流质黏性食物，夜寐欠安，二便调，舌红，苔白，脉弦细。既往高血压病史3年，未系统治疗，近期血压在135/90mmHg。

［查体及实验室检查］神志清楚，双瞳孔不等大，左：右约为3：4，光反射存在，双眼水平震颤，左眼裂变小，咽反射减弱，左侧面部及右侧肢体痛温觉消失，左侧面部出汗减少，左侧肢体肌力均为4级，右侧肢体肌力均为5级，左侧巴宾斯基征(＋)，左侧指鼻试验不稳。

［辅助检查］MRI示：延髓左侧及脑桥左侧梗死灶。喉科检查提示：左声带不全麻痹。

［西医诊断］脑梗死，延髓性麻痹。

［中医诊断］中风（中经络），喑痱。

［治疗原则］通关利窍，滋补肝肾，康复以冷刺激疗法。

［针灸取穴］内关、人中、三阴交、风池、完骨、翳风、廉泉、金津、玉液及咽后壁、合谷、太冲、曲池。

［手法操作］患者取半卧位45°，穴位局部常规消毒，选用0.25mm×40mm针灸针。先取双侧内关，直刺0.5~1寸，采用捻转提插泻法，施手法1分钟；继刺水沟，向鼻中隔方向斜刺0.3~0.5寸，用重雀啄法，至眼球湿润或流泪为度；再刺患侧三阴交，沿胫骨后缘与皮肤呈45°角斜刺，进针1~1.5寸，用提插补法，使患者下肢抽动3次为度；双侧风池、完骨、翳风穴针向喉结，震颤徐入2.5~3寸，施小幅度、高频率捻转补法1分钟，以咽喉麻胀为宜；廉泉穴向舌根方向刺入40mm，捻转泻法1分钟；金津、玉液刺络放血，隔日1次；选用0.30mm×75mm毫针，点刺咽后壁；合谷、太冲、曲池均直刺0.5~1寸，采用捻转提插泻法，留针20分钟，每日1次。

［辅助疗法］冷刺激疗法：采用自制棉棒浸湿后放入冰箱冰冻制成冰棉棒，面积大小约1.5cm×1cm。用冰棉棒涂擦刺激腭弓、后腭弓、软腭、咽后壁及舌后部，同时嘱患者做空吞咽动作5次，每日1次。治疗前后以洼田饮水试验评分和症状改善等评价疗效。

［治疗结果］治疗前洼田饮水试验评为5分，存在严重吞咽障碍；治疗后洼田饮水试验评为1分，吞咽功能正常。症状改善变化如下。

治疗1周后：口入量增加，可食用半固态食物，试将拔出胃管，声音嘶哑好转，语言渐清晰；左侧面部及右侧肢体痛温觉较前有所恢复，左侧面部出汗减少，平衡性差等症改善不明显。

治疗2周后：患者语言基本清晰，声音嘶哑明显好转，吞咽困难减轻，饮水偶呛咳，纳可，偶有头晕，左侧肢体麻木减轻，左侧面部出汗减少，左侧面部及右侧肢体痛温觉较前有所恢复，余症亦有所改善。

治疗25次后：患者精神状态好，语言清晰，声音嘶哑明显好转；吞咽功能基本恢复，纳可，未再发作头晕，左侧肢体麻木，精细活动可；行走步态平稳，左侧面部出汗相较于右侧基本相同，左侧面部及右侧肢体痛温觉较前明显好转诸症较前明显改善，生活可自理，临床痊愈出院，随访至今，患者状况良好，未复发脑血管病。

按语：脑卒中后第Ⅸ、Ⅹ、Ⅺ、Ⅻ对颅神经及其所支配的肌肉麻痹导致的吞咽障碍和构音障碍称之为延髓性麻痹，真性延髓性麻痹在临床上有吞咽、发音等功能障碍，或伴有舌肌萎缩和肌纤维颤动，咽壁反射减弱或消失，特点表现为言语困难、发声障碍、进食困难三主征。中医学将卒中后吞咽障碍归属于"喑痱""痦痱""喉痹"等范畴，各种心、脑神志疾病的发生均由"窍闭神匿、神不导气"所致，中风后所致吞咽障碍，病症在咽，病位却在脑，其多因阴虚阳亢，肝风内动，挟气、血、痰、火上扰清窍，神明被扰，导致"窍闭神匿，神不导气"，出现关窍闭阻的表现，故临床采用"通关利窍"针法为主治疗。此法是"醒脑开窍"针法治疗中风病的延展，针对此病因病机治疗，起到醒脑神、开脑窍、利咽喉的作用。

本例患者从影像学及临床表现均符合卒中后真性延髓性麻痹的临床诊断，故采用"通关利窍"针法为主。主穴选择是在"醒脑开窍"针法主穴内关、人中、三阴交的基础上，加上位于颈项部的风池、完骨，咽喉近部的翳风及舌肌局部的金津、玉液穴，咽喉部的廉泉等，腧穴的组成疗效特点除起到整体调节外，还可疏通局部气血经络，且风池、廉泉穴穴位解剖分布特点位于颈、项局部，有促进吞咽肌群的收缩，改善咽喉及构音器官血液循环的功效。选用 0.30mm×75mm 毫针，使咽喉产生麻胀感觉，此针刺特点是可将针感直达病所。针刺手法量学上，采用小幅度、高频率的补法，据报道在高频刺激下，突触可发生传递效能的变化和突触形态结构的改变，引起长期强化作用。临床针刺局部及远端取穴，滋补肝肾、阴阳和调，诸症均见改善。冷刺激训练，从西医学角度来看，其作用部位正好位于舌咽神经、迷走神经、舌下神经支配区域内，进行冷刺激可以刺激舌肌和咽喉部肌群，利用肌肉遇冷收缩的原理，能有效提高软腭和咽部的敏感度，增加感觉输入，加强神经冲动的传递，间接刺激神经中枢，促进吞咽反射弧的重建和恢复，从而改善和协调吞咽动作，临床将针灸疗法与冷刺激训练相结合，加强了病变局部的刺激，有效促进了吞咽功能的恢复。

【病例 7】

王某，男，58 岁，初诊日期：2014 年 5 月 18 日。

［主诉］左侧半身不遂伴吞咽困难、声音嘶哑 20 天。

［病史］患者于 20 天前出现头晕、左侧肢体不遂、语言不清、声音嘶哑、吞咽困难，就诊于我院急诊，查颅脑 MRI（口头报）：延髓及小脑梗死。收入院治疗 14 天后在门诊继续治疗。现症：神清，精神可，呼吸平稳，语言不清，声音嘶哑，头晕，左侧肢体不遂，吞咽困难，纳食饮水呛咳，左侧口歪。舌红，苔白，脉弦细。既往有高血压病史 15 年。

［查体及实验室检查］神清，双瞳孔不等大，左 2mm，右 3mm，光感存在，右眼裂变小，双眼水平震颤，咽反射减弱，左半身痛温觉消失，左侧肢体肌力 3 级，右侧肢体肌力 5 级，左巴宾斯基征（+）。查头 MRI 示：延髓及小脑梗死。喉科检查提示：左声带不全麻痹。

［西医诊断］脑梗死，延髓性麻痹。

［中医诊断］中风（中经络）。

［治疗原则］醒脑开窍，疏通经络，通关利窍。

［针灸取穴］内关、人中、三阴交、极泉、尺泽、委中、风池，翳风、完骨、天

柱、合谷、四白、廉泉、金津、玉液。

[手法操作] 先针双侧内关，进针 1 寸，施捻转提插复式泻法，施术 1 分钟；继则人中，进针 5 分，采用雀啄泻法，以眼球湿润或流泪为度；患侧三阴交沿胫骨内侧后缘与皮肤成 45 度角，进针 1~1.5 寸，用提插之补法，使下肢抽动 3 次为度；双侧风池、天柱、完骨针向结喉，进针 2~2.5 寸，采用小幅度、高频率捻转补法，施手法 1 分钟；双侧翳风向咽喉方向缓慢进针 2.5~3 寸，手法同风池；双侧合谷直刺 0.5~1 寸，提插补法使局部酸胀为度；双侧四白向眶下孔直刺 0.5 寸；廉泉针刺向舌根部，进针 2~2.5 寸，施提插泻法 1 分钟；金津、玉液、咽部点刺放血。

[中药]

天麻 15g	钩藤 15g	寄生 10g	石决明 15g
杜仲 10g	黄芩 15g	茯神 15g	牛膝 15g
首乌藤 30g	当归 15g	鸡血藤 25g	葛根 20g
地龙 15g	酸枣仁 30g	炙甘草 6g	

水煎服，日 1 剂。

[治疗结果]

1 周后：患者神清，精神可，呼吸平稳，语言不清，声音嘶哑稍好转，仍头晕，左侧肢体不遂，吞咽困难，纳食饮水呛，纳差，睡眠一般，二便调，舌红，苔白，脉弦细。

2 周后：患者神清，精神可，呼吸平稳，语言较前清晰，声音嘶哑明显好转。偶有头晕，左侧肢体不遂好转，精细活动差，走路不稳，蹒跚步态，平衡性差。左侧面部及右侧肢体痛温觉较前有所恢复，吞咽困难减轻，饮水呛咳，纳食好转，睡眠一般，二便调，舌红，苔白，脉弦细。

1 个月后：患者神清，精神可，呼吸平稳，语言清晰，声音嘶哑明显好转。偶有头晕，左侧肢体不遂明显好转，精细活动好转，自行行走，步态较前平稳，平行性好转，右侧肢体痛温觉较前有所恢复。吞咽功能基本恢复，饮水偶呛咳，二便调，舌红，苔白，脉弦细。

50 天后：患者神清，精神可，呼吸平稳，语言清晰，声音嘶哑明显好转。头晕症状消失，左侧肢体精细活动可；自行行走，步态较前平稳，平行性好转，左侧面部及左侧肢体痛温觉较前明显好转。吞咽功能基本恢复，纳可，睡眠好，二便调，舌红，苔白，脉弦细。诸症较前明显改善，生活可自理。

【病例 8】

牛某，女，72 岁，初诊日期：2012 年 10 月 30 日。

[主诉] 语言不利伴吞咽困难 2 天。

［病史］患者于 2013 年 4 月 3 日 15 时许，无明显诱因突然出现语言不利伴吞咽困难，当时神清，无头痛、头晕，无胸闷憋气、二便失禁等症，就诊于天津市某医院，查颅脑 CT 示脑梗死，予抗血小板、改善脑循环治疗，静脉滴注奥拉西坦注射液、奥扎格雷钠注射液，经治病情无明显变化，今日为进一步系统治疗由门诊收入我病区。现症：神清，精神弱，语言不利，吞咽困难，左口歪，纳少，寐安，二便调。舌淡白，苔薄白，脉弦细。

［查体及实验室检查］神志清楚，精神弱，发育正常，营养中等，自主体位，查体合作，全身皮肤巩膜无黄染及出血点，浅表淋巴结未触及肿大，头颅正常无畸形，咽部正常，扁桃体无肿大，气管居中，甲状腺不大，颈软无抵抗，颈动脉搏动对称无异常，颈静脉无怒张，胸廓对称无畸形，双肺叩诊清音，呼吸音清，双肺未闻及干湿啰音，心界不大，心音正常，心率 75 次 / 分，律齐，各瓣膜听诊区未闻及病理性杂音，腹部平坦、柔软，无压痛无反跳痛，肝脏未及，脾脏未及，肠鸣音正常，未见胃肠形，双肾区无叩击痛，脊柱、四肢无畸形，双下肢不肿。右侧中枢性面瘫，双侧肌力上肢 4 级，下肢 4 级，双侧巴宾斯基征（＋）、左查多克征（±）、双侧霍夫曼征（＋）。

［西医诊断］脑梗死，假延髓性麻痹。

［中医诊断］中风（中经络）。

［治疗原则］调神导气，滋补三阴，通关利窍。

［针灸取穴］内关、人中、三阴交、风池、完骨、翳风、金津、玉液、咽后壁。

［手法操作］双侧内关直刺 1 寸，采用捻转提插泻法，施手法 1 分钟；人中穴采用雀啄手法以眼球湿润为度；双侧风池刺向喉结，震颤徐入 2.0~2.5 寸，施以小幅度、高频率捻转补法，针柄转动 90°，转速 120~160 次 / 分，施手法 1 分钟，以咽喉麻胀为宜，双侧完骨、翳风穴操作同风池。患侧三阴交直刺 1.0~1.5 寸行提插补法 1 分钟。金津、玉液针刺时令患者伸舌，术者使用消毒纸巾将舌体提起，以三棱针点刺，以出血 5ml 以上为宜。咽喉壁点刺时令患者张口，清晰暴露咽喉壁，以 3 寸长针点刺双侧咽后壁。

［中药］益肾养肝合剂、丹芪偏瘫胶囊。

［西药］抗血小板，降脂，改善脑代谢，改善脑循环。

［治疗结果］治疗满 1 个疗程后，患者吞咽功能较前改善，可一次饮水 50ml，发音较前清晰。

按语：假性延髓麻痹，又称上运动神经元性或核上性延髓麻痹，系两侧运动皮质及其发出的皮质延髓束损害而产生的综合征，临床以吞咽障碍、构音障碍、情感障碍为主要特征。中医学把本病归属于"喑痱""喉痹""舌謇"等病证范畴。本病治疗应施以醒脑开窍、疏理经筋、通关利窍之法。即在醒脑开窍主穴内关、人中、三阴交的基础上，加之风池、翳风、完骨并配合咽后壁点刺，具有利机关、息风通窍之作用。本法对针刺方向、深度、施术手法方面具有明确的量学要求，操作时应努力做到科学规范。

【病例9】

郑某，女，60岁，初诊日期：2014年3月20日。

[主诉] 右侧肢体不遂伴吞咽困难40天。

[病史] 患者于2014年2月9日晨起突然昏倒，意识模糊伴有呕吐，送至天津市某医院查颅脑CT未见异常，考虑痔疮失血造成。遂至天津市某医院治疗痔疮。2月13日出现右侧肢体不遂伴语言含混、吞咽困难，当时神清，无头痛、头晕，无胸闷憋气、二便失禁等症，就诊于天津市某医院，时查颅脑MRI示脑梗死，收住院治疗后发生肺感染，予脱水、降颅压、控制血压、控制血糖、改善脑代谢、改善脑循环、抗炎、化痰（具体药物不详），经治病情平稳，为进一步治疗收入我病区。现症：神清，精神可，语言不清，右侧肢体不遂，可微动，腕指活动差，精细动作不能，语言不清、吞咽困难，纳食自胃管注入、胃管通畅，寐安，小便由尿管引出，尿管通畅，大便秘结。

[查体及实验室检查] 吞咽困难，咽反射存在，悬雍垂居中，伸舌居中，无舌肌震颤，声音嘶哑。右侧上肢肌力1级，下肢肌力1级。颅脑MRI：左侧基底节区、左侧额顶叶及胼胝体左侧多发梗死，双侧丘脑及左侧海马多发梗死，脑白质稀疏，脑萎缩，双侧筛窦炎。

[西医诊断] 脑梗死，假延髓性麻痹。

[中医诊断] 中风（中经络）。

[治疗原则] 醒脑开窍，滋补肝肾，通关利窍。

[针刺取穴] 内关、人中、三阴交、极泉、尺泽、委中、风池、完骨、天柱、翳风，咽后壁点刺。

[手法操作] 患者取仰卧位，针刺局部皮肤消毒。选用0.25mm×40mm无菌针灸针，先针刺双侧内关穴，捻转提插泻法1分钟；继针人中穴，施用雀啄泻法至眼球湿润为度；患侧三阴交穴，以提插补法至肢体抽动3次为度，不留针；患侧极泉、尺泽、委中取患侧提插泻法至肢体抽动3次为度，不留针；双侧风池、完骨、天柱取双侧直刺0.5~0.8寸，施以小幅度、高频率捻转补法1分钟；选用0.30mm×75mm无菌针灸针，针刺双侧翳风穴，均针向喉结方向，进针2~2.5寸，施以小幅度、高频率捻转补法1分钟；咽后壁点刺4~5次，局部出血为度。每日1次，留针20分钟。

[治疗结果] 治疗1个月患者右下肢可略抬离床面；治疗2个月患者右上肢可沿床面平移，右下肢可抬离床面自如；治疗3个月患者经口连续进食水无吞咽困难，拔

除胃管，正常进食。

【病例 10】

赵某，女，56 岁，初诊日期：2013 年 11 月 17 日。

［主诉］吞咽困难 4 月余。

［病史］4 个月前患者因脑梗死于当地医院住院治疗（具体治疗不详），当时患者神清，精神弱，头晕头痛，饮水呛咳，吞咽困难，经治症状好转出院。现为进一步系统治疗就诊于我院，症见：神清，精神可，饮水呛咳，语言不利，左侧肢体麻木，感觉减退，纳可，寐安，二便调。舌暗，苔黄厚，脉弦滑。

［查体及实验室检查］软腭活动和咽喉肌无力，咽反射消失，头颅 MRI 示右侧延髓梗死。

［西医诊断］脑梗死，延髓性麻痹。

［中医诊断］中风（中经络）。

［治疗原则］醒脑开窍，利咽通痹。

［针灸取穴］内关、人中、三阴交、风池、翳风、完骨、天柱、廉泉、金津、玉液。

［治疗过程］先针双侧内关，进针 1 寸，施捻转提插复式泻法，施术 1 分钟；继则人中，进针 5 分，采用雀啄泻法，以眼球湿润或流泪为度；患侧三阴交沿胫骨内侧后缘与皮肤成 45 度角，进针 1~1.5 寸，用提插之补法，使下肢抽动 3 次为度；双侧风池、完骨针向结喉，针刺 2~2.5 寸，采用小幅度、高频率捻转补法，施手法 1 分钟；双侧翳风向咽喉方向缓慢进针 2.5~3 寸，手法同风池；廉泉针刺向舌根部，进针 2~2.5 寸，施提插泻法 1 分钟；金津、玉液、咽部点刺放血。

［治疗结果］治疗 1 个月后，可慢慢进食，吞咽呛咳基本消失。

按语：中医学对此病证无专门记载，从症状来讲，吞咽困难归属于"喉痹""瘖痱"等范畴。《素问》："所谓入中而瘖者，阳气已衰，故为瘖也。内夺而厥，则为瘖痱。此肾虚也，少阴不至者厥也。"中风患者因脑窍被蒙，神明散乱，机关不利，故出现舌强不语、舌体收缩、不能伸舌、不能上卷舌体等症状。由于舌体的运动功能障碍，直接影响患者咀嚼及吞咽。西医学目前尚无有效疗法，但运用针刺治疗，效果显著，治宜醒脑开窍，利咽通痹，即在醒脑开窍主穴内关、人中、三阴交的基础上，加风池、翳风、廉泉、金津、玉液，以共奏通关利窍之功。

【病例 11】

于某，男性，57 岁，初诊日期：2010 年 5 月 9 日。

［主诉］右侧肢体不遂伴吞咽困难 27 天。

［病史］患者于 2010 年 4 月 12 日晚值班期间无明显诱因突然出现持续眩晕、呕

吐，自服药物（具体不详），遂就诊天津市某医院，考虑为脑供血不足，查 CT 未见出血，后患者症状加重，遂转致某医院，考虑脑干梗死，予静脉滴注奥扎格雷等药物。查头颅 MRI 示：脑干、小脑梗死。经治病情加重并于 15 日转治某医院，气管切开，静脉滴注甘露醇、依达拉奉注射液、银杏达莫注射液、胞二磷胆碱、灯盏花及抗生素，口服降脂、抗凝药物，经治病情平稳，气切已封，为进一步系统诊治收入我病区。现症：神志清楚，精神欠佳，呼吸平稳，语言含糊，右侧肢体活动不利，右上肢可在床面平移，左下肢可在床面平移，腕指活动不能，精细动作不能。伴左口歪，吞咽困难，鼻饲，睡眠正常，大便干。舌淡暗白，苔腻，脉弦。

［西医诊断］脑干梗死，延髓性麻痹。

［中医诊断］中风（中经络）。

［治疗原则］醒脑开窍，滋补肝肾，疏通经络。

［针灸取穴］内关、人中、三阴交、极泉、尺泽、委中、风池、完骨、翳风、金津、玉液。

［手法操作］先针双侧内关，进针 1 寸，施捻转提插复式泻法，施术 1 分钟；继则人中，进针 5 分，采用雀啄泻法，以眼球湿润或流泪为度；患侧三阴交沿胫骨内侧后缘与皮肤成 45° 角，进针 1~1.5 寸，用提插之补法，使下肢抽动 3 次为度；双侧风池、完骨针向结喉，进针 2~2.5 寸，采用小幅度、高频率捻转补法，施手法 1 分钟；双侧翳风向咽喉方向缓慢进针 2.5~3 寸，手法同风池；金津、玉液、咽部点刺放血。

［治疗结果］1 周后患者肢体症状改善；2 周后可从口中进食；20 天后患者可在家属搀扶下行走；28 天后出院于门诊治疗。

按语：此症常由小脑后下动脉闭塞及部分基底动脉或一侧椎动脉病变所引起，脑供血不足是其发生的主要病理学基础，醒脑开窍法可有效地增加脑组织血流，从而起到良性调节作用。所以，取内关、人中调神导气；三阴交滋补三阴；加之风池、翳风、完骨可改善椎 – 基底动脉的血流供应、降低外周阻力、降低颈部软组织的紧张状态，从而改善脑干延髓的血液循环，恢复脑干的传导和反射功能；廉泉、金津、玉液、咽部点刺具有利机关、息风通窍之作用，配以口轮匝肌、眼肌、颊肌的经筋透刺和排刺，疏理经筋，临床可取得显著疗效。

【病例 12】

徐某，男，62 岁，初诊日期：2013 年 11 月 6 日。

［主诉］吞咽困难伴右侧肢体活动不利半个月。

［病史］患者无明显诱因于半个月前出现吞咽困难、右侧肢体活动不利，遂去天津市某医院就诊，查颅脑 MRI 提示延髓梗死，予脱水营养脑细胞，改善微循环治疗，因进食困难又予鼻饲治疗，病情稳定，再来我院继续治疗。

［查体及实验室检查］右侧肢体肌力 3 级，咽反射减弱；颅脑 MRI 回报：左侧延髓梗死。

［西医诊断］脑梗死，延髓麻痹。

［中医诊断］中风（中经络）。

［治疗原则］醒脑开窍，滋补肝肾，通咽利窍。

［针灸取穴］内关、人中、三阴交、极泉、尺泽、委中、风池、完骨、天柱、翳风。

［手法操作］双侧内关直刺 0.5~1 寸，提插捻转结合的泻法；人中施雀啄手法，目睛湿润为度；患侧三阴交提插补法；患侧极泉、尺泽采用提插泻法，均令肢体抽动 3 次为度；双侧风池、完骨、天柱、翳风均施捻转补法。留针 30 分钟。

［中药］

半夏 12g	陈皮 12g	茯苓 15g	黄芩 12g
竹茹 10g	厚朴 10g	枳实 10g	大黄 9g

水煎服，日 1 剂。

［治疗结果］治疗 28 天之后，可自行进食，鼻饲管拔出。

【病例 13】

徐某，男，76 岁，初诊日期：2014 年 7 月 15 日。

［主诉］吞咽困难 28 天入院。

［病史］患者于 2014 年 6 月 18 日，无明显诱因突然出现头晕、恶心、呕吐，当时神清，无胸闷憋气、二便失禁等症，就诊于社区医院，时查血压 150/80mmHg，予改善脑代谢、改善脑循环，予以长春西汀注射液、川芎嗪注射液静脉滴注，经治病情未见缓解。2014 年 6 月 19 日就诊于某医院，时查颅脑 MRI 示：延髓梗死，当时头晕，剧烈呕吐，复视，呕血，吞咽困难，予改善脑代谢、改善脑循环、抑酸、扩张冠状动脉、化痰、营养支持，经治病情平稳，今为进一步治疗收入我病区。现症：神清，精神可，呼吸平稳，语言謇涩，吞咽困难，饮食水呛咳，双侧肢体活动可，右侧颜面部及肢体痛、温觉减退，无头晕、呕吐、复视、共济失调，咳嗽咳痰，纳食自胃管注入，寐欠安，小便频，大便干燥，数日一行。舌淡红，苔薄白，脉弦。

［查体及实验室检查］悬雍垂居中，吞咽困难，咽反射消失，声音嘶哑，伸舌居中，无舌肌震颤。双上肢肌力 5 级，双下肢肌力 5 级。颅脑 MRI：延髓梗死。

［西医诊断］脑梗死，延髓性麻痹。

［中医诊断］中风（中经络）。

［治疗原则］醒脑开窍，滋补肝肾，通关利窍。

［针刺取穴］内关、人中、三阴交、风池、完骨、天柱、足三里、翳风，咽后壁点刺。

［手法操作］患者取仰卧位，针刺局部皮肤消毒。选用 0.25mm×40mm 无菌针灸针，先针刺双侧内关穴，捻转提插泻法 1 分钟；继针人中穴，施用雀啄泻法至眼球湿润为度；患侧三阴交穴，以提插补法至肢体抽动 3 次为度，不留针；风池、完骨、天柱取双侧直刺 0.5~0.8 寸，施以小幅度、高频率捻转补法 1 分钟；足三里穴双侧直刺 1 寸，施以小幅度、高频率提插捻转补法 1 分钟。选用 0.30mm×75mm 无菌针灸针，针刺翳风穴，均针向喉结方向，进针 2~2.5 寸，施以小幅度、高频率捻转补法 1 分钟；咽后壁点刺 4~5 次，以局部出血为度。每日 1 次，留针 20 分钟。

［治疗结果］治疗 3 日患者经口试食稀粥 1 口，未引发呛咳；治疗 7 日患者经口连续进食粥类无吞咽困难；治疗 14 日患者饮水呛咳明显改善。

【病例 14】

吴某，男，63 岁，初诊日期：2013 年 5 月 30 日。

［主诉］右半身不遂伴左口眼歪斜、语言不利、吞咽困难 1 月余，加重 4 天。

［病史］患者曾于 2013 年 3 月下旬患脑干梗死，经治遗留右半身不遂，吞咽困难，生活不能自理。2013 年 5 月 26 日 8 时许，无明显诱因突然出现右半身不遂加重伴左口歪，当时神清，无头晕、头痛，无胸闷憋气、二便失禁等症，于家中自服丹芪偏瘫胶囊 4 日，症状呈渐进性加重，遂于 2013 年 5 月 30 日就诊于天津市某医院，当时查神清，精神弱，保留胃管，保留尿管，左侧周围性面瘫，右半身瘫痪，可见肌肉收缩，右巴宾斯基征、霍夫曼征阳性，考虑为"中风，脑梗死"，为进一步治疗收入我病区。现症：神清，精神可，语言不利，右半身不遂，左口歪，语言不利，保留胃管，保留尿管，寐欠安，小便调，大便干。

［查体及实验室检查］右侧上肢肌力 1 级，下肢肌力 1 级，右侧巴宾斯基征、查多克征、霍夫曼征、掌颌试验（+）。颅脑 MRI：脑干、左侧桥臂、右侧小脑半球多发梗死灶，部分略陈旧；双侧基底节、右丘脑及双侧小脑半球软化灶；脑白质病变脱髓鞘改变、脑萎缩；蝶窦及左侧上颌窦炎性改变；左侧中耳乳突区炎性改变。

［西医诊断］脑梗死，延髓麻痹。

［中医诊断］中风（中经络），类噎膈。

［治疗原则］醒脑开窍，补益肝肾，平肝潜阳，活血通络。

［针灸取穴］内关、人中、三阴交、极泉、尺泽、委中、风池、完骨、天柱、翳风、廉泉、天突、外大迎。

［手法操作］双侧内关，捻转提插泻法 1 分钟；人中，雀啄泻法至眼球湿润为度；患侧三阴交，提插补法至肢体抽动 3 次为度；患侧极泉、尺泽、委中，提插泻法至肢体抽动 3 次为度，不留针；双侧风池、完骨、天柱，捻转补法 1 分钟。廉泉针向喉结方向，余穴常规刺法，留针 30 分钟。

［治疗结果］

2013年6月3日：患者神清，精神可，左侧口眼歪斜，右半身不遂，保留胃管通畅，保留尿管通畅。心率：72次/分，律齐；血压：130/80mmHg，右侧上肢肌力1级，下肢肌力1⁺级。

2013年6月13日：患者精神可，语言运动性失语，右半身不遂，上肢肌力1级，下肢肌力2级，左口歪，胃管已取出，饮食水偶咳呛，纳少，寐欠安，小便调，大便干。心率：75次/分，律齐；血压：136/88mmHg。舌红绛，苔花剥，脉弦细。

【病例15】

李某，男，81岁，初诊日期：2014年6月9日。

［主诉］四肢不遂2月余，加重伴吞咽困难3天。

［病史］患者于2014年3月14日上午，无明显诱因渐进出现四肢不遂伴视物模糊，当时神昏，无二便失禁等症，就诊于天津市某医院，时查颅MRI示枕叶梗死，血压130/90mmHg，予改善脑循环、改善脑代谢，予以小牛血去蛋白提取物注射液、醒脑静静脉滴注，病情逐渐加重，出现双眼视物损并卧床。3天前无明显诱因突然出现吞咽困难、饮水呛咳，经休息未见缓解，就诊于我院门诊，现为进一步治疗收入我病区。现症：神清，精神弱，呼吸平稳，无身热，反应迟钝，对答切题，语言謇涩，声音嘶哑，呃逆间作，持续双侧肢体不遂，可抬离床面30°，腕指活动差，精细动作差，感觉减弱，视物模糊，左上眼睑抬举无力，无头晕、头痛、胸闷憋气及心前区不适，吞咽困难，饮水咳呛，纳少，寐安，小便自控力差，大便干结，10天1行。舌红，苔白腻，脉缓。

［查体及实验室检查］双瞳孔不等大，左：右约为2.5∶2，对光反射迟钝，双肺（－），腹软，无明显压痛及反跳痛。双侧上肢肌力3级，下肢肌力3级，双侧巴宾斯基征（－）。颅脑MRI：脑干、双侧小脑半球梗死灶；双侧基底节区、丘脑区、枕叶及小脑半球软化灶；脑白质脱髓鞘改变；脑萎缩。心电图：窦性心动过缓。

［西医诊断］脑梗死，大脑脚综合征。

［中医诊断］中风（中经络）。

［治疗原则］醒脑开窍，滋补肝肾，通关利窍。

［针刺取穴］内关、人中、三阴交、极泉、尺泽、委中、风池、完骨、天柱、翳风、睛明、鱼腰、太阳、阳白透刺。

［手法操作］患者取仰卧位，针刺局部皮肤消毒。选用0.25mm×40mm无菌针灸针，先针刺双侧内关穴，捻转提插泻法1分钟，继针人中穴，施用雀啄泻法至眼球湿润为度，双侧三阴交穴，以提插补法至肢体抽动3次为度，不留针；极泉、尺泽、委中取患侧提插泻法至肢体抽动3次为度，不留针；风池、完骨、天柱取双侧直刺

0.5~0.8 寸，施以小幅度、高频率捻转补法 1 分钟；睛明、鱼腰、太阳，取患侧局部浅刺，不施手法；阳白向头维、上星方向透刺 0.5 寸，小幅度、高频率捻转补法 1 分钟；选用 0.30mm×75mm 无菌针灸针，针刺翳风穴，均针向喉结方向，进针 2~2.5 寸，施以小幅度、高频率捻转补法 1 分钟。每日针 1 次，留针 20 分钟。

[治疗结果] 入院后患者渐进性意识模糊，右侧肢体不遂加重。治疗 7 天，患者神志转清。治疗 14 天，患者神清，精神弱，无身热，呼吸平稳，语言謇涩，只言片语，生命体征平稳。

按语：中脏腑之中风病为危急重症，中风的发病机制为"窍闭神逆，神不导气"，故治疗采用醒脑开窍针刺治疗为主，以醒脑开窍、滋补肝肾、通关利窍为治则，注重以卒中单元的综合配套治疗为原则，在密切监测生命体征的基础上，促进神经功能的恢复，提高患者生存质量。

患者高龄，脑血管病反复加重，基础病多且重，营养差，入量严重不足，血管条件差，存在用药矛盾，病情危重，告知患者家属随时有出现病情进一步加重之可能，嘱加强床旁护理，密切观察患者病情变化，必要时转往 ICU 相关抢救科室诊治。

【病例 16】

焦某，男，55 岁，初诊日期：2013 年 9 月 18 日。

[主诉] 左侧肢体无力伴右面部麻木、吞咽困难 23 天。

[病史] 患者于 2013 年 8 月 27 日 7 时许，无明显诱因突然出现左侧肢体无力伴右面部麻木、吞咽困难，当时神清，有头晕，无胸闷憋气、二便失禁等症，经休息后未缓解，遂就诊于天津市某医院。查颅脑 CT 示：鞍区高密度影，考虑脑梗死，予清除自由基、改善脑代谢、改善脑循环，8 月 30 日复查颅脑 MRI 示：右侧延髓背侧急性梗死，经治病情未见好转，今为进一步治疗收入我病区。现症：神清，精神可，语言含混不清、声音嘶哑，左侧肢体无力，可对抗阻力，但较正常差，吞咽困难，饮水咳呛，反酸，痰涎分泌多，质稀色白，头晕，视物模糊，右侧眼睑下垂，右面部麻木，胃管通畅，纳食自胃管注入，寐欠安，小便调，大便正常，3~4 日一行。

[查体及实验室检查] 颅脑 MRI：右侧延髓背侧急性梗死；垂体窝内占位，考虑垂体瘤。双瞳孔不等大，左＞右，光感存在，双眼水平震颤，右眼裂变小，咽反射消失，右侧面部出汗减少，右侧面部及左侧半身痛温觉减退，左侧肢体肌力均 4 级，右侧肢体肌力均 5 级，左侧指鼻试验不稳，左侧巴宾斯基征（±）。

[西医诊断] 脑干梗死（延髓背外侧综合征）。

[中医诊断] 中风（中经络）。

[治疗原则] 醒脑开窍，滋补肝肾，疏通经络，补益脑髓。

[针灸取穴] 内关、人中、三阴交、极泉、尺泽、委中、风池、完骨、天柱、睛

明、四白、太阳、阳白、攒竹透鱼腰、廉泉、咽后壁、金津、玉液。

［手法操作］双侧内关施捻转提插泻法 1 分钟；人中施雀啄泻法至眼球湿润为度；患侧三阴交施提插补法至肢体抽动 3 次为度；患侧极泉、尺泽、委中施提插泻法至肢体抽动 3 次为度；双侧风池、完骨、天柱施捻转补法；咽后壁、金津、玉液，点刺放血；患侧晴明、四白、太阳、阳白、攒竹透鱼腰，平补平泻；廉泉施捻转泻法。留针 20 分钟。

［辅助疗法］双侧头皮针晕听区、后颅窝排刺，小幅度、高频率捻转补法 3 分钟，接低频脉冲电刺激 30 分钟。

［治疗结果］第 3 天：痰涎减少，质较前黏稠。第 6 天：右侧眼裂明显变大，与左侧相等。第 7 天：头晕减轻。第 9 天：口服半勺藕粉，分 3 次完成，未发生呛咳。第 10 天：上午试拔胃管，缓慢喝 50ml 面汤，未发生呛咳，痰涎明显减少。第 14 天：头晕消失，声音较前清晰，痰涎分泌基本消失，吞咽较前恢复，右面部感觉较前恢复，可独立下地行走。

【病例 17】

周某，男，53 岁，初诊日期：2011 年 4 月 8 日。

［主诉］四肢活动不利，以右侧为重伴吞咽不能 17 日。

［病史］患者主因四肢活动不利，以右侧为重伴吞咽不能 17 日入院。入院时神清，精神可，语言欠流利，头晕，四肢活动不利，以右侧为著，吞咽不能，胃管通畅，纳食自胃管注入，咳嗽，痰多，色白，寐安，小便调，大便 2 日未行。舌暗红，苔黄腻，脉弦细。

［查体及实验室检查］右侧肌力上肢 4 级，下肢 4 级，双侧巴宾斯基征（＋），左侧共济失调，闭目难立征（＋）。颅脑 MRI：右小脑，延髓新鲜梗死。心电图：窦性心律，心肌缺血。

［西医诊断］脑干梗死，延髓性麻痹。

［中医诊断］中风（中经络）。

［治疗原则］醒脑开窍，滋补肝肾，疏利三焦，补益脑髓。

［针灸取穴］内关、人中、三阴交、极泉、尺泽、委中、风池、完骨、天柱、风池、太溪。

［手法操作］双侧内关，捻转提插泻法 1 分钟；人中，雀啄泻法至眼球湿润为度；患侧三阴交，提插补法至肢体抽动 3 次为度；患侧极泉、尺泽、委中，提插泻法至肢体抽动 3 次为度，不留针；双侧风池、完骨、天柱，捻转补法 1 分钟；双风池，捻转泻法 1 分钟；双太溪，捻转补法 1 分钟；枕三经排刺，捻转提插平补平泻法。

［治疗结果］出院时神清，精神好，语言清晰流利，左侧肢体活动较前灵活自如，

时有头晕，行走欠平稳，尤其转身等体位变化时。四肢肌力5级，饮食无明显呛咳，纳可，寐安，二便调，舌淡红，苔薄白，脉弦细。出院后，继续门诊针灸治疗，至4个月后，已能自行坐公交车及外出买菜等。

【病例18】

周某，女，76岁，初诊日期2014年6月13日。

[主诉] 神志不清伴右侧肢体不遂9天。

[病史] 患者于2014年6月5日8时许，无明显诱因突然出现右口歪，伴语言欠流利，当时神清，无头痛、头晕、胸闷憋气、二便失禁等症，遂就诊于某医院，查颅脑CT示未见出血，考虑脑梗死，予阿替普酶溶栓治疗，溶栓后患者出现昏迷、右侧肢体不遂，6月6日复查颅脑CT示：左侧额叶、颞叶、顶叶、基底节大面积脑梗死，继予静脉滴注甘露醇、依达拉奉、醒脑静、灯盏花素等，经治病情未见缓解，为进一步治疗收入我病区。现症：神志不清，失语，右侧肢体不遂，右侧肢体无自主活动，右口歪，舌体后缀，吞咽困难，胃管通畅，尿管通畅，饮食自胃管注入，寐安，大便干。既往高血压病史2年余，平素用药不详，近期血压控制在（120~130）/（80~90）mmHg。糖尿病病史10余年，平素服用盐酸二甲双胍，住院期间注射胰岛素治疗，血糖控制在6mmol/L左右，餐后血糖控制在11mmol/L左右。冠心病病史10余年，平素服用复方丹参滴丸，现病情平稳。

[查体及实验室检查] 颅脑CT（2014年6月6日）：左侧额叶、颞叶、顶叶、基底节大面积脑梗死。心电图（2014年6月13日）：窦性心律，心肌缺血。

[西医诊断] 脑梗死，假延髓性麻痹，高血压病3级（极高危），2型糖尿病，冠心病。

[中医诊断] 中风（中脏腑）。

[治疗原则] 醒脑开窍，滋补肝肾，疏通经络，补益脑髓。

[针灸取穴] 内关、人中、三阴交、极泉、尺泽、委中、风池、完骨、天柱，随症加减。

[手法操作] 内关（双侧）捻转提插泻法1分钟；人中雀啄泻法至眼球湿润为度；三阴交（患侧）提插补法至肢体抽动3次为度；极泉、尺泽、委中（患侧）提插泻法至肢体抽动3次为度；风池、完骨、天柱（双侧）捻转补法1分钟。

[中药] 予丹芪偏瘫胶囊、益肾养肝合剂，以活血通利，滋补肝肾。配合中药治疗，处方如下。

盐车前子（包煎）15g	瞿麦15g	萹蓄15g	滑石粉（包煎）10g
生大黄（后下）10g	生栀子15g	生地黄15g	小蓟15g
白茅根（先煎）20g	黄芩12g	板蓝根20g	炙甘草10g

川贝母 10g   炒酸枣 30g

水煎服，日 1 剂。

［辅助疗法］温灸、湿敷治疗，微波治疗，每日 1 次。

［治疗结果］经治疗 7 天后神志逐渐转复，可做睁眼闭目简单动作，舌体后坠略有缓解，右侧肢体不遂，二便不能控制。治疗 10 天后神清，精神弱，表情呆滞，反应迟钝，呼之可醒，二便尚不能自控。治疗 20 天后神清，精神可，反应较前灵敏，右侧肢体下肢较前有力，二便控制较差。治疗 35 天后，神志明显好转，反应略迟钝，右下肢肌力 3 级，可抬离床面 30°，大便可自控，小便控制差，可与家属简单交流，疗效显著。

按语：吞咽障碍是神经系统疾病中常见的并发症。脑卒中后吞咽障碍的发生率较高，是脑卒中常见的并发症之一，可引起吸入性肺感染、营养不良、脱水、食管破裂、气道阻塞等各种并发症，这些均导致患者死亡率明显增高和生活质量下降，并直接影响患者的独立生活自理能力和卒中的康复。脑卒中后吞咽障碍的发病率根据脑卒中发病后评价的时间、诊断方法及标准的不同而不同。卒中导致吞咽障碍的机制尚未完全阐明，一般根据损伤部位可分为以下几种：吞咽皮质损伤，皮质下行投射损伤，延髓吞咽中枢损伤。脑卒中后吞咽障碍主要表现为口腔期和咽期障碍。误吸可发生在吞咽前、吞咽中或吞咽后，这类病人发生肺感染、脱水和死亡的危险性明显增加，应归属于中医学中"瘖痱""类噎膈"。可见吞咽困难、构音障碍、情感障碍。临床分为假延髓性麻痹和真延髓性麻痹。假延髓性麻痹为双侧或单侧皮质脑干束受损所致，真延髓性麻痹为脑干病变所致。所不同的是假延髓性麻痹咽反射活跃或亢进，一般舌肌无萎缩，真延髓性麻痹咽反射减弱或消失，舌肌萎缩而出现地图舌，口水会比较多。吞咽障碍的病机为窍闭神匿，关窍不利，治则调神导气，滋补三阴，通关利窍。

假性延髓麻痹致吞咽障碍处方为：①内关（双侧）、人中、风池（双侧）、完骨（双侧）、翳风（双侧）、三阴交（双侧）。②金津、玉液点刺放血。③咽后壁点刺。真性延髓麻痹致吞咽障碍处方为：内关（双侧）、人中、风池（双侧）、完骨（双侧）、翳风（双侧）、三阴交（双侧）、天突。

内关、人中穴刺法按规范化醒脑开窍针法操作。风池穴、完骨穴、翳风穴针向喉结，震颤徐入 2.0~2.5 寸，施小幅度、高频率捻转补法，即针柄转动 90°，转速 120~160 次 / 分，如加凤凰展翅手法，感应更强，效果更佳，施手法 1~3 分钟，以咽喉麻胀为宜。翳风穴疼痛敏感者，可隔日 1 次或每周 2 次。三阴交直刺进针 1.0~1.5 寸，行提插补法 1 分钟。金律、玉液位于舌底，患者张口伸舌后，术者迅速用舌钳或消毒餐纸将舌体提起，暴露舌底部。用三棱针点刺金津、玉液，以出血 2ml 以上为宜，出血量少于 2ml 者效果差。咽后壁点刺法：患者张口，用压舌板压住舌体，清楚暴露咽后壁，分别用3寸以上长针点刺双侧咽后壁。天突穴刺法：令患者取仰卧位，将低平的枕头置于项背部，使胸部抬高，头向后倾，天突穴暴露，取0.30mm×100mm芒针，沿胸骨柄后缓慢向下进针3寸，施以呼吸泻法不留针。

根据全国针灸临床研究中心325例吞咽障碍患者的临床观察，经上述方法治疗了3个疗程后，临床治愈率为68.92%，总有效率达98.05%。尤其在治疗的第1个疗程中，患者吞咽障碍均有不同程度的缓解，带鼻饲管的患者一般经过第1个疗程治疗后即可取下，食水均由口入，咽喉间分泌物明显减少，而发音、构音障碍的解决，相对需要时间较长。该观察还提示无论是出血性或缺血性中风出现的吞咽障碍，对本针法的临床疗效无明显影响。

四、认知障碍

【病例】

陈某，男，58岁，初诊日期：2011年8月29日。

[主诉] 右侧肢体活动不利伴认知障碍9小时。

[病史] 患者于2011年8月29日7时许，外出早餐后突然出现持续右侧肢体无力，不能站立，当时神清，无头痛、头晕，无胸闷憋气、二便失禁等症，通知家属后就诊于我院门诊。查血压160/100mmHg，查颅脑MRI（口头报）：脑梗死，为进一步诊断治疗收入我病区。现症：神清，精神可，反应迟钝，语言欠流利，记忆力减退，计算不能，持续右侧肢体无力，不能站立行走，饮水咳呛，纳可，寐安，二便调。舌暗红，苔白腻，脉弦滑。既往糖尿病病史、脑梗死病史。

[查体及实验室检查] 右侧肌力上肢3级，下肢3级，右侧掌颌试验（+）。颅脑MRI（2011年8月29日口头报）：左丘脑梗死灶。心电图（2011年8月29日）：窦性心动过速。

[西医诊断] 脑梗死，糖尿病，认知障碍。

[中医诊断] 中风（中经络）。

[治疗原则] 醒脑开窍，滋补肝肾，疏通经络，补益脑髓。

[针灸取穴] 内关、人中、三阴交、极泉、尺泽、委中、风池、完骨、天柱、四神聪、膻中、中脘、气海、足三里、血海、外关。

[手法操作] 内关（双侧）捻转提插泻法1分钟；人中雀啄泻法至眼球湿润为度；三阴交（患侧）提插补法至肢体抽动3次为度；极泉、尺泽、委中（患侧）提插泻法至肢体抽动3次为度；风池、完骨、天柱（双侧）捻转补法1分钟；膻中、中脘、气海、足三里捻转补法；血海捻转泻法；外关平补平泻捻转手法。留针30分钟。

［治疗结果］出院时神清，精神可，语言欠流利，计算力差，右侧肢体活动不利，上肢肌力3级，下肢肌力4级，可独立站立行走，饮水咳呛较前好转，未诉头晕头痛、胸闷憋气及心前区不适，纳可，寐安，二便调。舌暗红，苔白腻，脉弦滑。

按语：血管性认知功能障碍（VCI）是由脑血管病危险因素（如高血压、心脏病、糖尿病和高脂血症等）、脑梗死和脑出血，或白质疏松和慢性脑缺血等引起的从轻度认知障碍到痴呆的一大类综合征。目前普遍认为VCI包括：非痴呆血管性认知功能损害、血管性痴呆、伴有血管因素的混合性痴呆。脑血管病的危险因素、梗死部位、患者自身的特征、遗传因素与VCI的发生有着密切的关系。在醒脑开窍针刺法的基础上加风池、完骨、天柱养血健脑；百会、四神聪益气温阳复聪。操作：先刺双侧内关，直刺0.5~1寸，采用提插捻转结合的泻法，施手法1分钟；继刺人中，向鼻中隔方向斜刺0.3~0.5寸，采用雀啄手法（泻法），以患者眼球湿润或流泪为度；三阴交直刺0.5~0.8寸，捻转补法；风池、完骨、天柱直刺1~1.5寸，捻转补法；百会、四神聪直刺0.1~0.2寸，捻转补法。

五、复视

【病例1】

刘某，男，63岁，初诊日期：2014年6月18日。

［主诉］左侧肢体不遂伴视一为二16天。

［病史］患者于2014年6月2日16时许，无明显诱因突然出现头晕伴视物不清，当时神清，无头痛、胸闷憋气、二便失禁等症，就诊于某医院急诊，查颅脑CT示：左侧基底节区、右侧半卵圆中心区腔隙性脑梗死，予输液治疗（具体不详），6月3日凌晨收住院继续治疗，6月3日晚上患者病情加重，出现左侧肢体不遂，查颅脑MRI示：右胼胝体、枕叶、颞叶内侧DWI高信号，考虑脑梗死，予静脉滴注甘露醇、依达拉奉、阿加曲班、醒脑静、法舒地尔等，经治病情未见缓解，今为进一步治疗收入我病区。现症：神清，精神可，语言清晰流利，左侧肢体不遂，可抬离床面15°，体位改变后头晕，视一为二，纳可，寐安，小便调。大便干燥。磺胺类药物过敏。

［查体及实验室检查］颅脑MRI（2014年6月3日）：右胼胝体、枕叶、颞叶内侧DWI高信号，考虑脑梗死。颅脑MRA（2014年6月6日）：右侧大脑后动脉P2段及其以远闭塞，右侧颞叶内侧、右侧枕叶、右侧丘脑、胼胝体压部右侧及右侧大脑脚大面积脑梗死。心电图（2014年6月18日）：窦性心律，偶发室性期前收缩。

［西医诊断］脑梗死，冠心病。

［中医诊断］中风（中经络），视歧。

［治疗原则］醒脑开窍，滋补肝肾，疏通经络，补益脑髓。

［针灸取穴］内关、人中、三阴交、极泉、尺泽、委中、风池、完骨、天柱、睛明、球后。

［手法操作］内关（双侧）捻转提插泻法1分钟；人中雀啄泻法至眼球湿润为度；三阴交（患侧）提插补法至肢体抽动3次为度；极泉、尺泽、委中（患侧）提插泻法至肢体抽动3次为度；风池、完骨、天柱（双侧）捻转补法1分钟；余穴常规刺法。留针20分钟。

［中药］予丹芪偏瘫胶囊、扶正合剂。配合中药治疗，处方如下。

天麻 20g	珍珠母 30g	益母草 20g	石决明（先煎）30g
茺蔚子 15g	川牛膝 15g	烫水蛭 5g	钩藤（后下）20g
槲寄生 20g	首乌藤 30g	茯苓 15g	煅牡蛎（先煎）30g
龙眼肉 10g	粉葛 20g	菊花 10g	煅龙骨（先煎）30g
酸枣仁 30g	醋龟甲（先煎）10g		

水煎服，日1剂。

［治疗结果］患者治疗5天后视物仍模糊不清，视一为二，头晕略有改善，余症状无明显变化。治疗7天后，视物较前清晰，仍有模糊，头晕明显改善，视物重影较前改善。治疗14天后，视物模糊较前明显改善，无头晕症状，未再出现视一为二。整体疗效明显。

【病例2】

王某，男，69岁，初诊日期：2014年1月16日。

［主诉］右侧肢体麻木无力伴复视12天。

［病史］患者于2014年1月4日7时许，晨练时突然出现持续右侧肢体麻木无力，后出现复视，当时无头晕、头痛，无胸闷憋气、二便失禁等症，于2014年1月5日就诊于天津市某医院，查颅脑MRI示脑梗死，治以抗血小板、改善脑代谢、改善脑循环，予阿司匹林、长春西汀注射液、阿加曲班注射液等，经治病情平稳，为进一步治疗收入我病区。现症：神清，精神可，语言清晰流利，持续右侧肢体无力，右上肢麻木无力较重，复视，纳少，寐安，小便频，大便调。舌红绛，苔薄白，脉弦。

［查体及实验室检查］神志清楚，精神可，面色淡白无华，视一为二，右侧肢体麻木无力，上肢肌力3级，下肢肌力3级，巴宾斯基征（＋）。颅脑MRI：脑桥异常信号，考虑急性梗死灶；脑桥、左侧丘脑区、双侧基底节区、左侧半卵圆中心多发腔隙灶。心电图：心房纤颤。

［西医诊断］脑梗死，心房纤颤。

［中医诊断］中风（中经络），视歧。

［治疗原则］醒脑开窍，滋补肝肾，疏通经络，益气活血。

［针灸取穴］内关、风池、光明、睛明、阳白、太阳、四白、翳风、印堂。

［手法操作］双侧内关、阳白、四白、印堂平补平泻；双侧风池针尖向鼻尖方向斜刺，以针感上传至眼眶为度；双侧太阳穴捻转泻法，余穴常规针刺。

［治疗结果］治疗3天后，患者症状好转，视物恢复正常。

【病例3】

陈某，男，52岁，初诊日期：2014年1月6日。

［主诉］右侧肢体不遂伴复视半月余。

［病史］患者于2013年12月19日6时许，无明显诱因渐进出现持续右侧肢体不遂伴眩晕，当时神清，无胸闷憋气、二便失禁等症，就诊于天津中市某医院，时查血压170/100mmHg，颅脑CT示未见出血灶，以脑梗死收入院治疗（具体治疗不详），经治病情未见明显好转，遂转至天津市另一医院，查颅脑MRI示脑梗死，予降颅压、清除自由基、抗血小板、降脂、控制血糖、改善脑代谢、改善脑循环，予以果糖注射液、依达拉奉注射液、舒血宁注射液静脉滴注，经治病情好转，但遗留右侧肢体不遂，伴感觉减弱、复视，为进一步治疗收入我病区。现症：神清，精神可，语言清晰流利，持续右侧肢体不遂，可对抗阻力，但较正常差，右侧肢体及左侧面部麻木，指鼻试验无异常，纳可，寐安，二便调。既往高血压、糖尿病病史。

［查体及实验室检查］颅脑MRI（2013年12月22日）：延髓、左侧小脑半球异常信号，考虑急性梗死灶。心电图（2014年1月6日）：窦性心律，颅脑MR平扫（2014年1月6日）：脑干、左小脑半球、两侧基底节区软化灶；脑白质脱髓鞘斑；脑萎缩；两筛窦及左额窦、上颌窦炎症；考虑右侧中耳乳突炎。

［西医诊断］脑梗死，高血压3级，2型糖尿病。

［中医诊断］中风（中经络），视歧。

［治疗原则］醒脑开窍，滋补肝肾，疏通经络，补益脑髓。

［针灸取穴］内关、人中、三阴交、极泉、尺泽、委中、风池、完骨、天柱、睛明、球后、四白。

［手法操作］双侧内关捻转提插泻法1分钟；人中雀啄泻法至眼球湿润为度；三阴交（患侧）提插补法至肢体抽动3次为度；极泉、尺泽、委中（患侧）提插泻法至肢体抽动3次为度（不留针）；风池、完骨、天柱（双侧）捻转补法1分钟；睛明、球后、四白（双侧）针刺1~1.5寸，局部酸胀感。

［治疗结果］治疗前视物成双，治疗后1天，右上象限复视，其他象限无复视，视1m远物体上下相差4cm。治疗后5天，右上复视，其他象限无复视，视1m远物体上下相差2cm。治疗后10天，右上象限微有复视。

【病例4】

段某，男，57岁，初诊日期：2011年3月30日。

[主诉] 左侧肢体麻木无力70天，加重伴视一为二20余日。

[病史] 患者于2011年1月20号感觉左侧肢体及头面部麻木，就诊于天津市某医院，查颅脑CT示：考虑双侧基底节区腔隙性梗死灶，轻度脑萎缩。未予重视，于2011年3月7日17时许，因情绪激动左侧肢体及头面部麻木感加重、行动困难，伴视一为二、双眼球运动不灵活，当时神清，有头晕，无胸闷憋气、二便失禁等症，就诊于天津市某医院，查颅脑MRI示：脑桥背侧腔隙性梗死，双侧筛窦炎，予控制血糖、改善脑代谢、改善脑循环，予磷酸川芎嗪粉针剂、小牛血去蛋白提取物注射液、法舒地尔注射液静脉滴注，经治病情好转，为进一步治疗收入我病区。现症：神清，精神可，语言清晰流利，持续左侧肢体麻木无力，左面部麻木感，视一为二，纳可，寐欠安，二便调。舌暗红，苔薄白，脉弦细。既往糖尿病病史。于天津市某医院诊为高脂血症、慢性肾炎2个月，经治目前病情稳定。否认药物及食物过敏史。

[查体及实验室检查] 左侧肌力上肢4级，下肢4级，左侧巴宾斯基征（−）。颅脑MRI（2011年3月9日）：脑桥背侧腔隙灶，双侧筛窦炎。

[西医诊断] 脑梗死，糖尿病。

[中医诊断] 中风（中经络），视歧。

[治疗原则] 醒脑开窍，滋补肝肾，疏通经络，补益脑髓。

[针灸取穴] 内关、人中、三阴交、极泉、尺泽、委中、风池、完骨、天柱、睛明、攒竹、四白、瞳子髎。

[手法操作] 内关（双侧）捻转提插泻法1分钟；人中雀啄泻法至眼球湿润为度；三阴交（患侧）提插补法至肢体抽动3次为度；极泉、尺泽、委中（患侧）提插泻法至肢体抽动3次为度；风池、完骨、天柱（双侧）捻转补法1分钟；睛明、攒竹、四白、瞳子髎（双侧）。舌暗红，苔薄白，脉弦细。

[辅助疗法] ①头皮针：枕正中线、枕上下旁线，平刺，小幅度、高频率捻转补法1分钟。②微针治疗：左面部经筋、皮部围刺。

[治疗结果] 出院时神清，精神好，语言清晰流利，左侧面部及肢体麻木症状较入院时减轻，视物模糊无复视，眼球运动较前灵活，左上下肢肌力5级，纳可，寐安，二便调。

按语：中风后复视是病变影响到动眼神经、滑车神经或外展神经，导致所支配的眼外肌运动不充分所致。中医当属"视歧"范畴，在醒脑开窍针刺法基础上加睛明、球后、四白、瞳子髎等眼周局部腧穴，配合头针枕正中线、枕上下旁线，取得佳效。

六、视野缺损

【病例】

李某，男，66 岁，初诊日期：2014 年 1 月 11 日。

[主诉] 双眼左侧、上侧视野缺损 1 个月。

[病史] 患者于 2013 年 12 月 10 日 10 时许，无明显诱因突然出现持续头晕，四肢活动可，当时神清，无头痛，无胸闷憋气、二便失禁等症，遂于 11 日就诊于天津市某医院，查颅脑 CT 示：右颞枕叶急性脑梗死，双眼左侧视野缺损，遂收入院治疗，治以脱水、降颅压、降脂、控制血压、改善脑代谢、脑循环等，经治病情平稳出院，现为进一步治疗就诊于我院。现症：神清，精神可，双眼左侧、上侧视野缺损，语言欠流利，近期记忆力减退，纳可，寐差，二便调。

[查体及实验室检查] 脑 MRI 平扫：右侧颞枕叶及胼胝体右侧压部区存在较陈旧梗死灶；双眼左侧、上侧视野缺损。

[西医诊断] 脑梗死并发视野缺损。

[中医诊断] 中风。

[治疗原则] 行气化瘀，疏通经络。

[针灸取穴] 人中、内关、三阴交、风池、完骨、天柱、攒竹、丝竹空、睛明、球后。

[手法操作] 穴位常规消毒，选取 0.35mm×40mm 无菌针灸针，针刺双侧风池向对侧眼球，完骨、天柱施高频率捻转补法 1 分钟，留针 30 分钟；针刺攒竹、丝竹空、睛明、球后，施平补平泻 1 分钟，留针 30 分钟。

[辅助疗法] 高压氧治疗。

[治疗结果] 患者治疗第 5 天，双眼视野缺损好转；第 12 天，双眼无视野缺损。

按语：本例患者出现同向象限盲，颅脑 CT 示：右颞枕叶急性脑梗死，诊断为脑梗死。针灸治疗在醒脑开窍针刺法主穴的基础上，加风池、完骨、天柱养血健脑清脑，攒竹、丝竹空、睛明、球后疏通眼周经络，取得佳效。

七、中风后抑郁

【病例 1】

张某，男，62 岁，初诊日期：2012 年 11 月 2 日。

[主诉] 右侧肢体活动不利伴抑郁 1 年余，加重 5 天。

[病史] 患者于 2011 年 1 月 26 日上午 10 时许，无明显诱因突然出现语言不利，

当时神清，无头痛、头晕，无胸闷憋气、二便失禁等症，就诊于天津市某医院。查颅脑 CT 示脑梗死，遂收治入院治疗，住院期间出现失语、右侧肢体不遂，予抗血小板、改善脑代谢、改善脑循环治疗，静脉滴注血栓通注射液、盐酸丁咯地尔注射液、依达拉奉注射液，经治病情平稳出院，遗留右半身不遂，失语，为进一步治疗在我病区住院 2 次，给予抗血小板，改善脑代谢，改善脑循环治疗，经治病情好转后出院，遗留右侧肢体活动不利，语言謇涩。近 5 日来，无明显诱因，右下肢活动不利加重，今日再次就诊于我院我病区，急查头 CT（口头报）：左基底节缺血灶并软化灶，为进一步治疗收入我病区。现症：神清，精神可，语言不利，右侧肢体活动不利，右半身感觉减弱，情绪低落，时有落泪，食欲减退，时有焦虑不安，寐差，纳可，小便可，大便干，4 日一行。舌淡红，苔白厚腻，脉弦细。

［查体及实验室检查］右侧中枢性面瘫，右侧肌力上肢 3 级，下肢 3 级，右侧巴宾斯基征、查多克征、掌颔试验（+）。颅脑 CT（2012 年 11 月 2 日）（口头报）：左基底节缺血灶并软化灶。

［西医诊断］脑梗死，脑卒中后抑郁。

［中医诊断］中风（中经络），郁证。

［治疗原则］醒脑开窍，滋补肝肾，疏通经络，补益脑髓，化痰通络。

［针灸取穴］内关、人中、三阴交、极泉、尺泽、委中、风池、完骨、天柱、太溪、人迎、头维、曲池、合谷、足三里、太冲、四神聪、百会、神门、心俞、肝俞。

［手法操作］内关（双侧）捻转提插泻法 1 分钟；人中雀啄泻法至眼球湿润为度；三阴交（患侧）提插补法至肢体抽动 3 次为度；极泉、尺泽、委中（患侧）提插泻法至肢体抽动 3 次为度；风池、完骨、天柱（双侧）捻转补法 1 分钟；神门、心俞、曲池、足三里用捻转补法；肝俞、合谷、太冲捻转泻法。留针 30 分钟。

［中药］丹芪偏瘫胶囊。

［治疗结果］患者治疗 5 天后，肌力 4 级，乏力症状好转。治疗 10 天后，饮食少有增加，与家人交流增多。治疗 14 天后，食欲增强，与旁人交流增多，焦躁不安好转，夜寐稍安。

按语：脑卒中后抑郁是卒中后常见的并发症，可直接影响患者的生活质量及认知功能的恢复，甚至可再次引发脑卒中。中医认为心主神志，肝主情志，在醒脑开窍的基础上，通过选取具有养心、疏肝、安神等功效的穴位，以奏醒脑开窍、安神解郁之功。

【病例 2】

刘某，男，58 岁，初诊日期：2014 年 5 月 10 日。

［主诉］左侧肢体不遂伴抑郁 3 月余。

［病史］患者于 3 个月前突发左侧肢体不遂，于天津市某医院住院治疗，经治左侧肢体不遂好转，但逐渐出现时烦躁，自言自语，不思饮食，寐欠安、多梦等症，为求进一步诊治，今就诊于我门诊。现症：神清，精神可，表情淡漠，反应迟钝，语言欠流利，时烦躁，自言自语，强哭，左侧肢体不遂，不思饮食，寐欠安、多梦。舌红，苔白，脉弦。既往高血压病史 5 年。

［查体及实验室检查］神清，不完全运动性失语，左侧肢体肌力 3 级，右侧肢体肌力 5 级，左巴宾斯基征（＋）。查头 MRI 示：左额区及左基底节梗死。

［西医诊断］脑梗死，抑郁症。

［中医诊断］中风（中经络），郁证。

［治疗原则］醒神开窍，疏肝解郁，宁心安神。

［针灸取穴］内关、人中、百会、印堂、三阴交、四神聪、合谷、太冲、阳陵泉。

［手法操作］内关（双侧）捻转提插泻法 1 分钟；人中雀啄泻法至眼球湿润为度；三阴交（患侧）提插补法至肢体抽动 3 次为度；百会、四神聪向后平刺 1 寸，均用小幅度、高频率捻转补法；余穴常规刺法，留针 30 分钟。

［中药］

柴胡 15g	陈皮 15g	川芎 15g	枳壳 10g
芍药 10g	甘草 10g	香附 10g	牛膝 15g
首乌藤 30g	当归 15g	鸡血藤 25g	葛根 20g
远志 10g	酸枣仁 30g	炙甘草 6g	

水煎服，日 1 剂。

［治疗结果］治疗第 1 周，患者神清，精神可，表情淡漠，反应迟钝，语言欠流利，时烦躁，自言自语，强哭，左侧肢体不遂稍好转，纳食较前好转，寐欠安、多梦，舌红，苔白，脉弦。第 2 周，患者神清，精神可，表情淡漠，反应迟钝，语言欠流利，时烦躁，自言自语减少，强哭减少，左侧肢体不遂好转，纳食较前增多，寐欠安，多梦，舌红，苔白，脉弦。1 个月后，神清，精神可，表情较丰富，反应稍迟钝，语言稍欠流利，偶烦躁，强哭减少，左侧肢体不遂好转，纳好，寐安，少梦，舌淡红，苔白，脉弦。2 个月后，神清，精神可，表情自然，反应较灵敏，语言较流利，无烦躁及强哭，左侧肢体不遂好转，肌力达 4 级，纳好，寐安，少梦，舌淡红，苔白，脉弦。最终患者 60 天临床治愈。

按语：卒中后抑郁症，属于中医学郁证中"因病致郁"的范畴。卒中后抑郁症的根本病机为"窍闭神匿、神不导气"。患者平素气血亏虚，心、肝、肾三脏阴阳失调，加之忧思恼怒或饮酒饱食，或房室劳累，或外邪侵袭等诱因，致使阴亏于下、阳亢于上，而血随气逆，挟痰挟瘀，上扰脑神，而窍闭神匿，神不导气。在因脑神受扰，而导致窍闭神匿、神不导气的病理状态下，患者除了出现一系列躯体症状外，脑主精神意识思维的功能也受到一定损害，从而出现一系列精神心理障碍的症状。"神"的功能失常既可以引起躯体症状，也可以导致心理精神障碍，此二者在疾病发生发展过程中，始终存在且互为因果，单纯治疗躯体功能病变，则心理精神障碍会影响总体疗效，反之亦然。而"醒脑开窍"针法正是符合了卒中以及其并发精神心理疾病的根本病机，精选穴位，切中要害。内关穴为心包经之络穴，可改善中风患者的左右心输出量，改善脑血氧供应，具有宁心调血安神之效；针刺人中或百会、印堂开窍启闭，醒元神；三阴交可补三阴，益脑髓，调气血。诸穴合用可调元神使之达明，顺阴阳使之平衡，理气血使之冲和，通经脉使之畅达，故临床收到较好的疗效。

【病例3】

王某，女，62岁，初诊日期：2013年4月21日。

[主诉] 右手无力伴情绪低落、失眠1月余。

[病史] 患者1个月前因脑梗死致右手无力，情绪低落，失眠，时有心烦易怒，不思饮食，便秘。舌淡红，苔白腻，脉弦。

[查体及实验室检查] 右上肢远端肌力4级，汉密尔顿抑郁量表（HAMD）评分为22分。

[西医诊断] 脑梗死，脑血管病所致抑郁症。

[中医诊断] 中风（中经络），郁证。

[治疗原则] 醒脑开窍，滋补肝肾，疏通经络，安神定志。

[针灸取穴] 百会、四神聪、上星、神庭、印堂、风池、率谷、头维、内关、合谷、足三里、三阴交、太冲。

[手法操作] 百会、四神聪、上星、神庭、印堂、率谷、头维（双侧）采用平补平泻手法；内关、合谷、太冲（双侧）采用提插泻法；足三里、三阴交（双侧）采用提插补法；风池（双侧）采用捻转补法，针刺1分钟，留针30分钟，每天针刺1次。14天为1个疗程，连续治疗2个疗程后评定等级。

[治疗结果] 患者治疗半个月后，情绪低落症状好转；治疗1个月后，心烦易怒症状好转；HAMD评分为5分。

按语：脑卒中后抑郁症属中医"郁证"范畴，中医学认为脑卒中多与风、火、痰、虚有关，肝气抑郁、气郁化火、气滞痰郁而发此病。卒中后抑郁症（PSD）为脑卒中最常见的并发症之一，是卒中后最常见的情感障碍。PSD不仅会影响患者肢体功能和语言功能的恢复、降低生活质量，还可以增加患者的残疾率和死亡率，是以持续的情绪低落、兴趣减退为核心的心理障碍。PSD是一种慢性复发性疾病，研究表明，在进行初次评估存在抑郁的患者中，1年后仍有13%~52%的患者存在抑郁症状；初次评估无抑郁的患者，也有 15% 在 1 年中出现抑郁症状。临床取穴在醒脑开窍针刺手法主穴内关、人中、三阴交的基础上配合百会、四神聪、印堂、风池、神门、合谷、太冲。内关、人中、三阴交按照"醒脑开窍针刺手法"手法量学标准施针；百会、四神聪、神门直刺 0.1~0.2 寸，捻转补法；印堂平刺 0.3~0.5 寸，捻转补法；风池直刺 1~1.5 寸，捻转补法；合谷、太冲均直刺 0.5~0.8 寸，均用捻转泻法。临床注意结合心理疏导。

八、丘脑痛

【病例】

何立，女，69 岁，初诊日期：2013 年 5 月 30 日。

[主诉] 左侧肢体麻木疼痛 3 天，加重 1 天。

[病史] 患者于 2013 年 5 月 27 日下午因受寒出现右侧肢体麻木，伴头晕、呕吐，呕吐胃内容物 1 次，当时神清，无胸闷、憋气等症，未予重视，今晨无明显诱因上述症状加重，遂就诊于我院针灸科门诊。查颅脑 MRI 示：右侧丘脑梗死灶，现为求进一步系统治疗收入我科。现症：患者神清，精神可，左侧麻木疼痛，发紧感，疼痛轻重不一，重时疼痛难忍，时发头晕，无恶心、呕吐，未发胸闷、憋气等症，健忘，嗜睡，纳可，二便调。

[查体及实验室检查] 右侧上肢肌力 4 级，下肢肌力 4 级，颅脑 MRI（2013 年 5 月 30 日）：右丘脑梗死。

[西医诊断] 脑梗死，丘脑痛。

[中医诊断] 中风（中经络）。

[治疗原则] 醒脑开窍，补益肝肾，平肝潜阳，活血通络。

[针灸取穴] 内关、人中、三阴交、极泉、尺泽、委中、风池、完骨、天柱、顶颞后斜线。

[手法操作] 内关（双侧）捻转提插泻法 1 分钟；人中雀啄泻法至眼球湿润为度；三阴交（患侧）提插补法至肢体抽动 3 次为度；极泉、尺泽、委中（患侧）提插泻法至肢体抽动 3 次为度；风池、完骨、天柱（双侧）捻转补法 1 分钟；顶颞后斜线，平刺，小幅度、高频率捻转补法 1 分钟。留针 30 分钟。

[中药] 丹芪偏瘫胶囊 4 粒，口服，每日 3 次。活血通络汤剂（医院制剂）1 瓶（100ml），外用，每日 1 次。

[辅助疗法] 温灸，取穴：肩髃、外关、梁丘、阳陵泉。

[治疗结果] 经系统治疗，患者左侧麻木疼痛减轻。

按语：丘脑痛多发于脑血管疾病后，属中医"痛证"，其治疗比较棘手，至今仍无统一、规范、有效的治疗方法。中医讲"诸痛痒疮，皆属于心"，其病机为"心神被扰，经络不通"，故本患者在以醒脑开窍针法为主的治疗前提下，配以宁神定志。故取心包经、心经郄穴及神门可以起到清心宁神之效果，心主神志，心定则神宁，疼痛可止。顶颞后斜线为丘脑功能投射区，针刺后可直达病所，起到局部调节经气的作用，从而奏"通则不通"之效。

九、共济失调

【病例】

徐某，女，62岁，初诊日期：2013年12月13日。

[主诉] 走路不稳伴头晕半月余。

[病史] 患者于2013年11月20日7时许，无明显诱因突然出现左侧肢体无力，走路不稳，当时神清，头晕头痛，无胸闷憋气、二便失禁等症，就诊于天津市某医院，查颅脑MRI示脑梗死，治以脱水、抗凝、抗血小板、降脂、控制血压、改善脑代谢、改善脑循环，予长春西汀注射液、丹参多酚酸盐、注射用纤溶酶泮托拉唑、甲磺酸倍他司汀、拜阿司匹林、阿托伐他汀钙、硫酸氢氯吡格雷等，经治病情平稳，于家中休养病情未见好转。今日就诊于我院急症，查颅脑CT报告示：左小脑及左基底节缺血灶及软化灶，考虑脑梗死，为进一步治疗收入我病区。现症：神清，精神可，语言清晰流利，走路不稳，步基增宽，左侧肢体感觉减弱，口歪，头痛、头晕，无胸闷憋气，无饮水呛咳，无吞咽困难，无咳嗽咳痰，纳可，多眠，二便调。舌暗红，苔黄腻，脉滑数。既往高血压病史10余年，平素血压150~160mmHg，口服苯磺酸氨氯地平1片，每日1次。患者于2007年及2013年7月患脑梗死，经治未遗留后遗症。左肾萎缩史6年，现口服尿毒清颗粒1袋，每日3次。

[查体及实验室检查] 神清，精神可，面色正常，左侧中枢性面瘫，左侧肌力上肢4级，下肢4级，指鼻试验、跟-膝-胫试验、轮替试验(＋)，左侧巴宾斯基征(＋)。颅脑CT报告示：左小脑及左基底节缺血灶及软化灶。

[西医诊断] 脑梗死，高血压病2级，共济失调。

[中医诊断] 中风（中经络）。

[治疗原则] 醒脑开窍，滋补肝肾，疏通经络，补益脑髓。

[针灸取穴] 内关、人中、三阴交、极泉、尺泽、委中、风池、完骨、天柱、头维、合谷、列缺、足三里、丰隆、太冲。

[治疗过程] 内关（双侧）捻转提插泻法1分钟；人中雀啄泻法至眼球湿润为度；

三阴交（患侧）提插补法至肢体抽动 3 次为度；极泉、尺泽、委中（患侧）提插泻法至肢体抽动 3 次为度；风池、完骨、天柱（双侧）捻转补法 1 分钟；余穴常规针刺。加用"枕三针"排刺，即沿风池、完骨、天柱三穴向上取穴 2 排，沿头皮向下进针平刺约 0.5 寸，捻转补法 1 分钟。留针 30 分钟。

［辅助疗法］直流电药物透入疗法，湿敷治疗、温灸、H 脑反射治疗。

［治疗结果］以上方法每日 1 次，治疗 3 次后，患者头痛、头晕较前好转，左侧肢体不遂，行走不平稳；第 7 天偶有头痛，头晕较前好转，左侧肢体不遂较前好转，走路较前平稳；第 14 天无头痛，偶有头晕，左侧肢体不遂较前好转，行走较平稳。

按语：无明显诱因突然出现左侧肢体不遂，于我院急诊查颅脑 CT 报告示左小脑及左基底节缺血灶及软化灶，考虑脑梗死。患者经治症状明显改善，至出院时，患者无头痛，偶有头晕，左侧肢体不遂较前好转，行走较平稳。小脑是重要的运动调节中枢，对维持身体平衡，调节肌张力及平衡、协调肢体运动有重要作用。共济失调是小脑病变的主要症状，应用醒脑开窍针刺及针刺枕后线可改善颅脑后循环供血，有效治疗平衡障碍、共济失调综合征。

十、二便障碍

【病例 1】

陈某，女，72 岁，初诊日期：2014 年 6 月 21 日。

［主诉］右侧肢体不遂伴便秘 2 年余，加重 1 天。

［病史］患者既往多次脑梗死病史，经治遗留右侧肢体不遂伴语言謇涩，2014 年 6 月 20 日 9 时许，患者无明显诱因出现右侧肢体不遂较前加重，于家中休息后未见明显缓解，今为系统治疗收入我针灸特需病区。现症：神清，精神弱，呼吸平稳，语言謇涩，右侧肢体不遂，右上肢可与床面平移，右下肢可见肌肉收缩，饮水咳呛，时发胸闷憋气，寐欠安，小便调，大便干结，4 天一行。神志清楚，面色正常，失语，右侧肢体不遂，左眼睑下垂，舌淡红，苔薄白，脉弦细。既往高血压病史 40 余年，现服硝苯地平控释片 30mg，每日 1 次；福辛普利钠，早 1 片、午 1 片，未系统监测血压。糖尿病病史 20 余年，现使用胰岛素治疗，血糖控制不详。脑梗死病史 8 年余，遗留右侧肢体不遂。慢性肾功能不全病史 1 年余，现口服雷公藤多苷片 2 片，每日 2 次。冠心病病史不详，近 1 个月阵发胸闷憋气症状，未系统治疗。抑郁症病史不详，近期服用利培酮 1 片，每晚 1 次；米氮平 1 片，每晚 1 次；阿普唑仑片 1.5 片，每晚 1 次。

［查体及实验室检查］颅脑 CT 示：脑梗死。右侧肢体肢肌力 0 级，左巴宾斯基征（＋）。

［西医诊断］脑梗死，便秘。

［中医诊断］中风（中经络）。

［治疗原则］醒脑开窍，疏通经络，益气健脾，滋补肝肾，润肠通便。

［针灸取穴］人中、内关、三阴交、极泉、尺泽、委中、足三里、曲池、阳陵泉、太溪、复溜、支沟、上巨虚、气海、关元、中极、天枢、归来、水道、外水道、外归来。

［手法操作］患者先取仰卧位，针刺局部皮肤消毒。选用 0.25mm×40mm 针灸针，先针刺双侧内关穴，施捻转提插泻法 1 分钟；继针人中穴，施用雀啄泻法至眼球湿润为度；针刺患侧三阴交穴，以提插补法至肢体抽动 3 次为度；患侧极泉、尺泽、委中、曲池施以提插泻法至肢体抽动 3 次为度（不留针）；双侧足三里、阳陵泉直刺 0.8寸，得气后施捻转补法 1 分钟；选取双侧太溪、复溜，进针 0.8 寸得气后施捻转补法 1 分钟；选取双侧支沟、上巨虚，进针 0.5 寸得气后施捻转泻法 1 分钟；选取双侧天枢，健侧归来、水道、外水道、外归来，进针 1 寸得气后做呼吸补泻法之泻法 1 分钟。

［治疗结果］治疗当天患者肠鸣矢气增强，当晚既排出大便。治疗 1 周后大便秘结明显改善。治疗 20 天后，大便两日一解，便质正常，排便规律。

【病例 2】

徐某，女，85 岁，初诊日期：2009 年 11 月 20 日。

［主诉］右侧肢体活动不利伴右口歪 19 天。

［病史］患者于 2009 年 11 月 1 日 18 时许，无明显诱因，突然出现右侧肢体活动不利，伴语言不利，当时神清，无头痛、头晕及胸闷憋气，就诊于天津市某医院，查颅脑 CT 示：脑梗死，予输液治疗（具体治疗不详），后于 11 月 3 日转诊于某医院，复查颅脑 CT：左侧额顶低密度影，考虑脑梗死，左丘脑及基底节腔梗，血压：190/100mmHg，收住院治疗。住院期间予降颅压、抗凝、降脂、控制血压、改善脑循环治疗，静脉滴注甘油果糖、红花（黄色素）（150mg）、马来酸桂哌齐特注射液等，口服阿司匹林肠溶片、辛伐他汀、左旋氨氯地平等，经 19 天治疗，病情好转，为进一步治疗收入我病区。现症：神清，精神可，右侧肢体活动不利，右口歪，纳可，寐安，二便失禁。舌红，苔微黄，脉弦。

［查体及实验室检查］右侧肢体痛温觉减弱，右侧肢体肌力 2 级，右侧掌颌试验（＋）、巴宾斯基征（＋）、查多克征（＋）。颅脑 MRI（2009 年 11 月 4 日）：左侧额顶低密度影，考虑脑梗死；左丘脑及基底节腔梗。

［西医诊断］脑梗死。

［中医诊断］中风（中经络）。

［治疗原则］醒脑开窍，疏通经络。

[针灸取穴] 内关、人中、三阴交、极泉、尺泽、委中、天枢、水道、归来、外水道、外归来、中极、水分。

[手法操作] 双侧内关捻转提插泻法；人中雀啄泻法，以眼球充满泪水为度；患侧三阴交提插补法；双侧风池向结喉方向深度针刺 2.5~3 寸，捻转补法施术 1~3 分钟；患侧极泉、尺泽、委中均做提插泻法，以肢体抽动 3 次为度；双侧天枢，健侧水道、归来、外水道、外归来，中极、水分均采用呼吸泻法。

[治疗结果] 采用上述方法治疗 1 周，患者肢体症状好转，右上肢肌力 2 级，右下肢肌力 2 级，二便自知，但自控力差。治疗 2 周后，右上肢肌力 3 级，右手活动笨拙，右下肢肌力 3 级，搀扶下可站立及短距离行走，二便自控力稍差。治疗 3 周后，右上肢肌力 3 级，右手可持物，右下肢肌力 3 级，持杖可自行站立，小便自控，大便自控力好转，巩固治疗 1 周后转门诊继续治疗。

按语：对于伴有大便控制功能障碍的中风后患者，应在醒脑开窍针刺法的基础上多配用天枢、水道、归来、水分等控便效穴。

十一、暴盲

【病例】

张某，男，83 岁，初诊日期：2011 年 7 月 11 日。

[主诉] 双目视物不能伴左侧肢体活动不利 3 天。

[病史] 患者于 2011 年 7 月 8 日 8 时许，无明显诱因突然出现双目视物不清，左侧肢体活动不利，当时神清，无头晕、头痛，无胸闷憋气、二便失禁等症，就诊于社区医院（具体用药不详），经治病情未见减轻。2011 年 7 月 9 日就诊于我院急症，查颅脑 MRI 示：右侧顶枕叶区梗死灶，予抗血小板、改善脑代谢、改善脑循环治疗，药物予醒脑静注射液、银杏达莫注射液、拜阿司匹林肠溶片等，经治病情无明显变化，为进一步治疗收入我病区。现症：神清，精神可，语言清晰流利，反应欠灵活，查体欠合作，双目不能视物，左侧肢体活动不利，双耳听力差，纳少，多寐，小便排出不畅，有尿等待，大便 3~4 日一行。舌淡红，苔薄白，脉弦细。

[查体及实验室检查] 神清，精神可，语言清晰流利，双目不能视物，左侧肢体活动不利，双耳听力差，左侧肌力上肢 3 级，下肢 3 级，右侧霍夫曼征（＋）。

[西医诊断] 脑梗死。

[中医诊断] 中风（中经络）。

[治疗原则] 醒脑开窍，滋补肝肾，疏通经络，益髓明目。

[针灸取穴] 内关、人中、三阴交、极泉、尺泽、委中、风池、完骨、天柱、睛明。

［手法操作］双侧内关捻转提插泻法 1 分钟；人中雀啄泻法至眼球湿润为度；患侧三阴交提插补法至肢体抽动 3 次为度；患侧极泉、尺泽、委中提插泻法至肢体抽动 3 次为度（不留针）；双侧风池、完骨、天柱捻转补法 1 分钟；双侧睛明进针 1 寸，捻转补法。

［治疗结果］上述针法每日 1 次，经治 1 周，双目可模糊视物。治疗 2 周后，可视近距离物体，左侧肢体活动较前灵活。

按语：患者年老体衰，肝肾阴虚，水不涵木，肝阳偏亢，阳亢化风，上扰清窍，窍闭神匿，神不导气，发为中风；肝开窍于目，肝阴不足，目失所荣，发为暴盲。在醒脑开窍针刺法主穴基础上，加风池、完骨、天柱、睛明，可获良效。

脑出血

【病例 1】

韦某，男，46 岁，初诊日期：2015 年 5 月 7 日。

［主诉］四肢不遂伴语言謇涩 6 年余。

［病史］患者 2008 年 9 月患脑干出血，在当地医院保守治疗，遗留四肢不遂、强直，语言謇涩，听力减退，复视等症。2011 年在广州某医院康复治疗，后于 2012 年在北京某医院康复治疗，经治疗病情未见明显好转。现为进一步康复治疗就诊于我院，收入我病区。患者乘轮椅入病房，现症：神清，精神可，呼吸平稳，语言謇涩，时头晕，双眼复视，双耳听力减退伴耳鸣，面部下颌部麻木，饮食水偶呛，四肢不遂，四肢强直，右侧肢体麻木，平衡功能差，四肢时有不自主痉挛，纳食可，寐安，小便正常，大便干，日一行。舌淡红，苔白腻，脉弦滑。既往高血压病史 6 年余，现口服硝苯地平控释片 30mg，每日 1 次；厄贝沙坦 150mg，每日 1 次；血压水平控制在 150/100mmHg 左右。

［查体及实验室检查］颅脑 CT（2015 年 5 月 7 日）：两侧基底节区缺血灶并软化灶；脑干密度欠均匀；脑室系统扩张，部分脑沟及脑池增宽。

［西医诊断］脑干出血后遗症。

［中医诊断］中风（中经络）。

［治疗原则］醒脑开窍，滋补肝肾，疏通经络，补益脑髓。

［针刺取穴］内关、人中、三阴交、极泉、尺泽、委中、风池、完骨、天柱、人迎、头维、曲池、合谷、外关、足三里、太冲；下肢太阴、阳明经排刺。

[手法操作] 醒脑开窍针刺治疗，双内关，捻转提插泻法1分钟；人中，雀啄泻法至眼球湿润为度；双三阴交，提插补法至肢体抽动3次为度；双极泉、尺泽、委中，提插泻法至肢体抽动3次为度；双风池、完骨、天柱，捻转补法；人迎、头维、曲池、合谷、外关、足三里、太冲，均取双侧下肢太阴、阳明经排刺，平补平泻法1分钟，留针20分钟，每日1次。

[辅助疗法] ①头皮针：运动区、运用区、足运感区、语言二区、语言三区、血管舒缩区（病灶侧），平刺，小幅度、高频率捻转补法1分钟，留针20分钟。②电针灸取穴：双侧枕部、后头部穴位，连续波，刺激以患者能耐受为度，留针15分钟。

[西药] 西医治以改善脑循环、控制血压，予硝苯地平控释片、厄贝沙坦片，静脉滴注盐酸法舒地尔注射液等。

[中药] 中医治以益气活血、补益肝肾、疏通经络、清肺化痰，予活血通络汤剂、丹芪偏瘫胶囊、益肾养肝合剂、化痰合剂、粘脂饮等。予中药汤剂（1剂/日），辨证为风痰阻络，治以化痰通络，处方如下。

清半夏10g	生白术15g	天麻15g	茺蔚子15g
生薏苡仁30g	炒鸡内金15g	黄芩10g	钩藤10g
石决明（先煎）15g	盐杜仲10g	牛膝10g	槲寄生10g
陈皮10g	甘草6g	火麻仁30g	柴胡10g

水煎服，日1剂，每次150ml。

[治疗结果] 治疗后15天饮食水偶呛、四肢强直较前好转。治疗后30天头晕、复视较入院时好转，四肢强直较前好转，右侧肢体麻木，平衡功能较前有所好转，四肢时有不自主痉挛。治疗后60天双耳耳鸣较入院时减轻，四肢强直较前好转，右侧肢体麻木，平衡功能较前有所好转。

【病例2】

赵某，女，52岁，初诊日期：2013年12月6日。

[主诉] 右侧肢体瘫痪伴语言不利21天。

[病史] 患者于2013年11月16日21时许，无明显诱因突然出现右侧肢体活动不利，当时神清，无头晕、头痛，无胸闷憋气、二便失禁等症，就诊于天津某医院急诊科，查颅脑CT示脑出血，急收入院治疗。住院过程中出现右侧肢体瘫痪，语言不利，继而神昏，遂行去骨瓣血肿清除术治疗，术后治以脱水、降颅压、改善脑代谢，控制感染，经治病情平稳，为进一步治疗收入我病区。现症：神清，精神可，混合性失语，持续右侧肢体瘫痪，感觉敏感，偶有头晕，无饮水咳呛，纳可，寐安，小便自控差，大便调。

[查体及实验室检查] 颅脑CT：脑出血。上肢肌力1级，下肢肌力1级。肱二头

肌腱反射亢进，跟膝腱反射亢进、巴宾斯基征阳性。

［西医诊断］脑出血，混合性失语。

［中医诊断］中风（中脏腑）。

［治疗原则］醒脑开窍，滋补肝肾，疏通经络，补益脑髓。

［针灸取穴］内关、人中、三阴交、极泉、尺泽、委中、风池、完骨、天柱、太溪、头维、曲池、合谷、足三里、太冲。

［手法操作］内关（双侧）捻转提插泻法1分钟；人中雀啄泻法至眼球湿润为度；三阴交（患侧）提插补法至肢体抽动3次为度；极泉、尺泽、委中（患侧）提插泻法至肢体抽动3次为度；风池、完骨、天柱（双侧）捻转补法1分钟；太溪（双侧）捻转补法1分钟；曲池、足三里（双侧）捻转补法1分钟；合谷、太冲（双侧）捻转泻法1分钟；人迎（双侧）捻转平补平泻法1分钟；余穴常规刺法，留针30分钟。

［中药］活血通络汤剂1剂，外洗，每日1次。

党参 15g	茯苓 15g	炒白术 10g	砂仁 10g
玉竹 15g	麦冬 15g	女贞子 15g	墨旱莲 15g
生地黄 15g	枳壳 10g	生黄芪 15g	狗脊 15g
盐杜仲 15g	牛膝 15g		

［治疗结果］治疗12天后语言不利较前好转，右上肢可平移，右下肢可抬离床面，右侧上肢肌力2级，下肢肌力3级。治疗20天后语言不利较前好转，右侧肢体活动不利好转，右上肢可抬至胸，右侧上肢肌力3级，下肢肌力3级。治疗第27天下肢肌力4级，右上肢可抬至头，搀扶下行走，疗效满意。

【病例3】

黄某，男，46岁，初诊日期：2013年11月27日。

［主诉］右侧肢体不遂伴语言謇涩17天。

［病史］患者于2013年11月11日9时许，无明显诱因突然出现持续右侧肢体不遂伴语言謇涩，当时神清，无头痛、头晕，无胸闷憋气、二便失禁等症，就诊于天津市某医院，时查颅脑CT示脑出血，血压145/111mmHg，予脱水、降颅压、控制血压、改善脑代谢、改善脑循环、保护胃黏膜，经治病情平稳，为进一步治疗收入我病区。现症：神清，精神可，语言謇涩，持续右侧肢体不遂，上肢可微动，腕指活动不能，精细动作不能，感觉敏感，纳可，寐安，二便调。既往高血压病史，未按时服药。

［查体及实验室检查］颅脑CT：左侧基底节区出血，约20ml。运动性失语，右侧上下肢肌力0级；肱二头肌反射亢进，霍夫曼征（＋），膝跟腱反射亢进，巴宾斯基征（＋）。

［西医诊断］脑出血，运动性失语，高血压3级。

［中医诊断］中风（中经络）。

［治疗原则］醒脑开窍，滋补肝肾，镇肝潜阳，疏通经络。

［针灸取穴］内关、人中、三阴交、极泉、尺泽、委中、风池、完骨、天柱。

［手法操作］双侧内关捻转提插泻法 1 分钟；人中雀啄泻法至眼球湿润为度；患侧三阴交提插补法至肢体抽动 3 次为度；患侧极泉、尺泽、委中提插泻法至肢体抽动 3 次为度；双风池、完骨、天柱捻转补法留针 20 分钟。

［辅助疗法］头皮针：运动区、运用区、言语一区、言语二区（病灶侧），平刺，小幅度、高频率捻转补法 1 分钟，留针 20 分钟。

［治疗结果］治疗 2 周后，上肢肌力 2 级，下肢肌力 3 级；治疗 1 个月后，上肢肌力 3 级，下肢肌力 4 级；治疗 2 个月后，语言较前流利，一般交流无明显障碍，上肢肌力 4 级，下肢肌力 4 级。

【病例 4】

张某，男，52 岁，初诊日期：2014 年 7 月 23 日。

［主诉］右侧肢体不遂伴语言不利 2 个月。

［病史］患者于 2014 年 5 月 22 日中午无明显诱因突然出现右侧肢体不遂，当时意识模糊，无头痛及胸闷憋气、二便失禁等症，就诊于上海市某医院，时查颅脑 CT 示脑出血（约 50ml），予开颅血肿清除术，手术后神志转清，经治病情趋于平稳，6 月 9 日转入某医院，予改善脑循环、营养神经等治疗，经治病情有所好转，今日患者为进一步康复治疗特来我院收入我特需针灸病区。现症：神清，精神可，语言不利，右侧肢体不遂，右上肢无自主活动，右下肢可微动，腕指活动不能，精细动作不能，右偏身感觉减弱，右口歪，纳可，寐安，二便自控。既往高血压病病史 6 年余，现口服硝苯地平控释片 1 片，每日 1 次，血压控制在 120/90mmHg 左右；糖尿病病史 8 年余，现口服盐酸二甲双胍 0.5g，每日 3 次；格列齐特 30mg，每日 1 次，血糖控制在餐前 5~6mmol/L，餐后 7~8mmol/L。

［查体及实验室检查］颅脑 CT：左侧基底节区脑血肿吸收期。

［西医诊断］脑出血术后，高血压 3 级，糖尿病。

［中医诊断］中风（中经络）。

［治疗原则］醒脑开窍，滋补肝肾，疏通经络，补益脑髓。

［针灸取穴］人中、内关、风池、完骨、天柱、三阴交、极泉、尺泽、委中。

［手法操作］内关（双侧）捻转提插泻法 1 分钟；人中雀啄泻法至眼球湿润为度；三阴交（患侧）提插补法至肢体抽动 3 次为度；极泉、尺泽、委中（患侧）提插泻法至肢体抽动 3 次为度；风池、完骨、天柱（双侧）捻转补法 1 分钟，留针 20 分钟。

［辅助疗法］头皮针：运动区、运用区、言语一区、言语二区（病灶侧），平刺，

小幅度、高频率捻转补法1分钟，留针20分钟。

[治疗结果] 治疗9天后，肢体不遂好转，下肢肌力2级，上肢肌力2级，可水平移动。

【病例5】

杨某，男，24岁，初诊日期：2013年9月3日。

[主诉] 左侧肢体瘫痪15天。

[病史] 患者于半个月前，无明显诱因出现左侧肢体活动不利伴左口歪，当时意识模糊，伴头晕、头痛，无胸闷憋气、二便失禁等症，就诊于天津市某医院，查颅脑CT示脑出血，后经住院行去骨瓣血肿清除术，治以改善脑代谢，经治病情平稳，为进一步治疗收入我病区。

[查体及实验室检查] 左侧上肢肌力0级，下肢肌力0级，左侧巴宾斯基征（＋）。颅脑CT：脑出血、右颅骨缺如。

[西医诊断] 脑出血，脑血肿清除术后。

[中医诊断] 中风（中经络）。

[治疗原则] 醒脑开窍，滋补肝肾，疏通经络，补益脑髓。

[针灸取穴] 内关、人中、三阴交、极泉、尺泽、委中、风池、完骨、天柱、气海、血海。

[手法操作] 内关（双侧）捻转提插泻法1分钟；人中雀啄泻法至眼球湿润为度；三阴交（患侧）提插补法至肢体抽动3次为度；极泉、尺泽、委中（患侧）提插泻法至肢体抽动3次为度；风池、完骨、天柱（双侧）捻转补法1分钟；气海捻转泻法1分钟；血海捻转补法1分钟。留针30分钟。

[治疗结果] 经治疗14天后，患者左侧肢体活动不利明显好转，上下肢肌力均2级，门诊继续针灸治疗。30天后患者肢体功能明显恢复，能独立行走。

【病例6】

赵某，男，40岁，初诊日期：2013年11月8日。

[主诉] 左侧肢体活动不利伴左口歪1月余。

[病史] 患者于2013年9月26日晚上11时许，无明显诱因突然出现左侧肢体活动不利，语言不利，神昏，无头晕、头痛，无胸闷憋气、二便失禁等症，就诊于某医院，查颅脑CT示脑出血，予血肿引流术，术后神清，5天后拔管，因颅压增高行定向血肿清除术，术后意识清醒，时有躁动，肢体不遂加重，予静脉滴注甘油果糖、依达拉奉、小牛血清去蛋白注射液等，经治病情稳定，遗留左侧肢体活动不利，为进一步治疗收入我病区。现症：神清，精神可，语言欠流利，左侧肢体活动不

利，感觉减弱，左口歪，无头晕、头痛，纳可，寐欠安，二便调。舌红，苔薄白，脉弦细。

［查体及实验室检查］左侧上肢肌力3级，下肢肌力3级，左侧巴宾斯基征、查多克征（＋）。颅脑CT：右侧基底节、左额叶区脑血肿吸收期。

［西医诊断］脑出血。

［中医诊断］中风（中经络）。

［治疗原则］醒脑开窍，滋阴息风，疏通经络，补益脑髓。

［针灸取穴］内关、人中、三阴交、风池、完骨、天柱、极泉、尺泽、委中、肩髃、曲池、合谷、八邪、外关、环跳、阳陵泉、昆仑。

［手法操作］内关（双侧）捻转提插泻法1分钟；人中雀啄泻法至眼球湿润为度，以醒脑开窍；三阴交（患侧）提插补法至肢体抽动3次为度，以滋补肝肾；风池、完骨、天柱（双侧）捻转补法1分钟，以补益脑髓；极泉、尺泽、委中（患侧）提插泻法至肢体抽动3次为度，以疏通经络（不留针）。上肢不利加患侧风池、肩髃、曲池、合谷、八邪、外关；下肢不利加患侧环跳、阳陵泉、昆仑以疏通经络。

［治疗结果］经治疗两周，患者语言欠流利好转，左侧肢体活动不利好转，上肢肌力3级，下肢肌力4级，左口歪好转。经治疗1个月后，患者语言清晰欠流利、左侧肢体活动不利好转，上肢肌力3~4级，下肢肌力4级，左口歪好转，纳可，寐安，二便调，舌暗红，苔薄白，脉弦。

【病例7】

刘某，女，53岁，初诊日期：2011年7月16日。

［主诉］左侧肢体瘫痪伴语言不利、小便失禁半月余。

［病史］患者于2011年6月30日21时许，因情绪激动突然出现左侧肢体瘫痪伴语言不利，当时神清，小便失禁，左口歪，无头痛、头晕，无胸闷憋气，遂就诊于天津市某医院急诊，查颅脑CT示脑出血，予甘油果糖、依达拉奉注射液、脑蛋白水解物、白眉蛇毒血凝酶等药物治疗后住院治疗，予脱水、降颅压、清除自由基、改善脑代谢、改善脑循环药物，予甘露醇、甘油果糖、脑蛋白水解物注射液、醒脑静注射液治疗，经治病情好转，为进一步治疗收入我病区。现症：神清，精神可，轻度左口歪，语言清晰流利，左侧肢体瘫痪、麻木，卧床不能行走，坐位时头晕，纳可，寐安，二便调。舌暗红，苔白，脉弦细。既往高血压病、糖尿病、脑出血病史。

［查体及实验室检查］左侧中枢性面瘫，左侧肌力上肢0级，下肢2级，左侧巴宾斯基征（＋）。颅脑CT：右基底节区脑出血吸收期。心电图：窦性心律、心肌缺血。

［西医诊断］脑出血，高血压3级。

［中医诊断］中风（中经络）。

［治疗原则］醒脑开窍，滋补肝肾，疏通经络，补益脑髓。

［针灸取穴］内关、人中、三阴交、极泉、尺泽、委中、风池、完骨、天柱。

［手法操作］内关（双侧）捻转提插泻法1分钟；人中雀啄泻法至眼球湿润为度；三阴交（患侧）提插补法至肢体抽动3次为度；极泉、尺泽、委中（患侧）提插泻法至肢体抽动3次为度；风池、完骨、天柱（双侧）捻转补法1分钟。留针30分钟。

［治疗结果］出院时神清，精神可，轻度左口歪，语言清晰流利，左侧肢体活动不利，上肢肌力2级，下肢肌力3级，搀扶行走平稳，纳可，寐安，二便调。舌暗红，苔白，脉弦细。

【病例8】

徐某，女，62岁，初诊日期：2014年6月30日。

［主诉］右侧肢体不遂19天。

［病史］患者于2014年6月11日23时许，无明显诱因突然出现意识不清、右侧肢体不遂，就诊于天津某医院急诊，查颅脑CT示左侧基底节－丘脑区血肿，遂住院治疗，6月12日下午患者神志逐渐清醒，继予静脉滴注甘露醇、奥拉西坦、单唾液酸四己糖神经节苷脂钠等，经治病情平稳，今为进一步治疗收入我病区。现症：神清，精神可，语言欠流利，右侧肢体不遂，右上肢无自主活动，右下肢可抬离床面15°，感觉减弱，右口歪，纳可，寐欠安，小便调，大便2~3日一行。既往高血压病史20余年，现服用硝苯地平控释片30mg，每日1次；厄贝沙坦150mg，每日1次，血压控制在130/（80~90）mmHg。

［查体及实验室检查］颅脑CT：左侧基底节－丘脑区血肿。

［西医诊断］脑出血，高血压病3级。

［中医诊断］中风（中脏腑转中经络）。

［治疗原则］醒脑开窍，滋补肝肾，疏通经络，补益脑髓。

［针灸取穴］印堂、内关、三阴交、极泉、尺泽、委中、曲池、风池、完骨、天柱、百会、四神聪、安眠、神门。

［手法操作］患者先取仰卧位，针刺局部皮肤消毒。选用0.25mm×40mm针灸针，先针刺双侧内关穴，施捻转提插泻法1分钟；继针印堂穴，施用雀啄泻法至眼球湿润为度；针刺患侧三阴交穴，以提插补法至肢体抽动3次为度；患侧极泉、尺泽、委中、曲池施以提插泻法至肢体抽动3次为度（不留针）；刺双侧风池、完骨、天柱穴，进针0.8寸，得气后施以捻转补法1分钟；刺百会、四神聪、双侧神门穴，进针0.3寸，不做手法，得气即可；刺双侧安眠穴，进针0.5寸，得气后施以捻转泻法1分钟。留针30分钟。

［中药］予扶正合剂、中风丸。配合中药治疗，方药如下。

炒苦杏仁 15g	白豆蔻 20g	麸炒薏苡仁 60g	佩兰 20g
黄芩 20g	竹茹 20g	姜厚朴 20g	六一散 10g
砂仁 15g	川贝母 6g	首乌藤 30g	炒酸枣仁 30g

［治疗结果］患者住院治疗 7 天后，右侧肢体不遂明显改善，右上肢可在床面平移，右下肢可稍微抵抗阻力，尚不能站立。治疗 10 天后，右上肢可在床面平移，并且自行站立，尚不能行走。治疗 14 天后，右上肢可抬离至胸部，于家属搀扶下可缓慢行走。治疗 21 天后，患者已可脱离家属自行缓慢行走，疗效显著。

【病例9】

纪某，女，73 岁，初诊日期：2014 年 6 月 13 日。

［主诉］右侧肢体不遂 1 月余。

［病史］患者于 2014 年 5 月 9 日 17 时许，无明显诱因突然出现持续右侧肢体不遂，当时神清，无头痛、头晕，及无胸闷憋气、二便失禁等症，就诊于天津市某医院，查颅脑 CT 示脑出血，出血量约 60ml，予脱水降颅压等对症治疗，予以甘露醇等静脉滴注，经治病情未见缓解，现为进一步治疗收入我病区。入院时神清，精神可，语言清晰流利，持续右侧肢体不遂，右上肢可在床面平移，右下肢可在床面屈曲，腕指活动差，精细动作差，尿管通畅，纳可，寐安，小便尿管排出，大便调。既往心绞痛病史 7 年，平素自服酒石酸美托洛尔、单硝酸异山梨酯、阿司匹林治疗，具体情况不详。

［查体］神志清，精神可，面色正常，腹部平软，无压痛及反跳痛，肝脾未及，肠鸣音正常，语言清晰流利，持续右侧肢体不遂，右上肢可在床面平移，右下肢可在床面屈曲，腕指活动差，精细动作差，尿管通畅。

［西医诊断］脑出血。

［中医诊断］中风（中经络）。

［治疗原则］醒脑开窍，滋阴息风，疏通经络。

［针刺取穴］内关、人中、风池、完骨、天柱、人迎、曲池、合谷、足三里、太冲、环跳、三阴交、极泉、尺泽、委中，秩边透水道。

［手法操作］内关（双侧）捻转提插泻法 1 分钟；人中雀啄泻法至眼球湿润为度；三阴交（患侧）提插补法至肢体抽动 3 次为度；极泉、尺泽、委中（患侧）提插泻法至肢体抽动 3 次为度；风池、完骨、天柱（双侧）捻转补法 1 分钟；双侧人迎小幅度、高频率捻转补法；双侧曲池捻转补法；双侧合谷捻转泻法；双侧足三里捻转补法；双侧太冲捻转泻法；双侧秩边透水道，提插泻法。留针 30 分钟。

［中药］考虑阴虚风动，治以滋阴息风，拟方如下。

| 天麻 20g | 钩藤 20g | 石决明 20g | 茺蔚子 15g |

白芍 10g	生麦芽 10g	麸炒枳壳 10g	槲寄生 20g
首乌藤 30g	茯苓 15g	珍珠母 30g	煅龙骨 30g
煅牡蛎 30g	醋龟甲 10g	菊花 10g	粉葛 20g
炒酸枣仁 30g	龙眼肉 10g	炒六神曲 10g	火麻仁 10g

水煎服，日 1 剂，每次 150ml。

［治疗结果］患者于 6 月 19 日拔除尿管，自行排尿。精神状况较前转好，食欲增进，右侧肢体不遂较前好转，上下肢均可抬离床面。6 月 30 号右侧肢体肌力，上肢 4 级，下肢 4 级，寐安，二便自控。

【病例 10】

李某，男，43 岁，初诊日期：2015 年 4 月 1 日。

［主诉］右侧肢体不遂伴构音障碍 8 月余。

［病史］患者于 8 个月前无明显诱因突然出现右侧肢体瘫痪，就诊于当地医院，诊断为脑出血，经治疗遗留右侧肢体不遂伴构音障碍。现为进一步治疗，来我院国医堂门诊处就诊。现症：神清，精神可，语言謇涩，构音障碍，右侧肢体不遂，纳可，寐安，二便调。舌红苔少，脉弦细数。既往高血压 12 年，最高达 180/100mmHg，平素口服硝苯地平控释片 30mg，每日 1 次；吲达帕胺 2.5mg，每日 1 次，平素血压控制在 130/80mmHg。冠心病病史 1 年余，现服美托洛尔 25mg，每晚 1 次，近期无不适。

［查体及实验室检查］患者休息 5 分钟后，水银柱血压仪测量左上臂血压为 140/90mmHg。右侧上肢肌力 2 级，右下肢肌力 4 级。右侧上肢肌张力增高；双侧肢体生理反射对称存在，右霍夫曼征（+），右巴宾斯基征（+）。于当地医院查脑 CT：左侧基底节出血，出血量为 40~50ml。

［西医诊断］脑出血后遗症，高血压 2 级，冠心病。

［中医诊断］中风（中经络）。

［治疗原则］醒脑开窍，平肝潜阳，疏通经络，活血散风，疏肝健脾。

［针刺取穴］内关、人中、三阴交、极泉、尺泽、委中、人迎、印堂、上星透百会、百会、四神聪、廉泉、金津、玉液、头维、四白、承浆、风池、曲池、合谷、手三里、肩髃、肩前、阳溪、阳池、阳谷、上八邪、梁丘、血海、阳陵泉、阴陵泉、足三里、丰隆、悬钟、太溪、太冲、足临泣、丘墟。

［手法操作］内关（双侧）捻转提插泻法 1 分钟；人中雀啄泻法至眼球湿润为度；三阴交（患侧）提插补法至肢体抽动 3 次为度；极泉、尺泽、委中（患侧）提插泻法至肢体抽动 3 次为度；风池、完骨、天柱（双侧）捻转补法 1 分钟；环跳（患侧）直刺使针感向下肢放射；人迎（双侧），小幅度、高频率补法 1 分钟；曲池、足三里（双侧）捻转补法 1 分钟，合谷、太冲（双侧）捻转泻法 1 分钟；人迎（双侧）捻转平补

平泻法1分钟；廉泉捻转补法；每次留针20分钟，每周6次；起针后舌下金津、玉液放血2ml左右，隔日1次；余穴常规刺法。

［辅助疗法］考虑患者右上肢肌张力增高，予筋骨针治疗，选取肘前方肱二头肌、肱桡肌与肘横韧带构成的立体三角区，局部皮肤严格消毒，采用扁圆刃筋骨针，在肱骨外上髁、肘横韧带与肱二头肌腱交汇处、肱二头肌及肱桡肌肌腹筋性结节点，纵向进针，由浅至深行筋膜扇形分离法，至行针时不再有弹响声为止。出针后局部止血，每周治疗2~3次。

［血压监测］每次针刺治疗前，仰卧休息10分钟后测量左上肢血压，并记录。

［治疗结果］针刺治疗至4月6日，建议患者减药，患者遂减药，仅续服硝苯地平控释片30mg，每日1次，配合针刺降压治疗27次，血压控制平稳、达标，平均为128/88mmHg，未诉不适。5月7日测血压150/110mmHg，改为厄贝沙坦片，配合针刺降压治疗14次，血压平均为137/91mmHg。在此期间，患者的肢体运动功能明显好转，语言謇涩较前好转。至5月15日已无构音障碍。

按语："醒脑开窍"针法是针对中风病的基本病机，即瘀血、肝风、痰浊等病理因素蒙蔽脑窍导致"窍闭神匿，神不导气"而提出的治疗法则和针刺方法，在选穴上以阴经和督脉穴为主，并强调针刺手法量学规范。"醒脑开窍"法以脑府立论，注重了"神不导气是百病始生"的关键，依"主不明则十二官危"的理论根据，应用醒法，对中风及中风后出现的一系列肢体症状、语言不利、吞咽困难等并发症有明显疗效。内关穴为八脉交会穴之一，通于阴维脉，属手厥阴心包经之络穴，有养心安神、疏通气血之功。三阴交为足三阴经脉之交会穴，补其三阴可健脾益肾，濡养筋脉。风池穴乃治风要穴，为足少阳与阴维脉之会，归属胆经，可条达阳经之气，潜阳息风，活血化瘀，清头利窍。风池、完骨、天柱穴具有通利枢纽之功，三穴合用可达养脑髓、通脑窍、利机关的作用。筋会阳陵，可疏调经筋。诸穴合用可达醒脑开窍、疏通经络、滋补肝肾之功。

【病例11】

张某，男，53岁，初诊日期：2015年3月31日。

［主诉］右侧肢体不遂9月余。

［病史］患者9个月前无明显诱因出现右侧肢体无力，就诊于当地医院，诊断为"脑出血"，治疗后遗留右侧肢体不遂。今为进一步治疗，特来我院国医堂门诊处，现症：神清，精神可，言语清晰流利，右侧肢体不遂，纳可，寐安，二便调。既往2007年患脑出血，高血压15年，平素最高达180/90mmHg，口服硝苯地平控释片1片，每日1次，血压控制可。

［查体］初诊于休息5分钟后，使用水银柱血压仪测量左上臂血压为120/90mmHg。右上肢肌力4级，肌张力增高；右下肢肌力4级，右侧肢体浅感觉、复合感觉减退，

双侧肢体生理反射对称存在，病理反射未引出。舌淡苔白，脉滑。

［西医诊断］脑出血后遗症，高血压3级。

［中医诊断］中风（中经络）。

［治疗原则］醒脑开窍，滋补肝肾，疏通经络，活血散风，疏肝健脾。

［针刺取穴］内关、三阴交、极泉、尺泽、委中、风池、完骨、天柱、曲池、合谷、外关、肩髃、肩髎、肩前、足三里、阴陵泉、地仓、阳白、颊车。

［手法操作］双侧内关捻转提插泻法1分钟；人中雀啄泻法至眼球湿润为度；双侧三阴交提插补法至肢体抽动3次为度；双侧极泉、尺泽、委中提插泻法至肢体抽动3次为度；双侧风池、完骨、天柱捻转补法。余穴常规刺法，留针20分钟，每周6次。

［辅助疗法］筋骨针：肩关节，隔日1次。

［血压监测］每次针刺治疗前，大约在8点到9点期间用水银柱血压仪测量卧位休息至少10分钟后的左上臂血压，记录血压。

［治疗结果］患者治疗至4月27日，考虑患者血压平稳，平均为127/84mmHg，嘱患者停药，患者遂停药。停药后6天内，血压平均为130/84mmHg。停药第7天，患者血压150/100mmHg，后连续5天血压偏高，平均在156/104mmHg，考虑与气温、气压波动有关。后患者于5月9日续服降压药物，后血压平均为137/94mmHg。4月4日右侧上、下肢体肌力分别3+及4级，肌张力降低。4月13日右肩上抬至大范围无疼痛，右手臂活动时疼痛明显减轻，右手指可伸展。

【病例12】

张某，男，46岁，初诊日期：2015年5月25日。

［主诉］右侧肢体麻木无力、拘挛3年。

［病史］患者于2012年5月14日21时许，无明显诱因突然出现右侧肢体不遂伴语言謇涩、头晕，当时神清，无头痛，及胸闷憋气、二便失禁等症，就诊于当地医院，查颅脑CT示左侧基底节出血约27ml，予输液治疗（具体用药不详），经治病情平稳，遗留右侧肢体麻木无力伴左上肢拘挛，半个月前就诊于我院门诊，现为进一步康复治疗特收入我特需针灸病区。现症：神清，精神可，语言清晰流利，右侧肢体麻木无力，可对抗阻力，但较正常差，右上肢肌张力增高，Ashworth分级Ⅱ级，腕指活动差，精细动作差，右口歪，纳可，饮水偶呛，寐安，二便调。舌红，苔薄，脉滑。既往高血压病史6年，最高达200/120mmHg，近期未服用降压药物，血压控制尚可。

［查体及实验室检查］颅脑MRI：左基底节区、左丘脑软化灶；脑白质脱髓鞘斑；局部脑萎缩。

［西医诊断］脑出血后遗症。

［中医诊断］中风（中经络）。

［治疗原则］醒脑开窍，滋阴潜阳，补益脑髓，舒筋活络。

［针刺取穴］内关、人中、三阴交、极泉、尺泽、委中、风池、完骨、天柱、人迎、头维、曲池、合谷、外关、足三里、太冲，下肢太阴、阳明经排刺，头皮针运动区、运用区、血管舒缩区。

［手法操作］醒脑开窍针刺治疗：内关（双侧）捻转提插泻法 1 分钟；人中雀啄泻法至眼球湿润为度；三阴交（双侧）提插补法至肢体抽动 3 次为度；极泉、尺泽、委中（双侧）提插泻法至肢体抽动 3 次为度；风池、完骨、天柱（双侧）捻转补法；曲池、足三里（双侧）捻转补法 1 分钟，合谷、太冲（双侧）捻转泻法 1 分钟；人迎（双侧）捻转平补平泻法 1 分钟；下肢太阴、阳明经排刺，均取双侧，平补平泻法 1 分钟，留针 20 分钟，每日 1 次。

［辅助疗法］①头皮针：运动区、运用区、血管舒缩区（病灶侧），平刺，小幅度、高频率捻转补法 1 分钟，留针 20 分钟。②筋骨针：选取肘前方肱二头肌、肱桡肌与肘横韧带构成的立体三角区，局部皮肤严格消毒，采用扁圆刃筋骨针，在肱骨外上髁、肘横韧带与肱二头肌腱交汇处、肱二头肌及肱桡肌肌腹筋性结节点，纵向进针，由浅至深行筋膜扇形分离法，至行针时不再有弹响声为止。出针后局部止血，每周治疗 2~3 次。

［治疗结果］治疗 15 天后，右侧肢体麻木无力较前好转，右侧肢体肌力 4 级，右上肢肌张力较前下降，Ashworth 分级 I$^+$ 级，右口歪，纳可，饮水偶呛，寐安，二便调。舌红，苔薄，脉滑。治疗 27 天后，右侧肢体麻木无力较前好转，右上肢肌力 4 级，右下肢肌力 4$^+$ 级，右上肢肌张力较前下降，Ashworth 分级 I 级。

按语：患者素体阳盛，心肝火旺之体，《经》云："木郁之发，耳鸣旋转，目不识人，善暴僵仆。"遇怫郁恼怒而阳亢化风，以致突发本病。本病病机为窍闭神匿，神不导气，经络痹阻，气血不能濡养经脉所致，故治疗以醒脑开窍，滋阴潜阳为主，疏通经络为辅。配合筋骨针疗法，选取肘前方肱二头肌、肱桡肌与肘横韧带构成的立体三角区，以筋骨针对痉挛部位进行松解、剥离，取得了较好疗效。

【病例 13】

张某，男性，47 岁，初诊日期：2013 年 12 月 23 日。

［主诉］右侧肢体活动不利伴眩晕 20 天。

［病史］患者于 20 天前突然出现右侧肢体活动不利伴语言不利，当时头痛、头晕，测血压 220/120mmHg，遂就诊于天津市某医院，查头颅 CT 示脑出血，予脱水、降颅压、改善脑代谢等治疗，经治病情平稳，为进一步治疗收入我病区。现症：神清，精神可，语言不利，右侧肢体活动不利，右侧上下肢可于床面平移，纳可，寐

安，二便调。

［查体及实验室检查］右侧肢体肌力 2 级，右巴宾斯基征（＋），血压 200/110mmHg。

［西医诊断］脑出血。

［中医诊断］中风（中经络）。

［治疗原则］醒脑开窍，平肝潜阳，活血通络。

［针灸取穴］内关、人中、百会、三阴交、极泉、尺泽、人迎、委中、合谷、曲池、足三里、太冲、太溪、丘墟。

［治疗过程］双侧内关直刺 1 寸，捻转提插泻法，施术 1 分钟；人中用重雀啄手法，以眼球湿润或流泪为度；患侧极泉、尺泽、委中提插泻法至肢体抽动 3 次为度（不留针）；患侧三阴交提插补法至肢体抽动 3 次为度，双侧太溪直刺 1 寸施捻转补法；双侧人迎直刺 1~1.5 寸，见针体随动脉搏动而摆动，施捻转补法 1 分钟；其余诸穴均以捻转补法。留针 30 分钟。

［治疗结果］采用上述方法治疗 1 个月，患者可独立行走，语言欠流利。

【病例 14】

王某，女，46 岁，初诊日期：2013 年 11 月 14 日。

［主诉］右侧肢体瘫痪伴失语 19 天。

［病史］患者于 2013 年 11 月 25 日 22 时许，无明显诱因突然出现右侧肢体瘫痪，当时神志欠清，呕吐 1 次，呕吐物为胃内容物，无头晕、头痛，无胸闷憋气、二便失禁等症，就诊于天津市某医院，查颅脑 CT 示脑出血，收入院治以脱水降颅压、改善脑代谢，11 月 26 日早晨病情无好转，转院至天津市某医院行去骨瓣血肿清除术，治以脱水降颅压、控制血压、控制血糖、改善脑代谢、抗炎、化痰、抑制胃酸保护胃黏膜、营养支持，经治病情平稳，为进一步治疗收入我病区。现症：神清，精神可，运动性失语，右侧肢体瘫痪，右口歪，双目向左凝视，无头痛、头晕、恶心呕吐、胸闷憋气等不适，纳可，寐安，二便调。既往高血压病、糖尿病。

［查体及实验室检查］双右侧上肢肌力 0 级，下肢肌力 0 级，右侧巴宾斯基征、查多克征（＋）。颅脑 CT（2013 年 10 月 25 日）：左基底节区血肿。心电图（2013 年 11 月 14 日）：窦性心动过速、心肌缺血。

［西医诊断］脑出血，高血压病，糖尿病。

［中医诊断］中风（中经络）。

［治疗原则］醒脑开窍，滋补肝肾，疏通经络，补益脑髓。

［针灸取穴］内关、人中、三阴交、极泉、尺泽、委中、风池、完骨、天柱、太溪、金津、玉液、廉泉。

［手法操作］内关（双侧）捻转提插泻法 1 分钟；人中雀啄泻法至眼球湿润为度；

三阴交（患侧）提插补法至肢体抽动 3 次为度；极泉、尺泽、委中（患侧）提插泻法至肢体抽动 3 次为度；风池、完骨、天柱（双侧）捻转补法 1 分钟；金津、玉液点刺放血；廉泉针向舌根部，进针 2~2.5 寸，施提插泻法 1 分钟；太溪（双侧）捻转补法 1 分钟。留针 30 分钟。

［中药］中药活血通络汤剂、中风丸。

［治疗结果］出院时患者语言较前流利，右侧肢体不遂好转，上肢肌力 1 级，下肢肌力 2 级，右口歪，双目向左凝视，纳可，寐安，二便调，舌淡红，苔白腻，脉弦。

【病例 15】

白某，男，57 岁，初诊日期：2013 年 12 月 12 日。

［主诉］右侧肢体活动不利伴语言欠利 20 天。

［病史］患者于 2013 年 11 月 22 日晚无明显诱因突然出现右侧肢体活动不利，伴语言欠利，当时神清，无头晕、头痛，无胸闷憋气、二便失禁等症，就诊于天津市某医院，查颅脑 CT 示脑干出血，考虑脑出血，治以脱水、降颅压，药物予甘露醇，经治病情无变化，当晚急至天津市某医院住院治疗，治以脱水、降颅压、控制血压、改善脑代谢、纠正电解质紊乱、抑酸保护胃黏膜、抗炎镇痛、镇静助眠，经治病情平稳，为进一步治疗收入我病区。现症：神清，精神可，语言欠流利，右侧肢体活动不利，无头痛、头晕、恶心呕吐、胸闷憋气、饮食水咳呛等不适，纳可，寐差，二便调。既往高血压病、痛风病史，痛风病史 10 年，平素间断服用秋水仙碱 1 片，每日 1 次，左拇趾跖趾关节痛风结节。否认药物及食物过敏史。

［查体及实验室检查］右侧上肢肌力 4 级，下肢肌力 4 级，右侧巴宾斯基征（±）。颅脑 CT（2013 年 11 月 22 日）：脑干出血。心电图（2013 年 12 月 12 日）：窦性心律、正常心电图。

［西医诊断］脑干出血，高血压 3 级。

［中医诊断］中风（中经络）。

［治疗原则］醒脑开窍，滋补肝肾，疏通经络，补益脑髓。

［针灸取穴］内关、人中、三阴交、极泉、尺泽、委中、风池、完骨、天柱、丘墟、太溪、解溪、阿是穴。

［手法操作］内关（双侧）捻转提插泻法 1 分钟；人中雀啄泻法至眼球湿润为度；三阴交（患侧）提插补法至肢体抽动 3 次为度；极泉、尺泽、委中（患侧）提插泻法至肢体抽动 3 次为度；风池、完骨、天柱（双侧）捻转补法 1 分钟；痛风侧肢体（左）丘墟、太溪、解溪、阿是穴捻转泻法 1 分钟。留针 30 分钟。

［中药］中药治以益气活血、补益肝肾，予益肾养肝合剂、活血通络汤剂、中风

丸、痛风汤剂。

[西药] 西医治以控制血压、改善脑代谢、营养神经、镇静安眠。

[治疗结果] 出院时患者情况明显好转，神清，精神可，语言欠流利，右侧肢体活动不利好转，左拇趾跖趾关节已无明显疼痛，右侧上肢肌力4级，下肢肌力4级，左拇趾跖趾关节已无明显疼痛，纳可，寐差，二便调，舌淡红，苔薄白，脉弦细。

按语：本例患者有高血压病史、痛风病史，在高血压性脑出血的同时，痛风病也处于活动期，左拇趾跖趾关节红肿疼痛。痛风是一种由尿酸产生过多或因尿酸排泄不良而致血中尿酸升高，尿酸盐结晶沉积在关节滑膜、滑囊、软骨及其他组织中引起的反复发作性炎性疾病。在醒脑开窍针刺法醒神开窍、滋补肝肾、通经导气的基础上，加丘墟、太溪、解溪、阿是穴，配合中药利湿通络止痛，获得佳效。

【病例 16】

张某，男，47岁，初诊日期：2011年4月12日。

[主诉] 右侧肢体活动不利伴视一为二1月余。

[病史] 患者于2011年2月18日7时许，无明显诱因突然出现持续右侧肢体活动不利、肌肉拘挛、视物模糊、听力减退，当时神清，头痛，头晕，伴恶心呕吐及胸闷憋气、二便失禁，就诊于天津市某医院，查血压210/110mmHg，查颅脑CT示脑干出血，出血量2~3ml，予气管切开术帮助排痰，予降颅压、降脂、控制血压、改善脑代谢、改善脑循环、抗炎、化痰，经治病情好转，为进一步治疗收入我病区。现症：神清，精神可，语言欠流利，持续右侧肢体活动不利、麻木，感觉减弱，视一为二，右耳听力减退，咳嗽，咯少量白痰，纳好，寐欠安，二便调。舌暗红，苔白腻，脉弦细。既往高血压病病史。

[查体及实验室检查] 右侧肌力上肢4级，下肢4级，右侧巴宾斯基征、查多克征（+）、奥本海姆征（±）。颅脑CT（2011年2月18日）：脑干出血，出血量2~3ml。

[西医诊断] 脑出血，高血压3级。

[中医诊断] 中风（中经络）。

[治疗原则] 醒脑开窍，滋补肝肾，疏通经络，补益脑髓。

[针灸取穴] 内关、人中、三阴交、极泉、尺泽、委中、风池、完骨、天柱、睛明、攒竹、四白、瞳子髎。

[手法操作] 内关（双侧）捻转提插泻法1分钟；人中雀啄泻法至眼球湿润为度；三阴交（患侧）提插补法至肢体抽动3次为度；极泉、尺泽、委中（患侧）提插泻法至肢体抽动3次为度；风池、完骨、天柱（双侧）捻转补法1分钟；睛明、攒竹、四

白、瞳子髎捻转泻法。留针 30 分钟。

[辅助疗法] 头皮针：枕正中线、枕上下旁线，平刺，小幅度、高频率捻转补法 1 分钟。

[治疗结果] 出院时神清，精神可，语言清晰流利，右侧肢体活动不利，上肢肌力 4 级，下肢肌力 4 级，手活动不灵活、僵硬，行走需搀扶，步态不稳，纳可，视远物时视一为二，时有耳鸣，寐安，二便调。舌暗红，苔白腻，脉弦细。出院后经进一步门诊治疗，患者复视消失，存留视物模糊，单人辅助下行走尚稳，肢体可放松。

按语：此患者为中年男性，既往虽有高血压病及高脂血症，但患者未系统服药，且有烟酒及喜食肥甘的不良嗜好，加之工作压力大，无时间规律，内外因合璧而发病。脑出血部位在脑干，急性期病势凶险，死亡率高。脑干病变出现典型的交叉征，同侧颅神经受损体征，和对侧锥体束征同时出现，眩晕、吞咽障碍、复视等并发症多见，经治疗生命得以挽救，后期治疗及康复仍需长期而艰苦的过程。针对根本病机窍闭神匿，神不导气，在醒脑开窍针刺法基础上，加风池、完骨、天柱养血清脑，改善椎基底动脉系统供血，促进侧支循环建立，配合头针枕正中线、枕上下旁线、眼周局部腧穴，对于脑干卒中后眩晕、复视、吞咽障碍等获得良效。

【病例 17】

邢某，男，53 岁，初诊日期：2009 年 11 月 13 日。

[主诉] 右侧肢体不遂伴语言不利 23 天。

[病史] 患者于 2009 年 10 月 1 日 18 时许，无明显诱因突然出现持续右侧肢体瘫痪伴失语，当时神清，头痛，无头晕，无胸闷憋气、二便失禁症状，就诊于某医院，查颅脑 CT 示脑出血，予静脉滴注醒脑静注射液后转往另一家医院，并住院治疗，予脱水、降颅压、控制血压、改善脑代谢、改善脑循环治疗，经治病情平稳，为进一步治疗来我院。现症：神清，精神可，语言謇涩，计算不能，阅读困难，右侧肢体不遂，右手握力弱，精细动作不灵活，双下肢肌肉萎缩，双足下垂，右口歪，纳可，寐安，小便自控，大便干燥，数日一行。既往脊髓灰质炎病史。

[查体及实验室检查] 右侧中枢性面瘫，右侧肌力上肢 4 级，下肢 2 级，右侧巴宾斯基征（－）。颅脑 CT（2009 年 11 月 12 日）：左基底节颞区脑出血吸收期。舌暗红，苔薄白，脉弦细。

[西医诊断] 脑出血，高血压 3 级。

[中医诊断] 中风（中经络）。

[治疗原则] 醒脑开窍，滋补肝肾，疏通经络，补益脑髓。

[针灸取穴] 内关、人中、三阴交、极泉、尺泽、委中、上星、风池、完骨、天柱，阳明经排刺。

［手法操作］常规消毒，取双侧内关，进针 1~1.5 寸，施捻转提插泻法；继刺人中，向鼻中隔方向针刺 0.3~0.5 寸，用雀啄泻法，至眼球湿润或流泪为度；患侧三阴交，提插补法至肢体抽动 3 次为度；患侧尺泽、委中、极泉提插泻法至肢体抽动 3 次为度；双侧风池、完骨、天柱捻转补法 1 分钟；余穴常规刺法，留针 30 分钟。

［治疗结果］患者神清，精神可，语言欠流利，计算能力差，可做简单阅读，应答尚切题，时有错语，右侧肢体不遂，上肢肌力 4 级，下肢肌力 2 级，手精细动作不准，双下肢陈旧性肌肉萎缩，持双拐可行走，纳可，寐安，二便调。舌暗红，苔薄白，脉弦细。

【病例 18】

黄某，男，46 岁，初诊日期：2013 年 11 月 27 日。

［主诉］右侧肢体不遂伴语言謇涩 17 天。

［病史］患者于 2013 年 11 月 11 日 9 时许，无明显诱因突然出现持续右侧肢体不遂伴语言謇涩，当时神清，无头痛、头晕，及无胸闷憋气、二便失禁等症，就诊于天津市某医院，时查颅脑 CT 示脑出血，血压 145/111mmHg，予脱水、降颅压、控制血压、改善脑代谢、改善脑循环、保护胃黏膜，予以甘露醇、甘油果糖、神经节苷脂、泮托拉唑静脉滴注，经治病情平稳，为进一步治疗收入我病区。现症：神清，精神可，语言謇涩，持续右侧肢体不遂，上肢可见肌肉收缩，腕指活动不能，精细动作不能，感觉敏感，右下肢无运动，纳可，寐安，二便调。既往高血压病史 4 年，自服硝苯地平控释片 1 片，每天 1 次；福辛普利钠半片，每天 1 次，血压控制在（120~150）/（100~110）mmHg。糖尿病病史 3 年，未规律用药。

［查体及实验室检查］颅脑 CT：左侧基底节区出血，约 20ml。

［西医诊断］脑出血。

［中医诊断］中风（中经络）。

［治疗原则］醒脑开窍，平肝息风，镇肝潜阳，疏通经络。

［针灸取穴］内关、人中、三阴交、极泉、尺泽、委中、风池、完骨、天柱、金津、玉液。

［手法操作］双侧内关捻转提插泻法 1 分钟；人中雀啄泻法至眼球湿润为度；患侧三阴交提插补法至肢体抽动 3 次为度；患侧极泉、尺泽、委中提插泻法至肢体抽动 3 次为度；双风池、完骨、天柱捻转补法，留针 20 分钟。

［辅助疗法］①头皮针：运动区、运用区、言语一区、言语二区，平刺，小幅度、高频率捻转补法 1 分钟，留针 20 分钟。②金津、玉液点刺放血，隔日 1 次，每次出血量约 3ml。

［治疗结果］治疗 2 个月后，语言欠流利，右上肢可抬离床面 30°，手掌可微握拳，左下肢可抬离床面 45°。治疗 3 个月后，患者可在他人帮助下站立 20 分钟。治疗 6 个月后，患者右上肢可抬离床面 60°，右下肢可抬离床面 90°，语言清晰流利，生活基本自理。治疗 7 个月后，生活完全自理，回到工作岗位。

按语：中风后语言障碍为脑卒中损伤语言中枢而引起，针灸可通过机械刺激改善卒中后脑功能，激发病灶周围脑细胞功能恢复。醒脑开窍针法可以促进脑神经功能的恢复，进而促进其对四肢百骸、五官七窍的统领，从而有利于语言的恢复。

【病例 19】

张某，男，57 岁，初诊日期：2014 年 3 月 13 日。

［主诉］左侧肢体不遂 13 天。

［病史］患者于 2014 年 2 月 28 日 10 时许，劳累过度突然出现持续左侧肢体不遂伴语言謇涩，当时神清，有头痛、头晕，无胸闷憋气、二便失禁等症，就诊于天津市某医院，查颅脑 CT 示右侧基底节及蛛网膜下腔出血，血压 225/120mmHg，当日转入天津市某医院治疗，予脱水、降颅压、控制血压、化痰、纠正电解质紊乱、助眠，予以甘露醇、神经节苷脂、脑蛋白水解物注射液等静脉滴注，经治病情好转，为进一步治疗收入我病区。现症：神清，精神可，左口歪，语言謇涩，持续左侧肢体不遂，左侧肢体无自主活动，腕指活动不能，精细动作不能，纳少，寐欠安，小便调，大便干燥，四日未行。

［查体及实验室检查］颅脑 CT：右侧基底节出血 16ml，蛛网膜下腔出血。

［西医诊断］脑出血。

［中医诊断］中风（中经络）。

［治疗原则］醒脑开窍，平肝息风，镇肝潜阳，疏通经络。

［针灸取穴］内关、人中、三阴交、极泉、尺泽、委中、风池、完骨、天柱。

［手法操作］双内关捻转提插泻法 1 分钟；人中雀啄泻法至眼球湿润为度；患侧三阴交提插补法至肢体抽动 3 次为度；患侧极泉、尺泽、委中提插泻法至肢体抽动 3 次为度；双风池、完骨、天柱捻转补法，留针 20 分钟。

［辅助疗法］①头皮针：运动区、运用区、言语一区、言语二区，平刺，小幅度、高频率捻转补法 1 分钟，留针 20 分钟。②金津、玉液点刺放血，隔日 1 次，每次出血量约 3ml。

［治疗结果］治疗 2 个月后，语言欠流利，右侧肢体可在床面平移。治疗 3 个月后，患者可在他人帮助下站立 20 分钟。治疗 4 个月后，患者语言清晰流利，在他人保护下可缓慢行走。

【病例 20】

冯某，女，61 岁，初诊日期：2014 年 1 月 9 日。

[主诉] 右侧肢体不遂伴语言不利 10 天余。

[病史] 患者于 2013 年 12 月 29 日 5 时许，无明显诱因突然出现右侧肢体不遂，伴神清语言不利，当时无头晕、头痛，无胸闷憋气、二便失禁等症，就诊于天津市某医院，查颅脑 CT 示脑出血，考虑脑出血，治以脱水、控制血压、改善脑代谢、改善脑循环、化痰、抑酸，经治病情平稳，为进一步治疗收入我病区。现症：神清，精神可，语言不利，右侧肢体不遂，感觉减弱，未诉头晕、头痛及胸闷憋气，饮食水无呛咳，无吞咽困难，右口歪，纳少，寐欠安，二便调。既往高血压病史 20 余年，血压最高达 190/100mmHg，近期血压 140/80mmHg 左右，口服厄贝沙坦氢氯噻嗪片，每次 162.5mg，每天 1 次。

[查体及实验室检查] 神清，精神可，语言不利，面色正常，右侧中枢性面瘫，右上肢肌力 3 级，右下肢肌力 3 级，右侧巴宾斯基征（+）。颅脑 CT：左侧基底节 - 丘脑区出血，苔黄腻，脉滑数。

[西医诊断] 脑出血，高血压 3 级（极高危）。

[中医诊断] 中风（中经络）。

[治疗原则] 醒脑开窍，滋补肝肾，疏通经络，补益脑髓。

[针灸取穴] 内关、人中、三阴交、极泉、尺泽、委中、风池、完骨、天柱、廉泉、头维、曲池、合谷、足三里、丰隆、太冲。

[手法操作] 内关（双侧）捻转提插泻法 1 分钟；人中雀啄泻法至眼球湿润为度；三阴交（患侧）提插补法至肢体抽动 3 次为度；极泉、尺泽、委中（患侧）提插泻法至肢体抽动 3 次为度；风池、完骨、天柱（双侧）捻转补法 1 分钟；余穴常规针刺，留针 20 分钟。

[辅助疗法] 湿敷治疗、温灸、微波、直流电药物透入疗法，每日 1 次。配合中西药以平肝息风，降逆化痰，益气活血，控制血压、改善脑代谢、改善脑循环、营养神经。予中风丸、活血通络汤剂、厄贝沙坦氢氯噻嗪、奥拉西坦注射液、醒脑静注射液、注射用鼠神经生长因子粉针剂等药物。

[治疗结果] 以上方法每日 1 次，治疗 2 次后，患者语言不利较前减轻。第 7 天时右侧肢体不遂较前减轻，右下肢较前有力。第 14 天右侧肢体不遂较前减轻，单人辅助下可行走。

【病例 21】

赵某，女，52 岁，初诊日期：2013 年 12 月 6 日。

[主诉] 右侧肢体瘫痪伴语言不利 21 天。

［病史］患者于 2013 年 11 月 16 日 21 时许，无明显诱因突然出现持续右侧肢体活动不利，当时神清，无头晕、头痛，无胸闷憋气、二便失禁等症，就诊于天津市某医院，查颅脑 CT 示脑出血，出血量不详，考虑脑出血，转入另一医院，转院后病情加重，出现右侧肢体瘫痪，语言不利，继而神昏，遂行去骨瓣血肿清除术治疗，术后治以脱水、降颅压、改善脑代谢，控制感染，经治病情平稳，为进一步治疗收入我病区。现症：神清，精神可，混合性失语，持续右侧肢体瘫痪，感觉敏感，偶有头晕，无饮水咳呛，纳差，神疲，面色无华，爪甲色淡，寐安，小便自控差，大便调。

［查体及实验室检查］颅脑 CT（2013 年 11 月 16 日）：脑出血。混合性失语，右侧上下肢肌力 0 级。

［西医诊断］脑出血。

［中医诊断］中风（中脏腑）后遗症。

［治疗原则］醒脑开窍，滋补肝肾，疏通经络，补益脑髓。

［针灸取穴］内关、人中、三阴交、极泉、尺泽、委中、风池、完骨、天柱、太溪、头维、曲池、合谷、足三里、太冲。

［手法操作］内关（双侧）捻转提插泻法 1 分钟；人中雀啄泻法至眼球湿润为度；三阴交（患侧）提插补法至肢体抽动 3 次为度；极泉、尺泽、委中（患侧）提插泻法至肢体抽动 3 次为度；风池、完骨、天柱（双侧）捻转补法 1 分钟；太溪（双侧）捻转补法 1 分钟；头维、曲池、合谷、足三里、太冲（双侧），常规刺法，留针 30 分钟。

［中药］治以滋补肝肾，补气养血，处方如下。

党参 15g	茯苓 15g	炒白术 10g	砂仁 10g
玉竹 15g	麦冬 15g	女贞子 15g	墨旱莲 15g
生地黄 15g	枳壳 10g	生黄芪 15g	狗脊 15g
盐杜仲 15g	牛膝 15g		

［治疗结果］治疗第 12 天：语言不利较前好转，右上肢可平移，右下肢可抬离床面，右侧上肢肌力 2 级，下肢肌力 3 级。治疗第 20 天：语言不利较前好转，右侧肢体活动不利好转，右上肢可抬至胸，右下肢可抬离床面。治疗第 27 天：右侧肢体活动不利好转，上肢肌力 3 级，下肢肌力 3 级，右上肢可抬至头，搀扶下行走。出院时：患者神清，精神可，时头晕，语言欠流利，右侧肢体活动不利，上肢肌力 3 级，下肢肌力 4 级，右上肢可抬至头，搀扶下行走，纳可，寐安，二便调。

【病例 22】

赵某，男，40 岁，初诊日期：2013 年 11 月 8 日。

［主诉］左侧肢体活动不利伴左口歪 1 月余。

［病史］患者于 2013 年 9 月 26 日 23 时许，无明显诱因突然出现左侧肢体活动不

利，语言不利，当时神清，无头晕、头痛，无胸闷憋气、二便失禁等症，就诊于天津市某医院，查颅脑 CT 示脑出血，予血肿引流术，术后神清，5 天后拔管因颅压增高行定向血肿清除术，术后意识清醒，时有躁动，肢体不遂加重，予静脉滴注甘油果糖、依达拉奉、小牛血清去蛋白注射液等，经治病情稳定，遗留左侧肢体活动不利，为进一步治疗收入我病区。现症：神清，精神可，语言欠流利，左侧肢体活动不利，感觉减弱，左口歪，无头晕、头痛，纳可，寐欠安，二便调。

[查体及实验室检查] 左侧上肢肌力 3 级，下肢肌力 3 级，左侧巴宾斯基征、查多克征（+）。颅脑 CT（2013 年 11 月 8 日）：右侧基底节、左额叶区脑血肿吸收期。舌红，苔薄白，脉弦细。

[西医诊断] 脑出血。

[中医诊断] 中风（中经络）。

[治疗原则] 醒脑开窍，滋阴息风，疏通经络，补益脑髓。

[针灸取穴] 内关、人中、三阴交、风池、完骨、天柱、极泉、尺泽、委中、肩髃、曲池、合谷、八邪、外关、环跳、阳陵泉、昆仑。

[手法操作] 内关（双侧）捻转提插泻法 1 分钟；人中雀啄泻法至眼球湿润为度，以醒脑开窍；三阴交（患侧）提插补法至肢体抽动 3 次为度，以滋补肝肾；风池、完骨、天柱（双侧）捻转补法 1 分钟，以补益脑髓；极泉、尺泽、委中（患侧）提插泻法至肢体抽动 3 次为度，以疏通经络（不留针）。上肢不利加患侧风池、肩髃、曲池、合谷、八邪、外关。下肢不利加患侧环跳、阳陵泉、昆仑，以疏通经络。

[中药] 活血通络汤剂外用。

[治疗结果] 经治疗 2 周，语言欠流利好转，左侧肢体活动不利好转，上肢肌力 3 级，下肢肌力 4 级，左口歪好转。经治疗 1 个月后，患者语言清晰欠流利，左侧肢体活动不利好转，上肢肌力 3~4 级，下肢肌力 4 级，左口歪好转，纳可，寐安，二便调，舌暗红，苔薄白，脉弦。

按语：脑出血的病因多种多样，治疗脑出血应尽可能明确病因，以利治疗。本患者为 40 岁男性，无高血压病史、抗凝溶栓治疗经历及家族遗传史，故考虑为脑血管畸形所致脑叶出血，确诊需进一步依据脑血管造影。经针灸、中药西药综合治疗后取得良好临床疗效，但须进一步确诊以防再次发生脑出血。

【病例 23】

徐某，女，62 岁，初诊日期：2014 年 6 月 30 日。

[主诉] 右侧肢体不遂 19 天。

[病史] 患者于 2014 年 6 月 11 日 23 时许，无明显诱因突然出现意识不清、右侧肢体不遂，就诊于天津市某医院急诊，查颅脑 CT 示左侧基底节-丘脑区血肿，遂住

院治疗，6月12日下午患者神志逐渐清醒，继予静脉滴注甘露醇、奥拉西坦、单唾液酸四己糖神经节苷脂钠等，经治病情平稳，今为进一步治疗收入我病区。现症：神清，精神可，语言欠流利，右侧肢体不遂，右上肢无自主活动，右下肢可抬离床面15°，感觉减弱，右口歪，纳可，寐欠安，小便调、大便2~3日一行。既往高血压病史20余年，现服用硝苯地平控释片，每日30mg；厄贝沙坦，每日150mg，血压控制在130/（80~90）mmHg。

［查体及实验室检查］颅脑CT（2014年6月12日）：左侧基底节–丘脑区血肿。心电图（2014年6月30日）：窦性心律。

［西医诊断］脑出血，高血压3级（极高危）。

［中医诊断］中风（中脏腑转中经络）。

［治疗原则］醒脑开窍，滋补肝肾，疏通经络，补益脑髓。

［针灸取穴］印堂、内关、三阴交、极泉、尺泽、委中、曲池、风池、完骨、天柱、百会、四神聪、安眠、神门。

［手法操作］患者先取仰卧位，针刺局部皮肤消毒。选用0.25mm×40mm针灸针，先针刺双侧内关穴，施捻转提插泻法1分钟；继针印堂穴，施用雀啄泻法至眼球湿润为度；针刺患侧三阴交穴，以提插补法至肢体抽动3次为度；患侧极泉、尺泽、委中、曲池施以提插泻法至肢体抽动3次为度（不留针）；刺双侧风池、完骨、天柱穴，进针0.8寸，得气后施以捻转补法1分钟，刺百会、四神聪、双侧神门穴，进针0.3寸，不做手法，得气即可；刺双侧安眠穴，进针0.5寸，得气后施以捻转泻法1分钟。

［中药］予扶正合剂、中风丸。配合中药治疗，处方如下。

麸炒薏苡仁60g	佩兰20g	姜厚朴20g	黄芩20g
竹茹20g	六一散10g	川贝母6g	首乌藤30g
炒酸枣仁30g	炒苦杏仁（后下）15g		白豆蔻（后下）20g
砂仁（后下）15g			

［治疗结果］住院治疗7天后右侧肢体不遂明显改善，右上肢可在床面平移，右下肢可稍微抵抗阻力，尚不能站立。治疗10天后右上肢可在床面平移，并且自行站立，尚不能行走。治疗14天后，右上肢可抬离至胸部，于家属搀扶下可缓慢行走。治疗21天后患者已可脱离家属自行缓慢行走，疗效显著。

按语：本病为出血性脑血管疾病，属于现代中医脑病。"脑为元神之府"，患者素体阴亏血虚，阳亢火旺，《临证指南医案》云："肾液虚耗，肝风鸱张，内风暗袭。"故风火易炽，上扰清窍，窍闭神匿，神不导气，发为本病。治疗以醒脑开窍、调神为大法。取内关、人中以醒脑开窍，风池、完骨、天柱以补益脑髓，配合极泉、尺泽、委中等穴以疏通经络。

【病例 24】

侯某，男，45 岁，初诊日期：2015 年 4 月 13 日。

[主诉] 左侧肢体不遂 1 年余。

[病史] 患者于 2013 年 10 月无明显诱因出现左侧肢体不遂，就诊于当地医院，诊断为脑出血，治疗后好转，仍存在左侧肢体不遂。为求进一步治疗，特求治于我门诊。现症：神清，精神可，无饮水呛咳，语言清晰流利，左侧肢体不遂，纳可，寐安，二便调。舌淡，苔白腻，脉滑。既往高血压病史 10 余年，平素最高达260/160mmHg，现口服氯沙坦钾氢氯噻嗪 62.5mg，每日 1 次；螺内酯 20mg，每日 1次；氨氯地平 5mg，每晚 1 次，血压控制在（110~120）/80mmHg 左右。

[查体及实验室检查] 合作，左侧上肢、下肢肌力为 4~3$^+$ 级，左手、左足深感觉减退，左手腕活动差，左手能屈曲，可见轻度伸展趋势，左足内翻下垂。左侧肢体腱反射亢进，左巴宾斯基征（＋）。于当地医院查脑 CT：右基底节出血（出血量为 39ml）。

[西医诊断] 脑出血后遗症，高血压 3 级。

[中医诊断] 中风（中经络）。

[治疗原则] 醒脑开窍，滋补肝肾，疏通经络，活血散风，调和肝脾。

[针刺取穴] 人中、承浆、内关、曲池、足三里、人迎、风池、完骨、头维、四白、太冲、三阴交、极泉、尺泽、委中、手三里、上八邪、肩髃、肩髎、肩前、阳陵泉、丰隆、悬钟，合谷透三间、合谷透第一指掌关节基底部，丘溪透照海，上星透百会。

[手法操作] 双侧内关捻转提插泻法 1 分钟；人中雀啄泻法至眼球湿润为度；患侧三阴交提插补法至肢体抽动 3 次为度；患侧极泉、尺泽、委中提插泻法至肢体抽动3 次为度；双侧人迎捻转补法 1 分钟；双侧曲池、足三里捻转补法；患侧合谷、双侧太冲捻转泻法；双侧风池、完骨、头维、四白捻转补法；承浆、患侧手三里、合谷透三间、右合谷透第一指掌关节基底部、上八邪、肩髃、肩髎、肩前、阳陵泉、丰隆、悬钟、太溪常规针法，疏通经络留针 30 分钟，每周 4~6 次。

[血压监测] 针刺治疗前，用水银柱血压仪测量卧位休息至少 10 分钟后的右上臂血压，并记录。

[治疗结果] 患者在接受针药结合降压治疗半个月左右，全天平均血压为115/80mmHg，考虑患者目前血压平稳，嘱患者于 4 月 28 日减螺内酯，后继续治疗半月余，测平均血压约为 120/80mmHg 左右。患者自行于 5 月 23 日停服氨氯地平，测血压平均为 118/82mmHg，后继续治疗 9 天，维持血压在（110~130）/（70~90）mmHg。治疗结束后，患者左侧肢体肌力达到 4 级，左侧腕指活动较前好转，足下垂内翻明

显好转。

按语：手握固、足挛萎是脑卒中后常见后遗症状，"阴急阳缓"，导致卒中后异常运动模式，这种既萎又挛，治疗在醒脑开窍针刺法主穴基础上，手握固加合谷双针双透，一针透向二间、三间方向，另一针向拇指关节方向透针，即刻就可缓解，足下垂内翻以3寸针灸针丘墟透照海，效果显著。

【病例 25】

王某，男，42岁，初诊日期：2015年3月25日。

[主诉] 双下肢不遂伴构音障碍1年余。

[病史] 患者于2013年底无明显诱因出现昏迷，查脑CT：脑干出血（出血量6.6ml）。现症：神清，精神可，构音障碍，痰涎壅盛，饮水呛咳，双耳听力下降，双下肢不遂，纳可，寐安，二便调。既往高血压2年余，平素最高达150/100mmHg，平素口服厄贝沙坦/氢氯噻嗪162.5mg，每日1次，血压平均为130/90mmHg。

[查体及实验室检查] 双上肢肌力4级，双手握力差，双下肢肌力2级，深、浅、复合感觉缺失，双侧巴宾斯基征（+）。舌红，苔腻，脉滑。

[西医诊断] 脑出血，高血压2级。

[中医诊断] 中风（中经络）。

[治疗原则] 醒脑开窍，滋补肝肾，疏通经络，活血散风，调和肝脾。

[针刺取穴] 印堂、上星、百会、合谷、曲池、外关、尺泽、委中、三阴交、阳陵泉、丘墟、解溪、太溪、八风、绝骨、耳门、听宫、听会、金津、玉液，丘墟透照海。

[手法操作] 印堂、上星、百会捻转泻法；双侧内关捻转提插泻法1分钟；双侧合谷、曲池、外关捻转提插泻法；双侧尺泽、委中提插泻法至肢体抽动3次为度；双侧三阴交提插补法至肢体抽动3次为度；双侧下肢阳明经排刺；丘墟透照海提插进针；双侧阳陵泉、丘墟、解溪、太溪、八风捻转泻法；绝骨捻转补法；电针断续波：双侧阳陵泉、绝骨；双侧耳门、听宫、听会捻转补法；起针后舌下金津、玉液放血。

[治疗结果] 初诊后患者血压平稳、达标，至4月17日，患者上肢肢体症状无明显变化，下肢肢体症状较前改善，可抬离床面5秒，肌力3⁻，患者血压为120/80mmHg。嘱患者将降压药减半，后患者14天内血压平稳、达标，平均为120/80mmHg。5月2日患者下肢肌力较前改善，可抬离床面，对抗轻微阻力，肌力4⁻，测血压为120/80mmHg，遂嘱患者停服降压药，于5月4日停服厄贝沙坦/氢氯噻嗪，后平均血压为120/90mmHg。

按语：脑出血和脑梗死是卒中的两个不同类型，高血压是其独立的危险因素，发病后及时启动二级预防措施，对于提高患者生活质量，防止卒中复发，降低病死率意义重大，针对高血压及时进行正确的干预属于中医治未病范畴。高血压病机为气机失调，治当活血散风为主，人迎穴为主穴，人迎属足阳明胃经，阳明为多气多血之经，人迎穴位近咽喉，与咽喉有关的经脉有肺、脾、胃、心、肾、三焦、胆、小肠诸经。《灵枢·卫气》言："足阳明之本，在后兑，标在人迎，颊扶颃颔也。"由此可见，针刺人迎穴有调整机体阴阳，疏通气血之功。从解剖学定位来看，人迎穴位于喉结旁1.5寸，此穴下为颈内动脉分歧处，即是颈动脉窦所在。针刺人迎穴可刺激颈部压力感受器和化学感受器，以调节自主神经功能和心脑血管的舒缩。足三里为足阳明胃经的合穴，针刺足三里可使脾胃得健，气血得充，宗气旺盛，而助脉行血有力；太冲为足厥阴肝经的原穴，合谷为手阳明大肠经的原穴，合谷、太冲合称为四关穴，两穴合用，具有调畅全身气机，促进周身气血运行的作用，与足三里穴合用以达补而不滞之功；曲池为手阳明大肠经的合穴，可祛风解表、清热化湿、调和气血，治疗高血压病取其调和气血之功。

吞咽障碍、构音障碍在中医学中并无专论，但从症状表现上可归属于"喉痹""瘖症"等。古代医籍中也有不少类似本病的记载，如《素问·脉解》云："所谓入中为瘖者，阳气已衰，故为瘖也。内夺而厥为瘖俳，为此肾虚也。"《景岳全书》也有过"故凡五脏为病，皆能为瘖"的论述。目前医学界对本病尚无特殊办法，只采用输液、鼻饲等支持疗法。针刺治疗本病的特殊方法，即在醒脑开窍主穴内关、人中、三阴交的基础上，配以风池、翳风、完骨，均以长针向同侧喉结方向深刺，小幅度、高频率捻转补法1分钟。三穴均有清热潜阳，息风通窍之功，且位于咽喉附近，故取之局部更具通络开闭之能。根据我们的实验数据表明，针刺有明显改善椎动脉供血的效果，因此可促后组颅神经的上运动神经元功能的恢复，从局部取得理想的疗效。

【病例26】

李某，女，86岁，初诊日期：2011年7月6日。

[主诉] 左侧肢体活动不利伴语言欠清1月余。

[病史] 患者于2011年6月13日16时许，无明显诱因突然出现意识模糊，左侧肢体活动不利，伴左口歪、语言欠清，当时意识模糊，无头痛、头晕，及无胸闷憋气、二便失禁等症，就诊于天津市某医院，查颅脑CT示脑出血，予脱水、降颅压、改善脑代谢，予静脉滴注甘油果糖、脑蛋白水解物，经治病情好转，为进一步治疗收入我病区。现症：神清，精神可，语言欠流利，左侧肢体活动不利，左膝关节疼痛肿胀，活动度受限。左口歪、语言欠清，纳可，寐欠安，小便调、大便干燥。

[查体及实验室检查] 左上肢肌力2级，左下肢肌力3级，左巴宾斯基征（+），左膝关节肿胀，活动度受限。

[西医诊断] 脑出血。

［中医诊断］中风（中经络）。

［治疗原则］醒脑开窍，补益肝肾，活血通络，补益脑髓。

［针灸取穴］内关、人中、三阴交、极泉、尺泽、委中、风池、完骨、天柱、内外膝眼、鹤顶、阿是穴。

［手法操作］内关（双侧）捻转提插泻法1分钟；人中雀啄泻法至眼球湿润为度；三阴交（患侧）提插补法；极泉、尺泽、委中（患侧）提插泻法轻手法至肢体抽动1次即可；风池、完骨、天柱（双侧）捻转补法1分钟；内外膝眼、鹤顶、阿是穴提插泻法。留针30分钟。

［西药］治疗原则：改善脑循环。0.9%氯化钠注射液（250ml）（袋）×1袋（250ml）静脉滴注，每日1次；注射用灯盏花素粉针（10mg）×5支（10mg）静脉滴注，每日1次。

［中药］丹芪偏瘫胶囊；益肾养肝合剂；针灸外洗液（Ⅰ号）。

［辅助疗法］穴位拔罐，取穴：内外膝眼、鹤顶、阿是穴，每日1次。温灸、湿敷治疗、微波治疗。

［治疗结果］入院后第7天症状：神清，精神可，语言欠流利，左侧肢体活动不利，左膝关节疼痛肿胀减轻，活动度受限。左口歪、语言欠清，纳可，寐欠安，小便调、大便干燥。入院后第14天症状：神清，精神可，语言欠流利，左侧肢体活动不利，左膝关节疼痛肿胀消失，活动无受限。左口歪、语言欠清，纳可，寐欠安，小便调、大便干燥。查体：左上肢肌力3级，左下肢肌力4级，关节活动度正常。

【病例27】

刘胜，女，67岁，初诊日期：2013年10月27日

［主诉］左侧肢体活动欠利伴肢体疼痛半月余。

［病史］患者于2013年10月11日无明显诱因出现右侧肢体活动欠利，伴肢体疼痛，当时神清，无头痛，就诊于某医院，查颅脑MRI示右侧丘脑梗死灶，予改善循环及营养脑细胞治疗，病情稳定遂来我院继续诊治。

［查体及实验室检查］左侧肢体肌力4级，双下肢皮温、皮色正常，双足动脉搏动对称，MRI示：右侧丘脑梗死灶。

［西医诊断］脑出血，丘脑痛。

［中医诊断］中风（中经络）。

［治疗原则］醒脑开窍，滋补肝肾，通络止痛。

［针灸取穴］内关、人中、三阴交、极泉、尺泽、委中，病灶侧顶颞后斜线。

［治疗过程］内关直刺0.5~1寸，施以提插捻转结合的泻法；人中施雀啄手法，以目睛湿润为度；患侧三阴交提插补法；患侧极泉、尺泽、委中采用提插泻法，均令

肢体抽动 3 次为度，头针病灶侧顶颞后斜线针后接电针刺激。

［治疗结果］治疗 7 天后疼痛开始减轻，25 天后肢体疼痛明显减轻。

按语：丘脑痛是丘脑脑卒中后的常见症状之一，是典型的中枢神经源性疼痛（中枢痛），隶属中医"中风""痹证"范畴。根据《素问·灵兰秘典》"主不明，使道闭塞不通"之意，疼痛病机在于各种原因引起的经脉气血运行不畅，而经脉气血的流行又与心和神关系密切，神能导气，气畅则道通，通则不痛，"心寂则痛微"。故治以调神法。重用内关、人中理气调神而镇痛；阴郄、郄门分别为手少阴心经和手厥阴心包经的郄穴，可发挥镇痛缓急、清心通脉、宣畅神气的作用；血海为足太阴脾经腧穴，具有活血通络止痛之功；照海为足少阴肾经腧穴，为八脉交会穴，通阴跷，阴跷"主司目之开阖"，故针刺照海可以滋阴益肾，上济于心，使心火不亢，从而起到宁心安神的作用。纵观该组方具有清心调神、活血止痛之功。丘脑痛是中风后遗留的疾病，西医学在药物治疗、外科手术治疗、伽玛刀治疗、物理治疗等各方面都有一定的方法，但反应并不够理想。由于丘脑痛治疗的困难和复杂性，导致迄今为止没有可以通用的、有效的方法，在治疗中更多的努力是在于缓解疼痛，难以彻底治愈。相对而言，针灸治疗的效果还是值得肯定的。

【病例 28】

王某，男，84 岁，初诊日期：2011 年 3 月。

［主诉］右侧肢体无力半月余，呃逆 1 天。

［病史］2011 年 2 月患者无明显诱因突然出现右侧肢体麻木、失语等症，就诊于天津市某医院，查颅脑 CT 示：脑干出血；血压：135/85mmHg。急收入院，治以清除自由基、活化脑细胞等，病情稳定，但患者 1 天前突然出现频发呃逆。现症：神清，精神可，右侧肢体无力，语言不利，面色晦暗，胃管留置，呃逆，呃声声低。

［查体及实验室检查］右侧上肢肌力 4 级，下肢肌力 4 级，舌淡，苔白腻，脉沉细无力。

［西医诊断］脑出血，膈肌痉挛。

［中医诊断］中风（中经络），呃逆。

［治疗原则］理气和胃，降逆平呃。

［针灸取穴］人中、内关、攒竹。

［手法操作］人中向鼻中隔斜刺 0.5 寸，雀啄泻法 1 分钟；内关（双侧）直刺 1~1.5 寸，捻转泻法 1 分钟；攒竹（双侧）斜刺 1 寸，捻转泻法 1 分钟。点刺咽后壁。留针 30 分钟，每天 1 次。

［治疗结果］施术 1 次后患者呃逆减轻，3 次后呃逆停止。继之巩固治疗 2 次，随访 3 个月未见复发。

按语：脑卒中所致膈肌痉挛是脑卒中的常见并发症，表现为呃呃有声，声音短促，不能自止。该病症是由于卒中后脑部的病变，尤其是下丘脑、脑干处的损伤导致内脏自主神经功能紊乱，迷走神经兴奋性增强及继发的胃黏膜缺血等因素刺激膈神经所引起频发的膈肌痉挛，影响正常呼吸功能和气体交换，可加重脑水肿，甚至影响患者之预后，所以及时解除膈肌痉挛对患者康复至关重要。此病属中医"呃逆"范畴，病位在胃、膈，基本病机为胃失和降，胃气上逆动膈。足三里为胃经合穴，"合主逆气而泄"，此穴具有健脾和胃、降逆止呃之功。《灵光赋》云："治气上壅足三里。"三阴交为肝、脾、肾三经之交会穴，肝、脾、肾三经在循行路线上均通过膈肌，此三经与胃经均易发生气逆之变，此穴可起到调畅气机、降逆平呃之效。内关为心包经穴位，心包经之经筋"结于贲（膈肌）"，同时又是八脉交会穴，善治胃、心、胸之病证，为宽胸利膈之要穴。太冲为肝经原穴，可平肝降逆，丰隆为胃之络穴，为治胃气上逆之要穴。诸穴合用，共奏宽胸下气、和胃降逆止呃之功。

动脉瘤术后

【病例 1】

龚某，男性，37 岁，初诊日期：2012 年 9 月 10 日。

[主诉] 左下肢不遂 14 天。

[病史] 患者于 2012 年 8 月 27 日 7 时许，无明显诱因突然出现剧烈头痛，至天津市某医院就诊，查颅脑 CT 示：脑出血；CTA 示：脑动脉瘤破裂，行动脉瘤夹闭术后左下肢全瘫，经治病情好转，为进一步治疗今日至我院门诊就诊并收入我病区。现症：神清，精神可，语言清晰流利，左下肢不遂，感觉减弱，纳可，寐安，二便调。

[查体及实验室检查] 左上肢肌力 5 级，左下肢肌力 0 级，左巴宾斯基征（+）。颅脑 CT：脑出血。

[西医诊断] 脑出血，脑动脉瘤夹闭术后。

[中医诊断] 中风（中经络）。

[治疗原则] 醒脑开窍，滋补肝肾，疏通经络，补益脑髓，活血止血。

[针灸取穴] 内关、人中、三阴交、极泉、尺泽、委中、风池、完骨、天柱、太溪；人迎、头维、曲池、合谷、足三里、太冲，均取双侧。

[手法操作] 内关（双侧）捻转提插泻法 1 分钟；人中雀啄泻法至眼球湿润为度；三阴交（患侧）提插补法至肢体抽动 3 次为度；极泉、尺泽、委中（患侧）提插泻法

至肢体抽动 3 次为度（不留针）；风池、完骨、天柱（双侧）捻转补法 1 分钟；双太溪捻转补法 1 分钟；曲池、足三里（双侧）捻转补法 1 分钟，合谷、太冲（双侧）捻转泻法 1 分钟；人迎（双侧）捻转平补平泻法 1 分钟；余穴常规刺法，留针 30 分钟。

[辅助疗法] ①耳针穴位治疗：心、肝、肺、肾、三焦，取双侧。②头皮针：顶颞前斜线、顶颞后斜线。③芒针：肩髃、臂臑，取患侧。④微针：取手足腕踝关节附近穴位，取患侧。

[中药] 中风丸。

[治疗结果] 治疗 3 天，患者左下肢可于床面平移，患者开始对中医针灸治疗半身不遂产生信心。治疗 7 天，患者左下肢可抬离床面约 45°。治疗 14 天，搀扶下患者能行走。

【病例 2】

路某，男，54 岁，初诊日期：2015 年 3 月 31 日。

[主诉] 饮食水呛咳 3 月余。

[病史] 患者 3 个多月前于天津市某医院行脑动脉瘤夹闭术后出现昏迷，颅脑 CT 示脑出血，抢救后好转。遗留饮食水呛咳，吞咽困难，构音障碍，情绪不稳，易烦躁不安。为进一步恢复，特求治于我科。现症：神清，烦躁不安，构音障碍，饮食水呛咳，痰涎多，鼻饲饮食，二便调，寐安。既往高血压 10 年，最高达 200/140mmHg，平素口服硝苯地平 30mg，每日 1 次，血压控制在 140/100mmHg。

[查体及实验室检查] 初诊于休息 5 分钟后，水银柱血压仪测量左上臂血压为 140/100mmHg。查体欠合作，四肢肌力 5 级，四肢生理反射对称存在，双侧霍夫曼征（+），双侧巴宾斯基征（+）。3 个多月前查脑 CT：双侧基底节区、内囊出血，出血量不详。舌淡，苔白腻，脉滑。

[西医诊断] 脑出血，脑动脉瘤术后，高血压 3 级。

[中医诊断] 中风（中经络）。

[治疗原则] 醒脑开窍，滋补肝肾，疏通经络。活血散风，疏肝健脾。

[针刺取穴] 人中、印堂、上星、廉泉、内关、三阴交、头维、风池、翳风、完骨、内大迎、人迎、曲池、合谷、足三里、太冲。

[手法操作] 人中雀啄泻法至眼球湿润为度；内关（双侧）捻转提插泻法 1 分钟；三阴交（双侧）提插补法至肢体抽动 3 次为度；曲池、足三里（双侧）捻转补法，合谷、太冲（双侧）捻转泻法；风池、翳风、天柱（双侧）捻转补法 1 分钟；人迎（双侧），小幅度、高频率补法 1 分钟；余穴常规刺法，留针 30 分钟。起针后舌下金津、玉液放血 2ml。

[血压监测] 每次针刺治疗前，大约在 8 点 ~9 点期间用水银柱血压仪测量仰卧休

息至少 5 分钟后的左上臂血压。

[治疗结果] 治疗 2 次后，患者吞咽症状明显好转，可少量进食稀饭，二诊血压 130/90mmHg，家属遂自行停药，后期血压情况稳定，平均在 130/80mmHg 左右。治疗 4 次后，胃管拔除，进食增加，可食米饭和少量肉食，饮水呛咳减轻，痰涎明显减少，情绪平稳。治疗 1 个月后，患者饮食接近正常，吞咽稍困难，饮水偶呛，构音障碍无明显变化，情绪平稳，未发烦躁。

【病例 3】

阮某，男，22 岁，初诊日期：2012 年 12 月 19 日。

[主诉] 右侧肢体无力，头痛、烦躁 15 天。

[病史] 患者于 2012 年 12 月 5 日无明显诱因突发头痛、呕吐，伴有肢体不自主震颤，当时神清，精神弱，无头晕及胸闷憋气、二便失禁等症，就诊于我院急症，急查颅脑 CT：左颞顶区脑血肿（量约 28ml），考虑脑出血，予告病危，静脉滴注甘油果糖以脱水降颅压。后转诊于某医院，查颅脑 CTA：左颞顶动静脉畸形，遂行开颅脑血管畸形切除术及血肿清除术，术后以脱水降颅压、改善脑代谢、抗癫痫、镇静等为原则，经治病情稳定出院。为进一步康复于 2012 年 12 月 19 日收入我病区。现症：神清，烦躁焦虑，混合性失语，时有错语，记忆障碍，失读、失写、失认、失用，持续右侧肢体无力，右上下肢均可抬离床面，腕指功能差，感觉减弱，头痛，无头晕、恶心呕吐等不适，双眼视物模糊，无复视，纳可，寐差，二便调。

[查体及实验室检查] 双瞳孔等大等圆，左：右约 2.5：2.5mm，对光反射灵敏，心率：60 次 / 分，律齐，血压：100/60mmHg，肢体肌力右上肢 4 级，右下肢 4 级，右侧指鼻试验、轮替试验、跟膝胫试验（+），右霍夫曼征（+）。舌红，少苔，脉弦细。

[西医诊断] 脑动静脉畸形出血术后。

[中医诊断] 中风（中经络）。

[治疗原则] 醒脑开窍，滋补肝肾，疏经通络。

[针灸取穴] 内关、人中、三阴交、百会、四神聪。

[手法操作] 内关（双侧）提插捻转泻法 1 分钟；人中雀啄泻法，眼球湿润为度；三阴交（患侧）沿胫骨内侧缘与皮肤 45° 斜刺，提插补法 1 分钟；百会、四神聪平补平泻 1 分钟。留针 30 分钟。

[中药] 安宫牛黄丸。

[治疗结果] 入院 5 天，患者情绪激动缓解。第 9 天，患者神清，情绪稳定，头痛明显好转。第 11 天，患者神清，情绪稳定，无头痛。第 22 天，患者神清，精神可，情绪稳定，不全混合性失语，偶有错语，记忆障碍，失读、失写、失用较前好转，失认未见明显改善，肢体运动感觉同前，无头痛，无头晕，双眼视物较前清晰，纳可，

寐差，二便调。第 23 天，患者好转出院。

按语：本病例突出特点为脑血管病所致精神障碍，治疗上应积极控制原发病，关注病灶的部位、大小、有无水肿及颅内高压情况等，综合分析病史资料。内关，手厥阴心包经之络穴，八脉交会穴，通阴维，主养心安神；人中，督脉、手足阴阳之合穴，督脉"上行入脑，达巅"，雀啄泻之，以开窍醒神，通督调神；三阴交，足太阴脾、足厥阴肝、足少阴肾经之交会穴，提插补法以达补益肝肾、益精填髓之功；百会、四神聪，头为诸阳之会，百会为督脉、足太阳膀胱经之交会穴，结合四神聪，以振奋阳气，调节阴阳。中医治疗注重调"神"，灵活运用"醒脑开窍"针刺法，发挥中药优势；西医治疗，视病情调整脱水、降颅压力度，配合精神类药品使用，共同发挥最佳疗效。

【病例 4】

龚某，男，37 岁，初诊日期：2012 年 9 月 10 日。

[主诉] 左下肢不遂 14 天。

[病史] 患者于 2012 年 8 月 27 日 7 时许，无明显诱因突然出现剧烈头痛，至天津市某医院就诊，查颅脑 CT 示：脑出血、脑动脉瘤，行动脉瘤夹闭术后左下肢全瘫，经治病情好转，为进一步治疗今日至我院门诊就诊并收入我病区。现症：神清，精神可，语言清晰流利，左下肢不遂，感觉减弱，纳可，寐安，二便调。

[查体及实验室检查] 左上肢肌力 5 级，左下肢肌力 0 级，左巴宾斯基征（+）。颅脑 CT（2012 年 9 月 10 日）：脑出血。心电图（2012 年 9 月 10 日）：窦性心律。

[西医诊断] 脑出血，脑动脉瘤夹闭术后。

[中医诊断] 中风（中经络）。

[治疗原则] 醒脑开窍，滋补肝肾，疏通经络，补益脑髓，活血止血。

[针灸取穴] 内关、人中、三阴交、极泉、尺泽、委中、风池、完骨、天柱、太溪、人迎、头维、曲池、合谷、足三里、太冲、肩髃、臂臑。

[手法操作] 内关（双侧）捻转提插泻法 1 分钟；人中雀啄泻法至眼球湿润为度；三阴交（患侧），提插补法至肢体抽动 3 次为度；极泉、尺泽、委中（患侧），提插泻法至肢体抽动 3 次为度；风池、完骨、天柱（双侧），捻转补法 1 分钟；太溪（双侧）捻转补法 1 分钟；曲池、足三里（双侧）捻转补法 1 分钟，合谷、太冲（双侧）捻转泻法 1 分钟；人迎（双侧）捻转平补平泻法 1 分钟；余穴常规刺法，留针 30 分钟。

[辅助疗法] ①头皮针：顶颞前斜线、顶颞后斜线。②微针：取手足腕踝关节附近穴位，取患侧。③耳针穴位：心、肝、肺、肾、三焦，取双侧。

[中药] 中风丸。

［治疗结果］治疗 3 天，患者左下肢可于床面平移，患者开始对于中医针灸治疗半身不遂产生信心。治疗 7 天，患者左下肢可抬离床面约 45°。治疗 14 天，搀扶下患者能行走。

【病例5】

邢某，女，53 岁，初诊日期：2012 年 4 月 23 日。

［主诉］目睁、少意识伴四肢不遂 2 个半月。

［病史］患者于 2013 年 2 月 23 日 10 时许，无明显诱因突然出现头晕，24 日出现左外侧视物重影，头晕，自以为"颈椎病"，于天津市某医院就诊，查颅脑 CT 血管成像示：颅内动脉瘤，遂于 25 日就诊于另一专科医院，并于 26 日行手术治疗，术后昏迷，予置尿管、胃管，4 天后目睁，少意识，失语，双目向右侧凝视，舌体后坠，左侧瘫痪，右侧活动不利，予静脉滴注醒脑静、神经节苷脂、奥拉西坦、依达拉奉、纳美芬等，14 天后病情平稳，并拔除尿管后出院。现症：目睁，少意识，失语，双目向右侧凝视，舌体后坠，有少量痰不易咯出，四肢不遂，胃管通畅，纳食自胃管注入，二便失禁。左上肢肌力 1 级，左下肢肌力 1 级，右上肢肌力 4 级，右下肢肌力 2 级。

［查体及实验室检查］双侧巴宾斯基征、查多克征（＋）。颅脑 CT（2013 年 3 月 20 日）：多发动脉瘤。颅脑 CT（2013 年 5 月 1 日）：颅脑术后改变并鞍区、左颞区致密影，左侧基底节、丘脑、左额颞区软化灶，脑室系统稍扩张。

［西医诊断］脑动脉瘤术后出血。

［中医诊断］中风（中脏腑）。

［治疗原则］醒脑开窍，益气活血，疏通经络。

［针灸取穴］内关、人中、三阴交、极泉、尺泽、委中、风池、完骨、天柱。

［手法操作］穴位常规消毒，选取 0.35mm×25mm 无菌针灸针，取内关（双侧），施捻转提插泻法 1 分钟；人中，雀啄泻法，至眼球湿润为度；三阴交（患侧），施提插补法，至肢体抽动 3 次为度；极泉、尺泽、委中（患侧），提插泻法至肢体抽动 3 次为度，不留针；委中施提插泻法，至肢体抽动 3 次为度，不留针；风池、完骨、天柱（双侧）施高频率捻转补法 1 分钟，留针 30 分钟。

［中药］予丹芪偏瘫胶囊，口服；活血通络汤剂，外洗。

［辅助疗法］听觉刺激法：患者为歌唱演员，以患者所出唱片反复于患者耳边播放。

［治疗结果］治疗半个月，患者舌体运动较前灵活，双目向右侧凝视较前好转。治疗 1 个月，患者神志转清，偶能发音，双目稍向右侧凝视，左上肢肌力 2 级，左下肢肌力 2 级，右上肢肌力 4 级，右下肢肌力 3 级。治疗 1 个半月出院时，患者神清，

有时能执行指令、能说几个字，双目稍向右侧凝视，四肢活动不利，左上肢肌力3级，左下肢肌力3⁻级，右上肢肌力4级，右下肢肌力3级，纳食自胃管注入。随访1个月，胃管摘除，能自口中进食流质。

【病例6】

来某，男，61岁，初诊日期：2013年6月10日。

[主诉] 双侧肢体活动不利2月余。

[病史] 患者于2013年4月初，无明显诱因渐进出现持续双下肢无力、走路不稳，伴饮水咳呛、头晕，2013年4月28日就诊于天津市某医院，查颅脑MRI未明确诊断，2013年5月3日于另一医院住院，行血管造影，考虑脑动静脉畸形，2013年5月14日因血管畸形行开颅手术治疗，术后合并呼吸衰竭、肺感染、尿潴留，对症气管切开、鼻饲、保留尿管及药物治疗，症状逐渐平稳，现气切已拔出，遗留四肢活动不利，饮食水呛咳，排尿困难，今日出院，为进一步治疗收入我病区。现症：神清，精神可，语言欠流利，双侧肢体活动不利，感觉减弱，左口歪，饮水咳呛，头晕，保留胃管，保留尿管，纳食自胃管注入，寐欠安，小便尿管排出，大便调。

[查体及实验室检查] 双侧上肢肌力3级，下肢肌力2级，双侧巴宾斯基征（+）。颅脑CT（2013年5月31日）：脑动静脉畸形术后。

[西医诊断] 脑动静脉畸形术后。

[中医诊断] 中风（中经络）。

[治疗原则] 醒脑开窍，滋补肝肾，疏通经络，补益脑髓。

[针灸取穴] 内关、人中、三阴交、极泉、尺泽、委中、风池、完骨、天柱。

[手法操作] 常规消毒，取内关（双侧），施捻转提插泻法1分钟；人中，施雀啄泻法至眼球湿润为度；三阴交（患侧），施提插补法，至肢体抽动3次为度；极泉、尺泽、委中（患侧），提插泻法至肢体抽动3次为度，不留针；委中（患侧）施提插泻法，至肢体抽动3次为度，不留针；风池、完骨、天柱（双侧）施高频率捻转补法1分钟，留针30分钟。

[中药] 中风丸（医院制剂）（9g×10丸），每次9g，每日3次，口服。

[治疗结果] 经住院治疗21天，患者神清，精神可，语言欠流利，双侧肢体活动不利，上肢肌力3级，下肢肌力3级，可搀扶站立，纳可，呕呛，寐欠安，小便自行排出，大便调，舌红，苔薄白，脉弦细。

蛛网膜下腔出血

【病例 1】

鲍某，男，57 岁，初诊日期：2013 年 11 月 13 日。

[主诉] 双上肢及右下肢体麻木无力 40 天。

[病史] 患者于 2013 年 10 月 3 日外出游玩时突然出现头晕症状，不慎摔伤，当时昏迷，急送往当地医院，查颅脑 CT 示蛛网膜下腔出血，考虑颅脑外伤、脊髓损伤，具体治疗不详，2 日后病情平稳转入天津市某医院，当时神志清楚，双上肢麻木，双上肢及右下肢体活动不利，不能行走，烦躁，复查 CT 示蛛网膜下腔出血，查颈椎 MRI 示第 3 颈椎骨裂，治以改善脑代谢、改善脑循环，经治病情好转，今为进一步治疗收入我病区。现症：神清，精神可，颈托护颈，语言清晰流利，双上肢及右下肢体麻木无力、感觉减退，无明显颈部疼痛，烦躁，饮水无咳呛，纳少，寐差，小便调，大便 2~3 日一行。

[查体及实验室检查] 右侧上肢肌力 3 级，下肢肌力 4 级，右侧巴宾斯基征（+）。颅脑 CT（2013 年 10 月 8 日）：蛛网膜下腔出血。心电图（2013 年 11 月 13 日）：窦性心律，大致正常。

[西医诊断] 蛛网膜下腔出血，颈椎脊髓损伤。

[中医诊断] 损伤出血病。

[治疗原则] 醒脑开窍，补益肝肾，平肝潜阳。

[针灸取穴] 内关、人中、三阴交、极泉、尺泽、委中、风池、完骨、天柱、人迎、头维、曲池、合谷、足三里、太冲、太阳、率谷。

[手法操作] 内关（双侧）捻转提插泻法 1 分钟；人中雀啄泻法至眼球湿润为度；三阴交（患侧），提插补法至肢体抽动 3 次为度；极泉、尺泽、委中（患侧），提插泻法至肢体抽动 3 次为度；风池、完骨、天柱，取双侧，捻转补法 1 分钟；余穴常规刺法，留针 30 分钟。

[治疗结果] 入院后第 1 天：神清，精神可，颈托护颈，语言清晰流利，双上肢及右下肢体麻木无力、感觉减退，无明显颈部疼痛，烦躁，饮水无咳呛，纳少，寐差，小便调，大便 2~3 日一行。入院后第 5 天：烦躁减轻，大便可。入院后第 8 天：双上肢及右下肢体麻木无力症状较前好转，无明显颈部疼痛。入院后第 17 天：神清，精神可，颈托护颈，语言清晰流利，双上肢及右下肢体麻木无力较前好转，感觉减

退，纳可，寐安，小便调，大便可，舌暗红，苔白腻，脉沉细。

按语：蛛网膜下腔出血是出血性脑血管病的一个类型，是神经科最常见的急症之一，分原发性和继发性两种。原发性蛛网膜下腔出血是由于脑表面和脑底的血管破裂出血，血液直接流入蛛网膜下腔所致，又称自发性 SAH。脑实质或脑室出血、外伤性硬膜下或硬膜外出血流入蛛网膜下腔为继发性 SAH。醒脑开窍针法可奏醒脑开窍、滋补肝肾、疏通经络之功。

【病例 2】

韩某，女，73 岁，初诊日期：2014 年 2 月 17 日。

[主诉] 右侧肢体无力伴语言欠利 4 月余。

[病史] 患者于 2013 年 10 月 16 日 15 时许，外出活动后突然出现剧烈头痛，后出现昏迷，于 1 小时后苏醒，无胸闷憋气、二便失禁等症，就诊于天津市某医院，查颅脑 CT 示蛛网膜下腔出血，CTA 提示动脉瘤，于 10 月 17 日行脑动脉瘤夹闭术，于 11 月 20 日出现高热，体温达 40.5℃，诊断为颅内感染，予脱水、降颅压、抗炎、改善脑代谢、改善脑循环，经治感染得以控制，为进一步康复治疗收入我病区。现症：神清，精神可，语言欠流利，反应迟钝，偶有咳呛，持续右侧肢体无力，可对抗阻力，但较正常差，腕指活动可，精细动作差，右肩关节疼痛，左膝关节疼痛，纳可，寐安，二便调。既往 2010 年 8 月患肠梗阻，经保守治疗已愈；青霉素、链霉素过敏史；1982 年行阑尾切除术；2013 年 10 月 17 日行脑动脉瘤夹闭术，并于手术前后曾输血 3 次，每次输悬浮红细胞 1 个单位。

[查体及实验室检查] 颅脑 CT（2013 年 10 月 16 日）：蛛网膜下腔出血。

[西医诊断] 蛛网膜下腔出血，脑动脉瘤夹闭术后。

[中医诊断] 中风。

[治疗原则] 醒脑开窍，滋补肝肾，疏通经络，补益脑髓。

[针灸取穴] 内关、人中、三阴交、极泉、尺泽、委中、风池、完骨、天柱、太溪、头维、曲池、合谷、足三里、太冲，头皮针运动区、运用区、言语一区、言语二区。

[手法操作] 双侧内关捻转提插泻法 1 分钟；人中雀啄泻法至眼球湿润为度；患侧三阴交提插补法至肢体抽动 3 次为度；患侧极泉、尺泽、委中，提插泻法至肢体抽动 3 次为度；双侧风池、完骨、天柱，捻转补法 1 分钟；双侧曲池、足三里捻转补法 1 分钟，双侧合谷、太冲捻转泻法 1 分钟；双侧人迎捻转平补平泻法 1 分钟；余穴常规刺法，留针 30 分钟。

[中药] 根据患者舌脉症，辨证为阴虚风动，治以滋阴息风通络，方如下。

党参 12g   益智 10g   九节菖蒲 12g   天麻 12g

茺蔚子 10g	炒酸枣仁 15g	阿胶（烊化）10g	酒萸肉 15g
女贞子 15g	枸杞子 15g	生黄芪 30g	牛膝 20g
生龙齿 10g	淡豆豉 10g	肉桂 5g	山药 15g
菊花 10g	蒺藜 10g	蜈蚣 2 条	

水煎服，日 1 剂，每次 150ml。

［治疗结果］住院治疗 1 周后，右肩关节、左膝关节疼痛减轻。治疗 14 天后，疼痛减轻明显，右侧肢体不遂较前好转，可搀扶行走。

【病例 3】

陈某，男，50 岁，初诊日期：2014 年 6 月 27 日。

［主诉］双下肢不遂 14 天余。

［病史］患者于 2014 年 6 月 13 日中午 12 时许，无明显诱因突然出现昏迷、二便失禁等症，就诊于天津市某医院，时查颅脑 CT 示蛛网膜下腔出血，血压：130/85mmHg，当日转至天津市另一医院，予收住院治疗，脑血管造影示前交通动脉瘤，6 月 14 日行前交通动脉瘤栓塞术，手术顺利，住院期间治以脱水降颅压、改善脑循环、抗血管痉挛，住院 3 天后患者意识转清，经治病情好转，今日为进一步康复治疗特来我院收入我特需针灸病区。现症：神清，精神可，语言清晰流利，双下肢不遂，左下肢可抬离床面 15°，右下肢可抬离床面 45°，纳可，寐欠安，二便自控，大便干，舌红，苔白，脉弦。

［查体及实验室检查］颅脑 CT（2014 年 6 月 17 日，天津市某医院）：蛛网膜下腔出血。颅脑 CT（2014 年 7 月 4 日）：颅脑术后改变；可疑两侧基底节区点状缺血灶。

［西医诊断］蛛网膜下腔出血，前交通动脉瘤栓塞术后。

［中医诊断］中风。

［治疗原则］醒脑开窍，滋补肝肾，疏通经络，补益脑髓。

［针灸取穴］内关、人中、三阴交等为主穴，随症加减。

［手法操作］内关（双侧）捻转提插泻法 1 分钟；人中雀啄泻法至眼球湿润为度；三阴交（双侧），提插补法至肢体抽动 3 次为度；极泉、尺泽、委中，取患侧，提插泻法至肢体抽动 3 次为度；风池、完骨、天柱，取双侧，捻转补法 1 分钟；余穴常规刺法，留针 30 分钟。

［中药］治以益气养血，补益肝肾，疏通经络，予中风丸、针灸外洗液（Ⅰ号）等。配合中药治疗，方如下。

| 天麻 20g | 钩藤 20g | 石决明 30g | 茺蔚子 15g |
| 川牛膝 15g | 益母草 20g | 槲寄生 20g | 首乌藤 30g |

茯苓 15g	珍珠母 30g	煅龙骨（先煎）30g	煅牡蛎（先煎）30g
菊花 10g	粉葛 20g	炒酸枣仁 30g	砂仁（后下）10g
石菖蒲 15g	郁金 10g		

水煎服，日 1 剂，每次 150ml。

［治疗结果］出院时患者神清，精神可，语言清晰流利，双下肢不遂较前好转，双下肢肌力 4 级，纳可，寐安，二便自控，舌红，苔白，脉弦。

【病例 4】

王某，女，58 岁，初诊日期：2014 年 1 月 22 日。

［主诉］左侧肢体不遂 2 月余。

［病史］患者于 2013 年 11 月 17 日 10 时许，无明显诱因突然出现四肢不遂伴失语，当时意识模糊，头痛头晕，恶心呕吐，呕吐胃内容物，二便失禁，就诊于天津市某医院，时查 CT 颅脑示蛛网膜下腔出血，考虑脑动脉瘤破裂，2013 年 11 月 18 日于天津市某医院行介入栓塞，经治病情平稳，为进一步治疗收入我病区。现症：神清，精神可，语言清晰流利，左侧肢体不遂，左上肢可抬离床面 20°，左手握力差，左下肢可抬离床面 30°，纳少，寐安，二便调。

［查体及实验室检查］神志清楚，面色正常，左侧肢体不遂，舌淡红，苔白腻，脉弦滑。查左侧肢体肌力 3 级，左巴宾斯基征（±）。颅脑 CT（2013 年 11 月 16 日）：蛛网膜下腔出血。

［西医诊断］蛛网膜下腔出血。

［中医诊断］中风。

［治疗原则］醒脑开窍，平肝潜阳，疏通经络。

［针灸取穴］人中、内关、三阴交、风池、完骨、天柱、极泉、尺泽、委中、足三里、曲池、阳陵泉、太冲、中脘、建里。

［手法操作］患者取仰卧位，针刺局部皮肤消毒。选用 0.25mm×40mm 无菌针灸针，先针刺双侧内关穴，捻转提插泻法 1 分钟；继针人中穴，施用雀啄泻法至眼球湿润为度；患侧三阴交穴，以提插补法至肢体抽动 3 次为度；患侧极泉、尺泽、委中，施以提插泻法至肢体抽动 3 次为度（不留针）；双侧风池穴、完骨穴、天柱穴，直刺 0.5~0.8 寸，以小幅度、高频率捻转补法 1 分钟；中脘、建里均直刺 0.5~0.8 寸，施呼吸平补平泻手法 1 分钟；双侧足三里、阳陵泉穴均直刺 0.8 寸，得气后施捻转补法 1 分钟；双侧曲池直刺 0.8 寸，得气后施捻转泻法 1 分钟；双侧太冲穴直刺 0.5 寸，得气后施捻转泻法 1 分钟，每日 1 次，每次留针 30 分钟。

［治疗结果］治疗当日，患者自觉左侧肢体力量较前增加；治疗 5 次后，患者食欲增强，饮食量较前增加，左手握力较前增大；治疗 10 次后，患者左上肢可抬至头，

左侧下肢可抬离床面60°，且可抵抗一定的阻力；又连续治疗15次后，患者可独立缓慢行走，后又巩固治疗5次出院。随访患者未再复发脑血管病。

按语：蛛网膜下腔出血是指脑底部或脑表面血管破裂后，血液流入蛛网膜下腔引起的相应临床症状的一种脑卒中，是神经科最常见的急症之一，发病率占急性脑血管病的6%~10%。最常见原因是先天性颅内动脉瘤和血管畸形。结合患者发病时的症状及颅脑CT可确诊为蛛网膜下腔出血。针对本病后期引起的后遗症等，西医除康复治疗外，无特效疗法，运用针灸治疗此病有一定的疗效。醒脑开窍针刺法治疗脑血管病及其后遗症疗效肯定，故选用人中、内关、三阴交穴以醒脑开窍，针刺双侧曲池、太冲穴，以开四关法，疏通周身气血经络，气血通畅，肢体得以濡养，合用阳陵泉穴，故患者肢体力量逐渐增加；中脘、建里穴为胃脘局部取穴，具有理气导滞之效，以解脾胃之郁滞；中脘为脾胃经之募穴，可以治疗本脏本腑的病证，健脾助运，益气养胃，共奏消食导滞，健脾和胃之效，故患者食欲渐增；加用足三里穴，以健运脾胃，补益后天之本，诸穴合用共奏醒脑开窍、疏通经络之效。

【病例5】

王某，女，76岁，初诊日期：2014年5月26日。

[主诉] 双侧下肢不遂伴语言謇涩2个月。

[病史] 患者于2014年3月27日20时许，因情绪激动突然剧烈头痛，呕吐，当时神清，无胸闷憋气、二便失禁等症，遂就诊于天津市某医院，查颅脑CT示蛛网膜下腔出血，血压190/90mmHg，予脱水、降颅压、抗血小板、控制血压、化痰、纠酸、纠正电解质紊乱、抗癫痫，经治病情未见好转。患者于2014年3月30日行颅脑介入手术，术后患者神清，无头晕、头痛，无胸闷憋气及二便失禁等症，继续同前治疗。患者于2014年3月31日行腰大池引流术，后于2014年4月6日行脑室引流术，于术中昏迷，遂进入重症监护病房，具体治疗不详。患者于2014年4月23日神志转清，继续同前治疗。经治病情好转，但仍遗留双下肢不遂伴语言謇涩，为求进一步治疗收入我病区。现症：神清，精神可，反应迟钝，语言謇涩，饮水咳呛，时咳痰，持续双下肢不遂，可微动，双上肢可抬至头，握力差，腕指活动差，精细动作不能，胃管通畅，纳食自胃管注入，寐安，二便失禁，大便干燥，3日未行。

[查体及实验室检查] 神清，精神可，反应迟钝，语言謇涩，饮水咳呛，时咳痰，持续双下肢不遂，可微动，双上肢可抬至头，握力差，腕指活动差，精细动作不能，胃管通畅，纳食自胃管注入。

[西医诊断] 蛛网膜下腔出血，高血压3级。

[中医诊断] 中风（中经络）。

[治疗原则] 醒脑开窍，平肝息风，疏通经络，补益脑髓。

［针灸取穴］选取内关、人中、三阴交等为主穴，随症加减。

［手法操作］双侧内关捻转提插泻法 1 分钟；人中雀啄泻法至眼球湿润为度；三阴交，取双侧，提插补法至肢体抽动 3 次为度；极泉、尺泽、委中，取双侧，提插泻法至肢体抽动 3 次为度；风池、完骨、天柱，取双侧，捻转补法 1 分钟；双侧曲池、足三里捻转补法 1 分钟，双侧合谷、太冲捻转泻法 1 分钟；双侧人迎捻转平补平泻法 1 分钟；余穴常规刺法，留针 30 分钟。

［中药］

炙黄芪 30g	党参 12g	天麻 12g	炒蒺藜 12g
盐益智 10g	牛膝 20g	盐杜仲 15g	酒萸肉 15g
枸杞子 12g	独活 10g	威灵仙 15g	鸡血藤 15g
蜈蚣 2 条	桂枝 9g	麦冬 15g	醋龟甲（先煎）10g
粉葛 15g	槲寄生 15g	当归 15g	木瓜 15g

水煎服，日 1 剂，每次 150ml。

［治疗结果］住院治疗 12 天后咳嗽、咳痰较前好转，饮水偶呛，双上肢可抬举过头，握力较前增强，双下肢可抬离床面 10°，二便自控差。

按语：蛛网膜下腔出血系指出血的原发部位在蛛网膜下腔者，青、壮年易罹，出血原因多由于先天性脑动脉瘤破裂所致，其次是高血压动脉硬化，其血压常波动在高水平。本病的发生最常见的信号是普遍性头痛，继而呈局限性头痛，眼球运动障碍，视野缺损，颈背疼痛和嗜睡等。发病特点为起病急骤，来势迅猛；头痛剧烈，枕颈部尤甚，呕吐频频；明显的脑膜刺激征；腰椎穿刺压力偏高，脑脊液里均匀血性；一般情况下没有肢体瘫痪，若伴有脑实质点状或片状出血时，则可出现偏瘫及神经系统局灶性体征；可有明显的精神症状。我们临床所见多为由外院转诊而来的患者，由于病程已久，出血部分或大部分已吸收，典型症状特点表现不甚明显。就病案中病例而言，除病例 2、3、5 为急性期外，其余病例均是在病情相对稳定后入院的。出血原因均为高血压、动脉硬化；患者普遍头痛、项强，血压波动在高水平，并有脑实质的损害。

蛛网膜下腔出血也属"中风"范畴，其病机多为肝肾阴虚，肝阳暴张，阳化风动，挟痰、气、火上扰清窍，络破血溢，窍闭神匿，神不导气，遂发中风。治疗时采用醒脑开窍针刺法，达醒脑开窍、滋补肝肾、疏通经络之功。对于兼症多取除湿涤痰、平肝潜阳诸穴，经治疗头痛、项强诸症可解，一般不留肢体后遗症状。

短暂性脑缺血发作

【病例 1】

赵某，女，53 岁，初诊日期：2011 年 8 月 15 日。

[主诉] 反复发作一过性右侧肢体麻木无力伴失语近 1 个月，加重 3 天。

[病史] 患者于 1 个月前，无明显诱因突然出现反复发作右侧肢体麻木无力伴失语，发病时神清，无头痛、头晕，无胸闷憋气、二便失禁等症，约数分钟后可缓解，近 3 日患者发作频率增加，为进一步治疗收入我病区。现症：神清，精神可，语言清晰流利，陈旧性左侧肢体不遂，感觉减退，右侧肢体活动欠利，饮水咳呛，咳嗽，咯白色黏痰，纳可，多寐，小便调，大便干。既往高血压病、冠心病、脑梗死病史。

[查体及实验室检查] 右侧肌力上肢 3 级，下肢 4 级，左侧肌力上肢 0 级，下肢 3 级，右侧霍夫曼征（＋）、奥本海姆征（＋）、左侧巴宾斯基征（＋）。颅脑 MRI：右侧额顶岛颞 – 基底节 – 丘脑、脑干、左基底节、胼胝体部软化灶。心电图：窦性心律，心肌缺血。舌暗红，苔薄白，脉弦细。

[西医诊断] 短暂性脑缺血发作，脑梗死后遗症，高血压 3 级。

[中医诊断] 中风（中经络）。

[治疗原则] 醒脑开窍，滋补肝肾，疏通经络，补益脑髓。

[针灸取穴] 内关、人中、三阴交、极泉、尺泽、委中、风池、完骨、天柱、翳风、廉泉、旁廉泉。

[手法操作] 双侧内关捻转提插泻法 1 分钟；人中雀啄泻法至眼球湿润为度；三阴交，取双侧，提插补法至肢体抽动 3 次为度；极泉、尺泽、委中，取双侧，提插泻法至肢体抽动 3 次为度；风池、完骨、天柱，取双侧，捻转补法 1 分钟；翳风、廉泉、旁廉泉，捻转平补平泻；余穴常规刺法，留针 30 分钟。

[中药]

枳壳 10g	陈皮 15g	冬瓜子 15g	茯苓 10g
甘草 10g	厚朴 10g	芦根 20g	半夏 10g
菖蒲 10g	鱼腥草 20g	远志 10g	竹茹 10g
桃仁 10g	生栀子 10g	鸡血藤 15g	红花 10g

水煎服，每日 1 剂。

[治疗结果] 出院时情况：患者神清，精神可，语言清晰流利，陈旧性左侧肢体

不遂，未发作一过性右侧肢体麻木无力及失语，饮水偶咳呛，纳可，多寐，二便调。左上下肢肌力 1~3 级，右上下肢肌力 4~5 级。

按语：此例针药并用收到了良好的效果。患者是脑血管病反复发作的患者，本次又以短暂性脑缺血发作入院，因大脑双侧多处脑组织损伤，患者出现假延髓性麻痹吞咽障碍，故饮水咳呛，咳嗽痰多，用中药清肺化痰配合针灸恢复吞咽功能，才使患者达到了满意的疗效。

【病例 2】

王某，男，82 岁，初诊日期：2013 年 6 月 24 日。

[主诉] 右侧肢体一过性麻木无力 1 天。

[病史] 患者于 2013 年 6 月 23 日 7 时许，无明显诱因突然出现一过性右侧肢体麻木无力，当时神清，无头晕、头痛，胸闷憋气及二便失禁等症，持续约 10 分钟后缓解如初，即往我院急诊就医，于就诊途中再次出现一过性右侧肢体麻木无力，持续约数分钟后缓解。至急诊，测血压：140/90mmHg，查颅脑 CT：未见明显异常，予醒脑静注射液、法舒地尔注射液等药物，后收入病区治疗。现症：神清，精神可，语言清晰流利，右侧肢体活动少力，纳可，寐安，二便调。

[查体及实验室检查] 双侧上肢肌力 5 级，下肢肌力 5 级，右侧巴宾斯基征（±）。颅脑 CT，未见明显异常。心电图：窦性心律，心肌缺血。

[西医诊断] 短暂性脑缺血发作。

[中医诊断] 中风（中经络）。

[治疗原则] 醒脑开窍，滋补肝肾，疏通经络，补益脑髓。

[针灸取穴] 内关、人中、三阴交、极泉、尺泽、委中、风池、完骨、天柱、太溪。

[手法操作] 双侧内关捻转提插泻法 1 分钟；人中雀啄泻法至眼球湿润为度；三阴交，取患侧，提插补法至肢体抽动 3 次为度；极泉、尺泽、委中，取患侧，提插泻法至肢体抽动 3 次为度；风池、完骨、天柱，取双侧，捻转补法 1 分钟；双太溪捻转补法 1 分钟；余穴常规刺法，留针 30 分钟。

[治疗结果] 出院时情况：患者神清，精神可，语言清晰流利，四肢活动灵活自如，四肢肌力 5 级，入院后未再发一过性右侧肢体无力等症，纳可，寐安，二便调，舌暗红，苔薄白，脉弦细。

按语：此患者为阴虚风动上扰清窍而发为中风，治疗原则当滋阴通络，息风醒神，络通神醒，自然可阴平阳秘恢复功能。肢体功能通过醒脑开窍针刺法治疗及康复锻炼收到良好效果，然患者体质乃阴虚之体，应继续调整，以防再次出现阴虚阳亢，风阳上扰清窍之证，故应提醒患者及家属调整生活起居，摒弃不良嗜好，维护机体阴阳平衡。

【病例3】

刘某，女，24岁，初诊日期：2014年7月15日。

[主诉]一过性左侧肢体不遂伴头晕1天。

[病史]患者于2014年7月14日9时许，无明显诱因突然出现左侧肢体活动无力伴头晕，当时神清，无胸闷憋气、二便失禁等症，经休息5分钟后左侧肢体活动正常。今日就诊于我院针灸科门诊，考虑短暂性脑缺血发作，建议住院治疗。现为进一步系统治疗收入特需针灸病区。现症：神清，精神可，语言清晰流利，时有头晕，左侧肢体活动正常，颈项部疼痛，纳可，寐欠安，二便调。

[查体及实验室检查]左侧肢体活动正常，颈项部疼痛，舌红，苔白，脉弦。

[西医诊断]短暂性脑缺血发作。

[中医诊断]中风。

[治疗原则]醒脑开窍，滋补肝肾，疏通经络，补益脑髓。

[针灸取穴]内关、人中、三阴交等为主穴，随症加减。

[手法操作]双侧内关捻转提插泻法1分钟；人中雀啄泻法至眼球湿润为度；三阴交，取患侧，提插补法至肢体抽动3次为度；极泉、尺泽、委中，取患侧，提插泻法至肢体抽动3次为度；风池、完骨、天柱，取双侧，捻转补法1分钟；余穴常规刺法，留针30分钟。

[中药]丹芪偏瘫胶囊，配合中药治疗，方如下。

独活10g	槲寄生10g	防风10g	鸡血藤15g
地龙10g	当归10g	续断10g	海风藤10g
丹参20g	伸筋草10g	炙甘草10g	粉葛15g
首乌藤30g	牛膝20g	炒酸枣仁30g	

水煎服，日1剂，每次150ml。

[治疗结果]神清，精神可，语言清晰流利，肢体活动正常，颈项部疼痛减轻，纳可，寐安，二便调，舌红，苔白，脉弦。

按语：传统的短暂性脑缺血发作（TIA）的定义是因突发的局部脑缺血引起的神经系统症状或体征，持续时间不超过24小时，症状消退后患者一切恢复正常，临床症状可以多次发作，但每次症状基本雷同，且没有颅内压增高表现。通常脑组织并不会由此发生永久性脑损害。随着"缺血半暗带"理论和近期溶栓治疗的突飞猛进，传统的概念已经变化，以是否存在组织学改变为依据，临床症状持续时间由不超过24小时，改为一般不超过1小时，并且影像学上没有急性梗死的证据。

本组患者诊断明确，均采用"醒脑开窍法"治愈，在立法处方上，以"醒脑开窍"为大法，以取阴经腧穴为主，严格按照手法量学要求操作，故能在短期内取得良好的疗效，充分体现了手法量学在针灸临床中的重要性。

椎 – 基底动脉供血不足

【病例 1】

李某，女，48 岁，初诊日期：2011 年 10 月 17 日。

[主诉] 头晕 2 个月，加重 1 周。

[病史] 患者于 2 个月前出现头晕，颈部酸痛，无恶心、呕吐，无天旋地转、视物旋转，曾多次治疗，效果不佳，遂就诊我院针灸门诊。就诊时头晕，恶心，无呕吐。

[查体及实验室检查] 颈椎 CT：颈椎关节病。经颅彩色多普勒超声：椎 – 基底动脉供血不足。舌红，苔白，脉弦细。

[西医诊断] 椎 – 基底动脉供血不足。

[中医诊断] 眩晕。

[治疗原则] 醒脑开窍，舒筋活络，补益脑髓。

[针灸取穴] 内关、人中、三阴交、风池、完骨、天柱、颈椎夹脊、百会、四神聪。

[手法操作] 双侧内关直刺 1 寸，提插捻转泻法。人中刺向鼻中隔，雀啄泻法。双侧三阴交直刺 1 寸，捻转补法 1 分钟。双侧风池、完骨、天柱直刺 1 寸，小幅度、高频率捻转补法各 1 分钟。其他穴位按常规针刺。留针 30 分钟。

[治疗结果] 针刺 1 周，患者头晕明显减轻。共针刺 3 周，患者头晕、恶心症状改善。

【病例 2】

孙某，女，59 岁，初诊日期：2013 年 12 月 3 日。

[主诉] 头晕 20 余日。

[病史] 患者于 11 月中旬无明显诱因突然出现头晕，左半身活动不利，无头痛，无胸闷憋气、二便失禁等症，测血压（180~190）/（110~120）mmHg，就诊于我院门诊，考虑脑血管病，为系统检查及治疗收入我病区。现症：神清，精神可，头晕，无恶心呕吐及视物旋转，与体位变化无明显关系，语言清晰流利，左侧半身活动不利，神疲乏力，面色苍白，纳可，寐安，二便调。舌淡红，苔薄白，脉弦细。既往脑梗死

病史，经治临床好转，遗留左半身活动不利，现自服灯盏生脉胶囊，每次 2 粒，每日 3 次。

［查体及实验室检查］左侧上肢肌力 4 级，下肢肌力 4 级，左侧巴宾斯基征（-）。经颅多普勒超声提示：椎基底动脉血流减慢。

［西医诊断］椎 - 基底动脉供血不足，脑梗死后遗症。

［中医诊断］眩晕。

［治疗原则］益气活血，疏通经络，补益脑髓。

［针灸取穴］风池、完骨、天柱、气海、血海、极泉、尺泽、委中、风池、肩髃、曲池、合谷、八邪、外关、环跳、阳陵泉、昆仑。

［手法操作］风池、完骨、天柱，取双侧，捻转补法 1 分钟以补益脑髓，改善脑供血；双侧气海施捻转补法，双侧血海施提插泻法以益气活血；患侧极泉、尺泽、委中，取患侧，提插泻法至肢体抽动 3 次为度，以疏通经络，不留针。余穴常规刺法，留针 30 分钟。

［治疗结果］经 1 周治疗头晕好转，经 2 周治疗头晕基本消失，语言清晰流利，左侧肢体活动不利好转，上肢肌力 4+ 级，下肢肌力 4+ 级，纳可，寐安，二便调。舌淡红，苔薄白，脉弦细。

按语：眩晕是临床的常见病及多发病，临床应进一步分清真性眩晕和假性眩晕。本病是由椎 - 基底动脉供血不足引起，属于前庭中枢性眩晕，发作的急性期应以缓解症状为主，急则治标，改善椎 - 基底动脉痉挛及供血状态，针灸治疗具有良好的疗效。

烟雾病

【病例 1】

田某，女，32 岁，初诊日期：2013 年 10 月 28 日。

［主诉］右侧肢体无力 42 天，瘫痪伴言语不利 32 天，加重 1 天。

［病史］患者于 2013 年 8 月 12 日无明显诱因突然出现右上肢麻木无力，伴反应迟钝，无头晕、头痛，无胸闷憋气、二便失禁等症，就诊于某医院，查颅脑 MRI 示脑梗死，诊断为急性脑梗死，予盐酸法舒地尔注射液、奥拉西坦注射液、奥扎格雷钠注射液静脉滴注，经治病情平稳后出院。后就诊于某医院，脑血管造影，诊断为烟雾病。9 月 26 日患者突然出现右侧肢体瘫痪，伴失语，遂再次就诊于某医院并住院治

疗，急查颅脑 CT 示脑出血，予开颅手术治疗，经治疗病情平稳后出院。1 天前患者右侧肢体不遂症状较前加重，遂就诊于我院，由针灸门诊收入院治疗。现症：神清，精神可，语言謇涩，右侧肢体不遂，右上、下肢均无自主运动，纳可，寐安，二便调。既往高血压病史 7 年，平素服用硝苯地平控释片 1 片，每日 1 次；福辛普利钠 1 片，每日 1 次，现血压控制在 140/90mmHg。2013 年 9 月于天津市某医院行颅脑血肿引流术。

[查体及实验室检查] 颅脑 CT（2013 年 10 月 9 日）：脑出血术后。颅脑 CT（2013 年 10 月 30 日）：考虑颅脑术后改变，左颞顶区脑膜脑膨出；左侧颞顶岛叶、基底节及丘脑区脑血肿吸收期；左侧颞顶区硬膜下积液；脑干区缺血灶或软化灶。颅脑 CT（2013 年 11 月 11 日）：颅脑术后改变、左颞顶区局部脑膜脑膨出并局部硬膜下积液，左基底节 – 颞顶区不规则低密度影；脑干区缺血灶并软化灶。

[西医诊断] 烟雾病，高血压 3 级，脑出血术后。

[中医诊断] 中风（中经络）。

[治疗原则] 醒脑开窍，滋补肝肾，疏通经络，补益脑髓。

[针灸取穴] 内关、人中、三阴交、极泉、尺泽、委中、风池、完骨、天柱、太冲、太溪；头维、人迎、曲池、合谷、足三里、太冲，随症加减。

[手法操作] 内关（双侧）捻转提插泻法 1 分钟；人中雀啄泻法至眼球湿润为度；三阴交（患侧）提插补法至肢体抽动 3 次为度；极泉、尺泽、委中（患侧）提插泻法至肢体抽动 3 次为度；风池、完骨、天柱（双侧）捻转补法 1 分钟；曲池、足三里（双侧）捻转补法 1 分钟，合谷、太冲（双侧）捻转泻法 1 分钟；人迎（双侧）捻转平补平泻法 1 分钟；余穴常规刺法。留针 20 分钟。

[西药] 以改善脑循环、控制血压、清除自由基，予硝苯地平片、福辛普利钠，静脉滴注依达拉奉注射液、神经节苷脂注射液、醒脑静注射液等。

[中药] 以益气扶正、活血化瘀、清热解毒、疏通经络、止咳化痰，予扶正合剂、针灸外洗液（Ⅰ号）、中风丸、化痰合剂、清肺止嗽膏、复方鲜竹沥液。

[治疗结果] 治疗 10 天后，患者语言謇涩，右上肢可抬至胸部，右下肢可抬离床面 30°，搀扶下可站立 1 小时。治疗 17 天后，患者语言欠清，右上肢可抬至头部，右上肢可抬离床面 60°，搀扶下可行走数小时。治疗 24 天后，患者语言欠清，可自己行走。

【病例 2】

叶某，61 岁，就诊时间：2016 年 11 月 16 日。

[主诉] 右侧肢体活动障碍、语言謇涩 2 月余。

[病史] 患者 2 个月前无明显诱因出现右侧肢体无力，语言不利，头晕，口眼歪

斜，于某医院就诊，脑CT提示脑梗死，脑血管造影提示烟雾病，住院治疗无明显好转，遂求助于针灸康复。现症：神志清，表情淡漠，精神疲软，记忆力下降，右侧肢体活动瘫痪，语言謇涩，口眼歪斜，二便正常，眠差，纳呆。既往糖尿病史10年，高血压病史4年，均未系统治疗。

[查体及实验室检查] 脑CT提示脑梗死，脑血管造影提示烟雾病。神志清，表情淡漠，混合性失语，中枢性面瘫，认知障碍，右上肢肌力0级，下肢肌力1级，肌张力1级，肱二头肌腱反射活跃，膝跟腱反射活跃，霍夫曼征（＋），巴宾斯基征（＋）。舌淡，苔白，脉沉细。

[西医诊断] 烟雾病。

[中医诊断] 中风（中经络）。

[针灸取穴] 内关、人中、三阴交、极泉、尺泽、委中、风池、完骨、天柱、太冲、太溪、人迎、曲池、合谷、足三里、太冲、四神聪。

[手法操作] 内关（双侧）捻转提插泻法1分钟；人中雀啄泻法至眼球湿润为度；三阴交（患侧）提插补法至肢体抽动3次为度；极泉、尺泽、委中（患侧）提插泻法至肢体抽动3次为度；风池、完骨、天柱（双侧）捻转补法1分钟；曲池、足三里（双侧）捻转补法1分钟，合谷、太冲（双侧）捻转泻法1分钟；人迎（双侧）捻转平补平泻法1分钟；余穴常规刺法。留针20分钟。

[辅助疗法] 西药控制血压，调节血糖水平；中药益气活血，佐以疏肝。

[治疗经过] 患者治疗半个月后，精神好转，胃纳转佳。1个月后，肢体肌力增加，可自己起床站立。2个月后，可自行行走，上肢肌力3级，下肢肌力4级。3个月后生活完全自理。

按语：烟雾病又称脑底动脉闭塞症，是一种原因不明的慢性进行性的脑血管闭塞性疾病，主要表现为颈内动脉远端、大脑中动脉和大脑前动脉近端狭窄或闭塞，伴脑底部和软脑膜烟雾状细小血管形成。传统中医古籍对此缺乏系统论述，但据其临床表现与文献中的"中风""中经络"等病证颇为类似。临证根据标本同治原则，选用针刺醒脑开窍主方内关、人中、三阴交穴，以醒神开窍；辅穴风池、天柱、完骨改善椎－基底动脉供血。因椎－基底动脉系统负责颅内1/3的血供，与颈内动脉系统有丰富的吻合支，是脑卒中患者侧支循环建立的重要组成部分。且大量针刺研究表明：醒脑开窍针刺法，能有效改善血流指标，降低血黏度，增加大脑血流量，保护和修复脑神经细胞。故窍通则神有所主，见记忆力恢复。文献报道称：针刺人迎穴，可增加脑血流量，部分改善脑血管的病理状态，扩张颈内动脉系统脑血管，增加血管弹性，改善脑组织血流循环，本病应用人迎穴起到了防止病情进展的作用；取四白穴，疏通眼周局部气血经络，助于睛明络通；取肝、肾经原穴太冲与太溪，以息肝风、补肾水，故见情绪稳定，夜寐安，盗汗少。诸穴合用起到窍通、神复、目明、记忆力恢复等疗效。针刺治疗缓解了患者脑灌注的储备，改善了临床症状，实践证明运用醒脑开窍针刺法配合人迎穴治疗烟雾病是科学有效的。

第二节　头痛

偏头痛

【病例 1】

朱某，女，50 岁，初诊日期：2014 年 5 月 27 日。

［主诉］左侧头痛、头晕 1 月余，加重 1 周。

［病史］患者于 1 个月前无明显诱因出现头部左侧疼痛，伴头晕、耳鸣，左侧颈肩部疼痛，未予重视，经休息后未见缓解。1 周前患者自觉头痛、头晕症状较前加重，今日就诊于我院门诊，考虑偏头痛，建议住院治疗，现为进一步系统诊治收入我特需针灸病区。现症：神清，精神可，左侧头痛，头晕，耳部闷胀感，双眼偶有视物模糊，左侧颈肩部疼痛，腰部疼痛，双下肢时有麻木感，纳可，夜寐欠安，二便调。舌淡红，苔薄白，脉细。

［西医诊断］偏头痛。

［中医诊断］头痛。

［治疗原则］醒脑开窍，滋补肝肾，疏通经络，补益脑髓。

［针灸取穴］内关、人中、三阴交、极泉、尺泽、委中、风池、完骨、天柱。

［手法操作］双侧内关捻转提插泻法 1 分钟；人中雀啄泻法至眼球湿润为度；双侧三阴交提插补法至肢体抽动 3 次为度；双侧极泉、尺泽、委中提插泻法至肢体抽动 3 次为度；双侧风池、完骨、天柱捻转补法 1 分钟，配合头部左侧局部穴位。

［中药］

川芎 15g	威灵仙 30g	蜈蚣 2 条	防风 10g
白芷 10g	吴茱萸 3g	炙甘草 9g	羌活 10g
生黄芪 30g	当归 15g	柴胡 9g	生龙骨 10g
生牡蛎 10g	蔓荆子 10g	何首乌 15g	阿胶（烊化）10g

| 太子参 10g | 白芍 12g | 天麻 12g | 龟甲（先煎）10g |
| 茺蔚子 10g | 延胡索 10g | 女贞子 12g | 枸杞子 12g |

水煎服，日 1 剂，每次 150ml。

［治疗结果］住院治疗 3 天后头晕有所缓解。治疗 10 天后头痛减轻，左侧颈肩部及腰部疼痛均较前减轻，未诉双下肢麻木。治疗 25 天后头痛明显减轻，未诉头晕、麻木、视物模糊等不适。

【病例 2】

王某，女，18 岁，初诊日期：2014 年 1 月 12 日。

［主诉］间断性右侧头部疼痛 3 月余，加重 1 周。

［病史］患者 3 个月前因与家人争吵引起右侧头痛，痛时如针刺样，疼痛时予镇静药缓解。1 周前因情绪波动再次出现右侧头痛，予镇静药治疗，无明显改善，发作时双手锤头甚至用头撞墙来缓解疼痛，由家属送来我院就诊。查经颅超声报：未见明显异常。现症：神清，双手抱头，痛苦貌，右侧头部疼痛，位置固定，伴有乏力，倦怠感，纳少，二便可，眠差。

［查体及实验室检查］舌质红，苔白，脉弦涩。经颅超声报：未见明显异常。

［西医诊断］偏头痛。

［中医诊断］头痛。

［治疗原则］急性发作期以疏经通络，行气止痛为主。缓解期以疏利头目，调养气血为主。

［针灸取穴］急性发作期：取双侧阳辅穴。缓解期取穴：太阳、头维、风池、率谷、合谷、太冲、阳辅、三阴交。

［操作手法］急性发作期以疏经通络、行气止痛为主，取双侧阳辅穴。选规格为 0.25mm×40mm 的毫针。嘱患者平卧位，予双侧阳辅穴常规消毒，进针后行呼吸补泻之泻法，嘱患者深吸气，医者同时随着患者吸气进针，并行捻转泻法，待患者出现酸麻胀感后，嘱其呼气，医者同时将针提至皮下 0.5 寸，每 5 分钟行针 1 次，20 分钟后出针。以上治疗每日 1 次，当时患者疼痛即可缓解。缓解期以疏利头目，调养气血为主。平补平泻，均留针 30 分钟。

［治疗结果］治疗 3 次以后，患者疼痛发作次数明显减少，发作时疼痛程度减轻，以后隔日 1 次，14 天后诸症消失。

【病例 3】

王某，男，42 岁，初诊日期：2012 年 2 月 12 日。

［主诉］右侧头部疼痛 2 天。

[病史] 患者既往偏头痛病史 5 年余，每逢劳累、压力大时发作，发作时自行服用脑宁、酚咖片等可缓解。2 天前因工作压力再次诱发头痛，服用脑宁后自觉症状未缓解，遂来医院就诊。现症：右侧头部搏动性疼痛，时轻时重，恶心欲吐，心情烦躁，纳差，大便干，小便黄。

[查体] 面红目赤，右侧太阳穴处压痛，舌红，苔薄白，脉弦数。

[西医诊断] 偏头痛。

[中医诊断] 头痛（肝阳上亢证）。

[治疗原则] 平肝潜阳，通络止痛。

[针刺取穴] 风池、完骨、太阳、中封、阳辅，头维透率谷。

[手法操作] 穴位消毒后，双侧风池、完骨进针 1~1.5 寸，施小幅度、高频率捻转补法，每穴施手法 1 分钟；患侧头维透率谷施捻转泻法 1 分钟；患侧中封进针 0.5~1寸，患侧阳辅进针 1 寸，均施捻转泻法 1 分钟。留针 20 分钟。

[辅助疗法] 配合刺络拔罐，起针后，患侧太阳穴处三棱针放血 3~5ml，留罐 5分钟。

[治疗结果] 治疗后即刻患者自觉头痛明显减轻。针刺 3 天后头痛消失，后继续隔日针刺 1 次，以巩固疗效，连续治疗 3 个月，随访 1 年未复发。

按语：偏头痛中医学称为"偏头风"，《素问·风论篇》有"脑风""首风"之称。头侧部为少阳经脉循行所过，其发病多因风邪侵袭少阳，少阳枢机不利，或肝郁化火循胆经上扰，经络痹阻，日久瘀血阻络而发头痛。根据"经脉所过，主治所及"的道理，以取少阳、阳明经穴为主，通络止痛。方中风池穴系足少阳胆经与阳维脉之会穴，完骨为足少阳胆经穴，两穴合用，具有通经活络、清头开窍、调和气血之功效。头维为足阳明及足少阳经的交会穴，有升清降浊之功。中封、阳辅分别为肝、胆经之穴，为清利肝胆经之对穴。运用本法治以疏调少阳、活血化瘀、通络止痛，局部及远端取穴相配合，局部取穴清利头目，远端取穴清泄肝胆之热，加之针后太阳穴刺络拔罐，令血出邪尽而奏奇效。

【病例 4】

单某，女，35 岁，初诊日期：2014 年 4 月 12 日。

[主诉] 左侧头痛伴恶心 2 天。

[病史] 患者 2 天前劳累后出现一过性黑矇，后左侧头部疼痛，呈搏动性，伴恶心欲吐，畏光，畏噪音，就诊于天津市某医院，诊断为偏头痛，予琥珀酸舒马普坦、哌替啶等治疗后症状稍有减轻，现为进一步治疗遂就诊于我院。现症：神清，精神差，诉左侧头部搏动性疼痛，恶心欲吐，纳差，寐欠安，小便可，大便干。

[查体及实验室检查] 痛苦貌，舌质红，苔薄白，脉弦。CT、MRI 均为（－）。

　　[西医诊断]偏头痛。

　　[中医诊断]头痛。

　　[治疗原则]疏解少阳，通络止痛。

　　[针灸取穴]攒竹、丝竹空、风池、悬颅、率谷、太阳、头维、太阳、足临泣。

　　[手法操作]双侧足临泣提插泻法1分钟；患侧丝竹空透率谷；头维、太阳、风池、攒竹、悬颅捻转泻法1分钟，留针30分钟。

　　[治疗结果]针刺2天后疼痛及恶心症状明显减轻，针刺14次，偏头痛痊愈。

　　按语：针刺治疗疾病，关键在于调气。《灵枢·九针十二原》云："刺之要，气至而有效，效之信，若风之吹云，明乎若见苍天，刺之道毕矣。"强调了调气在针刺治疗疾病中的重要性，而针刺补泻手法作为针刺治疗疾病得气的重要方法，呼吸补泻法为其中一种，其最早见于《内经》。《素问·离合真邪论》载："吸则内针……候呼引针，呼尽乃去，大气皆出，故命曰泻……呼尽内针……候吸引针，气不得出……令神气存，大气留止，故命曰补。"具体阐述了呼吸补泻的临床意义和操作手法。

　　施行呼吸补泻法，其机制是在针刺时，借助于呼吸气，使气至病所，从而使针刺达到引阴外出，导阳气入内，以达到调和阴阳的目的。由于患者因情志不畅，气机阻滞，遂脉络瘀阻头目，发为偏头风，发作时急则治其标。依据本经子母补泻法"实则泻其子"的治疗原则，足少阳胆经五行属木，胆经实证、热证，故取本经阳辅穴用呼吸补泻之泻法以调理气机，缓急止痛，而疼痛范围局限在胆经循行路线上，根据经脉所过，主治所在，故取阳辅穴。症状缓解后缓则治其本，分别取双侧太阳、头维、风池、率谷、合谷、太冲、阳辅、三阴交。太阳穴为经外奇穴，在颞部，《集成》载曰治："头痛及偏头痛"，故疏经通络效佳。风池、头维穴均为少阳、阳维交会穴，率谷为足少阳、足太阳经交会穴，三穴均位于头侧部，配伍相合，可祛风止痛，醒神宁心、清利头目。阳辅穴，阳指阳气，辅为辅佐之意，其效在化阳益气，调气止痛。合谷、太冲；相伍谓开四关，调气血，和阴阳，平肝降逆，理气止痛。三阴交补三阴，调气血，养心安神。共同起到平衡阴阳，疏通经络，促进气血运行，从而恢复健康。

血管性头痛

【病例1】

常某，女，46岁，初诊日期：2011年9月10日。

［主诉］顽固性头痛8年，加重3年。

［病史］8年前患者因发怒而始发偏头剧烈疼痛，经日本某医院诊为血管性头痛。多方求治，未能获效。3年来症状逐渐加重。每日头部隐痛，严重时如锥如钻，痛苦难忍。现症：神志清楚，表情忧郁，痛苦面容，形体偏胖，太阳穴处青筋显现。舌质偏暗，苔白，脉弦。

［西医诊断］血管性头痛。

［中医诊断］头痛。

［治疗原则］疏肝解郁，理气行血。

［针灸取穴］风池、率谷、阳白、太冲、太阳。

［手法操作］常规消毒。主穴取风池（患侧），针尖微下，向鼻尖方向斜刺；率谷、阳白穴平刺；配穴取太冲（双侧）直刺，均刺入0.35~0.5寸，得气后均用泻法。留针30分钟，每日1次。太阳（患侧）点刺放血。

［治疗结果］针后头痛即好转，后续针15次，太阳穴放血2次，患者精神好转，未诉头痛。

第三节　神经疼痛性疾病

三叉神经痛

【病例1】

林某，女，52岁，初诊日期：2013年12月20日。

［主诉］左侧面部疼痛10天。

［病史］患者10天前受风后出现面部紧箍感，随后面部疼痛不适，自行热敷后疼痛未见缓解，遂就诊于我院。现症：左侧面颊上下颌部电击样疼痛，伴有灼热感，每次持续2~3分钟，每日数次，常因触及口角部扳机点诱发。

［查体及实验室检查］左侧面部剧烈电击样疼痛，突发突止，口角部存在扳机点。神经系统检查无阳性体征。舌红，苔薄白，脉弦。

［西医诊断］三叉神经痛。

［中医诊断］面痛。

［治疗原则］疏通经络，活血止痛。

［针灸取穴］四白、颧髎、迎香、下关、夹承浆、颊车、大迎、风池、合谷、列缺、太冲。

［手法操作］患者取仰卧位，风池、合谷、太冲（双侧）均直刺，施捻转写法 1 分钟；列缺（双侧）平刺，施捻转写法 1 分钟；四白、颧髎、迎香、下关、夹承浆、颊车、大迎（患侧）均直刺，施捻转写法 1 分钟。远端穴位行强刺激手法，局部穴位轻刺。留针 30 分钟。

［治疗结果］针刺治疗 3 次后，患者面部疼痛减轻，10 次后疼痛明显改善，发作频次减少，2 个疗程后疼痛基本消失。

【病例 2】

李某，女，62 岁，初诊日期：2011 年 9 月 16 日。

［主诉］右颜面疼痛 1 月余。

［病史］患者于 1 个多月前因家中变故，情绪波动较大，出现右颜面疼痛，不能进食及触摸右面部，在院外曾打封闭及口服止痛药，现用药频繁而疼痛加重，故来我针灸科门诊。现症：神清，精神可，呼吸平稳，右颜面疼痛，张口触及颊车穴附近疼痛呈刀割样，头痛，无胸闷憋气，每日进食少量半流食，夜寐不安，大便秘结。舌红，少苔少津，脉弦。

［西医诊断］三叉神经痛（2、3 支）。

［中医诊断］面痛。

［治疗原则］醒脑开窍，疏肝解郁，活血止痛。

［针灸取穴］内关、人中、三阴交、阿是穴、地仓、颊车、颧髎、四神聪、合谷、太冲、行间、内庭、风池。

［手法操作］内关（双侧）施捻转提插泻法 1 分钟后起针；人中施雀啄泻法至眼球湿润为度；三阴交（双侧）施捻转提插补法 1 分钟；四神聪平刺，施捻转补法 1 分钟；余穴均取患侧，采用捻转泻法，远端穴位行强刺激手法，局部穴位轻刺。留针 30 分钟。

［中药］

柴胡 10g	生地黄 15g	升麻 6g	黄芩 10g
黄连 6g	菊花 10g	薄荷 6g	山栀 10g
丹皮 10g	厚朴 10g	竹叶 3g	甘草 6g

水煎服，日 1 剂，150ml。

［治疗结果］第 1 天治疗后回家即进食，晚上夜寐较安，治疗过程中止痛药在逐渐减量，进食量在逐渐增加。第 20 天后症状基本消失，也可进食坚果及酸辛食品。

【病例3】

牛某，女，58岁。初诊日期：2009年7月20日。

[主诉] 右面部发作性疼痛1年余，加重10日。

[病史] 患者于1年前无明显诱因出现右面部疼痛，每因受风、咀嚼而诱发，经中西药治疗均未能缓解，遂来就诊。现症：患者痛苦面容，下颌、右口角间断疼痛，疼痛如电击，可向眼眶处放射，触摸时加重，影响进食以及睡眠，大便干，小便黄。舌红，苔黄，脉弦。

[西医诊断] 三叉神经痛。

[中医诊断] 面痛。

[治疗原则] 清热降火，疏经止痛。

[针灸取穴] 耳门、听宫、听会、阳白、上关、太阳、丝竹空、下关、迎香、颊车、地仓。

[手法操作] 患者左侧卧位，常规消毒，微张口，取0.30mm×40mm毫针，先分别针刺耳门、听宫、听会（患侧），进针约30~35mm，行捻转泻法。余穴均取患侧，常规针刺，行捻转泻法。留针30分钟。12次为1个疗程。

[辅助疗法] 疼痛局部刺络拔罐，每周2次。

[治疗结果] 经4次针灸治疗疼痛明显减轻，可进流食，不触不痛，但一触即痛，可入睡，但仍可痛醒。针刺10次后症状较前减轻，可进较硬食物，疼痛发作次数减少，夜里基本正常入睡。经3个疗程后患者痊愈，随访3个月未见复发。

【病例4】

刘某，女，37岁，初诊日期：2015年7月7日。

[主诉] 左面部疼痛6年，加重1周。

[病史] 患者于2009年曾患三叉神经痛，经治病情好转。2015年6月29日劳累后突然出现左面部疼痛，呈阵发性，早晨起床时疼痛剧烈，1天3~4次，每次发作时持续1分钟后缓解，发作部位在左上齿龈、颊部至后枕部，触电样、烧灼样疼痛，疼痛剧烈，经休息后未见缓解。现口服甲钴胺，每次1片，每日3次，经治无明显缓解，今为求进一步治疗，就诊于我门诊。现症：患者神清，痛苦面容，间断出现左上唇、左上齿龈、颊部烧灼样疼痛放射至后枕部，纳少，寐欠安，二便调。

[查体及实验室检查] 左上齿龈、颊部用视觉模拟评分法（VAS）进行疼痛评分：10分。舌红，苔黄，脉弦数。

[西医诊断] 三叉神经痛。

[中医诊断] 面痛。

[治疗原则] 调神导气，通络止痛。

[针灸取穴] 人中，内关，下关，距下关穴上、下、左、右1寸各穴，四白、颧髎、迎香、鼻通、地仓、上唇旁阿是穴、颊车、地仓至颊车排刺，夹承浆，承浆，合谷。

[手法操作] 内关（双侧）施捻转提插泻法1分钟后起针；人中施雀啄泻法至眼球湿润为度；下关（患侧），距下关穴上、下、左、右1寸各1穴，施捻转提插泻法1分钟；四白、颧髎、迎香、鼻通、地仓、颊车（患侧）施捻转提插泻法1分钟；上唇旁阿是穴、地仓至颊车（患侧）每隔1寸1针，共3针，夹承浆（患侧）、承浆施捻转提插泻法1分钟；合谷（双侧）施捻转提插泻法1分钟。电针取穴：下关、迎香一组；地仓、颊车一组。留针30分钟，每日1次。

[治疗结果] 患者第1次治疗后，诉未变化，VAS评分10分，考虑急性发作宜轻刺激。第2次治疗取穴同前，停电针。患者第3次来诊时诉轻度缓解，VAS评分7分，后续前治疗8次，患者疼痛明显减轻，VAS评分2分，日发作2次，面部表情自然，夜寐安。

【病例5】

王某，男，48岁，初诊日期：2012年5月24日。

[主诉] 右侧面颊部针刺样、刀割样疼痛3年余。

[病史] 3年前冬季患者无明显原因突发右侧面颊疼痛，至某医院就诊，诊断为三叉神经痛，服用卡马西平0.1g，维生素 B_6 20mg，口服，每日3次，治疗3个月后疼痛有所缓解，但此后稍有劳累或感受风寒或饮食不当则疼痛发作。近期因工作不顺，压力较大，情绪紧张，时常饮酒，诱发右侧面颊阵发性疼痛，每次持续数秒，剧痛难忍。常因洗脸、漱口、刷牙等诱发疼痛，给予西药治疗，疗效不明显。现症：精神萎靡不振，表情痛苦，查其疼痛部位，为右侧三叉神经之2、3支混合性疼痛，右侧颧骨下有扳机点，稍有轻触即疼痛剧烈。舌暗红，苔黄，脉沉弦。

[西医诊断] 三叉神经痛。

[中医诊断] 面痛。

[治疗原则] 疏通经络，活血止痛。

[针灸取穴] 内关、人中、三阴交；四白、颧髎、迎香、下关、颊车、地仓、风池、合谷、内庭。针刺结合刺络拔罐治疗。

[手法操作] 内关（双侧）施捻转提插泻法1分钟后起针；人中施雀啄泻法至眼球湿润为度；三阴交（双侧）施捻转提插补法1分钟；四白、颧髎、迎香、下关、颊车、地仓（患侧）均直刺，施捻转泻法1分钟；风池、合谷、内庭（双侧）均直刺，施捻转补法1分钟。留针30分钟。

[中药]

全虫6g	蜈蚣2条	白芷15g	僵蚕15g
白附子9g	羌活10g	防风10g	天麻10g

钩藤 20g	川芎 10g	何首乌 20g	生石决 15g
细辛 2g	当归 15g	生地 15g	白蒺藜 10g
白芍 12g	龙胆草 12g	柴胡 10g	毛冬青 10g

［治疗结果］1 个疗程后患者疼痛明显减轻，偶有轻微、短暂性的疼痛，休息 2 天，继续第 2 个疗程的治疗后，疼痛基本消失，随访半年无复发。

按语：三叉神经痛是一种顽固难治之症，针刺治疗有一定的止痛效果。醒脑开窍法，调神导气止痛，《内经》云："诸痛痒疮，皆属于心。"疼痛虽因气血运行涩滞、脉络痹阻不通而致，但其气血的运行赖乎心神的调节。心主血脉，神能导气，气畅脉通，百病不生；反之，心失主血之功能，神不能导气畅行，则会发生病痛。因此治疗当先调神，令气易行，以意通经，使气机条达，血脉调和，通则不痛。选取水沟、内关，重在调神，以神导气，使气行痛止；常规针刺面部穴位为局部选穴，可疏通面部经络；外关、合谷、内庭为远端循经选穴，以通经活络为主。临床观察证明，针刺治疗三叉神经痛在一般取穴的基础上，加用具有醒脑开窍作用的人中、内关、三阴交，能明显提高止痛效果。针刺配合电针疗法能够增强针感，延长时效，可直接刺激传导痛觉的神经，使这类神经中的痛觉纤维传导发生阻滞，又可使脊髓背角细胞对损害性刺激的反应受到抑制，从而更好地起到止痛、缓解肌肉血管痉挛的作用。针刺与电针结合，能疏通经络，起到镇痛、止痉的作用，从而提高临床疗效。中医认为："瘀则生痛，痛则不通。"《血证论·男女异同论》云："瘀血不行则新血断而无生……盖瘀血去则新血生，新血生则瘀血自去。"刺络拔罐可以祛腐生新、活血化瘀，故局部取阿是穴、扳机点刺络放血配合拔罐，即所谓"宛陈则除之"，使面部经络气血运行通畅，达到通则不痛的目的。此外，针刺治疗时应注意局部穴宜轻刺而久留针，远端穴位可用重刺激手法，尤其在发作时，宜用远端穴位行强刺激手法。治疗期间应注意起居饮食有常，保持心情舒畅，避免情绪激动。注意休息，适当锻炼。

枕大神经痛

【病例 1】

刘某，男，32 岁，初诊日期：2013 年 5 月 24 日。

［主诉］左侧后枕部至耳上部持续跳痛 3 天。

［病史］患者 3 天前因吹空调受凉后出现左侧枕部至耳上部放射样持续跳痛，就诊于我院针灸科门诊。

［查体及实验室检查］神经系统检查未见明显异常，舌红，苔薄白，脉浮紧。

［西医诊断］枕大神经痛。

［中医诊断］头痛。

［治疗原则］祛风散寒，舒筋通络。

［针灸取穴］头窍阴、浮白、率谷、悬厘、风池、外关、后溪、完骨。

［手法操作］头窍阴、浮白、率谷、悬厘、风池（患侧），斜刺0.3~0.5寸，针尖斜向疼痛放射部位，捻转泻法1分钟；外关、后溪（患侧）、直刺0.3~0.5寸，捻转泻法。留针30分钟。完骨（患侧）刺血拔罐，留罐10分钟，出血量约2ml。

［治疗结果］治疗1次后，患者疼痛明显减轻。3次后，症状消失。

按语：枕大神经痛是临床常见疾病，归属中医"痛证"范畴，中医学认为痛证的病机分为"不通则痛"和"不荣则痛"。本例患者为外感风寒，经络阻滞不通，治则为祛风散寒，舒筋通络。循经取穴头窍阴、浮白、率谷、悬厘、风池等通利经络，远取外关、后溪，助祛邪外出，完骨穴行血以导气，疏通经络。枕大神经痛临床症状顽固，药物治疗效果不满意，针刺结合刺血拔罐操作简便且疗效理想。

【病例2】

患者，女，35岁，初诊日期：2010年10月28日。

［主诉］右后枕部发作性疼痛2日。

［病史］患者2日前因汗出当风而出现右后枕部发作性剧痛，向后头部放射，疼痛难忍，伴头晕，颈部不适，寐欠安，饮纳可，二便调。

［查体］患者神清，右后枕部疼痛，右风池穴稍向上、枕骨外粗隆右下方处压痛，沿此向上呈线样放射，伴头晕。舌红，苔薄白，脉浮有力。

［西医诊断］枕大神经痛。

［中医诊断］头痛。

［治疗原则］疏风散寒，通络止痛。

［针灸取穴］风池、完骨、天柱、阿是穴、外关。

［手法操作］患者左侧卧位，常规消毒，先针风池（双侧），取0.30mm×40mm毫针向对侧内眼角方向进针约25mm，行捻转补法，患者感觉酸胀感向同侧顶骨结节放射。再分别针刺阿是穴、完骨、天柱（患侧），行捻转泻法。针刺外关（患侧），呈45°角向腕关节方向斜刺，进针约30mm，施提插泻法。留针30分钟。在局部压痛点处刺络放血约1ml。7次为1个疗程。

［治疗结果］针刺1次后疼痛明显减轻，偶有头晕，睡眠尚可。3次后后枕部疼痛消失，可正常入睡，巩固治疗1个疗程后痊愈。

按语：本病多为枕大神经出颅部位，沿枕大神经走行出现的自觉痛和压痛，呈线状，向顶骨结节放射。属中医学"头痛"范畴，多因外感风邪，寒邪内壅，肝胆郁火，上扰清窍所致。一般辨证属少阳经或太阳经，以少阳经头痛为多。本病发作前常有受凉、感染或落枕史。在枕大神经出颅部位及明显压痛点处刺络放血，以达到快速止痛的效果。风池、完骨均为足少阳胆经腧穴，且风池为治风之要穴，配手少阳经外关具有疏风解表之功，阿是穴调理局部经气，并有止痛效果。诸穴共用可达祛风散寒，清肝利胆，通经活络之目的。

臂丛神经痛

【病例 1】

尔某，男，56 岁，初诊日期：2003 年 9 月 3 日。

[主诉] 颈项及肩臂疼痛 1 周，加重 2 天。

[病史] 患者于 1 周前劳累后出现颈项部疼痛，向肩臂及手指放射，疼痛难忍。曾就诊于多家医院，予口服止痛药治疗，效果不显，后就诊于我院住院治疗。现症：颈项部疼痛向肩臂部放射，成刺痛，甚至烧灼样痛，夜间尤甚，不能入睡。舌暗红，脉弦紧。

[西医诊断] 臂丛神经痛。

[中医诊断] 痹证。

[治疗原则] 行气消癥，通经止痛。

[针灸取穴] 极泉、臑俞、肩外俞、肩中俞、天宗、曲垣、秉风、肩贞、风池、颈夹脊、后溪、外关。

[手法操作] 取极泉（双侧），直刺 1 寸，提插泻法，使针感向手指放射，手臂抽动 3 次为度；肩外俞、肩中俞（双侧），向棘突方向斜刺 0.5~1 寸，施提插泻法，令局部有胀感；后溪、外关（双侧），施提插泻法，使针感放射到手指。余穴均取双侧，常规刺法，留针 30 分钟。

[辅助疗法] 刺络拔罐：自颈至肩臂选取 3~5 个痛点，令出血量达 3~5ml，留罐 5 分钟。

[治疗结果] 入院第 1 天情况：疼痛明显缓解，睡眠改善。入院第 4 天情况：疼痛明显减轻，夜间鲜有疼痛。入院第 7 天情况：疼痛消失，痊愈出院。

按语：臂丛神经痛属"痹证"范畴。以外邪侵袭手三阳经，经气痹阻，不通则痛。症见"肩似拔，臑似折""肩前臑痛，大指次指痛不用""肩臑肘臂外皆痛"，属于经筋发病，取极泉可疏通肩臂血脉，行气活血。后溪、外关有疏通手少阳、手太阳经络，活血止痛之功；"七星台"诸穴，为治疗肩臂之验穴；痛点刺络拔罐，意在祛其邪气瘀血，使经络气血运行通畅，达到祛瘀生新，行气活血，通络止痛的目的。本疗法实施中务求手法达到量学要求，使气至病所，经络得通，疼痛自消。

肋间神经痛

【病例 1】

患者，女，53 岁，初诊日期：2009 年 3 月 4 日。

[主诉] 胸胁胀痛 1 周余，加重 2 天。

[病史] 患者 1 周前心情不畅，感两胁胀痛、胀满，胸闷喜叹息，经服用中药好转，唯胁胀痛时有发作，且有时走窜至背部，胸憋气短，晚上难以入睡，饮食尚可，但食后胸闷胀满不适。现症：面色暗黄，两侧肋部压则胀痛，稍加按揉则痛减轻，舌淡红，苔薄白，脉弦。

[西医诊断] 肋间神经痛。

[中医诊断] 胁痛。

[治疗原则] 疏肝理气，通络止痛。

[针灸取穴] 支沟、太冲、足三里。

[手法操作] 支沟、太冲、足三里（双侧）均直刺，施捻转泻法，中强度刺激，留针 30 分钟，每隔 10 分钟行针 1 次。

[治疗结果] 针后患者晚上已能安睡，疼痛减轻，但仍有走窜，伴有食后胸痹不适，继施上法治疗 1 周而愈。

按语：肋间神经痛属中医"胁痛"范畴，多因精神刺激，情志不调所致，特别是怒气伤肝，肝气不舒而横逆致胁肋胀痛、背痛等，且走窜不定。此病用针刺疗法，行气止痛、通经活血是有效疗法。取用肝经的太冲，三焦经的支沟，胃经的足三里相互配合，其理气解郁、通经活络止痛的作用相互协作，疗效更佳。

【病例 2】

张某，男，60 岁，初诊日期：2013 年 12 月 17 日。

[主诉] 右胁肋部疼痛半月余。

[病史] 患者于半个月前，无明显诱因出现右胁肋部针刺样疼痛，疼痛时作时止，

于家中休养后未见好转，近来情绪易躁动，情绪波动时疼痛加重，遂于今日就诊于我院。现症：神清，精神可，偶有头晕、头痛，健忘，右胁肋部阵发针刺样疼痛，疼痛向周围放散，夜间痛甚，纳可，寐差，二便调。

[查体及实验室检查] 右胁肋部针刺样疼痛，右侧第6、7肋间有压痛，胸廓挤压试验（－），舌暗，苔黄腻，舌下可见瘀点，脉弦紧。

[西医诊断] 肋间神经痛。

[中医诊断] 胁痛。

[治疗原则] 疏利肝胆，祛瘀止痛。

[针灸取穴] 合谷、太冲。

[手法操作] 于胁肋疼痛局部刺络放血、拔罐，留罐5分钟，辅以针刺双侧合谷、太冲，提插泻法，每日1次。

[治疗结果] 治疗3天后，患者右胁肋部针刺样疼痛程度有所减轻，夜间疼痛明显减轻，睡眠好转。治疗10天后右胁肋部针刺样疼痛每天只偶发数次，夜间不再发生，可以安眠。治疗14天后，诸症缓解。

按语：肋间神经痛是临床较为常见的一种疾病，患者疼痛沿受累神经分布区皮肤和皮下表浅部位呈节段性分布，多为针刺样、刀割样、烧灼样，弯腰、咳嗽、深呼吸可诱发或加重。肋间神经痛属于中医"胁痛"范畴。肝脉"布胁肋"，胆脉"循胁里，过季肋"，所以胁痛多与肝胆经脉气机不利，气血运行受阻有关。如《素问·缪刺论篇》："邪客于足少阳之络，令人胁痛不得息。"肋间神经痛病位在于胁肋，于疼痛局部施刺络放血、拔罐，使局部血运畅通，经脉之气得以宣畅，达到行气活血祛瘀之目的。合谷配太冲为四关穴，可以疏利肝胆，安神止痛。共奏活血化瘀，疏肝利胆，理气止痛之功，使疼痛得以迅速缓解。

第四节　神经系统变性疾病

运动神经元病

【病例1】

远某，女，48岁，初诊日期：2015年1月8日。

［主诉］四肢无力 2 年。

［病史］患者于 2 年前无明显诱因出现左上肢无力，不能抬举，持物掉物，继而右上肢无力。1 年后逐渐出现双下肢无力，走路不稳，可见掌指关节肌肉塌陷，四肢肌肉萎缩，言语不利，发音不清，痰黏不易咯出。于多家医院诊疗，诊断为"运动神经元病"，具体治疗方法不详，症状未见好转，为求进一步治疗来我院国医堂门诊就诊。现症：患者神清，精神欠佳，四肢无力，双手指间肌，大、小鱼际，双上肢三角肌、双下肢股四头肌肌肉明显萎缩，双手呈鹰爪形，不能抬举，不能独立行走，咳嗽咯痰，痰黏不易咯出，胸闷憋气，不能久卧，抬头无力，语速慢声调低，发音不清，吞咽困难，饮水咳呛。纳少，寐欠安，二便可。

［查体及实验室检查］双上肢肌力 3 级，双下肢肌力 3 级，双侧巴宾斯基征（＋）。舌淡红，苔薄白，脉细。

［西医诊断］运动神经元病。

［中医诊断］痿证。

［治疗原则］针药并用，醒脑开窍，兼以益气健脾，平补肝肾。

［针灸取穴］内关、人中、三阴交、极泉、尺泽、委中、曲池、合谷、外关、肩三针（肩髃及前后 2 寸各 1 穴）、臂臑、八邪、上星、百会、四神聪、头维、上廉泉、旁廉泉、承浆、四白、缺盆、天突、膻中、天枢、中脘、气海、阳陵泉、丘墟、解溪、太溪、八风，下肢阳明经、太阴经。

［手法操作］内关（双侧），捻转提插泻法 1 分钟；人中，雀啄泻法至眼球湿润为度；三阴交（双侧），提插补法至肢体抽动 3 次为度；极泉、尺泽、委中（双侧），提插泻法至肢体抽动 3 次为度；曲池、合谷、外关、肩三针、臂臑、八邪（双侧），平补平泻；头维（双侧）、上星、百会、四神聪，捻转补法；承浆、上廉泉及双侧旁廉泉，捻转泻法；四白（双侧）施捻转补法；缺盆（双侧）、天枢（双侧）、天突、膻中、中脘、气海，双下肢阳明经、太阴经排刺，捻转补法；阳陵泉、丘墟、解溪、太溪、八风（双侧）施捻转泻法，留针 20 分钟。

［中药］

| 熟地 15g | 山药 20g | 山萸肉 15g | 牡丹皮 10g |
| 泽泻 10g | 茯苓 15g | 制附子 10g | 肉桂 10g |

7 剂，水煎服，日 1 剂。

［治疗结果］治疗结束当日，患者诉双下肢较前有力。治疗第 5 日，患者痰液分泌减少。第 7 日痰液分泌减少，下肢力量增加。治疗 1 个月后患者上肢可抬离床面 45°，平卧时间延长 20 分钟，胸闷症状较前好转。治疗 4 个月后患者头部可抬起，发音较前清晰，可独立行走 500m，饮水偶呛。目前患者继续治疗，肌肉无力较前明显

改善，双手指间肌，大、小鱼际肌，三角肌及股四头肌的肌肉萎缩较前好转，可独立行走1000m，可平卧60分钟无憋气感，痰液较前好转，精神状态良好。

【病例2】

冯某，男，67岁，初诊日期：2014年4月21日。

[主诉] 渐进性四肢麻木无力3年余。

[病史] 患者于2011年2月无明显诱因出现触摸双侧足背时麻木疼痛，活动后右脚背远端肿胀，2011年6月出现双手指尖麻木、疼痛，2011年11月自觉四肢较前力弱，拿筷子、系鞋带欠灵活，上楼梯时感费力，同时出现双手肌肉萎缩，伴双上肢间断性肌肉跳动，就诊于当地医院，具体诊治情况不详，病情渐加重，至2012年5月渐出现下蹲起身困难，行走时小腿及足底疼痛不适，并出现四肢无汗。于2012年6月1日就诊于山西某医院，行肌电图检查示：四肢周围神经源性损害；腰穿脑脊液检查示：蛋白100mg/L，细胞数正常；肌肉活检示：神经源性损害病理改变，PET/CT未发现肿瘤证据，诊断周围神经病，给予应用维生素B_1、甲钴胺、鼠神经生长因子、辅酶Q10等治疗，自觉四肢无力、足背麻木疼痛略有好转。于2012年10月29日收入北京某医院，行肌电图检查示：上下肢周围神经源性损害（运动、感觉纤维均受累，轴索损害为主），右胫神经H反射潜伏期延长；查脑脊液生化：脑脊液葡萄糖44.0mg/dl，脑脊液氯116mmol/L，脑脊液蛋白49mg/dl。后于2013年2月20日就诊于长治医学院某附属医院，查颅脑MRI示：双侧额叶皮层下散在小腔隙灶。现为求针灸治疗特来我院收入我特需针灸病区。现症：神清，精神尚好，呼吸平稳，语言流利，饮水偶咳呛，双侧肢体进行性无力，双上肢可抬至头，双手握力差，精细活动欠佳，双下肢可抬离床面60°，足踝足趾活动欠灵活，足踝下垂，双手大小鱼际肌肉明显萎缩，双侧指（趾）间肌、肱桡肌、肱二头肌、肱三头肌、三角肌、冈上肌、冈下肌、腓肠肌、股四头肌均有不同程度萎缩，双下肢自膝关节至踝关节感觉麻木如袜套，双足背轻度浮肿，上身汗多，纳好，寐欠安，小便频，排出无力，大便秘结，依靠开塞露2~3日一行。舌红，少苔，脉弦细。

[查体及实验室检查] 深浅感觉：双下肢膝关节以下图形觉、位置觉、触觉、痛觉、温度觉均减退。四肢肌力：均为4级。步态：蹒跚步态。左右侧肌容量：均有萎缩。肌容量测定：右侧上肢，肘上10cm：24cm；肘下10cm：19.5cm；左侧上肢，肘上10cm：23.5cm；肘下10cm：18cm；右侧下肢：膝上10cm：39.5cm；膝下10cm：30cm；左侧下肢：膝上10cm：38.5cm；膝下10cm：31cm。不自主运动：四肢肌肉、舌肌有肌束颤动。生理反射：腱反射消失。病理反射：未引出。肌肉活检：神经源性损害的病理改变。肌电图：四肢周围神经源性损害，上下肢周围神经源性损害（运动、感觉纤维均受累，轴索损害为主）；右胫神经H反射潜伏期延长。脑脊

液生化：脑脊液葡萄糖 44.0mg/dl，脑脊液氯 116mmol/l，脑脊液蛋白 49mg/dl。颅脑 MRI：双侧额叶皮层下散在小腔隙灶。心电图：窦性心律，左心室肥大，异常心电图。

［西医诊断］运动神经元病。

［中医诊断］痿证。

［治疗原则］滋补肝肾，疏通经络。

［针灸取穴］三阴交，极泉，尺泽，委中，颈夹脊，华佗夹脊，气海、关元、天枢、归来、水道、八邪、八风、合谷、太冲，下肢足阳明经、足太阴经、足太阳经经筋排刺。

［手法操作］三阴交（双侧）提插补法；极泉、尺泽、委中（双侧）提插泻法，不留针；颈夹脊、华佗夹脊、双下肢足阳明经、足太阴经、足太阳经经筋排刺；气海、关元提插补法；天枢、归来、水道（双侧）提插补法；八邪、八风、合谷、太冲（双侧），平补平泻。留针 20 分钟。

［中药］①丹芪偏瘫胶囊，每次 4 粒，口服，每日 3 次。②益肾养肝合剂（医院制剂），每次 50ml，口服，每日 2 次。③荣筋片（医院制剂），每次 4 片，口服，每日 2 次。④据舌脉症辨证属肝肾阴虚，治以补益肝肾，活血通络，润肠通便，处方如下。

当归 12g	牛膝 15g	陈皮 12g	锁阳 20g
醋龟甲 10g	知母 30g	白芍 30g	黄柏 6g
生地黄 15g	山药 10g	酒萸肉 10g	丹皮 10g
玄参 10g	麦冬 10g	地龙 10g	全蝎 6g
火麻仁 30g	肉苁蓉 15g	炙甘草 6g	

水煎服，日 1 剂，150ml。

［西药］营养神经。①甲钴胺片（0.5mg×20 片）0.5mg，口服，每日 3 次。②维生素 B₁ 片（10mg×100 片）10mg，口服，每日 3 次。

［辅助疗法］①直流电药物透入疗法（2 次 / 日）：取患侧肢体，以通经活络，每次 15 分钟。②湿敷治疗（2 次 / 日）、微波治疗（2 次 / 日）：取患侧肢体，以温通经络，活血通络，每次 15 分钟。③脑反射治疗（2 次 / 日）：取患侧肢体，以通经活络，每次 15 分钟。④神灯照射（1 次 / 日）：取腹部，以温补元气，每次 20 分钟。⑤神经和肌肉刺激治疗（2 次 / 日）。

［治疗结果］治疗 29 天后，肌容量改善，二便控制力改善，神清，精神好，呼吸平稳，语言流利，饮水偶咳呛，双侧肢体进行性无力，双上肢可抬至头，精细活动欠佳，双下肢可抬离床面 60°，足踝足趾活动欠灵活，足踝下垂，双侧指（趾）间肌、肱桡肌、肱二头肌、肱三头肌、三角肌、冈上肌、冈下肌、腓肠肌、股四头肌、大小鱼际肌肉萎缩较前好转，双下肢自膝关节至踝关节感觉麻木如袜套，纳可，寐安，小

便次数较前减少，小便排出较前有力，便秘改善。舌红，少苔，脉弦细。

【病例3】

邢某，男，64岁，初诊日期：2012年6月7日。

[主诉] 右侧肢体活动不利伴吞咽障碍1个月。

[病史] 患者于1个月前，无明显诱因出现右侧肢体活动不利，语言謇涩，口角流涎，当时神清，无头痛、头晕及胸闷憋气、二便失禁等症，就诊于天津市某医院住院治疗，查头MRI示：脑干梗死，给予静脉滴注药物治疗，28天后出院，症状未见改善，吞咽功能障碍较前加重，为进一步治疗收入我病区，现症：神清，精神可，语言謇涩，吞咽障碍，右侧肢体活动不利，纳少，寐安，二便调。

[查体及实验室检查] 肌电图检查显示：神经元性受损（左舌肌可见少量纤颤电位），建议结合临床。复查头MRI示：双基底节点状软化灶，脑白质少许脱髓鞘斑，轻度脑萎缩。

[西医诊断] 肌萎缩侧索硬化。

[中医诊断] 痿证。

[治疗原则] 平肝潜阳，疏通经络，濡养经脉。

[针灸取穴] 内关、人中、三阴交、风池、完骨、天柱、极泉、尺泽、委中、翳风、上下肢阳经穴。

[手法操作] 内关（双侧），捻转提插泻法1分钟；人中，雀啄泻法至眼球湿润为度；三阴交（双侧），提插补法至肢体抽动3次为度；极泉、尺泽、委中（双侧），提插泻法至肢体抽动3次为度；，配合深刺风池、翳风（双侧）以改善舌肌及吞咽为主，并以上下肢阳经穴位为主，以平补平泻之法，疏通经脉，改善肌肉萎缩。

[治疗结果] 经治疗1个疗程后，患者吞咽障碍较前明显好转，肢体活动基本恢复。

多系统萎缩

【病例1】

水某，女，53岁，初诊日期：2012年4月19日。

[主诉] 走路不稳，头晕2天。

[病史] 患者于2012年4月17日无明显诱因突然出现双下肢走路不稳，当时有

头晕，无头痛及胸闷憋气、二便失禁等症，经休息后症状未缓解，就诊于我院，时查颅脑 CT 示：小脑萎缩，测血压，提示体位性低血压，为进一步系统诊治收入我病区。现症：患者缓慢步行入病房，神志清楚，精神可，呼吸平稳，时有头晕，持续双下肢肢体活动不利，双下肢可抬离床面 30°，纳食好，夜寐差，二便自控力差。

［查体及实验室检查］患者神清，精神可，面色正常，查体合作，双下肢肌力均为 3 级，双下肢浅感觉及深感觉均减退，复合感觉正常，肌张力、肌容量均正常。两侧跟 – 膝 – 胫试验(＋)，两侧巴宾斯基征(±)。查立位血压：90/50mmHg；坐位血压：100/60mmHg；卧位血压：120/70mmHg。心率：60 次 / 分，律齐。颅脑 MRI：小脑萎缩，考虑蝶窦区小囊肿。舌淡，苔薄白，脉细弱。

［西医诊断］多系统萎缩。

［中医诊断］痿证。

［治疗原则］醒脑开窍，滋补肝肾，疏通经络，补益脑髓。

［针刺取穴］内关、水沟、三阴交、极泉、尺泽、委中、风池、完骨、天柱、华佗夹脊、人迎、神门、百会、四神聪、天枢、关元、气海、水道、归来、外水道、外归来、后颅窝排刺。

［手法操作］均使用 0.25mm × 40mm 毫针，直刺双侧内关 0.5~1 寸，采用施捻转提插的复式手法，施术 1 分钟；水沟在鼻中隔下向上斜刺 0.3 寸，施雀啄手法，以眼球湿润或流泪为度；三阴交（患侧）沿胫骨内侧后缘进针 1~1.5 寸，针尖向后斜刺与皮肤呈 45° 角，施提插补法，至患侧下肢抽动 3 次为度；极泉（患侧）在原穴下 1 寸处，直刺 1~1.5 寸，施提插泻法，以患侧上肢抽动 3 次为度；尺泽（患侧）屈肘成 120° 角，直刺 0.5~1 寸，施提插泻法，以患侧前臂及食指抽动 3 次为度；委中（患侧）仰卧位直腿抬高取穴，直刺 0.5~1.5 寸，施提插泻法，以患侧下肢抽动 3 次为度；风池、完骨、天柱（双侧）均直刺 0.5~0.8 寸，施捻转补法 1 分钟；取华佗夹脊穴（双侧）稍向内斜刺 0.5~1 寸，待有麻胀感即停止进针，严格掌握进针角度及深度，防止损伤内脏及引起气胸；人迎直刺 1~1.2 寸，静止留针，见毫针随颈动脉搏动小幅度起伏后，施小幅度、高频率捻转补法 1 分钟，忌提插；直刺神门（双侧）0.3~0.5 寸；百会、四神聪均平刺 0.5~0.8 寸，施捻转补法 1 分钟；天枢、水道、归来、外水道、外归来（双侧）均直刺 1~1.5 寸，施捻转补法 1 分钟；关元、气海直刺 1~1.5 寸，施捻转补法 1 分钟，并加用艾灸，取艾条采用回旋灸法；后颅窝即督脉后颅脑段旁开 0.5 寸，分别在两侧排刺 4 针，斜刺 0.5~0.8 寸，加用电针，选用疏密波，电针频率为 20Hz 等幅波，电流量以患者能耐受为度。每天针灸 1 次，每次留针 20 分钟，每周治疗 6 次，1 个月为 1 个疗程。

［中药］

| 黄柏 20g | 龟甲 10g | 知母 10g | 熟地黄 15g |

白芍 12g	当归 10g	川牛膝 15g	续断 15g
杜仲 15g	肉苁蓉 20g	枸杞子 15g	女贞子 15g
山药 15g	干姜 10g		

水煎服，日 1 剂，1 个月为 1 个疗程。

［西药］①注射用神经节苷脂钠 40mg 加在 0.9% 氯化钠注射液 250ml 中静脉滴注。②注射用益气复脉 5.2g 加在 5% 葡萄糖注射液 250ml 中静脉滴注。每日 1 次，14 天为 1 个疗程，每个疗程间隔 10 天。

［治疗结果］采用上述疗法共治疗 3 个疗程。第 1 疗程后，患者头晕显著减轻，双下肢浅感觉及深感觉均有不同程度恢复，二便自控力增强，夜尿减少，睡眠较前改善，原方不变，继前治疗。第 2 疗程后，患者精神可，头晕症状基本消失，双下肢力量较前有些恢复，二便自控力显著提高，睡眠尚可，立位及坐位血压均为 100/70mmHg。第 3 个疗程后，患者精神好，面色更为红润，双下肢肌力恢复到 4 级，二便自控力接近正常，夜寐安，3 种体位血压基本一致。随访 1 年，患者多系统萎缩病症未加重。

【病例 2】

赵某，男，68 岁。初诊日期：2015 年 6 月 11 日。

［主诉］站立不稳伴语言謇涩进行性加重 10 天。

［病史］患者 5 年前患脑梗死，经治疗遗留右上肢精细动作差，近 10 天出现站立、行走困难，坐位向左侧倾斜，语言含混进行性加重，于外院就医，诊断：多系统萎缩，具体治疗不详，经治未见好转。现症：患者神清，精神弱，站立不稳，语言謇涩，声音嘶哑，双侧肢体无力，排尿无力，大便秘结。既往脑梗死病史 5 年；糖尿病病史 15 年，服药控制可，具体不详；发现残余尿 6 个月。

［查体及实验室检查］神清，精神弱，双上肢肌力 4 级，右侧上肢肌张力增高，双下肢肌力 3 级，病理反射未引出，直立性低血压，卧位血压：127/73mmHg，立位血压：97/57mmHg。头颅 CT 示：左侧基底节区、半卵圆中心梗死伴部分软化灶形成。排尿功能检查：排尿期膀胱逼尿肌收缩力弱，未见依靠腹压排尿。

［西医诊断］多系统萎缩。

［中医诊断］痿证。

［治疗原则］醒脑开窍，滋补肝肾，疏通经络，补益脑髓。

［针灸取穴］内关、人中、三阴交、极泉、尺泽、委中、风池、合谷、太冲、足三里、曲池。

［手法操作］内关（双侧），捻转提插泻法 1 分钟；人中，重雀啄法至眼球湿润或流泪为度；三阴交（双侧），提插补法，使患者下肢抽动 3 次为度；极泉、尺泽、委

中（患侧），以患侧肢体抽动 3 次为度；风池（双侧），捻转补法 1 分钟；合谷、太冲（双侧），捻转泻法 1 分钟；足三里、曲池（双侧），提插补法 1 分钟。留针 30 分钟。

[治疗结果] 治疗 1 次后，患者诉下肢感觉轻便，可在搀扶下站立。针刺 3 次后，平衡改善明显，可在搀扶下行走 100m，自觉排尿有力，残余尿减少。治疗 1 周后，患者诉日间精神好转，嗜睡减轻，上肢精细动作改善，可不借助他人自行进食，双下肢有力欲行走，每日在家人搀扶下行走 300m 左右，便秘改善，大便每日一行。治疗 1 个月后，构音明显改善，可与家人进行简单交流，可独立行走 1000m。现于我科继续治疗。

按语：多系统萎缩是一组原因不明的散发型神经系统变性疾病，主要累及锥体外系、小脑、自主神经、脑干和脊髓。临床上表现为帕金森综合征，小脑、自主神经、锥体束等功能障碍的不同组合。该病起病隐匿，由单系统向多系统进行性发展，预后不佳。多系统萎缩预后较差，西医学尚无有效治疗方法。多系统萎缩属于中医"痿证"范畴，从中医病机分析，属于肝肾不足，髓海亏虚。醒脑开窍针刺法采用严谨的穴位配方与科学的手法量效关系，应用于该病屡起沉疴。本例患者在应用醒脑开窍针刺法治疗后，其平衡、运动、排尿功能均有很大提高。多年临床证实，针刺对于神经系统疑难杂症（肌萎缩侧索硬化症、吉兰－巴雷综合征及延髓麻痹等）均有较好疗效。应用醒脑开窍针刺法可以延缓病情发展，提高患者生存质量，树立患者对抗病魔的信心。对于一些临床少见的神经系统疑难病例，如能早期介入针刺，采用中医传统疗法综合治疗，可收良效。

脊髓亚急性联合变性

【病例 1】

吴某，女，27 岁，初诊日期：2015 年 6 月 2 日。

[主诉] 双下肢无力 10 余年，加重 1 年。

[病史] 患者于 10 余年前无明显诱因出现左下肢无力，伴肢体僵硬感，后逐渐发展至双下肢无力，伴双手易抖，不能持物。查肌电图未见神经源性或肌源性损害；腰椎 MRI 未见明显异常；胸段脊椎 MRI 示：T_{3-8} 段蛛网膜下腔异常信号；颅脑 MRI 示：两侧半卵圆中心－侧脑室周围区域异常信号；小脑延髓池扩张；轻微脑萎缩。现症：患者神清，精神可，双下肢无力，剪刀步态，时有头晕及视物旋转，纳少，寐欠安，大便调，小便自控差，量少。

［查体及实验室检查］胸段脊椎 MRI 示：$T_{3\sim8}$ 段蛛网膜下腔异常信号。颅脑 MRI 示：两侧半卵圆中心 – 侧脑室周围区域异常信号；小脑延髓池扩张；轻微脑萎缩。

［西医诊断］脊髓亚急性联合变性。

［中医诊断］痿证。

［治疗原则］醒脑开窍，补益脾胃，疏通经络。

［针灸取穴］内关、人中、三阴交、极泉、尺泽、委中、曲池、合谷、外关、肩三针（肩髃及前后 2 寸各 1 穴）、臂臑、八邪、百会、印堂、四神聪、上星、四白、绝骨、解溪、太冲、中封、丘墟、足临泣、八风，下肢脾经、胃经。

［手法操作］内关（双侧），捻转提插泻法 1 分钟；人中，雀啄泻法至眼球湿润为度；三阴交（双侧），提插补法至肢体抽动 3 次为度；极泉、尺泽、委中（双侧），提插泻法至肢体抽动 3 次为度；曲池、合谷、外关、肩三针、臂臑、八邪（双侧），平补平泻；印堂、百会、四神聪、上星、四白，捻转补法；双下肢脾经、胃经排刺，平补平泻；绝骨（双侧），捻转补法；解溪、太冲、中封、丘墟、足临泣、八风（双侧），捻转泻法。

［治疗结果］治疗 1 周后，患者下肢无力较前好转，治疗 1 个月后，患者诉头晕及视物旋转较前好转，右侧肢体无力较前明显改善，可独立行走，小便控制力较前好转。继续针刺治疗。

【病例 2】

李某，男，60 岁，初诊日期：2013 年 12 月 18 日。

［主诉］四肢麻木无力 3 年，加重 1 个月。

［病史］患者自 3 年前起自觉四肢麻木无力，1 个月前无明显诱因突然出现四肢麻木无力较前加重，就诊于天津市某医院，查维生素 B_{12}：179.7pg/L ↓，考虑亚急性联合变性，经治病情未见减轻，为进一步治疗收入我病区。现症：神清，精神可，语言清晰流利，四肢麻木无力，上肢肌力 4 级，下肢肌力 3 级，行走缓慢不稳，余无不适，纳可，寐安，二便调。

［查体及实验室检查］维生素 B_{12}：179.7pg/L ↓。颈椎 MRI 平扫：颈椎退行性改变，颈 4~6 椎体后缘排列欠整齐；颈椎间盘蜕变，颈 3/4~ 颈 6/7 椎间盘略向后突出，颈 4/5、颈 5/6 水平椎管狭窄，颈 4/5、颈 5/6 水平右侧椎间孔及颈 6/7、颈 7/ 胸 1 水平左侧椎间孔狭窄；所示颈背部局部血管影增多增重。胸椎 MRI 平扫：部分胸椎退行性改变，部分椎小关节骨质增生；部分胸椎间盘退变，颈 7/ 胸 1 水平左侧椎间孔及胸 10/11 水平双侧椎间孔狭窄；所示胸 4/5、胸 8/9、胸 9/10 水平脊髓信号欠对称；胸 10 椎体上部局部终板炎；所示背部局部血管影略增重；所示腰椎情况请结合腰椎 MRI 检查。腰椎 MRI 平扫：腰椎退行性改变，腰 1 椎体略变扁，腰 1 椎体上部终板退行性改变；腰椎间盘退变，腰 2/3、腰 3/4 间盘略向后突出，腰 5/ 骶 1 椎间盘膨

出，腰 1/2~ 腰 5/ 骶 1 水平椎间孔狭窄；腰 5 椎体下部及骶 1 椎体上部局部终板炎。神经电位图：左侧尺神经、双侧胫后神经、腓总神经损害（感觉运动纤维受累），双侧正中神经损害（感觉纤维受累），提示上下肢周围性神经源型损害（感觉运动纤维受累，下肢重，中–重度）；刺激左侧正中神经，F 波大致正常；刺激左侧胫后神经、F 波潜伏期延长，出现率正常；左侧尺神经 RNS 未见低频递减及高频递增现象；双下肢 SEP 提示 T$_{12}$ 以上中枢性损害，左上肢 SEP 大致正常。舌淡，苔薄白，脉细。

［西医诊断］脊髓亚急性联合变性。

［中医诊断］痿证。

［治疗原则］醒脑开窍，补益脾胃，疏通经络，濡养筋脉。

［针灸取穴］内关、三阴交、印堂、极泉、尺泽、委中、风池、完骨、天柱、太溪、曲池、合谷、足三里、太冲、血海、伏兔、阳陵泉、太白、中脘。

［手法操作］内关（双侧）施捻转提插泻法 1 分钟；三阴交、足三里（双侧）施施以小幅度、高频率的捻转补法 1 分钟；极泉、尺泽、委中（双侧）施提插泻法至肢体抽动 3 次为度，不留针；风池、完骨、天柱（双侧）施捻转补法 1 分钟；太溪（双侧）施捻转补法 1 分钟；曲池、合谷、太冲（双侧）提插泻法；印堂向鼻根方向斜刺；中脘捻转补法 1 分钟；余穴均取双侧，常规刺法。留针 30 分钟。

［中药］①健胃合剂（胃Ⅲ号口服液），口服，每次 100ml，每日 1 次。②益肾养肝合剂，口服，每次 50ml，每日 2 次。③治疗第 10 天予中药汤剂 7 剂，以温阳通经活络，方如下。

桂枝 50g	白芍 50g	炙甘草 30g	附子 10g
葛根 50g	云苓 50g	白术 30g	生姜 50g
大枣 12 枚			

水煎服，日 1 剂，150ml。

［治疗结果］治疗第 5 天患者自觉四肢麻木较前减轻。治疗第 10 天双上肢活动有力，双手、双足麻木减轻，双下肢持续无力。治疗第 12 天，患者四肢麻木无力较前减轻，双上肢肌力 4 级，下肢肌力 4 级，行走平稳。出院时患者神清，精神可，语言清晰流利，四肢活动有力，双上肢肌力 4 级，下肢肌力 4 级，双手、双足麻木减轻，纳可，寐安，二便调。

按语：脊髓亚急性联合变性是由维生素 B$_{12}$ 缺乏导致的神经系统变性疾病，临床表现以肢体感觉缺失、共济失调、痉挛性瘫痪为主。本病属中医"痿证"范畴，多由脾胃虚弱，运化无力，四肢失养所致，治疗以醒脑开窍，补益脾胃，疏通经络，濡养筋脉为原则。中西医结合，针灸以内关、人中调神导气；阳明经穴补后天之本，充气血之源，濡养经脉；华佗夹脊穴通调脏腑，通经活络，则肢体痿弱得治。

帕金森叠加综合征

【病例 1】

强某，女，52 岁，初诊日期：2013 年 8 月 23 日。

[主诉] 双侧肢体震颤、行动困难 4 年余，加重 1 年。

[病史] 患者于 4 年前，无明显诱因突然出现右侧肩部疼痛、活动受限，后相继出现右侧肢体震颤，就诊于香港某诊所，查颅脑 CT 及 MRI 示脑萎缩，据症状表现等诊断为帕金森病，予相应药物治疗（具体用药不详），经治疗肢体震颤症状无明显缓解。1 年前，患者开始出现双侧肢体震颤，行动迟缓，伴有语言含混不清、饮水咳呛、情绪易激动等，继续服用抗帕金森药物治疗，上述症状缓解不明显。2 个月前就诊于天津某医院，查颅脑 MRI 示脑萎缩，考虑帕金森综合征，于某医院住院期间曾予干细胞治疗，每周 1 次，连续治疗 5 次，药物治疗以改善脑代谢、改善脑循环、营养神经、改善帕金森症状等为主，经治疗后患者震颤减轻，可自行行走，出院后患者震颤加重，不能行走，语言含混不清，饮水咳呛，今日为求进一步系统治疗，特来我院收入我针灸特需病房。患者在家属搀扶下缓慢步入病房，现症：患者神清，表情呆滞，情绪易激动，偶有头晕，呼吸尚平稳，双脚蹭地，摆臂减少，转身缓慢，双侧肢体震颤，双侧肌张力增高，下肢明显，右手握力较左侧差，双下肢可抬离床面 40°，右侧对抗阻力较左侧差，饮水咳呛，纳少，寐安，二便自控，大便 2~3 日一行，小便可。

[查体及实验室检查] 患者表情呆滞，双侧肌张力增高，双下肢明显，右手握力较左侧差，双下肢可抬离床面 40°，右侧对抗阻力较左侧差，双侧肌力上肢肌力 3 级，下肢肌力 4 级，双侧巴宾斯基征（＋）。颅脑 MRI：脑萎缩。舌淡，苔白，脉细。

[西医诊断] 帕金森叠加综合征。

[中医诊断] 颤证。

[治疗原则] 醒神开窍，滋补肝肾，平肝息风。

[针灸取穴] 人中、内关、三阴交、极泉、尺泽、委中、风池、完骨、天柱、百会、四神聪、头维、曲池、合谷、大陵、神门、足三里、太冲、太溪、咽后壁。

[手法操作] 患者取仰卧位，选用 0.25mm×40mm 无菌针灸针施术。穴位局部常规消毒，先取双侧内关，直刺 0.5~1 寸，采用捻转提插泻法，施手法 1 分钟；继刺水沟，向鼻中隔方向斜刺 0.3~0.5 寸，用重雀啄法，至眼球湿润或流泪为度；再刺三阴交，沿胫骨后缘与皮肤呈 45° 角斜刺，进针 0.8~1 寸，用提插补法，使患者下肢抽动

3 次为度；极泉、尺泽、委中（双侧）以提插泻法至肢体抽动 3 次为度（不留针）；风池、完骨、天柱（双侧）直刺 0.5~1 寸，采用捻转补法；双大陵、神门穴，直刺 0.3~0.5 寸，采用捻转补法；双曲池、合谷、太冲穴直刺 0.5~1 寸，采用捻转泻法；双足三里穴直刺 0.5~1 寸，采用捻转补法；双太溪直刺 0.5~1 寸，采用捻转补法；头维（双侧）、百会、四神聪采用平刺法，治疗以捻转补法。施术 1 分钟后接通电针仪，采用连续刺激，以患者能忍受为度。以上穴位操作，除人中穴、三阴交，及极泉、尺泽、委中穴外，均施手法 1 分钟；除人中穴外余穴均留针 30 分钟，每日治疗 1 次。选用 0.30mm×75mm 无菌针灸针点刺咽后壁，不留针。

[中药] 治以镇肝息风，补益肝肾，处方如下。

柴胡 10g	枳壳 10g	白芍 10g	炙甘草 6g
煅龙骨 10g	煅牡蛎 10g	地龙 15g	麦冬 10g
黄芩 15g	当归 10g	珍珠母 10g	郁金 10g
防风 6g	生地黄 10g	炒麦芽 10g	牛膝 15g
川楝子 10g	醋龟甲 10g		

水煎服，日 1 剂，150ml。

[治疗结果] 治疗首次可见双下肢可抬离床面 60°。治疗后第 2 天，患者情绪渐平稳，可见微笑表情，在家属的搀扶下行走速度较入院时增快，但仍感头晕。治疗 5 次后，患者进食较入院时增加，饮水偶有咳呛，双下肢张力较入院时减低，右手握力有所增加，余症同前。治疗 7 次后患者可自行行走，余症同前。治疗 15 次后，患者双侧肢体肌张力已接近正常，双下肢可抬离床面 90°，右侧对抗阻力较左侧稍差，但较入院时明显增加，纳食正常，患者及家属自觉症状好转，故出院。

按语：帕金森叠加综合征又被称为多系统变性，是一组病因未明的神经系统变性疾患，症状与帕金森病类似，应用抗帕金森病药物治疗效果不佳，病情进展迅速，严重影响患者的生存质量。通常使用的帕金森叠加综合征术语包括进行性核上性麻痹（PSP）、多系统萎缩（MSA）、皮质基底节变性（CBD）、路易小体痴呆（DLB）等。帕金森叠加综合征的共性为除了程度不一的帕金森综合征的症状（静止性震颤、运动减少、肌强直及姿势平衡障碍）外，还有如严重的自主神经障碍、垂直眼球运动障碍、共济失调、轴性肌张力障碍等症状体征。神经影像上可提示有脑萎缩，故可与帕金森综合征相鉴别。

本例患者逐步起病，进行性加重，症状表现为肢体局灶性或不对称性的强直、运动迟缓、姿势性及运动性震颤、姿势平衡障碍、智能减退等，对左旋多巴药物治疗反应不良，颅脑 CT 及 MRI 均提示脑萎缩，故可诊断为帕金森叠加综合征。结合患者症状体征及影像学资料可判断，此例患者具有进行性核上性麻痹及皮质基底节变性的复合临床特征。中医对本病并无对应病名，《证治准绳》曰："颤，摇也，筋脉约束不住而莫能任持，风之象也。"故据临床表现等可归结为"颤证"范畴，中老年起病，是主因肝肾阴虚、虚风内动、气血虚衰引起的一系列临床症状及体征，属本虚标实之证。因此病对抗帕金森病物反应不佳，严重影响了患者的生存质量，本病例运用针灸治疗，标本兼顾，调神定志，滋阴息风。诚如《丹溪心法》中谓："气血调和，百病不生。"神之所病：百病之始，皆本于神；神之所治：凡刺之法，先醒其神。故用醒脑开窍的主穴内关、人中、三阴交，以醒神开窍，调和气血，使神有所主，脏腑功能协调，病证自解。针刺头部百会、四神聪、头维、大陵、神门等穴，可以在醒脑开窍的基础上起到宁心安神、安眠定志的作用，且针刺头部穴位可改善整个脑部供血、供氧能力，加上电针可以增强其作用持续效果；极泉、尺泽、委中，可疏通局部气血经络，经筋得以濡养则可舒缓；风池、完骨、天柱及咽后壁，可疏通经络、改善吞咽等症状；合谷、足三里属手足阳明经，阳明为多气多血之经，取之可行补气血、疏通经络；太冲乃肝经之原穴，针之可平肝息风止痉，与合谷相配为开四关，可使气血和顺，五脏安定；足少阴肾经之原穴太溪穴，取之滋肾水以养心安神，诸穴合用，共奏醒脑开窍、补益肝肾、息风止痉、活血通络之功。运用针灸治疗本病有一定的临床疗效，但据统计，帕金森叠加综合征约占帕金森综合征的 10%~15%，临床上常会漏诊和误诊。故在今后的临床工作中，提高认识、细致诊察，对提高帕金森叠加综合征患者的生活质量、延长其生存时间极为重要。

第五节　中枢神经系统脱髓鞘疾病

脱髓鞘性脊髓炎

【病例 1】

吕某，女，58 岁，初诊日期：2013 年 11 月 1 日。

[主诉]双下肢麻木无力 2 年余。

[病史]患者于 2011 年 9 月 14 日 9 时许，无明显诱因突然出现双下肢自肢体远端向上针刺样麻木感伴无力，以右下肢为著，麻木范围逐渐扩大至右腹部，当时神清，无头痛、头晕及胸闷憋气，就诊于天津市多家医院，予药物输液治疗后症状无

明显缓解，后又就诊于天津市某医院神经内科，诊断为脊髓脱髓鞘疾患，予营养神经、扩血管等治疗原则，经治病情减轻后又就诊于天津市某医院，经治病情好转，但双下肢仍麻木无力，现为进一步治疗收入我病区。现症：神清，精神可，语言清晰流利，双下肢麻木无力，行走缓慢，蹒跚步态，纳可，寐安，小便自控力差，大便可自控。

[查体及实验室检查] 双侧上肢肌力 4 级，下肢肌力 4 级，双侧巴宾斯基征（+）。头 MRI：腔隙性梗死。胸髓 MRI：$T_{8\sim9}$ 椎体水平脊髓背侧偏右侧异常信号，考虑脱髓鞘病变可能性大。

[西医诊断] 脱髓鞘性脊髓炎。

[中医诊断] 痿证。

[治疗原则] 醒脑开窍，滋补肝肾，疏通经络，补益脑髓。

[针灸取穴] 内关、人中、三阴交、委中、腰夹脊、血海。

[手法操作] 常规消毒，取内关（双侧），施捻转提插泻法 1 分钟；人中，施雀啄泻法至眼球湿润为度；三阴交（双侧），施提插补法，至肢体抽动 3 次为度；委中（双侧），施提插泻法至肢体抽动 3 次为度，不留针；腰夹脊（双侧），施提插泻法，不留针；血海（双侧），施提插泻法。留针 30 分钟。

[中药] 活血通络汤剂 1 剂，外洗，每日 1 次。

[治疗结果] 经住院治疗 19 天，神清，精神可，语言清晰流利，双下肢麻木无力，上肢肌力 5 级，下肢肌力 4 级，行走缓慢，蹒跚步态，纳可，寐安，小便自控力差好转，大便可自控。舌淡红，苔白腻，脉弦细。

多发性硬化

【病例 1】

患者，女，60 岁，德国籍，初诊日期：2013 年 4 月 9 日。

[主诉] 多发性硬化 8 年，近 2~3 年出现疲劳症状。

[病史] 患者神清，精神可，语言清晰流利，右下肢运动功能障碍，髋关节代偿，平躺可抬离床面约 45°，肌张力增高，右侧髋部疼痛不适，行走后加重，右膝关节疼痛。时有右半身疼痛不适，天气变化时加重，右膝下感觉异常，自觉麻木，且伴有蚁行感，温度觉异常，对温度过度敏感，恶热。右下肢水肿，右侧腓侧 2 个脚趾疼痛，运动受限，皮温低，右脚皮肤颜色暗，略呈淤青色。动则易疲劳，日间困倦，多寐，

夜间睡眠质量较差，易醒，凌晨 3 点左右醒，醒后难以入睡，最多可睡 6 个小时。纳少，二便可，舌紫暗，苔白厚，脉弦细。既往因右膝关节疼痛曾接受过德国本地的针灸治疗，否认其他家族史及传染病史。当前口服治疗多发性硬化和辅助行走的药物，芬戈莫德、氨吡啶缓释片、维生素 D。1 年前开始主要以素食为主，食量小。

［查体及实验室检查］右手握力减弱，右下肢运动功能障碍，髋关节代偿，平躺可抬离床面约 45°，肌张力增高，右下肢有水肿，右侧腓侧 2 个脚趾疼痛，运动受限，皮温低，右脚皮肤颜色暗，略呈淤青色。舌紫暗，苔白厚，脉弦细。

［西医诊断］多发性硬化。

［中医诊断］痿证。

［治疗原则］滋补肝肾，通经活络。

［针灸取穴］

（1）第一组：人中、印堂、内关、四神聪、三阴交、曲池、尺泽、极泉、委中、天枢、关元、中脘。

（2）第二组：风池、肺俞、心俞、肝俞、胆俞、脾俞、肾俞。

［手法操作］内关（双侧）捻转提插泻法 1 分钟；人中雀啄泻法至眼球湿润为度；三阴交（患侧），提插补法至肢体抽动 3 次为度；极泉、尺泽、委中（患侧），提插泻法至肢体抽动 3 次为度；余穴均取双侧，常规刺法，留针 30 分钟。

［治疗结果］

经过 3 次针灸治疗后：患者自诉针刺后，自觉背部胸椎段温热感，右侧第 4 脚趾感觉较前好转，有温热感，夜间睡眠质量提高。查患者右下肢活动较前灵活，可抬离床面 60° 左右，且可以做原地踏步（治疗前不能做）。

经过 3 个月（每周两次，共 24 次）针灸治疗后：患者自诉有以下几个方面改善：①睡眠质量较前明显改善，以前凌晨 3 点左右醒，醒后难以入睡，且日间困倦，现在夜间仅因小便起来，且回去可快速进入睡眠状态，睡眠可达 8 小时以上，睡眠质量较前明显好转，日间不再睡觉。②自觉行走较前轻松，且姿势明显改善。右下肢膝关节疼痛明显改善。③右脚小趾活动较前灵活，血液循环较前明显改善，针前小趾呈淤青色，现皮色正常，温度也接近正常。④可以自驾车行驶 15km 往返，中途不需要休息且无明显困倦。⑤因疲劳感受多种因素影响，时轻时重，所以自诉自觉无显著改善。所有药物治疗同前，无变动。

【病例 2】

患者，女，36 岁，德国籍，初诊日期：2013 年 6 月 3 日。

［主诉］多发性硬化 19 年，加重 2 年。

［病史］患者神清，精神可，语言清晰流利，疲劳感晨轻，午后加重，晚上减

轻，且气温高时加重，冬季减轻，现每日工作 2 小时左右，行走 200m 左右休息一次，FSS 评分：7 分。平衡功能障碍，闭目难立试验（+），无眼球震颤，双膝控制力差，感觉功能无异常。纳可，尿频导致寐差，大便排出困难，需借助药物。月经 13 岁初潮，2006 年试管婴儿未成功后，月经后期，约 6 周一行，近两年月经紊乱，约 1 年行经 1~2 次，末次月经为 7 个月前。血液检查激素水平在正常范围内。现口服治疗多发性硬化药物、维生素 D、助便药物，现进行康复治疗约每周 1 次。否认其他家族史及传染病史。

［查体及实验室检查］FSS 评分：7 分。平衡功能障碍，闭目难立试验（+），无眼球震颤，双膝控制力差，感觉功能无异常。舌红，苔薄白，脉细。

［西医诊断］多发性硬化。

［中医诊断］痿证。

［治疗原则］滋补肝肾。

［针灸取穴］第 1 组：人中、印堂、内关、四神聪、三阴交、曲池、尺泽、极泉、委中、天枢、关元、中脘。第 2 组：风池、肺俞、心俞、肝俞、胆俞、脾俞、肾俞。

［手法操作］内关捻转提插泻法 1 分钟；人中雀啄泻法至眼球湿润为度；三阴交（患侧），提插补法至肢体抽动 3 次为度；极泉、尺泽、委中（患侧），提插泻法至肢体抽动 3 次为度；风池、完骨、天柱（双侧），捻转补法 1 分钟；印堂向鼻根方向斜刺；四神聪，捻转补法 1 分钟；余穴均取双侧，常规刺法，留针 30 分钟。

［治疗结果］患者经过 6 次针灸治疗后，睡眠较前改善。10 次治疗后自诉疲劳感较前减轻，遂尝试做更多的工作，工作量大时出现明显疲劳感。经过 3 个月（每周两次，共 24 次）针灸治疗完成后，患者自诉疲劳感明显减轻，心情也开朗很多，尿频症状有所改善，但月经依然不规律。所有药物治疗同前，无变动。

【病例 3】

张某，女，35 岁，初诊日期：2015 年 6 月 16 日。

［主诉］走路不稳 8 年。

［病史］患者于 2007 年 8 月无明显诱因出现走路不稳，经休息后未缓解，就诊于当地医院，查 CT 未见出血梗死灶，未系统治疗。近年患者辗转多家医院治疗，走路不稳症状未见明显改善，于 2014 年 1 月查颈椎 MRI 示脊髓炎，3 月查颅脑 MRI 示脑内多发性硬化斑（脑桥区、双侧基底节区、放射冠区及半卵圆中心可见散在大小不等、新旧不一斑片状长或稍长 T_1、长 T_2 异常信号；双侧脑室后角白质区见对称斑片状稍长 T_1、长 T_2 信号），脑白质脱髓鞘病变。现症：患者神清，精神可，站立、走路不稳，不能独立行走，语言流利，纳可，寐安，小便可，便干。

［查体及实验室检查］颅脑 MRI：脑内多发性硬化斑（新旧脑桥区、双侧基底节

区、放射冠区及半卵圆中心可见散在大小不等、新旧不一斑片状长或稍长 T1、长 T2 异常信号；双侧脑室后角白质区见对称斑片状稍长 T1、长 T2 信号），脑白质脱髓鞘病变。四肢肌力正常，肌张力正常。四肢腱反射亢进，双侧巴宾斯基征、霍夫曼征（＋）。轮替试验、指鼻试验未见异常。舌红、苔薄、脉弦。

［西医诊断］多发性硬化。

［中医诊断］痿证。

［治疗原则］醒脑开窍，补益脾胃，疏通经络。

［针灸取穴］

（1）仰卧位（醒脑开窍针刺法为主）：内关、人中、三阴交、极泉、尺泽、委中、曲池、合谷、印堂、四白、头维、风池、百会、四神聪、天枢、下脘、关元、血海、梁丘、阳陵泉、阴陵泉、丰隆、丘墟、太冲。

（2）俯卧位（华佗夹脊刺为主）：百会、四神聪、风池、曲池、合谷、华佗夹脊穴、秩边、小腿膀胱经排刺（委中至昆仑）、三阴交、太溪。

［手法操作］醒脑开窍针刺法与华佗夹脊刺间隔交替进行。

（1）仰卧位：内关（双侧），捻转提插泻法1分钟；人中，雀啄泻法至眼球湿润为度；三阴交（双侧），提插补法至肢体抽动3次为度；极泉、尺泽、委中（双侧），提插泻法至肢体抽动3次为度；印堂向鼻根方向斜刺；风池（双侧）刺向对侧眼球方向，施捻转补法1分钟；百会、四神聪、下脘、关元，捻转补法1分钟；余穴均取双侧，常规针刺。

（2）俯卧位：百会、四神聪捻转补法1分钟；风池（双侧）刺向对侧眼球方向，施捻转补法1分钟；余穴均取双侧，常规针刺。留针30分钟。

［治疗结果］治疗2周后患者可尝试自行站立，治疗1个月后患者可自行行走小距离（约5m）。

按语：多发性硬化（MS）是神经系统中一种常见的中枢系统脱髓鞘疾病，多有缓解和复发之特点。临床主要表现为肢体无力，走路不稳，甚者瘫痪，以及肢体麻木、疼痛，腰背部束带感，视物不清等症状。MS多为慢性病程，半数以上的病例有复发－缓解，发病及复发时多为急性或亚急性，复发次数可为几次或十几次，每次复发通常都残留部分症状和体征。缓解期长短不一，最长可达20年。少数呈阶梯式进展，无缓解期而逐渐加重。多数患者在神经症状出现前数周可有疲劳、精力减退、肌肉关节隐痛、体重减轻等前驱症状。感冒、发热、感染、外伤、手术、拔牙、分娩、精神紧张、寒冷等因素可以诱发本病。约半数患者以肢体无力、麻木或二者并存为首发症状，表现为一侧或双侧下肢痉挛性或共济失调性轻截瘫，腱反射亢进，腹壁反射消失和病理征阳性，及不同程度的深、浅感觉障碍。球后视神经炎及横贯性脊髓炎常为典型发作表现，可伴复视、眼球震颤、共济失调、智力和情绪改变。MS 病灶散在多发，症状千变万化，症状和体征不能用中枢神经系统单一病灶来解释，常为大脑、脑干、小脑、脊髓和视神经病变的不同组合构成其临床症状谱。

目前 MS 治疗的主要目的是抑制炎症脱髓鞘病变进展，防止急性期病变恶化及缓解期复发；晚期采取对症和支持疗法，减轻神经功能障碍带来的痛苦。治疗 MS 急性发作和复发的药物主要是促皮质素和皮质类固醇、β-干扰素、硫唑嘌呤、免疫球蛋白；治疗进展型 MS 常用甲氨蝶呤、环磷酰胺和环孢霉素。以上所用各类西药疗效肯定，但大都有不良反应。本病应属中医的"痿证"范畴，其发病与脑神、脾胃和肝肾、督脉有密切关系，脑神失司是本病的最终病机。本病系脾胃、肝肾亏虚，气血阴阳不能上奉于脑所致，脑神失司，神不导气，发为本病。其病性为虚，多为先天禀赋不足、后天失养所致，病势始则气机升降不利，继则阴阳气血衰败，故选醒脑开窍针法以醒脑开窍；选多气多血之阳明经穴，以补益气血；选华佗夹脊穴补益督脉，调节脏腑功能；选择局部穴位以疏通经络。

第六节　颅脑神经疾病

面神经炎

【病例 1】

田某，女，50 岁，初诊日期：2013 年 7 月 30 日。

［主诉］左口眼歪斜 9 天。

［病史］患者于 2013 年 7 月 19 日 20 时许，无明显诱因突然出现左耳后疼痛感，一夜疼痛间作，于第 2 天晨起后家人发现其口角歪向右侧、左眼闭合不全，遂就诊于天津市某医院，诊断为面神经炎，收入院，治以营养神经、改善水肿，予牛痘疫苗接种家兔炎症皮肤提取物、舒血宁静脉滴注，及泼尼松口服，经治病情无明显变化，为进一步治疗收入我病区。现症：神清，精神可，语言清晰流利，双侧肢体无力，偶有头晕，口角歪向右侧、左眼闭合不全，左额纹消失，纳可，寐欠安，小便调，大便干燥。

［查体及实验室检查］口角歪向右侧、左眼闭合不全，左侧额纹消失。颅脑 CT：未见明显异常。

［西医诊断］面神经炎。

［中医诊断］面瘫。

［治疗原则］醒脑开窍，滋补肝肾，疏散风热，疏通经络，补益脑髓。

［针灸取穴］取穴以手太阳、手足阳明经筋为主：内关、人中、三阴交；阳白、地仓、太阳、颊车、攒竹、四白、颧髎、迎香、下关、禾髎；合谷、风池、完骨、天柱、太溪。

［手法操作］内关（双侧）捻转提插泻法1分钟；人中雀啄泻法至眼球湿润为度；三阴交（双侧）提插补法；患侧阳白四透（分别向上星、头维、攒竹、瞳子髎方向透刺），患侧太阳透地仓，患侧地仓透颊车；风池、完骨、天柱（双侧）捻转补法1分钟；太溪（双侧）捻转补法1分钟；余穴常规刺法。留针30分钟，每日1次。

［治疗结果］治疗7天后患者不适症状好转。14天后左额纹出现。配合透刺针法，24天后患者神清，精神可，语言清晰流利，双侧肢体无力，上肢肌力5级，下肢肌力5级，左口歪，左眼闭合不全好转，左额纹出现，纳可，寐安，二便调，舌淡红，苔黄腻，脉弦滑数。

按语：中医学认为，劳作过度，机体正气不足，脉络空虚，卫外不固，风寒或风热之邪乘虚入中面部经络，或头面部外伤，致气血痹阻，经筋功能失调，筋肉失于约束，出现歪僻。本病病位在颜面，多属阳明经循行所过，故宜取手足阳明经之穴为主。《灵枢·经筋》云："足阳明之筋……卒口僻急者，目不和……颊筋有寒则急，引颊移口，有热则筋弛纵，缓不胜收，故僻。"

【病例2】

周某，男，32岁，初诊日期：2013年9月12日。

［主诉］右口歪、露睛7天。

［病史］患者于2013年9月5日晚上，受凉后突然出现右口歪，就诊于外院，时查颅脑CT示未见明显异常，自行家中缓解，未规律诊治。今为进一步治疗收入我病区。现症：神清，精神可，右侧额纹消失，右侧闭目微露睛，右侧口角低垂，右侧鼓腮力弱，右面部麻木感，四肢肌力、感觉可，纳可，寐安，二便调。

［查体及实验室检查］右侧上肢肌力5级，下肢肌力5级，右侧巴宾斯基征（-），颅脑CT：未见明显异常。面神经肌电图：右侧面神经损害。舌红，苔白腻，脉弦。

［西医诊断］面神经炎。

［中医诊断］面瘫。

［治疗原则］疏风化痰通络。

［针刺取穴］阳白、太阳、四白、上睛明、鱼腰、攒竹、瞳子髎、下关、迎香、颧髎、地仓、颊车、承浆、夹承浆、风池、合谷。

［手法操作］患者取仰卧位，给予施针部皮肤消毒。患侧阳白穴四透（分别向上星、头维、攒竹、瞳子髎方向透刺），患侧太阳透下关，患侧地仓透颊车，合谷（健侧）捻转泻法1分钟；风池（双侧）捻转补法1分钟；面部局部取穴毛刺法，不施手法。结合电针疏密波，以患者耐受为度20分钟。

［辅助疗法］阳白、颧髎、地仓（患侧）刺络拔罐及隔姜灸，穴位每日交替使用。

［治疗结果］经治7次，患者右口角流涎减少。经治14次，右侧鼻唇沟较前加深，噘嘴动作可见轻微面肌收缩。经治28次后患者右侧额纹恢复，右口角无明显低垂，示齿、鼓腮较健侧稍差。后经10次针刺后临床痊愈。

按语：周围性面神经麻痹，中医属"卒口僻"范畴，多因感受风寒、情志不遂、起居失宜、卫外失司而致。本例为顽固性周围神经麻痹，石氏经筋刺法对卒口僻疗效确切，结合电针、刺络拔罐、隔姜灸等综合疗法，共奏佳效。

【病例3】

杨某，女，58岁，初诊日期：2012年6月19日。

［主诉］右侧口眼歪斜20天。

［病史］患者于20天前晚上刷牙时感到右侧口角漏水，口角歪向左侧，右侧鼻唇沟及额纹变浅，自服牛黄解毒片，次日病情逐渐加重。现症：右侧口眼歪斜，闭目露睛，鼻唇沟及额纹平坦。舌红，苔白，脉浮紧。

［西医诊断］面神经炎。

［中医诊断］卒口僻。

［治疗原则］祛风通络。

［针灸取穴］①主穴：阳白、四白、地仓、颊车、风池、合谷。②配穴：攒竹、迎香、下关、颧髎、翳风。

［手法操作］诸穴常规针刺，起针后取阳白、四白、地仓、颊车、迎香、颧髎（患侧），以将一端点燃的艾条，对准穴位，约距1寸进行熏灸，使局部有温热感，每穴灸5分钟。每日1次，10天为1个疗程。

［治疗结果］治疗后5天，右侧口角可向左侧移动，右侧鼻唇沟及额纹开始出现。治疗后10天，右眼可闭合。治疗两个疗程后痊愈。

按语：周围性面神经麻痹，中医称为"卒口僻"，其病机为络脉空虚，风寒风热之邪乘虚侵袭面部筋脉，以至气血阻滞，筋肉纵缓不收而致。治疗重在取面部手足阳明经穴，以足太阳经为辅，针刺可达到疏通阳明经脉、祛风散寒、调和气血的目的。加用灸法是借灸火的温和热力以及药物的作用，通过经络的传导，起到温散寒邪、活血逐痹、消瘀散结的作用。一般的灸法因被灸部位的皮肤充血、瘀血、烫伤，可留下印迹，有碍美观不容易被患者接受。温和灸既发挥了灸法的作用，又克服了缺点，再与针刺疗法结合运用，提高了临床疗效，缩短了治疗时间。

【病例 4】

刘某，女，55 岁，初诊日期：2014 年 5 月 24 日。

［主诉］左口眼歪斜 1 月余。

［病史］患者于 2014 年 5 月 20 日 8 时许，出现发热，无咳嗽、咳痰，就诊于天津市某医院，查颅脑 CT 示未见异常，治以抗炎，静脉滴注药物不详，经治病情平稳，4 天后发热好转，出现左耳疼痛，耳廓及外耳道出现成簇疱疹，左侧口眼歪斜，为进一步治疗就诊于我院。现症：神清，精神可，语言清晰流利，左口眼歪斜，左耳及面部疼痛，纳可，寐安，二便调。

［查体及实验室检查］左侧耳廓及外耳道出现成簇疱疹，左侧鼻唇沟变浅，口角歪向右侧。颅脑 CT：未见异常。

［西医诊断］亨特综合征。

［中医诊断］面瘫。

［治疗原则］祛风散寒，疏通经络。

［针灸取穴］内关、人中、三阴交、极泉、尺泽、委中、风池、完骨、天柱、风池、双太溪；人迎、头维、曲池、合谷、足三里、太冲。

［手法操作］穴位常规消毒，选取 0.35mm×40mm 无菌针灸针。内关（双侧）捻转提插泻法 1 分钟；人中雀啄泻法至眼球湿润为度；三阴交（患侧）提插补法至肢体抽动 3 次为度；极泉、尺泽、委中（患侧）提插泻法至肢体抽动 3 次为度，不留针；风池、完骨、天柱（双侧）捻转补法 1 分钟；太溪（双侧）捻转补法 1 分钟；人迎、头维、曲池、合谷、足三里、太冲（双侧），捻转泻法 1 分钟；余穴常规刺法。留针 30 分钟，每日 1 次。

［治疗结果］治疗 7 天，患者左耳及面部疼痛好转。治疗 14 天，患者左侧口眼歪斜好转，耳后无疼痛。

【病例 5】

王某，女，2 岁 4 个月，初诊日期：2014 年 11 月 25 日。

［主诉］右口歪 2 年。

［病史］患儿出生 4 个月时，由家人带其外出游玩，感受风寒，发生口眼歪斜。两年中家人于多家医院寻求治疗，曾采用糖皮质激素、利巴韦林、维生素 B_{12}、推拿理疗等方法，疗效不佳。后于我院国医堂门诊求治。现症：口角向左侧歪斜，露睛流泪，患侧不能皱眉、蹙额、闭目、露齿、鼓颊。

［查体及实验室检查］右侧额纹消失，闭目露睛，鼻唇沟变浅，口角下垂歪向健

侧。舌淡，苔薄黄，脉数。

［西医诊断］面神经炎。

［中医诊断］面瘫。

［治疗原则］疏风清热，活血通络。

［针灸取穴］阳白、四白、颊车、地仓、下关、迎香、攒竹、丝竹空、太阳、水沟、承浆、颧髎、合谷。

［手法操作］阳白、四白（患侧）采取一穴多向刺法，阳白针向上星、头维、丝竹空、攒竹，四白针向目内眦、目外眦；下关至迎香（患侧），颊车至地仓（患侧）排刺，每隔 0.5 寸一针，以针刺入皮内自然直立为度；合谷（双侧）捻转泻法；颧髎（健侧）平补平泻法；攒竹、丝竹空、太阳、水沟、承浆（患侧）平补平泻法。留针 30 分钟，每日 1 次。

［辅助疗法］刺络拔罐：地仓、阳白（患侧），一次性采血针轻刺 3~5 下，出血量 1~3ml，1 号罐吸拔 1 分钟后取下。

［中药］

| 全蝎 10g | 僵蚕 10g | 白附 5g | 川芎 5g |
| 赤芍 10g | 乌梢蛇 10g | 地龙 5g | 土鳖虫 5g |

水煎服，日 1 剂，150ml。

［治疗结果］患者治疗 14 次后口角歪斜好转。治疗 2 个月后双侧口角基本对称，右眼闭合较前明显好转，抬眉可见额纹出现，左右侧鼻唇沟基本对称，继续治疗。

按语：面神经炎又称贝尔麻痹，由茎乳孔内面神经非特异性炎症导致，中医称之为"吊线风""口歪"等。患者常有受风、受凉或病毒感染病史，是临床常见病症。属于中医学"卒口僻""口僻""口眼歪斜""吊线风"等范畴，有关该病的记载最早始于《黄帝内经》，如《灵枢·经脉》曰："胃足阳明之脉……是动则病……口歪唇胗……"经筋排刺法治疗周围性面神经麻痹是根据经筋理论创立的治疗面瘫非常有效的方法。本病因机体正气不足，脉络空虚，卫外不固，风寒或风热之邪乘虚入中面部经络，致气血痹阻，经筋功能失调，筋肉失于约束，出现口眼歪斜，属于经筋病证。《灵枢·经筋》有"足阳明之筋……其病……卒口僻，急者目不合，热则筋纵，目不开。颊筋有寒，则急引颊移口，有热则筋弛纵缓，不胜收故僻""足之阳明，手之太阳，筋急则口目为僻"，及足太阳之筋为"目上冈"等记载，从经筋的分布特点及临床实际情况看，本病主要归属于足太阳、足阳明、手阳明经筋证。

根据经络理论，阳明经行于面部，为多气多血之经，故取面部的阳明经穴为主，配合太阳、少阳经穴，以疏通面部经气。合谷为祛除外风的要穴，又合谷为手阳明大肠经原穴，大肠经布于面部，"面口合谷收"，正如《玉龙歌》所云："头面纵有诸样症，一针合谷效通神。"《循经考穴》也记载合谷主治"凡一切头面诸症及中风不语、口眼歪斜"。因此，合谷具有疏调面部经络而通经的作用。地仓、颊车为足阳明经穴，重在疏导口角部经筋。正如《玉龙歌》所云："口眼歪斜最可嗟，地仓妙穴连颊车，㖞左泻右依师正，㖞右泻左莫令斜。"阳白为足少阳胆经穴，太阳为经外奇穴，重在疏导眼部经气。颧髎为手太阳小肠经穴，下关为足阳明胃经穴，重在疏导面颊部经筋，正如《针灸甲乙经》云："口僻，颧髎及龈交、下关主之。"《备急千金要方》亦云："颊车、颧髎主口僻痛，恶风寒，不可以嚼。"翳风为手少阳经穴，《针灸甲乙经》曰："口僻不正……翳风主之。"以上均为局部取穴，可疏导面部经筋之气血，活血通络。足三里为足阳明经合穴，是强壮的要穴，具有益气扶正之功，恢复期选用可加强益气通络的作用。临床根据患者兼有的症状不同，进行随症配穴，抬眉困难加攒竹；鼻唇沟变浅加迎香；人中沟歪斜加口和髎；颏唇沟歪斜加承浆。以局部选穴为要，加强局部疏通经络的作用，且4个穴位正好分布于面神经在面部分支的远端。以上诸穴合用起到良好的临床疗效。

【病例6】

戴某，男，19岁，初诊日期：2014年4月24日。

[主诉] 右口歪2个月。

[病史] 患者2个月前外出游玩后出现头晕、恶心、呕吐症状，自服甲氧氯普胺症状缓解。后出现右口歪。曾于外院诊治，使用激素、神经营养类药物，未见明显改善。现症：右眼睑闭合不全，额纹消失，抬眉不能，人中沟偏向左侧，示齿右侧力弱，鼓腮漏气。

[查体及实验室检查] 右眼睑闭合不全，额纹消失，人中沟偏向左侧。颅脑MRI：未见异常。

[西医诊断] 面神经炎。

[中医诊断] 面瘫。

[治疗原则] 祛风通络，疏调经筋。

[针灸取穴] 阳白、四白、颊车、地仓、下关、迎香、攒竹、丝竹空、太阳、水沟、承浆、颧髎、合谷。

[手法操作] 阳白、四白（患侧）采取一穴多向刺法，阳白针向上星、头维、丝竹空、攒竹，四白针向目内眦、目外眦；下关至迎香（患侧），颊车至地仓（患侧）排刺，每隔0.5寸一针，以针刺入皮内自然直立为度；合谷（双侧）捻转泻法；颧髎（健侧）平补平泻法；攒竹、丝竹空、太阳、水沟、承浆（患侧）平补平泻法。留针30分钟，每日1次。

[辅助疗法] ①刺络拔罐：阳白、太阳、地仓(患侧)，一次性采血针轻刺3~5下，

出血量 3~5ml，1 号罐吸拔 3 分钟后取下。②电针：针刺后接通两组电针：第一组阳白、太阳（患侧）。第二组：颊车、地仓（患侧）。频率：20 次 / 分左右，留针 20 分钟。

[治疗结果]治疗 12 次后明显好转，现左右侧额纹对称，抬眉正常，闭目正常，双侧口角对称，右侧鼓腮稍弱，继续治疗。

按语：刺络疗法最早可追溯到《内经》时期，《灵枢》中就有"络刺""宛陈则除之""刺之血色以黑，见赤而已"的记载。临床观察中发现，单纯刺络使血液自然流出，局部瘀血邪气未尽，很难达到《内经》要求的"血变而止"，疗效不佳。因而采取外部加压，合刺络与拔罐为一体，规定出血量及留罐时间，以客观量化的标准施术，达活血散瘀、疏通经络之功。电针疗法于近现代兴起，通过控制脉冲电刺激的强度、频率等达到促进新陈代谢、改善血液循环、增加神经兴奋性的作用。

【病例 7】

张某，女，41 岁，初诊日期：2014 年 7 月 18 日。

[主诉]左口歪 5 月余。

[病史]患者 5 个月前晨起洗发后，感受风寒，次日晨起自觉左耳后疼痛，继而出现左侧额纹消失，左侧口眼歪斜等症，先后就诊于多家医院接受中西医药物、针灸、推拿等治疗后，均未见任何好转。特来我院就诊，症见：患者神清，左侧额纹消失，不能皱额，左眼闭合正常，左侧鼻唇沟变浅，左侧口角歪向右侧，鼓腮时左侧漏气。舌淡红，苔白，舌体略大，脉浮缓。

[西医诊断]面神经炎。

[中医诊断]面瘫。

[治疗原则]活血祛风，疏理经筋。

[针灸取穴]阳白、攒竹、丝竹空、四白、迎香、太阳、人中、承浆、颊车、地仓、下关、迎香、右合谷。

[手法操作]以面部瘫痪肌群的经筋排次为主，患侧阳白、攒竹、丝竹空、四白、迎香、太阳、人中、承浆，颊车透向地仓，沿颊车至地仓，下关至迎香每间隔 1 寸刺入 1 针，加刺面瘫对侧的合谷穴。

[辅助疗法]刺络拔罐：阳白、颧髎（患侧）刺络拔罐。

[中药]

地龙 6g	麸炒僵蚕 6g	全蝎 6g	丹参 10g
当归 10g	秦艽 10g	豨莶草 10g	制白附子（先煎）6g
独活 10g	羌活 10g	丝瓜络 10g	制乌梢蛇 6g
甘草 6g			

水煎服，日 1 剂，150ml。

［治疗结果］患者治疗 2 周后可皱额。治疗 1 个月后左眉可上抬，左鼻唇沟仍浅，口角右偏较前好转。嘱患者避风寒，注意休息等。治疗 3 个月后患者颜面、口角形态功能基本恢复正常。

按语：周围性面神经麻痹是临床多发病种之一，若失治误治、迁延日久，致气血亏虚，脉络痹阻，面部筋脉长期得不到气血濡养，而弛缓不用，形成顽固性面瘫，一般疗法难以治愈。面瘫系属经筋发病，三阳经经筋受阻，是该病的关键病机。《灵枢·经筋》记载着手足三阳之筋均上行于面，额为太阳所系；目下属阳明所主；耳前、耳后系少阳所过。面部经筋的排刺法治疗旨在疏调三阳经经筋。额部瘫主取阳白四透；口歪主取下关、地仓、颊车的透刺。刺络法源于《灵枢·官针》，云："络刺者，刺小络之血脉也……始刺浅之，以逐邪而来血气。"刺络法即为络刺，刺小络之血脉，令血出邪尽，血气复行。配以拔罐，主要是以此控制出血量，使之达到血出邪尽，血气复行的治疗目的。三阳经经筋均上行于面，多结于顽（即颧部）、颔（即下颌）、颊等处。取颊、颧、额等处为刺络法的重点部位，配合经筋排刺法以疏导结聚，疏理经筋，散风祛邪。隔姜灸取艾与姜温通经脉的作用，改善患处的气血不和、弛缓不收的症状。加用散风活血的中药汤剂，更加完善了该法的完整性和科学性。经筋刺法配合刺络法是根据多年临床经验及丰富的医学理论知识在针刺治疗周围性面神经麻痹方面的创新。多法并用治疗顽固性面瘫可获得较好的疗效。

【病例 8】

丁某，男，69 岁，初诊日期：2011 年 4 月 11 日。

［主诉］左侧口眼歪斜 2 月余。

［病史］患者 10 年前患左侧周围性面瘫，经治好转。2 个月前因着急、劳累、汗出受凉，出现左侧耳后痛 2 日，左侧口眼歪斜，头痛，面肌拘紧，闭眼露睛，不能皱眉，嘴角麻木、下垂、闭合不全，鼓气不能，刷牙露水，存食。遂就诊于某医院，查颅脑 CT：未见异常。于就近医院进行针灸治疗，经治耳后疼痛略有好转，余症未有明显改善。遂前来我院治疗，现头痛消失，皱眉尚可，露睛改善，嘴角麻木减轻，嘴角闭合较前明显好转。纳可，寐安，二便调。舌淡红，苔薄白，脉弦滑。

［西医诊断］面神经炎。

［中医诊断］面瘫。

［治疗原则］活血祛风，疏理经筋。

［针灸取穴］阳白、攒竹、睛明、丝竹空、太阳、水沟、颊车、承浆、地仓、下关、迎香、风池、完骨、翳风、合谷、太冲。

［手法操作］患侧阳白四透（以 4 枚针分别向上星、头维、丝竹空、攒竹方向透刺），进针 1~1.5 寸，施捻转平补平泻 1 分钟；攒竹（患侧），透向睛明，进针 0.5 寸，

施捻转平补平泻 1 分钟，施术轻柔，以免皮下出血；丝竹空（患侧），沿眉横刺，进针 1.5 寸，施捻转平补平泻 1 分钟；太阳（患侧），向下穿颧弓透向地仓，进针 2.5~3 寸，施捻转平补平泻 1 分钟；水沟、承浆、颊车（患侧），分别透向地仓，进针 1.5~2 寸，施捻转平补平泻 1 分钟；沿颊车至地仓，下关至迎香（患侧）排刺，以进入皮内为度（浅刺），施捻转平补平泻，总计施术 2 分钟。以上针刺施术后留针 30 分钟。同时结合经穴刺法，取风池（双侧），向对侧眼角斜刺，进针 1~1.5 寸，施捻转泻法 1 分钟；完骨（双侧），直刺 1~1.5 寸，施捻转泻法 1 分钟；翳风（双侧），直刺 1.5 寸，施捻转泻法 1 分钟；合谷（双侧），直刺 1.5 寸，施捻转泻法 1 分钟；太冲（双侧），直刺 0.5~1 寸，施捻转泻法 1 分钟。随症加减取穴。

［辅助疗法］分别位于瘫痪侧太阳经、阳明经、少阳经经筋所过之处的阳白、颧髎、下关、颊车等部位刺络拔罐。每次选取 2~3 个部位，用放血针点刺 3~5 点，速用闪火罐法，观察其出血情况，令每个部位出血 3~5ml，留罐时间不得超过 5 分钟。或在上述穴位采用闪罐法治疗。刺络与闪罐交替进行，穴位交替使用。

［治疗结果］治疗 1 周后，症状有所改善，2 周后露睛明显改善，1 个月后临床症状基本痊愈。

按语：面神经炎，属中医学"面瘫""口歪""卒口僻""口眼歪斜"等范畴，以口眼歪斜为主要表现，其病因病机一般认为是经络空虚，气血阴液不足，不能濡养络脉、经筋，复感风寒之邪，外邪乘虚而入，侵袭阳明、少阳经脉，以致经气阻滞，失于营运，经筋失养，遂致局部肌肉弛缓不收，对侧失去平衡而口眼向健侧歪斜。而难治性面瘫由于病程久，正虚邪恋，虚实夹杂，病情更加复杂。本病责之于经筋病变，病本在经脉，病标在经筋。

面部是手足三阳经筋散布结聚之处，凡面部与筋肉有关的疾患皆可从经筋论治。《灵枢·经筋》曰："经筋之病，寒则筋急，热则筋弛纵不收。"筋急、筋纵均可引起本病。寒为阴邪，其性收引，经筋受寒则收缩而挛急，以致拘急疼痛，运动不利；热为阳邪，易伤筋耗气，气津不足则经筋失于濡养温润，以致纵缓不收。所以本病治愈关键在于经筋功能的恢复，因此应以"祛外邪，调气血，通经筋"为治疗原则。辅助刺络拔罐可使面部筋肉得到正常血液的濡养，改善局部微循环，增强神经组织代谢，降低神经变性，提高神经的兴奋性，加速麻痹神经功能的恢复。

【病例 9】

王某，男，35 岁，初诊日期：2012 年 10 月 8 日。

［主诉］左侧面部肌肉麻木无力 3 月余。

［病史］3 个月前，患者受风寒后出现左侧乳突周围疼痛，项强，左侧面部麻木，口角低垂，向右侧歪斜，在某医院诊断为左侧面神经麻痹，经中西医各种治疗没能彻

底治愈，故来我院就诊。现症：面部表情肌活动不对称，左目闭合不全，眼睑瞤动，额纹浅，鼓腮左侧力弱，吃饭时存食，伸舌稍偏向左侧。

［查体及实验室检查］左侧口角低垂，鼻唇沟变浅，额纹变浅，人中沟右偏，瞬目反射减弱，伸舌左偏。舌红，苔薄黄，脉弦沉。

［西医诊断］面神经炎。

［中医诊断］面瘫。

［治疗原则］调和营卫，养荣柔筋。

［针灸取穴］太阳透地仓、太阳透颊车、阳白四透、下关、颧髎、夹承浆透承浆、地仓透口禾髎、下眼睑点刺、合谷、阴郄。

［手法操作］太阳透地仓（患侧），选用3寸长针，使针体与皮肤呈15°角双手进针，刺手行小幅度捻转手法，押手辅助刺手使针尖指向地仓，穿过颧骨弓，针尖至地仓；太阳透颊车（患侧），手法同前，针体穿过颧骨弓，针尖至颊车。阳白四透（患侧），选用1.5寸针灸针，平刺，分别向攒竹、丝竹空、头临泣、上星方向透刺；夹承浆透承浆（患侧），选1.5寸针灸针，平刺，使针尖至承浆穴；地仓透口禾髎（患侧），选1.5寸针灸针，平刺，使针尖至口禾髎；下关（患侧），向下斜刺；合谷（健侧）采用迎随补泻手法中的补法，出现麻窜感为度；阴郄（双侧）直刺0.5寸，以局部酸麻胀为度；余穴均直刺，浅刺。以上诸穴留针30分钟，每日1次，14天为1个疗程。

［治疗结果］治疗9日后，患者症状改善不甚明显，故予加双侧足三里、太冲。治疗1个疗程后，患者眼睑能闭合，额纹对称，鼓腮时口角不漏气，但闭目时仍有轻微瞤动。

按语：面神经炎属"卒口僻"范畴，又称口眼歪斜。其后遗症应属中医"偏枯""肌萎"等范畴，属久病入络，气血不足，筋肉失荣之症。故治当调和营卫，养荣柔筋。以手足太阳和手足阳明经穴为主。其中合谷名意指大肠经气血会聚于此，《四总穴歌》有"面口合谷收"之说，即指合谷穴可以治疗颜面以及口部疾病。阴郄为手少阴心经郄穴，功善滋阴养营。上述病例在治疗期间加刺足三里、合谷、太冲等穴位，以补益气血，培补正气，与他穴共奏平衡阴阳气血之功。

【病例10】

吕某，女，33岁，初诊日期：2011年8月11日。

［主诉］左侧面部麻木无力2日。

［病史］患者业务繁忙，经常外出，当日天气晴朗，故开窗长途驾车。次日晨起漱口时，自觉左侧嘴角漏水。到公司后，同事发现其讲话时口角向右侧歪斜，并未在意，转天出现左眼闭合不全，抬眉困难，左侧颜面麻木，咀嚼时左侧口腔存食，遂到医院

就诊。现症：神清合作，左侧面部额纹、鼻唇沟消失，眼睑闭合不全，不能做蹙额、皱眉、露齿、鼓腮等动作。示齿、说笑时口角歪向右侧，鼓腮漏气，左侧颜面表情板滞，左眼结膜充血。神志清楚，语言清晰，无吞咽障碍，伸舌不偏，肢体活动灵活。

［查体及实验室检查］血压：90/60mmHg，心率68次/分。舌红，苔薄白，脉弦滑。

［西医诊断］面神经炎。

［中医诊断］面瘫。

［治疗原则］祛风散邪，通调经筋。

［针灸取穴］风池，翳风，牵正，阳白四透，睛明，四白，太阳透地仓，颧髎，下关，地仓透颊车，合谷。

［手法操作］风池、翳风、牵正（患侧），及阳白四透（阳白透向上星、头维、攒竹、丝竹空）均用捻转泻法，睛明（患侧）施捻转补法，四白（患侧）针向目内眦和目外眦，颧髎（患侧）捻转泻法，下关（患侧）捻转补法，太阳透地仓、地仓透颊车（患侧）捻转泻法，合谷（健侧）捻转泻法。一般需连续治疗4周。针刺手法先重后轻，针刺深度先深后浅，随病情好转刺激量逐渐减小。

［治疗结果］连续针刺治疗7日后可蹙额、皱眉，鼓腮左侧力弱。治疗1个月后，患者眼睑能闭合，额纹对称，鼓腮时口角不漏气，示齿左侧力弱。

按语：面瘫是以口歪眼斜为主要表现的一种病证，又称"卒口僻""口歪"，临床上多起病突然，患侧额部及面颊皮纹消失、平坦，目睛闭合困难，瞬目减少，露白睛流泪，口角歪斜流涎，漏食漏水。多因脏腑虚损，荣卫不足，卫气不固，加之风邪内侵，或感受寒凉，荣卫行涩，血脉瘀阻，或气机郁滞，痹阻脉络，或气血虚损，经脉空虚，脉络失养所致。治以祛风散邪，通调经筋。风池、翳风疏散风邪；太阳、下关、地仓、颊车均为足阳明经筋分布之处，以疏解经筋；合谷为远道循经选穴，善治头面诸疾。面瘫是临床常见病、多发病，针灸治疗本病疗效卓著，但临证时须详审病因，辨证施治，还可配合皮肤针、电针、刺络拔罐等方法，效果更佳。

【病例11】

李某，男，31岁，初诊日期：2012年5月。

［主诉］左侧口眼歪斜10年，加重4天。

［病史］患者10年前因受风寒后，出现左侧口眼歪斜，抬眉、闭眼障碍，鼓腮漏气。当地医院诊断为左侧面神经炎，接受刺络放血治疗，遗留后遗症。4天前又因感受风寒，口眼歪斜加重。自觉左侧面部麻木、紧涩；左眼睑闭合不全，迎风流泪；耳内有间断性轰鸣音，遂来我院就诊。现症：伸舌居中，左乳突处有压痛。舌质淡嫩，苔白，脉细滑。

［查体及实验室检查］左侧额纹变浅，不能皱眉、蹙眉，左眼睑闭合不全，左侧鼻唇沟变浅，人中沟向右侧歪斜，左侧嘴角下垂，示齿歪向右侧，鼓腮漏气，左侧面部浅感觉减退。肌电图检查示：左额上肌、唇上肌、唇下肌神经均有中度或重度损伤。

［西医诊断］面神经炎。

［中医诊断］面瘫。

［治疗原则］扶正散寒，祛风通络。

［针刺取穴］上星、百会、外关、合谷、阳陵泉、足三里、太冲、阴陵泉、颧髎、风池、口禾髎、头维、阳白、攒竹、太阳、四白、下关、颊车、地仓、迎香、夹承浆。

［手法操作］患者仰卧位，常规消毒，采用直径为 0.25mm 的毫针。太阳穴向地仓穴透刺(患侧) 3 寸；四白穴透刺目内眦(患侧) 0.7 寸；攒竹穴透刺睛明 0.5 寸(患侧)；下关、迎香、颧髎（患侧）直刺 1 寸；太冲透刺涌泉（患侧）0.5 寸；上星、百会 0.5 寸，捻转补法；余穴均取患侧，常规刺法，以针下酸麻得气为度，留针 30 分钟，每日 1 次。

［辅助疗法］皮肤针治疗：沿左侧面部眼睑上下及口唇周围进行叩刺治疗，部位可及下关及颊车处，以局部皮肤色微红为度，不可出血，每次 10 分钟，每日 2 次。嘱患者每日以热毛巾做面部热敷，适时做面部自我按摩。

［药物］肿痛安胶囊，每次 2 粒，口服，每日 3 次。维生素 B_1，每次 10mg，口服，每日 3 次。

［治疗结果］第 1 次针刺后患者诉面部肌肉紧涩感缓解。第 3 次针刺后左侧额纹出现，能皱眉、蹙眉。针刺 10 次后，左侧眼睑完全闭合，耳鸣消失，动作时仍见左侧口角下垂。治疗 6 周后，患者面部外观对称，面肌活动自如，诸症临床痊愈。

【病例 12】

葛某，女，69 岁，初诊日期：2013 年 9 月 24 日。

［主诉］左口眼歪斜 5 天。

［病史］患者于 5 天前无明显诱因突然出现左侧耳后疼痛，渐至左侧头部疼痛不能忍受，当时神清，精神可，无头晕及胸闷憋气等不适，遂于次日就诊于某医院，查颅脑 CT 及 MRI 未见明显梗死及出血，渐出现左口角歪斜，眼裂闭合不全，舌前 2/3 味觉丧失，遂住院治疗，予口服泼尼松、维生素 B_1、维生素 B_{12} 等，经治疗症状未见明显好转，为求进一步诊治，收入我院针灸部住院治疗。现症：神清，精神可，呼吸平稳，语言清晰流利，左口角歪斜，左额纹消失，眼裂变大，眼裂闭合不全，鼻唇沟变浅，口角下垂，吹口哨时漏气，存食，舌前 2/3 味觉丧失，伸舌不偏，

左侧外耳道及耳内未见疱疹。左侧乳突部、耳内疼痛，头部左侧疼痛，偶有胸闷憋气及心前区不适，纳可，寐欠安，小便排出不畅，有尿等待，大便调。舌淡，苔薄白，脉沉紧。

［西医诊断］面神经炎。

［中医诊断］面瘫。

［治疗原则］祛风散寒，调理经筋。

［针灸取穴］太阳、阳白、颧髎、颊车、地仓、下关、翳风、合谷，面部阳明经筋。

［手法操作］太阳透颧髎（患侧），地仓透颊车（患侧），阳白（患侧）平刺，下关、翳风（患侧）直刺，合谷（双侧）直刺，均平补平泻；面部阳明经筋排刺。

［治疗结果］经治疗2周左口眼歪斜好转，经治疗4周左口歪痊愈。

按语：周围性面瘫多为无菌性炎症或病毒侵犯面神经而致，治疗中以营养神经为治则。中医责之于阳明经的经筋，多为外邪乘虚侵袭阳明、少阳经脉，致气血失和，筋脉失养，缓纵不收，如《灵枢·经筋》所云"足阳明之筋……行缺盆及颊，卒口僻，急则目不合……颊筋有寒，则急引颊移口"，从而发为面瘫，与本例中患者临床症状"左额纹消失，眼裂变大，眼裂闭合不全，鼻唇沟变浅，口角下垂，吹口哨时漏气，存食，乳突部疼痛，舌前2/3味觉丧失，伸舌不偏"相符合，故治疗中采用祛风散邪，调理经筋之法，以阳明经穴及阳明经经筋排刺为主，多针浅刺，祛邪扶正，同时配合中药汤剂、头皮针、穴位拔罐等以解毒、疏通经络。患者虽为老年女性，体弱多病，面瘫多次发作，但治疗4周后痊愈。说明针灸治疗面瘫具有显著的临床疗效，是目前治疗本病安全有效的首选方法。

【病例13】

何某，女，84岁，初诊日期：2014年7月20日。

［主诉］右侧面部、头颈部疼痛7天，耳廓疱疹伴口眼歪斜2天。

［病史］7天前患者无明显诱因突然出现右侧面部、头部、颈部发作性刺痛，偶伴麻木，当时神清，无胸闷憋气、肢体抽搐等症状，血压160/90mmHg。夜间疼痛加重，影响睡眠，偶有眩晕、恶心、呕吐。就诊于天津某医院，具体治疗不详，无好转，遂来我院就诊。现症：神清，精神好，发作性右侧面部、头部刺痛，咽喉疼痛，偶有眩晕、恶心、呕吐，纳呆，寐欠安，小便调，大便秘结，2~3日一行。

［查体及实验室检查］患者神清精神可，右侧额纹消失、口角低垂，闭目露睛，右耳肿胀，耳廓可见多处散在疱疹，耳道肿胀，伸舌不偏。舌边散在白色小疱减少，咽后壁溃疡面积减少，腹部可见一水疱，疱内液体清亮。右耳后乳突压痛。血常规：WBC 4.12×10^9/L，中性粒细胞百分比56.5%，淋巴细胞百分比31.8%。舌淡白，苔薄

白，脉弦。

[西医诊断] 亨特综合征。

[中医诊断] 面瘫。

[治疗原则] 疏风清热解毒，益气扶正。

[针灸取穴] 风池、完骨、下关、颧髎、迎香、睛明、攒竹、丝竹空、阳白、太阳、地仓、颊车、合谷、足三里、太冲。

[手法操作] 双侧风池捻转泻法1分钟；健侧合谷，双侧足三里、太冲捻转泻法1分钟；阳白四透（分别透向上星、头维、攒竹、丝竹空），太阳透地仓，太阳透颊车，颊车地仓互透，颊肌排刺，瘫痪肌群围刺。余穴均取患侧，常规刺法。留针30分钟，每日1次。

[西药] 抗炎消肿，抗病毒，营养神经。地塞米松注射液5mg静脉滴注，日1次，共6天。后改用地塞米松注射液2.5mg静脉滴注，日1次，共3天。停静脉地塞米松后改为泼尼松10mg口服，3天后减量至5mg后停止。左氧氟沙星氯化钠注射液0.5g，静脉滴注，日1次，共9天。热毒宁注射液20ml静脉滴注，共14天。牛痘疫苗接种家兔炎症皮肤提取物6ml，静脉滴注，共14天。泛昔洛韦胶囊口服0.25g粒，日3次，共9天。甲钴胺片0.5mg，口服，日3次，共28天。

[中药] 疏风清热解毒，活血化瘀通络，方药如下。

制白附子6g	麸炒僵蚕10g	防风10g	川芎10g
金银花15g	连翘15g	菊花10g	甘草6g
生大黄5g	板蓝根30g	大青叶30g	蒲公英15g
苦地丁15g	鸡血藤15g	败酱草15g	全蝎3g
合欢皮30g	首乌藤15g	火麻仁30g	芦根30g

水煎服，日1剂，每次150ml，口服。

[治疗结果] 治疗4天后：右侧面部、头部、咽喉疼痛明显减轻，未再出现眩晕、恶心、呕吐，外耳道、腹部疱疹水肿减轻。患侧额纹、鼻唇沟、口角未见明显改变，闭目露睛。治疗6天后：右侧面部、头部、咽喉疼痛程度减轻，频率减少，未再出现眩晕、恶心、呕吐，外耳道、腹部疱疹结痂，耳道水肿消失，患侧额纹、鼻唇沟、口角未见明显改变，闭目无露睛。寐安，饮食量增加。治疗28天后：右侧面部、头部、咽喉疼痛完全消失，疱疹痊愈，右侧额纹、鼻唇沟正常，示齿无偏斜。无眩晕，纳好，寐安。

【病例14】

吴某，男，58岁，初诊日期：2012年3月24日。

[主诉] 右耳部疼痛2天，伴口歪眼斜3小时。

［病史］2天前，无明显诱因出现右侧头胀痛、拒按，今晨起发现口歪不能鼓腮，右侧鼻唇沟变平，刷牙时口角流水，吃饭时右侧食物滞留感，遂就诊于我科。现症：右侧鼻唇沟变平，口角向左歪斜，不能鼓腮，额纹消失，右眼睑闭合不全，眼裂3mm，眼球运动正常。右侧耳后、耳廓、外耳道出现疱疹，疼痛剧烈。纳可，寐欠安，二便调，舌红少津，脉弦数。

［西医诊断］亨特综合征。

［中医诊断］面瘫。

［治疗原则］疏理经筋，散风祛邪。

［针灸取穴］以针刺结合刺络拔罐，针刺选用经筋刺法：以面部瘫痪肌群的经筋透刺、排刺、围刺为主：阳白四透、太阳透地仓、太阳透颊车、承浆透地仓、颊车地仓互透、颊肌排刺、瘫痪肌群围刺等。

［手法操作］患侧阳白四透（以四枚针分别向上星、头维、丝竹空、攒竹方向透刺），进针1~1.5寸，施捻转平补平泻1分钟；攒竹透向睛明（患侧），进针0.5寸，手法同前，施术轻柔，以免皮下出血；丝竹空沿眉横刺，进针1.5寸，施术同前；四白、迎香（患侧）分别透向睛明，进针1.5寸，施术同前；太阳（患侧）向下穿颧弓透向地仓，进针2.5~3寸，施术同前；人中、承浆、颊车（患侧）分别透向地仓，进针1.5~2寸，施术同前；沿颊车至地仓，下关至迎香（患侧）每间隔1寸刺入1针，以进入皮内为度（浅刺），施捻转平补平泻，施术2分钟，留针20分钟，每日1次。选用颊、颧、额部（患侧）的2~3个穴位进行刺络拔罐，出血2~3ml。

［治疗结果］治疗10次后耳部疱疹开始消退，右眼睑可以闭合，眼裂1mm，闭合力量较左侧明显减弱。1个月后吃饭时食物滞留感明显改善，右侧耳后、耳廓、外耳道疼痛消失、口角歪斜消失。40天时右眼睑完全闭合，闭合力量较左侧稍弱；继续巩固治疗1个月后，患者临床治愈。

按语：周围性面瘫系阳明、少阳之络脉空虚，风寒风热之邪侵袭，致经络阻滞，筋脉纵缓不收所致，周围性面瘫按面神经损伤的平面来分类，可分为：单纯性面神经炎、贝尔面瘫、亨特面瘫。西医学认为，亨特面瘫，系由水痘－带状疱疹病毒侵犯膝状神经节后，影响面神经的运动和感觉纤维而引起，其临床表现为面瘫、耳痛、疱疹三联征，部分严重者有眩晕、共济失调、三叉神经痛、耳鸣听力障碍，及味觉、泌泪、泌涎功能损害。由于亨特面瘫病毒侵犯的面神经节段位置较高，其恢复也较慢，治疗时间也相对于其他类型面瘫长。

《灵枢·经筋》记载着手足三阳之筋均上行于面，额为太阳所系，目下属阳明所主，耳前、耳后系少阳所过。故采用面部经筋的透刺、排刺法，额部瘫主取阳白四透（自阳白穴分别向上星、头维、丝竹空、攒竹方向透刺）；闭目露睛主取睛明、四白；

口歪主取下关、太阳、地仓、颊车的透穴刺法，多针浅刺，旨在疏调三阳经经筋。刺络法源于《灵枢·官针》，云:“络刺者，刺小络之血脉也……始刺浅之，以逐邪气，而来血气。”刺络法即为络刺，刺小络之血脉，令血出邪尽，血气复行。配以拔罐，主要是以此控制出血量，使之达到血出邪尽，血气复行的治疗目的。三阳经经筋均上行于面，多结于頄（即颧部）、颔（即下颌）、颊等处。取颊、颧、额等处为刺络法的重点部位，配合经筋透刺、排刺法疏导结聚，疏理经筋，散风祛邪。通过施治可以明显改善患处的局部血液循环，促进局部的代谢，疏通经络，消除神经根炎症及肿胀。面瘫是针灸科的常见病，若失治误治，迁延日久，气血亏虚，面部筋脉长久得不到气血濡养，而弛缓不用，形成顽固性面瘫，一般疗法难以治愈。本患者由于尽早期诊断正确，治疗及时、正确，故很快治愈，说明针刺结合刺络拔罐治疗是亨特面瘫较好的治疗方法。

面肌痉挛

【病例 1】

王某，男，62 岁，初诊日期：2013 年 9 月 22 日。

［主诉］右侧面肌痉挛 3 月余。

［病史］患者于 3 个月前连值夜班后，出现右侧眼睑部肌肉抽动，后逐渐扩展至整个面部，时轻时重，入睡后抽动即止。现为求系统治疗，遂来我院就诊。

［查体及实验室检查］右侧面肌间断性抽搐，右侧面部肤色较左侧为深。肌电图示：阵发性肌束震颤波。舌淡红，苔薄白，脉弦细。

［西医诊断］面肌痉挛。

［中医诊断］面肌瞤动。

［治疗原则］补益气血，濡养经筋。

［针灸取穴］阳白、四白、下关、颧髎、颊车、地仓、翳风、合谷、血海、足三里、太冲。

［手法操作］阳白（患侧）斜刺，四白（患侧）直刺入眶下孔 1~1.5 寸，下关（患侧）直刺，地仓透颊车（患侧），进针 1.5~2 寸，施平补平泻手法；翳风向咽喉方向缓缓进针 2.5~3 寸，行小幅度、高频率捻转补法，施术 1 分钟；合谷、太冲（双侧）直刺 1 寸，施捻转泻法；血海、足三里（双侧）施捻转补法。得气后留针 30 分钟，每日 1 次。

［治疗结果］治疗 4 天后，患者自觉右侧面部舒适。治疗 7 天，患者白天的发病次数减少，间隔时间延长。共治疗两个疗程，患者右侧面肌痉挛基本得到控制。

按语：面肌痉挛为阵发性半侧面肌的不自主抽动，通常情况下，仅限于一侧面部，属于中医学"面风""筋惕肉𥆧"等范畴。此患者因劳累过度耗伤阴血，血虚筋脉失养而致肌肉𥆧动。阳白、下关、颧髎、颊车、地仓、翳风位于头面部，可疏调头面部经筋、脉络之气。合谷为手阳明大肠经原穴，从手走头面部，"面口合谷收"；肝经贯面颊，太冲为肝经原穴，配合谷称四关穴，可调畅气机，气行则血行；血海、足三里补益气血，濡养经筋。诸穴合用，使面肌痉挛得以迅速缓解。

【病例 2】

李某，女，3 岁 9 个月，初诊日期：2015 年 3 月 30 日。

［主诉］面肌痉挛 1 年。

［病史］患儿于 2 岁时发生口眼歪斜，右侧眼睑闭合不全，口角下垂歪向健侧，流涎。曾采用糖皮质激素、利巴韦林、维生素 B_{12}、推拿理疗等方法，疗效不佳。现症：右侧面部瘫痪、肌肉挛缩，口角反牵向患侧，右侧眼裂变小，右侧额纹消失，人中沟歪斜，口角歪向右侧，鼓腮右侧漏气，右侧易存食。

［查体及实验室检查］颅脑 MRI：未见异常。右侧眼裂变小，右侧额纹消失，口角歪向右侧。

［西医诊断］面肌痉挛，面神经炎。

［中医诊断］卒口僻。

［治疗原则］活血化瘀，疏调经筋。

［针灸取穴］阳白、四白、颊车、地仓、下关、迎香、太阳、地仓、上关、大迎、合谷。

［手法操作］阳白、四白（患侧）采取一穴多向刺法，阳白针向上星、头维、丝竹空、攒竹，四白针向目内眦、目外眦；下关至迎香、颊车至地仓（患侧）排刺，每隔 0.5 寸 1 针，以针刺入皮内自然直立为度；合谷（双侧）捻转泻法；太阳、地仓（患侧）采取透刺法，选用 0.30mm×75mm 芒针，太阳平刺透地仓（患侧）；太阳、上关、大迎（患侧）平补平泻法。留针 30 分钟，每日 1 次。

［辅助疗法］刺络拔罐：每日 1 次，地仓、阳白采用一次性采血针轻刺 3~5 下，使出血量达 1~3ml，1 号罐吸拔 1 分钟后取下，以活血通络。

［治疗结果］患儿治疗 1 个月后，面肌挛缩现象明显减轻，左右侧眼裂大小基本一致，双侧口角对称，可鼓腮，饮水无流出，无存食。

按语：《诸病源候论》云："偏风口，是体虚受风，风入于夹口之筋也。足阳明之筋，上夹于口，其筋偏虚，而风因乘之，使其经筋偏急不调，故令口僻也。"针刺手足阳明经穴对面神经有良好的调整作用，能够改善局部炎症、水肿、受压的现象，使受损的神经纤维得到有效的恢复。本病病位在颜面，属阳明经筋循行所过，阳明本虚，经筋失于濡养；复感风邪，导致经气阻滞，日久气滞血瘀，出现面肌挛缩之症。故选穴应以阳明经筋为主，采用多针浅刺法；用刺络疗法泻瘀血、散余邪。

动眼神经麻痹

【病例 1】

邓某，女，74 岁，初诊日期：2011 年 1 月 8 日。

[主诉] 右眼睑下垂近 1 个月。

[病史] 患者 1 个多月前右眼酸痛，伴见头晕、头痛，10 天后右眼睑下垂，右眼球运动障碍，被诊断为动眼神经麻痹。现症：神清，语畅，右眼睑下垂，完全闭合，不能自主运动，右眼球内收、上、下运动不能，外展正常，视物不清且羞光，双眼视物有复视，右眼酸痛，怕冷，小便可，大便溏。

[查体及实验室检查] 头颅 CT 示：脑干密度不均匀。头颅 MRI 示：未见新生梗死灶。门诊查体示：掌颌反射阳性，四肢肌力正常。舌淡红，苔白，脉沉细无力。

[西医诊断] 右动眼神经麻痹。

[中医诊断] 上胞下垂，视歧。

[治疗原则] 滋肾健脾，通经活络。

[针灸取穴] 百会、上星、攒竹、太阳、四白、风池；合谷、外关、阳陵泉、足三里、解溪、太溪、申脉、太冲、照海。

[手法操作] 四白（患侧）深刺入眶下孔；攒竹透睛明（患侧）；太阳（患侧）向后下方斜刺；百会、上星捻转补法 1 分钟；余穴均取患侧，常规针刺，得气后留针 30 分钟，每日 1 次，逢周日休息，14 天为 1 个疗程。

[治疗结果] 针刺 1 周后右眼球可轻微活动，眼痛消失。2 个疗程后，右眼可以睁开一条约 1mm 的缝隙，持续数秒，眼珠运动灵活。3 个疗程后左右眼裂等大，睁目时间可持续数十秒。4 个疗程后，视物清晰，复视消失。

按语：本病中医学形象地称之为"上胞下垂""睑废""雌目""视歧"等，西医学称之为动眼神经麻痹。其病因多为外伤跌仆，脉络痹阻；或风邪外袭，寒热痹阻，筋脉失和；或脾气虚弱，肌肉弛纵。本患者久患糖尿病，且年老体弱，脾肾虚衰，眼部经脉长期失养，终至经络不通，痿软失用。治应补脾益肾，舒经通络。

在眼周以攒竹（透睛明）、太阳、四白等穴为主，疏通局部经络以治标。"膀胱足太阳之脉，起于目内眦"（《灵枢·经脉》），其经气在眼周输出于攒竹、睛明。阳明为多气多血之经，"足阳明之筋……太阳为目上纲，阳明为目下纲"，故在眼周取阳明经四白穴。循经下行，又取胃经下合穴足三里，经穴解溪，一则经脉所过，主治所及，二来取其调理脾胃助气血化生之功。合谷、太冲二穴，一阴（太冲）一阳（合谷），一气（合谷）一血（太冲），一脏一腑，一升一降，共调阴阳，和脏腑，生气血。取手少阳经外关，通过三焦经协调脏腑。"胆足少阳之脉，起于目锐眦"，循经取其下合穴阳陵泉。"跷脉者……属目内眦，合于太阳、阳跷而上行，气并相还则为濡目，气不荣则目不合"（《灵枢·脉度》），故取八脉交会穴中阴跷所通照海，阳跷所通申脉，以调理眼的开合。在选取阳经穴位的同时，取足太阴肾经原穴太溪，使阴阳共调，兼滋肾阴补肾气。

【病例2】

张某，女，72岁，初诊日期：2012年12月20日。

[主诉] 左眼复视1天。

[病史] 患者1天前在偶感风寒后突发左眼视物重影，左眼睑下垂，未有头晕、头痛、恶心及呕吐等症，经休息后未见缓解，遂今日就诊于我门诊处。

[查体及实验室检查] 左眼外展范围受限，病理征未引出。舌淡，苔白，脉浮紧。急查头颅CT检查示：未见明显缺血灶。

[西医诊断] 动眼神经麻痹。

[中医诊断] 复视。

[治疗原则] 祛风散邪，疏经通络。

[针灸取穴] 睛明、臂臑、攒竹、鱼腰、丝竹空、四白、风池。

[手法操作] 睛明（患侧）进针时，用押手推开眼球，刺手缓慢进针，如遇阻力退针改变方向，进针约1.2寸，禁行提插手法；臂臑（患侧）采用关刺法，即第1针从臂臑进针，呈45°角向肩关节方向斜刺；第2、3针从同一点进针，分别呈45°角，沿三角肌前、后缘向上斜刺，3针之夹角亦为45°角左右，以加强针感，进针约1.3寸；风池（双侧）刺向对侧眼球方向，捻转泻法1分钟；余穴均取患侧，常规针刺，留针30分钟，每日1次，10天为1个疗程。

[治疗结果] 治疗5天后，左眼复视较前减轻，左眼睑能少许上抬。治疗10天后复视症状消失，左眼睑活动有力，恢复正常。

按语：睛明穴为治疗眼疾的常用特效穴，深刺睛明穴能使气至病所、气血得运、目得所养。臂臑穴属手阳明经，又名"头冲穴""颈冲穴"，穴义为汇聚阳明经气血，并由此上达头颈，为治疗眼疾的效穴，关刺法又称"爪刺"为《灵枢·官针》"五刺"

之一，可治肌痹，臂臑穴采用关刺法具有一穴通三经之效，达调整"目者，宗脉之所聚也之能"。配以双侧风池疏散风邪，加以眼睛周围腧穴疏通局部经气。故使邪有所出，经络运行通畅，可达治复视之目的。

【病例3】

刘某，女，61岁，初诊日期：2013年9月12日。

[主诉] 视一为二，视物偏斜近半个月。

[病史] 患者于2013年8月30日因情志不遂复感风邪后，突然视物重影，次日就诊于某医院查双瞳孔不等大，右：左（mm）=4.0∶2.0，对光反射存在，予改善循环治疗，次日仍不缓解，伴眼睑下垂，眼球活动不灵活，就诊于某医院，头MRI：双基底节及半卵圆中心多发腔隙灶，以动眼神经麻痹原因待查收住院。住院期间颅脑强化核磁提示：右侧蝶窦炎症。眼眶CT未见异常，患者拒绝腰穿检查，住院期间予营养神经治疗，病情无明显好转，为进一步治疗收入我病区。现症：神清，精神可，右眼睑轻度下垂，眼球活动欠灵活，视一为二，双下肢自感无力，纳少，寐差，二便调。

[查体及实验室检查] 右上复视，右眼裂10mm，右侧光反射消失，双侧瞳孔不等大，右：左（mm）=3.0∶2.0。

[西医诊断] 动眼神经麻痹。

[中医诊断] 目偏视。

[治疗原则] 祛风化痰，疏通经络。

[针灸取穴] 风池、完骨、天柱、阳白、攒竹、丝竹空、睛明、球后、丰隆、足三里。

[手法操作] 常规消毒，风池（双侧）针尖朝向对侧眼球方向针刺，完骨、天柱（双侧）施高频率捻转补法1分钟，留针30分钟；阳白四透、攒竹、丝竹空、睛明、球后（患侧），平补平泻1分钟，留针30分钟。

[辅助疗法] 拔火罐，功能锻炼。

[治疗结果] 患者治疗第8天，右眼活动及视物好转。第18天，视物偏斜症状明显好转，眼球活动较灵活，视物较前清晰。

按语：患者动眼神经麻痹，针刺风池必须进针1.5~2寸，进针方向为对侧眼球，球后和睛明进针必须得气，提插平补平泻法，闭目留针，起针后按压穴位1分钟。

【病例4】

冯某，男，57岁，初诊日期：2012年10月30日。

［主诉］左眼睑下垂、视一为二1个月。

［病史］患者于2012年9月30日15时许，无明显诱因突然出现头晕、头痛，当时神清，呕吐当日食物，无胸闷憋气、二便失禁等症，患者未予重视，两日后出现双眼红肿、复视，于10月5日就诊于某医院，查颅脑MRI示腔隙性脑梗死，查颅脑HRCT示蝶窦炎。10月8日，双眼红肿缓解，出现左眼睑下垂，瞳孔扩大，对光反射消失，予抗菌、抗血小板、改善脑代谢、改善脑循环治疗，静脉滴注头孢哌酮舒巴坦、丹红注射液、银杏达莫等药物，经治病情平稳出院，遗留左眼睑下垂、视一为二。现症：神清，精神可，左眼睑下垂，视一为二，右侧肢体时感麻木无力，纳可，寐差，二便调。既往糖尿病病史3年，平素口服阿卡波糖1片，每日3次，皮下注射门冬胰岛素30注射液（笔芯）早16U，晚14U，空腹血糖控制在6mmol/L左右。2011年5月、2012年7月先后两次患脑梗死，遗留右侧肢体麻木无力。

［查体及实验室检查］左眼睑下垂，双侧瞳孔大小不等，左：右（mm）=4.0：2.0，左侧对光反射消失，眼球左侧活动受限，右侧肌力上肢4级，下肢4级，右侧巴宾斯基征（+）。

［西医诊断］动眼神经麻痹，脑梗死，双侧蝶窦炎，2型糖尿病。

［中医诊断］中风（中经络）。

［治疗原则］醒脑开窍，补养肝血，祛风通络。

［针灸取穴］内关、人中、三阴交、太阳、睛明、瞳子髎、球后、攒竹、鱼腰、阳白、四白、承泣、丝竹空、合谷、外关、光明、足三里、三阴交、行间、阳陵泉、内庭、太冲、风池、翳风。

［手法操作］内关（双侧），直刺0.5~1寸，采用捻转提插泻法，施手法1分钟；人中，向鼻中隔方向斜刺0.3~0.5寸，用重雀啄法，至眼球湿润或流泪为度；三阴交（双侧），沿胫骨后缘与皮肤呈45°角斜刺，进针0.8~1寸，用提插补法，使患者下肢抽动3次为度；余穴常规针刺。采用眼周与远端配穴法，每次局部2~3穴；远端循经配1~2穴，轻中度刺激，留针30分钟，14日为1个疗程。

［中药］以当归地黄汤加减，外用麝丹明目眼药水点眼。

［治疗结果］治疗满1个疗程后，眼睑下垂较前略有改善，眼裂较前增大，右侧肢体麻木明显改善，未发感染。

按语：各区域的病变引起动眼神经及其支配组织功能丧失称为动眼神经麻痹，多由眼外伤、脑外伤、糖尿病、颅内感染、脑梗死、脑肿瘤等损伤或压迫动眼神经而致，亦可由交感神经麻痹所致，如颈部交感神经受伤。本病在中医学中属"眼睑垂缓""睑废""风牵偏视"范畴。此患者证属风邪阻络，治疗应祛风通络，故选取患侧攒竹、睛明、瞳子髎、球后、四白、丝竹空、阳白、太阳通调局部气血，疏调足三阳经筋；风池、翳风疏风通络，并可调节颈交感神经；足三里、三阴交、阳陵泉、肝俞、膈俞补养肝血；合谷、外关、太冲为远部取穴；诸穴合用，改善眼部血液循环，调节神经功能，使麻痹消除而愈。

视神经损伤

【病例 1】

李某，女，33 岁，初诊日期：2013 年 11 月 20 日。

［主诉］双眼视物不全 3 月余。

［病史］因 2013 年 4 月 19 日突发车祸，全身多发性骨折，就诊于山东当地医院，行相关治疗（具体治疗不祥），颅脑 CT 平扫（2013 年 4 月 20 日）示：双侧额部及大脑镰上部、前部硬膜下血肿；左侧颧弓及上颌窦外壁骨折。入院 2 个多月后，患者自觉双眼视物不全，于 7 月 15 日行肌电诱发电位检查，结果显示：双侧视觉传导通路障碍。单视野分析检查视野图显示：双眼二、三象限视野缺损，右眼第四象限有部分视野缺损。经营养神经药物（甲钴胺、鼠神经生长因子、神经节苷脂、脑苷肌肽等）治疗后，症状未见改善，遂就诊于我院特需针灸科门诊。现症：精神好，无头晕、头痛、恶心等不适症状，双眼无胀感，无流泪症状。既往体健。

［查体及实验室检查］双眼视物不全，有视野缺失，单视野分析检查视野图显示：双眼二、三象限视野缺损，右眼第四象限有部分视野缺损。舌淡，苔薄白，脉细。

［西医诊断］视神经损伤。

［中医诊断］脑源性青盲，视物不全。

［治疗原则］醒脑开窍，活血祛瘀，滋睛明目。

［针灸取穴］内关、人中、三阴交、印堂、四神聪、百会、太冲、太溪、光明、合谷、睛明、球后、四白、太阳、攒竹、眼周局部穴位。

［手法操作］内关（双侧），直刺 0.5~1 寸，捻转提插泻法 1 分钟；人中，向鼻中隔方向斜刺 0.3~0.5 寸，用重雀啄法，至眼球湿润或流泪为度；三阴交（双侧），沿胫骨后缘与皮肤呈 45° 角斜刺，进针 0.8~1 寸，用提插补法，使患者下肢抽动 3 次为度；球后、睛明（患侧）直刺 0.5~0.8 寸，平补平泻；印堂刺向鼻根方向；百会、四神聪 0.5 寸，捻转补法 1 分钟；余穴均取患侧，常规针刺。留针 25~30 分钟，每周 6 次，15 次为 1 个疗程，

［治疗结果］2 个疗程后，患者感觉症状略有所改善，眼科通过单眼视野分析检

查示：左右眼视野计视野指数（VFI）均为81%，较之前80%略有好转，每隔2~3个疗程，进行一次视野检查。5月8日检查示：左眼VFI为87%，右眼VFI为86%。6月9号检查示：左眼VFI为89%，右眼VFI为88%。在接受针刺治疗后，嘱患者自行按摩眼周局部穴位。现因患者可以恢复工作，回山东边工作边继续针灸治疗。

按语：造成视野缺损的病因较多，如视网膜中央动脉闭塞、视网膜周围炎、急性视神经乳头炎、视网膜脱落等，治疗上困难较大。本例患者是颅脑受外伤后，损伤视神经而出现的视野缺损，治疗上困难更大。根据中医基础理论，眼疾为目系受累，《灵枢·经脉》云："肝足厥阴之脉……上入颃颡，连目系……"《灵枢·脉度》篇说："肝气通于目，肝和则目能辨五色矣。"故病位主要在肝经，肝胆互为表里，车祸伤后，恶血内溜，阻滞经络，脉络痹阻，故以醒脑开窍法为主，配合行气活血之穴，疏通郁闭之气机，导气通络。人中、内关、三阴交为醒脑开窍法的主穴，合用共奏醒神导气之效；百会为手足三阳经、足厥阴肝经和督脉之交会穴，四神聪为经外奇穴，位于百会前后左右，两穴合用，具有健脑宁神，活血通络之功；太冲为足厥阴肝经之原穴，合谷系多气多血之手阳明大肠经原穴，通调经脉气血，使精微归于目，两穴合用为"四关穴"，以醒脑开窍，行气活血；光明为足少阳胆经之络穴，主治各种眼疾，有明目之功；球后为奇穴，加上睛明位于目内眦，改善眼部血供，开通闭塞的脉络，有明目之效；四白穴下的眶下孔里有血管穿出，供养面部组织；针刺眼周局部穴位，改善眼面部血供。按摩眼周局部穴位，可使眼内气血通畅，改善神经营养。针刺与眼周穴位按摩，诸穴合用共奏行气活血，舒经通络，开窍醒神，滋睛明目之功。

第七节　脊神经疾病

桡神经麻痹

【病例1】

王某，32岁，初诊日期：2012年4月23日。

[主诉]右手腕下垂、抬举无力，伴手指麻木1天。

[病史]患者长期在办公室伏案午睡，于昨日睡醒后突发右手腕下垂，抬举无力，

指功能受限，拇指及食指有麻木感。

[查体及实验室检查] 前臂不能屈曲，手臂不能外旋，前臂不能旋后，肱二头肌、桡骨膜反射减弱。

[西医诊断] 桡神经麻痹。

[中医诊断] 垂腕症。

[治疗原则] 活血通络，疏调经筋。

[针灸取穴] 百会、颈椎夹脊、极泉、曲池、手三里、合谷、阳池、头针对侧运动区中 2/5。

[手法操作] 患侧极泉（避开腋动脉）针刺 1~1.5 寸，施雀啄手法，使触电感达手指，反复施术 3 次，不留针，配以颈椎夹脊、曲池、手三里、合谷穴（双侧），及百会和头针对侧运动区中 2/5，均用 1.5~2.0 寸毫针，以直刺法刺入穴位，然后针刺阳池穴（患侧），顺腕伸肌向肘部平行透刺。留针 30 分钟，每日 1 次，10 天为 1 个疗程。

[治疗结果] 1 个疗程后患者可抬腕，手部感觉较前有所恢复。2 个疗程后基本痊愈。

按语：针灸治疗原则为活血通络、疏调经筋，处方以头针和手阳明经腧穴为主。头为诸阳之会，脑为髓海、元神之府，百会属督脉，可调阴阳、行气血。取头针运动区中 2/5 主治对侧上肢瘫痪，行强刺激捻针后，可达舒筋通络之功效。根据"治痿独取阳明"及"经脉所过，主治所及"的治疗理论，取曲池、手三里、合谷、阳池等手阳明经穴位，可激发阳明经气，疏调经脉气血，达到补后天脾胃之本，充气血生化之源，濡润经脉筋肉的作用。

腓总神经麻痹

【病例 1】

孙某，男，17 岁，初诊日期：2014 年 12 月 3 日。

[主诉] 右下肢膝关节以下疼痛 20 天。

[病史] 患者于 20 天前因运动过度出现右小腿疼痛、麻木无力，于外院骨科诊疗后病情未明显好转，遂就诊于我院。现症：右侧小腿疼痛不适，伴有麻木感，小腿前外侧及足背感觉减退。右足趾及踝关节功能受限，活动乏力，呈下垂状，同时小腿部肌肉轻度萎缩。

[查体及实验室检查] 右小腿外侧疼痛，足背皮肤感觉减退，皮温降低，足趾及踝关节功能受限。肌电图检查示：右侧腓总神经传导功能障碍。舌红，苔薄白，脉弦。

[西医诊断] 腓总神经麻痹。

[中医诊断] 痿证。

[治疗原则] 疏通经络，活血止痛。

[针灸取穴] 血海、梁丘、内膝眼、外膝眼、阴陵泉、三阴交、足三里、解溪、阳陵泉、绝骨、丘墟、中封、八风、足临泣、悬钟。

[手法操作] 患者取仰卧位，患侧小腿部循经排刺；足三里、三阴交（患侧）用提插补法；血海、阳陵泉（患侧）用提插泻法；余穴均取患侧，常规针刺，用平补平泻。留针30分钟。

[辅助疗法] 电针：选用阳陵泉与丘墟为一对，悬钟与足临泣为一对，采用电针仪以频率为20~30次/分钟的断续波，波幅大小以出现足背屈动作或患者能耐受为度，通电20~30分钟/次，交替使用上述两对穴，每日1次。

[治疗结果] 针刺治疗3次后，患者小腿部麻木减轻。10次后足小趾症状改善。2个疗程后皮肤感觉恢复正常，各足趾及踝部功能活动基本正常。

按语：腓总神经麻痹属于中医学"痿证"范畴，多因跌仆损伤、后天不足或感受外来湿邪等发病，治疗当疏通经络，运行气血，使气血通畅，郁邪得祛，宗筋得养，痿证可除。根据"治痿独取阳明"，选取足阳明胃经合穴足三里，配梁丘、犊鼻，以激发阳明经气，补益气血；筋会阳陵泉、髓会绝骨（悬钟），取此二穴旨在补肝肾气血，使筋脉得养；阴陵泉乃脾经合穴，建中焦，生气血，配血海活血化瘀，补血养血，二穴合用共治下肢痿痹；解溪、丘墟、中封等穴位于踝关节处，可治足下垂；八风改善足趾功能。局部取穴均位于腓总神经分布区域内，直接刺激腓总神经，达到气至病所的目的，利于损伤神经的恢复。

【病例2】

王某，女，5岁，初诊日期：2015年2月4日。

[主诉] 左足下垂1个月。

[病史] 患儿1个月前无明显诱因出现行走时左腿麻木无力，左足下垂拖行走。经外院行营养神经、推拿、理疗、按摩未见明显改善。现症：左小腿无力，左小腿前外侧及足背感觉减退，左足下垂不能背屈，纳差。

[查体及实验室检查] 双下肢肌容量大致相等，左下肢肌力4级，右下肢肌力5级，左足背屈不能，行走呈跨越步态。生理反射存在，病理反射未引出。舌胖大，苔白，脉细。外院肌电图示：左侧腓总神经损伤。外院X光片、颅脑MRI、脊柱MRI

示：未见异常。

　　[西医诊断] 左侧腓总神经麻痹。

　　[中医诊断] 痿证。

　　[治疗原则] 疏通经络，补气生血。

　　[针灸取穴] 委中、足三里至解溪排刺、丘墟、解溪、中封、太冲、八风。

　　[手法操作] 委中（患侧）施提插泻法，以患侧下肢抽动 3 次为度；足三里至解溪（患侧）经筋排刺，每隔 1 寸 1 针，施捻转泻法；丘墟、解溪、中封、太冲（患侧）施捻转泻法；八风（患侧）平补平泻法。留针 30 分钟，每日 1 次。

　　[治疗结果] 治疗 5 次后患儿足下垂明显改善，可背屈，麻木感减轻。巩固治疗 12 次后左下肢肌力 4⁺ 级，行走步态正常。

　　按语：腓总神经是坐骨神经分支之一，起于腘窝上外侧，向外下侧斜行经股二头肌肌腱内侧，绕腓骨颈行于前外侧，穿过腓骨长肌分为腓浅神经与腓深神经下行。因其走形位置表浅，周围软组织少，易因外伤、手术、压迫受伤，产生疼痛、麻木、无力等症状。《素问·痿论篇》曰："治痿独取阳明。"本病病变所在部位为足阳明经筋，且阳明经多气多血，故沿足阳明经筋排刺，直取病位，直达病所，起到疏通经络、补气生血之效。根据针灸局部解剖学，足阳明胃经循行于小腿前外侧，其深部分布有腓浅、腓深神经分布。经脉所过，主治所及，沿阳明经排刺可以刺激局部感受器，改善神经麻痹症状。

臂丛神经损伤

【病例 1】

　　栾某，女，62 岁，初诊日期：2014 年 1 月 7 日。

　　[主诉] 右上肢无力伴肌肉萎缩 4 月余。

　　[病史] 患者于 4 个月前无明显诱因出现右上肢无力，外展上举受限，右手持物力弱，经休息症状未缓解，且逐渐加重，出现右手大小鱼际肌、指间肌萎缩，曾就诊于某西医院，查颈椎 MRI 示：颈椎 C_{3-7} 椎间盘后突出，颈 2/3~ 胸 4/5 椎间盘变性。肌电图示：右拇短展肌、右第一背侧骨间肌、右伸指总肌、右小指展肌可见神经损伤电位。诊断为臂丛神经损伤，经予口服维生素 B_1、维生素 B_6、维生素 B_{12}，经治疗 2 个月后，上述症状无明显改善，为求针灸治疗特来我院针灸门诊。现症：患者神清，精神差，面色萎黄，右上肢无力，右手持物力弱，不能拿稳筷子，右手大小鱼际肌、

指间肌萎缩，手指皮肤干燥粗糙，纳少，寐欠安，二便调。既往颈椎病史 30 余年。

［查体及实验室检查］右上肢肌力 3⁺ 级，肌张力低，肱二头肌、肱三头肌腱反射减弱，病理反射（－）。舌红，苔黄，脉弦滑。

［西医诊断］臂丛神经损伤。

［中医诊断］痿证。

［治疗原则］醒神开窍，滋补肝肾，活血通络。

［针灸取穴］颈百劳、大杼、厥阴俞、膏肓、天宗、秉风、极泉、肩髃、肩贞、肩前、臂臑、手五里、手三里、合谷、上八邪、足三里、阳陵泉、阴陵泉、悬钟、三阴交。

［手法操作］穴位局部常规消毒，患侧上肢手阳明经穴排刺；极泉（患侧）直刺 1~1.5 寸，施用提插泻法至上肢抽动为度，不留针；足三里、阴陵泉、三阴交、悬钟（患侧）施用捻转补法；余穴均取患侧，平补平泻法。得气后留针 30 分钟，肩髃 - 手五里、手三里 - 合谷加用电针 15 分钟，选择连续波，每日 1 次。

［辅助疗法］口服维生素 B_1、B_{12}，各 1 片，每日 3 次。

［治疗结果］针刺 14 天后，患者症状明显好转，右手可拿筷子夹菜，右上肢肌力达 4⁺ 级。继续治疗 1 个月后，患者右上肢可大幅度外展上举，肌力基本正常，腱反射正常，肌肉萎缩情况有明显好转。

按语：臂丛神经损伤是周围神经损伤的一个常见类型，包括椎间孔内的节前损伤及椎间孔外的节后损伤，一般分为上臂丛损伤、下臂丛损伤和全臂丛损伤，多由外伤引起。上臂丛神经损伤主要表现为：上臂及前臂无力，肩关节不能外展与上举，肘关节不能屈曲而能伸，肩胛带肌肉萎缩。下臂丛神经损伤主要表现为：手及手指无力，持物掉物，手内部肌全部萎缩，其中以骨间肌为著，血管营养障碍明显。

本例患者既往患颈椎病 30 余年，无明显外伤史，考虑为颈椎椎间孔狭窄，臂丛神经受压所致，从临床症状来看，该患者上、下臂丛神经均受损。臂丛神经损伤在中医学中属于痿证。痿证是以肢体筋肉弛缓无力、失去活动功能为主的病证。中医学认为：筋脉损伤，导致经络瘀滞，气血不通，津液不能输布，瘀血不去，新血不生，肌肉弛纵不收而生痿证，故出现肌肉萎缩，关节肢体功能障碍。《素问·痿论》曰："治痿独取阳明。"针刺取穴以手阳明大肠经为主，因阳明为多气多血，取之可益气养血，从而濡养筋脉，疏经通络。肾主骨，肝主筋，脾主肌肉，脾肾亏损，气血生化乏源，肝血不能濡养宗筋，筋脉失于濡养，故肢体痿软不用。因此治疗上以补肾、健脾、疏通经络、治痿独取阳明为宗旨。善补阳者，必阴中求阳，手阳明经脉弛缓，取极泉穴行提插泻法，由阴引阳的同时又疏经导气，使气至病所。气为血之帅，可引动血脉滋养局部血肉，使萎缩肌肉得以濡养。针刺肩髃、臂臑、手三里、手五里、合谷以通手阳明经气，结合足三里穴以壮五脏六腑之海，滋气血生化之源，以润宗筋，主束骨、利关节。大杼为骨会，具有舒筋壮骨之功。阳陵泉为筋会，悬钟为髓会，"上病下取""益精填髓"，促进上肢经脉功能的恢复。阴陵泉为脾经合穴，三阴交为足三阴经交会穴，具有健脾益血，调补肝肾之功。另针刺取损伤神经相应的夹脊穴及分布区穴位，直接刺激受损局部，疏通经气，使经脉通达，气血调和。电针能够促进气血运行，改善神经肌肉结构代谢和功能失调，改善神经肌肉动作电位运动神经传导速度以及肌肉收缩力，促进损伤神经再生和神经肌肉的神经再支配。配合服用维生素 B_1、B_{12} 营养神经，改善神经、肌肉的营养，促进损伤神经功能的恢复。

吉兰－巴雷综合征

【病例 1】

刘某，女，32 岁，初诊日期：2013 年 4 月 5 日。

[主诉] 四肢无力 1 月余。

[病史] 患者于 2013 年 3 月 3 日 8 时许，无明显诱因突然出现呕吐，下午出现腹泻、四肢无力，遂就诊于某综合性三甲医院，诊断为"胃肠炎，低钾血症"，经治病情无明显变化，四肢无力加重。于 2013 年 3 月 11 日就诊于另一医院，仍考虑"低钾血症"，并予对症治疗，患者病情加重，四肢瘫痪，呼吸困难。于 2013 年 3 月 17 日转诊于另一综合性三甲医院，该院行腰穿检查，结果提示蛋白分离现象；肌电图检查示：双侧胫神经、腓神经运动波幅明显减低，运动传导速度减慢，考虑为"吉兰－巴雷综合征"。予鼠神经生长因子、头孢西丁钠、灯盏花素粉针、甲钴胺等治疗，病情好转，呼吸平稳，但仍不能站立及行走。现为进一步康复治疗就诊于我院并收入我病区。

[查体及实验室检查] 颅神经（－），双侧肌力双上肢 3 级，双下肢 2 级，腓肠肌压痛，双侧凯尔尼格征（＋）。舌淡红，苔薄白，脉缓。

[西医诊断] 吉兰－巴雷综合征。

[中医诊断] 痿证。

[治疗原则] 健运脾胃，清利湿热，疏通经络。

[针灸取穴] 足阳明胃经排刺（髀关至解溪）、极泉、尺泽、合谷、曲池、手三里、八邪、委中、三阴交、血海、阴陵泉、八风、华佗夹背穴。

[手法操作]阳明经排刺上午实施，下午行华佗夹脊刺，均取双侧。7天为1个疗程，共治疗3个疗程。选取足阳明胃经由髀关至解溪穴，每间隔1寸顺经排刺。施小幅度、高频率捻转补法，施术1分钟，留针30分钟。上肢极泉穴原穴沿经下移1寸，避开腋毛，直刺进针1~1.5寸，用提插泻法，以患侧上肢抽动3次为度；屈肘成120°角，尺泽穴直刺1寸，用提插泻法，以患者前臂、手指抽动3次为度；合谷穴向二间、三间方向斜刺，靠近第2掌骨中点，进针1.5寸，施提插泻法，使患者食指抽动或5个手指轻微伸展为度，留针30分钟；曲池、手三里：直刺进针1~1.5寸，用提插泻法，使针感传向手指，以小臂抽动为度；八邪向指掌关节基底部斜刺，进针1~1.5寸，施用提插泻法，以各手指分别不自主抽动3次为度，留针30分钟以上。下肢委中仰卧位直腿抬高取穴，进针1~1.5寸，采用提插泻法，以患侧下肢抽动3次为度；三阴交沿胫骨后缘进针，针尖向后斜刺与皮肤呈45°角，进针1~1.5寸采用提插补法，至患侧下肢抽动3次为度，留针30分钟；余穴常规操作，均用补法，每次留针30分钟。华佗夹脊刺即从C$_1$~L$_5$棘突下，脊柱旁开0.5寸的棘突间进针，针尖斜向脊柱，针刺深度为1寸左右。针刺得气后快速捻转1~2分钟，留针30分钟。

[治疗结果]治疗1周后，患者四肢无力麻木症状明显减轻，腓肠肌压痛减轻。治疗2周后，患者诉四肢无力较前好转，偶有麻木，腓肠肌压痛症状偶有发生。治疗3周后，腓肠肌压痛症状基本消失，搀扶下可行走。上肢肌力4级，下肢肌力3$^+$级。复查肌电图示：双腓总神经、双胫神经运动传导速度减慢；双正中神经、双尺神经运动传导速度在正常范围；双尺神经、左正中神经感觉传导速度在正常范围；右正中神经感觉传导速度减慢。

按语：吉兰－巴雷综合征（GBS）是一种自身免疫介导的周围神经病，该病与空肠弯曲菌感染有关，临床上常以腹泻为前驱症状且多在腹泻停止后发病，易引起急性运动轴索型神经病。本病属中医"痿证"范畴，其病机为肺热叶焦，湿热浸淫，脾胃虚弱，肝肾亏虚，GBS是由此所导致的筋脉、肌肉失于濡养的一组肢体、肌肉萎废不用的病症。足阳明胃经排刺可以补益气血，使气血充足，筋脉得养，肢体运动恢复正常。阳明经排刺的配穴中，我们主要选取了以"醒脑开窍"针法为主的特色体针，如极泉、尺泽、委中、三阴交等穴，本组穴位对促进重构神经组织、改善脑循环可有奇效。夹脊穴为经外奇穴，夹督脉伴足太阳膀胱经而行，且足太阳为"一身之巨阳"，因而针刺夹脊穴可通调督脉及两侧膀胱经，以达到振奋阳气，调养精神，平衡阴阳，活血通络的目的。另外，夹脊穴位于脊柱旁脊神经根部，针刺时可直接刺激脊神经根，以收疏通经络、濡养经筋之功。针灸对该疾病肌力的提高效果明显，使患者出院时在家属搀扶下可行走，对"腓肠肌压痛"这一症状的止痛效果明显，疗效快。针灸对本病的临床疗效好于营养神经的药物且副作用小。

【病例2】

孙某，女，23岁，初诊日期：2015年5月25日。

[主诉] 四肢无力8年。

[病史] 患者于2007年无明显诱因出现右下肢无力，足背屈不能，手指握力减弱，可见肌肉萎缩。2010年逐渐发展为双下肢肌肉无力，于北京某医院诊断为"吉兰-巴雷综合征"，予丙球蛋白注射治疗后肌肉无力症状有所缓解。为求进一步治疗，遂来我院国医堂就诊。现症：神清，精神可，双下肢无力，足背屈不能，跖趾关节活动不能，双手握力减弱，大鱼际肌萎缩。纳可，寐安，二便调。

[查体及实验室检查] 双侧肢体肌力4级。舌淡红，苔薄白，脉弦细。

[西医诊断] 吉兰-巴雷综合征。

[中医诊断] 痿证。

[治疗原则] 醒脑开窍，补肾健脾，疏通经络。

[针灸取穴] 印堂、上星、百会、内关、合谷、曲池、外关、尺泽、委中、三阴交、下肢阳明经、丘墟、照海、阳陵泉、解溪、太溪、八风、绝骨。

[手法操作] 印堂、上星、百会捻转泻法；双内关捻转提插泻法1分钟；合谷、曲池、外关捻转提插泻法；双尺泽、双委中提插泻法至肢体抽动3次为度；双三阴交提插补法至肢体抽动3次为度；下肢阳明经（双侧）排刺；丘墟透照海（双侧），提插进针；阳陵泉、丘墟、解溪、太溪、八风（双侧）捻转泻法；绝骨（双侧）捻转补法；电针取阳陵泉、绝骨（双侧），断续波。留针30分钟，每日1次。

[治疗结果] 治疗1周后，四肢无力较前缓解，足背可稍屈曲。治疗1个月后，足背屈较前明显，跖趾关节可小幅度活动。治疗2个月后，四肢力量较前明显增强，足背屈有力，跖趾关节活动幅度增大。目前正继续接受治疗。

【病例3】

孟某，男，48岁，初诊日期：2013年11月5日。

[主诉] 双下肢无力1年，加重1个月。

[病史] 患者于2012年10月18日无明显诱因渐进出现双侧肢体无力，当时无头晕、头痛，无胸闷憋气、二便失禁等症，就诊于天津市某医院，考虑感染性多发性神经炎，治以改善神经营养、抗免疫等治疗（具体用药不详）经治病情平稳。近1个月自觉双下肢无力症状加重，为进一步治疗收入我病区。现症：神清，精神可，双下肢无力，纳可，寐安，二便调。既往体健，否认药物及食物过敏史。

[查体及实验室检查] 双侧上肢肌力4级，下肢肌力4级，双侧巴宾斯基征（+）。

[西医诊断] 吉兰-巴雷综合征（急性感染性多神经炎/急性炎性脱髓鞘性多发性神经病）。

［中医诊断］痿证。

［治疗原则］醒脑开窍，行气活血，疏通经络。

［针灸取穴］内关、人中、三阴交、极泉、尺泽、委中、风池、完骨、天柱、太溪、下肢阳明经。

［手法操作］内关（双侧）捻转提插泻法1分钟；人中雀啄泻法至眼球湿润为度；三阴交（患侧）提插补法至肢体抽动3次为度；极泉、尺泽、委中（患侧）提插泻法至肢体抽动3次为度，不留针；风池、完骨、天柱（双侧）捻转补法1分钟；太溪（双侧）捻转补法1分钟；下肢阳明经穴（双侧）排刺。留针30分钟。

［治疗结果］出院时患者症状明显改善，神清，精神可，双下肢无力好转，双侧上肢肌力4级，下肢肌力4级，可独立行走，行走平稳，纳可，寐安，二便调。舌淡红，苔薄白，脉弦紧。

【病例4】

张某，男，38岁，初诊日期：2014年6月3日。

［主诉］双下肢麻木无力近2个月，加重1周。

［病史］患者于2014年3月19日早晨进食早餐后呕吐多次（具体原因不详），就诊于某医院，经治病情好转。3月30日患者出现四肢麻木无力，遂就诊于天津市某医院，考虑周围神经炎，予对症治疗（具体不详），经治病情平稳，后曾就诊于天津市多家医院，并确诊为吉兰－巴雷综合征。1周前无明显诱因患者双下肢麻木无力较前加重，今为进一步治疗收入我病区。现症：神清，精神可，语言清晰流利，双下肢麻木无力，双下肢肌力4级，双上肢麻木，纳可，寐安，二便调。

［查体及实验室检查］肌电图：①上下肢周围神经源性损害（感觉纤维受累）；②上下肢F波异常。肌电图：①左侧正中神经、尺神经、胫后神经、腓总神经损害，提示上下肢周围性神经源性损害；②刺激左侧颈后神经，F波潜伏期延长，出现率正常；③刺激左侧正中神经、尺神经，F波未见异常；④右上肢SSR正常，余三肢SSR异常；⑤BR未见异常；⑥左侧胫前肌肌电图提示神经源性损害，左侧伸指总肌肌电图大致正常。免疫全项：（－）。甲功七项：（－）。脑脊液常规：（－）。抗中性粒细胞胞浆抗体：（－）。脑脊液免疫球蛋白：脑脊液免疫球蛋白G 44.0mg/L。脑脊液生化：CSF蛋白0.47g/l。生化全项：ALT 46U/L，TG 2.82mmol/l。

［西医诊断］吉兰－巴雷综合征。

［中医诊断］痿证。

［治疗原则］醒脑开窍，益气活血，疏通经络。

［针灸取穴］内关、人中、三阴交、极泉、尺泽、委中、风池、完骨、天柱、双侧阳明经穴。

［手法操作］内关（双侧）捻转提插泻法 1 分钟；人中雀啄泻法至眼球湿润为度；三阴交（双侧）提插补法至肢体抽动 3 次为度；极泉、尺泽、委中（双侧）提插泻法至肢体抽动 3 次为度，不留针；风池、完骨、天柱（双侧）捻转补法 1 分钟；双下肢阳明经穴排刺。留针 30 分钟。

［中药］

川芎 30g	千年健 30g	烫狗脊 15g	丹参 20g
路路通 30g	牛膝 15g	盐杜仲 15g	槲寄生 15g
赤芍 15g	甘草 10g		

水煎服，日 1 剂，150ml。

［治疗结果］住院治疗 3 天后双下肢无力较前明显好转，双上肢仍自觉无力。7 天后双上肢及双下肢肌力较前明显改善，可下地行走，双手握力差。治疗 14 天后四肢症状明显改善，麻木症状缓解。治疗效果明显。

【病例 5】

杜某，女，7 岁，初诊日期：2013 年 11 月 5 日。

［主诉］四肢痿软、活动无力伴感觉障碍 6 年余。

［病史］家属诉患儿出生 5 个月时曾出现腹泻、发热症状，自此后即发现患儿发育迟缓，四肢痿软无力，9 个月才会坐，2 岁可扶站，至今不能独自站立及行走，智力正常，病情无加重。先后就诊于多家医院，曾诊断为运动神经元疾病，肌无力待查，多发性感觉运动神经病变，予营养神经治疗后未见好转，遂来我院寻求针灸治疗，患儿由祖父背至门诊。现症：神清，精神可，四肢活动无力，下肢重于上肢，远端重于近端，能独自扶墙站立数分钟，不能独立行走，需旁人于身后搀扶倚靠，感觉障碍以双下肢末端浅感觉减弱、麻木为主。纳少寐可，二便调。

［查体及实验室检查］四肢肌力 3~4 级，肌张力减低，双下肢浅感觉减弱，深感觉正常，腱反射消失，病理反射未引出。舌淡红，苔薄白，脉细数。腓肠肌 + 神经病理检查诊断：骨骼肌神经源性病理改变，骨骼肌代谢异常，周围神经损害可能以髓鞘病变为主，并导致骨骼肌的损害。肌电图提示：周围神经损害，严重运动感觉神经髓鞘损害伴轴索改变。

［西医诊断］吉兰 – 巴雷综合征。

［中医诊断］痿证。

［治疗原则］调神益气，荣筋生髓。

［针灸取穴］内关、上星、关元、气海、中脘、足三里、三阴交、委中、尺泽、华佗夹脊穴，足阳明经排刺。

［手法操作］患者仰卧位，先取内关（双侧），直刺 0.5 寸，施捻转提插的复式手

法 1 分钟；上星平刺 0.5 寸，施平补平泻手法 1 分钟；关元、气海、中脘、足三里、三阴交，直刺 0.5 寸，施平补平泻手法 1 分钟；尺泽（双侧）直刺 0.5~1 寸，施提插泻法，以前臂或食指有抽动为度；委中（双侧）仰卧位直腿抬高取穴，直刺 0.5~1.5 寸，施提插泻法，以下肢有抽动为度。留针 20 分钟后起针。然后患者俯卧位，取华佗夹脊穴（双侧），T_1~L_5，直刺 0.5 寸，施平补平泻手法；足阳明经（双侧）排刺，施平补平泻法。留针 20 分钟。

［治疗结果］针刺 4 日后，患儿家长诉帮助其做康复运动时感觉患儿下肢活动力量较前增强，独自扶墙站立时间由数分钟可增加至 20~30 分钟。又因感冒暂停治疗 3 日。针刺 1 周后，患儿可扶椅子做小幅度原地踏步运动。针刺 2 周后，患儿可仅靠祖父单手扶助缓慢自行步入诊室，唯步态不稳，下肢力量不足，左下肢远端感觉减弱较前好转。

【病例 6】

张某，女，54 岁，初诊日期：2013 年 6 月 13 日。

［主诉］四肢痿软无力 1 月余。

［病史］患者于 2013 年 5 月 1 日，外感风邪后出现肢体软弱无力，又于 2013 年 5 月 8 日扭伤自觉腰痛，双下肢无力，次日就诊于天津市某医院，诊断为腰椎间盘突出症，拒绝手术治疗。后觉四肢无力，腰痛，住院 6 天后病情无缓解，回家疗养 3 天，突然出现尿潴留伴四肢无力加重，当时神清，无头晕、头痛，及无胸闷憋气、二便失禁等症。于 2013 年 5 月 19 日就诊于天津另一医院骨科，查颅脑 MRI 示脑质未见确切异常，双侧筛窦炎，查颈椎、胸椎、腰椎存在多个椎间盘突出，腰椎穿刺后确诊为吉兰 – 巴雷综合征。予导尿、保留尿管，治以提高免疫力、营养神经，予鼠神经因子、右旋糖酐、牛痘疫苗致炎兔针等治疗，后于 2013 年 5 月 27 日，转至神经内科治疗。予丙种球蛋白，因泌尿系感染予抗生素等治疗，经治病情平稳，四肢仍无力，为进一步治疗今来我院，由门诊收入我病区。现症：神清，精神可，少言寡语，畏寒，时常自汗，语言清晰流利，四肢痿软无力，纳少，寐安，小便自尿管排出，大便自控。

［查体及实验室检查］双侧上肢肌力 1 级，下肢肌力 0 级，双侧巴宾斯基征（－）。颅脑 MRI：脑质未见确切异常，双侧筛窦炎。

［西医诊断］吉兰 – 巴雷综合征。

［中医诊断］痿证。

［治疗原则］醒脑开窍，补益脾胃，疏通经络。

［针灸取穴］内关、人中、三阴交、极泉、尺泽、委中、风池、完骨、天柱、太溪。

[手法操作] 双侧内关捻转提插泻法 1 分钟；人中雀啄泻法至眼球湿润为度；患侧三阴交提插补法至肢体抽动 3 次为度；患侧极泉、尺泽、委中提插泻法至肢体抽动 3 次为度，不留针；双侧风池、完骨、天柱捻转补法 1 分钟；双侧太溪捻转补法 1 分钟。留针 30 分钟。

[中药] 丹芪偏瘫胶囊，口服，每次 4 粒，每日 3 次。汤剂处方如下。

桂枝 15g	炒白芍 15g	苍术 10g	附子 10g
生黄芪 40g	麦冬 15g	巴戟天 10g	鹿角霜 10g
党参 10g	茯苓 20g	薏苡仁 30g	仙灵脾 10g
知母 15g	柴胡 3g	升麻 3g	桔梗 10g
麻黄 3g	细辛 3g	陈皮 10g	

水煎服，日 1 剂，每次 150ml。

[治疗结果] 入院后第 1 天：神清，精神可，少言寡语，畏寒，时常自汗，语言欠流利，持续双侧肢体瘫痪，保留尿管，纳少，寐安，小便清，大便可。舌淡红，苔白厚，脉弦细，均按之不足。入院后第 3 天：患者神清，精神弱，诉头痛，测血压 150/100mmHg。入院后第 4 天：神清，精神可，少言寡语，畏寒，时常自汗，语言欠流利，持续双侧肢体瘫痪，保留尿管，纳少，寐安，小便清，大便可。入院后第 7 天：患者小便排出不畅，憋尿感明显，小腹膨隆，叩诊音浊，予重置尿管。

按语：吉兰－巴雷综合征属于中医"痿证"范畴，临床主要表现为运动障碍，瘫痪多从下肢开始，呈进行性加重，向上延及躯干及四肢，如侵犯呼吸肌，甚至可引起死亡。治疗上主要宗《内经》"治痿独取阳明"之法。取手足阳明经穴为主，辅以夹脊穴，配合推拿、电兴奋，共奏培补气血、疏通经络之效。

患者曾有外感病史，风邪侵及肺卫之气，出现过肢体软弱无力，素体脾胃虚弱，现在少言寡语，声音低微，此为肺气不足之证；畏寒而时常自汗，此为阳气衰微，气不摄津，则津液外漏，据患者自述 1 周前，漏汗之证甚为严重，肺气不足是此证之标，而本之不足在于脾胃，患者苔白厚，舌中后甚，此为中焦斡旋不畅，寒湿阻滞，右关脉浮略紧，按之不足，此为中气不足、寒湿内生而致大气下陷。中医理论认为土能生金，故予补中益气汤合桂枝加附子汤。

【病例 7】

邢某，女，40 岁，初诊日期：2007 年 9 月 4 日。

[主诉] 四肢弛缓性瘫痪 1 个月。

[病史] 患者于 2007 年 8 月出现四肢弛缓性瘫痪，并进行性加重 1 周收住某医院。诊为吉兰－巴雷综合征，经抗炎、激素等对症疗法，现症见：神清，精神可，面色少华，语言低微，自汗，双上肢活动无力，双下肢不能活动，四肢软瘫，易感冒，纳

差，二便正常。

［查体及实验室检查］四肢皮肤感觉存在，双手不能屈伸，大小鱼际肌肉萎缩，右上肢肌力 2 级，左上肢肌力 1 级，双下肢肌力 0 级，肌张力明显低下，膝腱反射消失，腹壁反射消失，巴宾斯基征（－），布鲁津斯基征（－）。舌淡，苔白，脉细弱。

［西医诊断］吉兰 – 巴雷综合征。

［中医诊断］痿证。

［治疗原则］培补气血，疏通经络，佐以补益脾胃。

［针灸取穴］第 1 组：肩三针、曲池、外关、合谷、髀关、足三里、绝骨、阳陵泉。第 2 组：夹脊穴（胸 1~3、腰 2~4）、环跳、委中、三阴交。

［手法操作］肩三针（双侧）、曲池（双侧）、外关（双侧）、合谷（双侧）、髀关（双侧）、足三里（双侧）、绝骨（双侧）、阳陵泉（双侧）直刺，捻转提插泻法。夹脊穴中胸 1~3 斜刺，腰 2~4 直刺，环跳（双侧）、委中（双侧），捻转提插泻法；三阴交（双侧）捻转提插补法。留针 30 分钟。两组交替使用，10 次为 1 个疗程。

［辅助疗法］神灯照射夹脊穴。电兴奋按经脉循行走向操作。针灸 1 个疗程，电兴奋 1 个疗程，交替使用。

［治疗结果］治疗 1 个疗程后，左下肢肌力 2 级，右下肢肌力 3 级。经 4 个疗程治疗后，双手能屈伸，双上肢肌力 4 级，双下肢肌力 4 级，并可独立走行七八步。治疗 4 个疗程后，四肢肌力正常，生理反射存在，病理征（－），不扶膝连续下蹲起立 20 次，大鱼际肌肉恢复正常，小鱼际肌肉较前丰满，治愈出院。

【病例 8】

马某，男，87 岁，初诊日期：2013 年 12 月 13 日。

［主诉］四肢无力 5 月余。

［病史］患者 5 个月前无明显诱因突发双下肢无力，不能行走，当时无头晕、头痛，无胸闷憋气、无恶心呕吐等症状，2 日后出现双上肢无力，伴有周身肌肉疼痛，为求系统诊治就诊于我科，在我科住院期间，查肌电图：考虑周围神经受损，初步考虑为吉兰 – 巴雷综合征，今为进一步系统治疗再次就诊于我科。现症：患者神清，精神弱，呼吸尚平稳，四肢无力不能运动，四肢深浅感觉存在，偶有咳嗽，无痰，未发身热，无恶心呕吐、饮水呛咳，偶感胸闷、憋气，无心前区疼痛，听力减退，纳少，夜寐欠安，大便困难，小便自控差。

［查体及实验室检查］心彩超：主动脉硬化，主动脉瓣关闭不全（轻度），左室舒张功能减低。肿瘤标志物：神经元烯醇化酶：24.53ng/ml。头 MRI：双侧额部硬膜下积液，脑白质稀疏。心电图：窦性心律，伴一度房室传导阻滞，Ⅲ 导联及 AVF 导联 QS 波，V_4~V_6 导联 T 波双向低平。颅脑高清晰螺旋 CT 平扫：①两基底节区缺血灶并

软化灶；②考虑两额区硬膜下积液；③脑萎缩。肌电图：①双侧颈前肌、股四头肌、双拇短展肌、双肱二头肌可见神经源性受损；②所检运动、感觉传导速度均减慢；③双胸锁乳突肌未见明显失神经电位。

［西医诊断］吉兰–巴雷综合征，陈旧性脑梗死。

［中医诊断］痿证。

［治疗原则］补中益气，健脾升清。

［针灸取穴］华佗夹脊、阳明经排刺（根据病变肢体，选择上肢或下肢排刺，上肢自肩髃穴至合谷穴，下肢自髀关穴至解溪穴），加刺关元、中极。

［手法操作］常规消毒，华佗夹脊（双侧），直刺1~1.5寸，刺至脊柱横突，施小幅度捻转从上至下共3次。阳明经排刺（双侧），每穴间隔1寸，刺0.5~0.8分，施捻转补法，从上至下反复3次，关元、中极直刺1~1.5寸，施提插补法1~3分钟。留针30分钟，每日1次。

［中药］

人参10g	白术10g	山药10g	扁豆6g
莲肉10g	甘草10g	大枣5枚	黄芪10g
当归10g	薏苡仁20g	茯苓10g	砂仁10g
陈皮10g	升麻10g	柴胡10g	神曲10g

水煎服，日1剂，150ml。

［辅助疗法］①梅花针刺法：督脉旁开5分、1.5寸、3寸、手足阳明经循经、萎缩肌肉局部。②电针治疗：对瘫痪肢体肌肉循经取穴或局部选穴。③耳针治疗：肝、脾、肺、肾、胃、三焦。

［治疗结果］治疗10天后，患者神清，精神弱，呼吸尚平稳，四肢无力不能运动，四肢深浅感觉存在，无咳嗽、咳痰，无发热，无恶心呕吐、饮水呛咳，无胸闷、憋气，无心前区疼痛，听力减退，纳少，寐安，大便行，小便自控差。继续治疗，四肢活动较前有力。

【病例9】

崔某，男，63岁，初诊日期：2014年1月13日。

［主诉］右侧肢体活动不利1个月，左手活动不利20天。

［病史］患者于2013年12月13日（具体时间不详），无明显诱因突然出现右侧肢体活动不利，当时神清，无头晕、头痛，无胸闷憋气、二便失禁等症，就诊于天津市某医院，查颅脑MRI示脑梗死，具体用药不详，患者于出院后出现左手活动不利，遂于2013年12月31日在天津另一家医院住院治疗，治以激素治疗、抗血小板、降脂、改善脑代谢、活血、营养神经等，予黄色素注射液、小牛血去蛋白提取物注射

液、鼠神经生长因子注射液等，经治病情无明显变化，为进一步治疗收入我病区。现症：神清，精神可，语言清晰流利，右侧肢体活动不利，左手活动不利，纳可，寐安，二便调。

［查体及实验室检查］右上肢肌力 2 级，右下肢肌力 2 级，左上肢近端肌力 4 级，远端 2 级，左下肢肌力 0 级，四肢肌张力低下，右上肢腱反射（++），余肢腱反射（0~+），左上肢及冈上肌、冈下肌肌肉可见萎缩。脑脊液生化蛋白 0.44g/L，脑脊液寡克隆区带（－），肌电图示四肢神经源性损害。颅脑强化 MRI 示左侧基底节区梗死。

［西医诊断］吉兰－巴雷综合征，脑梗死。

［中医诊断］痿证。

［治疗原则］醒脑开窍，滋补肝肾，疏通经络，补益脑髓。

［针灸取穴］内关、人中、三阴交、极泉、尺泽、委中、合谷、曲池、足三里、太冲、华佗夹脊刺，手足阳明经筋排刺。

［手法操作］内关（双侧）直刺 1 寸，捻转提插泻法，施术 1 分钟；人中用重雀啄手法，以眼球湿润或流泪为度；风池、完骨、天柱（双侧）施小幅度、高频率捻转补法；余穴均取双侧，常规针刺，施以捻转补法。与华佗夹脊刺交替治疗。

［治疗结果］采用上述方法治疗半个月，四肢活动较前有力，继续门诊治疗。

【病例 10】

王某，女，5 岁，初诊日期：2008 年 2 月 14 日。

［主诉］四肢弛缓性瘫痪，并进行性加重 1 个月。

［病史］患儿因四肢弛缓性瘫痪，并进行性加重，来我院就诊，于 2008 年 1 月 13 日收住儿科，诊为吉兰－巴雷综合征，予经抗炎、激素等对症疗法，现病情稳定，双上肢活动无力，双下肢不能活动，易感冒。2008 年 2 月 14 日来我科会诊，症见：面色少华，语言低微，四肢软瘫，自汗，纳差，二便正常。

［查体及实验室检查］四肢皮肤感觉存在，双手不能屈伸，大小鱼际肌肉萎缩，右上肢肌力 2 级，左上肢肌力 1 级，双下肢肌力 0 级，肌张力明显低下，膝腱反射消失，腹壁反射消失，巴宾斯基征（－），布鲁津斯基征（－）。舌淡，苔白，脉细弱。

［西医诊断］吉兰－巴雷综合征。

［中医诊断］痿证。

［治疗原则］培补气血，疏通经络，佐以补益脾胃。

［针灸取穴］第一组：曲池、外关、合谷、髀关、足三里、绝骨、阳陵泉穴。第二组：夹脊穴（胸 1~3、腰 2~4）、委中、三阴交、环跳。

［手法操作］常规消毒。所用毫针尺寸：0.25mm×40mm 长毫针，0.18mm×13mm

短毫针。第一组穴直刺 0.8~1.2 寸。第二组：夹脊穴、胸 1~3、腰 2~4、委中、三阴交（双侧）直刺 0.5~1.2 寸，环跳（双侧）直刺 1.5~2 寸。以上诸穴施以平补平泻法，两组交替使用，留针 30 分钟，每日 1 次。

［辅助疗法］推拿：补脾经，揉板门，掐揉一窝风，捏脊。电兴奋按经脉循行走向操作。

［治疗结果］治疗 1 个疗程后，左下肢肌力 2 级，右下肢肌力 3 级。经 4 个疗程治疗，患儿双手能屈伸，双上肢肌力 4 级，双下肢肌力 4 级，并可独立走行七八步。因事于 2008 年 4 月 17 日出院。2008 年 10 月 8 日再次住院。来我科时患儿已能自己行走，但左下肢仍无力，不能跑步、下蹲，右足下垂内翻。仍采用上述治疗方法，针刺加解溪。治疗 4 个疗程，患儿四肢肌力正常，生理反射存在，病理征（﹣），不扶膝连续下蹲起立 20 次，大鱼际肌肉恢复正常，小鱼际肌肉较前丰满，只有在跑步时左足轻微足内翻，于 2009 年 1 月 2 日治愈出院。

【病例 11】

黄某，男，74 岁，初诊日期：2010 年 7 月 14 日。

［主诉］四肢麻木无力伴双侧面肌瘫痪 26 日。

［病史］患者于 2010 年 6 月 19 日无明显诱因突然出现持续双下肢疼痛无力，随后渐进性出现双侧口眼歪斜，就诊于某医院，查颅脑 MRI 示右侧小脑半球、右侧基底节区腔隙性梗死灶，未经系统诊治症状逐渐加重。患者于 2010 年 6 月 22 日，出现四肢麻木无力，双侧面神经瘫，就诊于天津市某医院神经内科住院治疗，查脑脊液蛋白细胞分离，心电图示房颤，肌电图示神经源性损害，神经传导速度明显减慢，确诊为吉兰﹣巴雷综合征，予以静脉滴注丙种球蛋白、地塞米松、牛痘疫苗接种家兔炎症皮肤提取物及肌内注射鼠神经生长因子等，经治 22 天病情平稳，遂至我院针灸特需病房行进一步针灸康复治疗。现症：患者神清，精神可，呼吸平稳，语音不清。患者双侧面神经瘫痪，右侧为著，诉四肢无力，末端麻木袜套样感觉，口干，纳食无味，寐欠安，二便调。

［查体及实验室检查］构音障碍，双侧额纹消失，双目闭合不全，闭目时眼球向上方转动，双侧鼻唇沟变浅，双侧口角下垂，口唇闭合不全，示齿力弱，鼓腮漏气，味觉减退，双侧肢体肌力为上肢 4 级，下肢 4 级，双侧巴宾斯基征弱阳性，浅感觉减退。颅脑 MRI：右小脑半球、右基底节区腔隙性梗死灶。面部肌电图：双侧面神经受损，右侧为著。心电图：房颤。舌红，少苔，脉结代。

［西医诊断］吉兰﹣巴雷综合征，心律失常，房颤。

［中医诊断］痿证。

［治疗原则］醒脑开窍，滋补肝肾，疏通经络，补益脑髓。

［针灸取穴］内关、人中、三阴交、尺泽、委中、血海、足三里、阳白、地仓、颊车、太阳、阳陵泉、太溪。

［手法操作］上午行"醒脑开窍针刺法"辨证加减，下午行华佗夹脊刺治疗，每次治疗均各留针 20 分钟，每周治疗 6 次。具体操作方法为先刺双侧内关，直刺 0.5~1 寸，提插捻转泻法 1 分钟；继刺人中，向鼻中隔方向斜刺 0.3~0.5 寸，重雀啄法，以眼球湿润为度；再刺双侧三阴交，沿胫骨内侧缘与皮肤呈 45°。斜刺 1~1.5 寸，提插补法以肢体抽动为度；双侧尺泽，直刺 1 寸，提插泻法以肢体抽动为度；双侧委中，直刺 0.5~1 寸，提插泻法以肢体抽动为度；双侧血海、足三里，直刺 1 寸，提插补法 1 分钟；面部局部取穴，双侧阳白四透、地仓透颊车、太阳、睛明、四白、颧髎、迎香，均施以浅刺，加电针疏密波。华佗夹脊刺加电针，华佗夹脊穴向棘突方向斜刺 1 寸，捻转补法，加电针疏密波；双侧阳陵泉、太溪，直刺 1 寸，提插捻转补法 1 分钟。

［治疗结果］患者经治疗 14 天，四肢无力症状较前缓解，但麻木袜套样感仍存在，左侧额纹出现，左侧闭目完全，左侧鼻唇沟加深，口唇基本闭合。治疗 22 天，患者左侧面肌瘫痪好转，右侧额纹尚未出现，右侧闭目微露睛，右侧鼻唇沟浅，口唇闭合完全，四肢无力好转，感觉异常仍存在。经治第 35 天，患者右侧额纹加深，右侧鼻唇沟较前加深。治疗 43 天后，患者四肢无力好转，袜套样感减轻，左侧面瘫痊愈，右侧额纹明显，蹙眉有所改善，右口歪好转，口中黏腻感减轻。患者先后累计住院 64 天，出院时症见神清，精神可，语音清晰流利，四肢无力好转，麻木袜套样感明显减轻，右口歪好转，纳食知味，寐安，二便调。舌红，少苔，脉结代。

多发性神经炎

【病例 1】

李某，男，49 岁，初诊日期：2013 年 11 月 11 日。

［主诉］四肢肘膝关节以下麻木无力 1 年，渐进加重。

［病史］患者于 2012 年 10 月出现右侧上肢麻木无力等症状，12 月就诊于我院，查颅脑 CT 及颈椎 CT 考虑脑梗死，颈椎病，经治疗后诸症略有缓解。2013 年 2 月，出现左手及双下肢麻木无力症状渐进性加重，遂就诊于某医院，经治疗未见缓解，并转诊另一医院，考虑多发性神经炎，住院期间查胸部 CT 及 PET 考虑左肺肺癌，行手

术治疗，术后化疗并行右手尺神经迁移术，术后未见肢体症状改善。收入我院时，患者神清，精神好，语言流利，持续四肢肘膝关节以下麻木无力，手指无力以无名指、小指为著，饮水偶咳呛。

[查体及实验室检查] 颅脑 MRI：双侧基底节、脑干区多发软化灶。

[西医诊断] 多发性神经炎。

[中医诊断] 痿证。

[治疗原则] 清热祛湿，滋补肝肾，活血通络。

[针灸取穴] 内关、人中、三阴交、极泉、尺泽、委中、风池、完骨、天柱、四肢阳经排刺。

[手法操作] 内关（双侧），直刺 0.5~1 寸，采用捻转提插泻法，施手法 1 分钟；人中，向鼻中隔方向斜刺 0.3~0.5 寸，用重雀啄法，至眼球湿润或流泪为度；三阴交（双侧），沿胫骨后缘与皮肤呈 45° 斜刺，进针 0.8~1 寸，用提插补法，使患者下肢抽动 3 次为度，极泉、尺泽、委中（双侧）以提插泻法至肢体抽动 3 次为度（不留针）；风池、完骨、天柱（双侧）直刺 0.5~1 寸，采用捻转补法；四肢阳经穴位排刺。

[治疗结果] 经治疗 3 周后出院，出院时口角流涎好转，四肢肌力 4 级。

按语：多发性神经炎又称多发性神经病，指四肢对称性末梢型感觉障碍，下运动神经元瘫痪及自主神经功能障碍的综合征。药物、农药、营养缺乏、代谢性疾患及慢性炎症、肿瘤均可引起本病。神经原发受损部位可分为：神经轴索变性，节段性脱髓鞘病变。本病例中，患者既往有糖尿病、肺癌、长期饮酒史，故不能除外糖尿病性、恶性肿瘤性及营养缺乏性。但糖尿病性的病变以损伤末梢的感觉神经纤维，导致疼痛为主，该患者疼痛不明显，故可除外。营养缺乏性可见于慢性乙醇中毒、手术术后等，因本患者发病于手术前即有症状，故亦可除外。综上，此例患者不除外副肿瘤综合征。

副肿瘤综合征多发生于癌肿患者病例中，大多数为肿瘤、乳腺癌或卵巢癌中，神经系统副肿瘤综合征可累及神经系统任何部位，若累及周围神经系统可产生多发性神经病、复合型单神经炎。由于副肿瘤综合征所造成的损害而出现的临床表现较副肿瘤本身更早，更为严重，因此也更应引起重视。

对于多发性神经病的治疗，目前包括病因治疗（药物引起的应立即停药，营养缺乏及代谢障碍应积极治疗原发病，肿瘤应进行手术切除）、对症治疗（急性期卧床休息、补充维生素、营养神经），恢复期可用针灸、理疗及康复治疗。重症患者护理及四肢瘫痪的患者应注意翻身拍背，保持肢体良姿摆位，手足下垂应用夹板和支架以防痉挛和畸形。

第八节 运动障碍性疾病

帕金森病

【病例 1】

孙某，男，61 岁，初诊日期：2012 年 12 月 14 日。

［主诉］双下肢不自主抖动 1 年，加重伴言语欠利半个月。

［病史］患者于 1 年前出现双下肢不自主抖动，于天津市某医院诊断为帕金森病。1 年来间断服用多巴丝肼治疗，症状控制不佳。1 周前患者因劳累后出现双下肢不自主抖动较前明显加重伴语言欠利，紧张时左上肢亦有抖动，持物不稳。1 周前于天津市某医院查颅脑 MRI 示两侧基底节区多发小软化灶，予改善脑代谢、改善脑循环治疗，静脉滴注醒脑静注射液经治病情无明显变化，为进一步系统治疗由门诊收入我病区。现症：神清，精神可，表情淡漠，语言欠流利，双下肢持续不自主抖动，左上肢间断发作不自主抖动，纳可，寐安，二便调。高血压病史 10 年，血压最高达 160/100mmHg，平时血压控制水平不详，未系统服药。

［查体及实验室检查］神志清楚，精神可，发育正常，营养中等，自主体位，查体合作。全身皮肤巩膜无黄染及出血点，浅表淋巴结未触及肿大；头颅正常无畸形，咽部正常，扁桃体无肿大，气管居中，甲状腺不大，颈软无抵抗，颈动脉搏动对称无异常，颈静脉无怒张；胸廓对称无畸形，双肺叩诊清音，呼吸音清，双肺未闻及干湿啰音；心界不大，心音正常，心率 72 次 / 分，律齐，各瓣膜听诊区未闻及病理性杂音；腹部平坦，柔软，无压痛及反跳痛，肝脏未及，脾脏未及，肠鸣音正常，未见胃肠形，双肾区无叩击痛，脊柱四肢无畸形，双下肢不肿。左侧上下肢肌力 4 级，右侧上下肢肌力 5 级，巴宾斯基征（－）。

［西医诊断］帕金森病，高血压病。

［中医诊断］颤证。

［治疗原则］补肾养阴，柔肝息风。

［针灸取穴］内关、人中、三阴交、风池、太冲、百会。

［手法操作］先刺内关（双侧），直刺 0.5~1 寸，提插捻转泻法 1 分钟；继刺人中，

向鼻中隔方向斜刺 0.3~0.5 寸，重雀啄法，以眼球湿润为度；再刺三阴交（双侧），沿胫骨内侧缘与皮肤呈 45°，斜刺 1~1.5 寸，提插补法以肢体抽动为度；风池（双侧）、百会施以小幅度、高频率捻转补法，施手法 1 分钟；太冲（双侧）施提插泻法；头穴取舞蹈震颤区（运动区前 1.5cm）可接通电针，每日针刺 1 次，留针 30 分钟，2 周为 1 个疗程。

　　[中药] ①大定风珠加减、益肾养肝合剂。②活血通络汤剂外用。

　　[西药] 多巴胺制剂、多巴胺受体激动剂。

　　[治疗结果] 治疗 2 个疗程后静止性震颤较前明显好转，可独立行走，左上肢震颤发作明显减少，可独立持物。

【病例 2】

　　玄某，男，76 岁，初诊日期：2009 年 7 月 10 日。

　　[主诉] 口唇及右侧上肢不自主震颤 2 月余。

　　[病史] 患者上下唇及右侧上肢震颤频频，神态呆滞，持物不稳，静止、劳累及情绪激动时明显，睡眠时震颤消失。有高血压病史，长期服用降压药物后已稳定。

　　[查体及实验室检查] 血压 140/80mmHg，神清合作，表情呆板，四肢肌力正常，肌张力增高，口唇及右侧上肢时有不自主震颤，静止及情绪激动时明显，行走迟缓，慌张步态，四肢活动尚可。舌淡，苔淡白，脉弦细。

　　[西医诊断] 帕金森病。

　　[中医诊断] 颤证。

　　[治疗原则] 滋补肝肾，育阴息风。

　　[针灸取穴] 风池、地仓、合谷、太冲、百会、足三里、三阴交、肝俞、膈俞、肾俞。

　　[手法操作] 百会进针 0.5 寸，施捻转补法 1 分钟；足三里、三阴交（双侧）进针 1 寸，施捻转补法 1 分钟；风池（双侧）针向喉结，进针 2 寸，采用小幅度、高频率捻转补法 1 分钟；肝俞、肾俞、膈俞（双侧）均刺向横突，进针 1.5 寸，施捻转补法 1 分钟；合谷、太冲（双侧）直刺进针 1 寸，施捻转泻法 1 分钟。每次留针 30 分钟，针刺 14 次。

　　[辅助疗法] 音乐疗法，治疗同时给予舒缓的古筝音乐。

　　[治疗结果] 14 天针刺治疗后，患者震颤症状消失，劳累、情绪激动时偶有震颤。

　　按语：患者年已七旬，年高体弱，肝肾阴亏，精血不足，血不涵木，筋脉失养，血虚生风，风盛则动，故震颤不已。针刺以醒脑开窍针刺法理论为基础进行选穴加减，取合谷、太冲施泻法以平肝息风；补风池、三阴交以育阴潜阳；足三里健脾益胃，脾主四肢，诸阳之本；取百会施补法以通任督和阴阳；随症配合地仓以治疗口角颤动。诸穴合用，补泻兼施，治标固本，方能收良效。

【病例3】

李某，女，82岁，初诊日期：2013年9月。

［主诉］四肢活动不利伴不自主颤抖2月余。

［病史］患者于2013年11月1日开始，无明显诱因渐进出现四肢活动不利，伴不自主颤抖，当时无头晕、头痛，无胸闷憋气、二便失禁等症，于某医院查颅脑MRI示：脑缺血软化灶，诊为脑血管病、帕金森病，予口服药物治疗（具体不详），至今日上述症状未缓解，遂就诊于我院门诊，为进一步治疗收入我病区。现症：神清，精神可，语言清晰流利，四肢活动不利伴不自主颤抖，饮水偶呛，纳可，寐安，二便调。冠心病病史30余年，素服心血康。

［查体及实验室检查］神经系统检查：四肢肌力4级，双侧指鼻试验不稳，双侧轮替试验缓慢不协调，跟－膝－胫试验（+），巴宾斯基征（+）。颅脑MRI：脑缺血软化灶。心电图：窦性心动过速。

［西医诊断］帕金森病，脑梗死，冠状动脉粥样硬化性心脏病。

［中医诊断］颤证。

［治疗原则］醒脑开窍，滋补肝肾，平肝息风。

［针灸取穴］内关、人中、三阴交、极泉、尺泽、委中、风池、完骨、天柱、风池、太溪、人迎、头维、曲池、合谷、足三里、太冲。

［手法操作］内关（双侧）捻转提插泻法1分钟；人中雀啄泻法至眼球湿润为度；三阴交（双侧）提插补法至肢体抽动3次为度；极泉、尺泽、委中（双侧）提插泻法至肢体抽动3次为度，不留针；风池、完骨、天柱（双侧）捻转补法1分钟；太溪（双侧）捻转补法1分钟；人迎、头维、曲池、合谷、足三里、太冲（双侧），捻转泻法1分钟；余穴均取双侧，常规刺法。留针30分钟。

［辅助疗法］①头针：顶颞前斜线、顶颞后斜线、肩髃、臂臑；②微针：手足腕踝关节附近穴位；③耳针：心、肝、肺、肾、三焦。

［中药］活血通络汤剂活血祛瘀通络，灯盏生脉胶囊益气养阴、活血健脑。

［治疗结果］治疗7天，患者不自主颤动减少。治疗14天，患者四肢活动不利好转，饮水无呛咳。

【病例4】

武某，男，60岁。

［主诉］左上肢不自主震颤1年余。

［病史］患者因工作劳累于1年前出现左上肢不自主震颤，持物不稳，静止及情绪激动时明显，未予重视，2个月前又发现头部时有不自主震颤，就诊于我院行针刺治疗3次，症状略见好转，后未能坚持，今为进一步治疗收入我科。既往高血压病

史，血压维持在 150/80mmHg 左右。

［查体及实验室检查］神清合作，反应迟钝，表情淡漠，头部前倾，躯干向前弯曲，四肢肌肉僵直，肌张力呈铅管样增高，站立时腕屈曲，手指内收，拇指对掌，左上肢时有不自主震颤，头部微颤，静止及情绪激动时明显，颅神经（-），语言迟缓，四肢活动可，动作缓慢，慌张步态，双瞳孔等大。舌淡，苔白，脉弦滑。

［西医诊断］帕金森病。

［中医诊断］痿疾。

［治疗原则］滋补肝肾，息风活络。

［针灸选穴］风池、合谷、太冲、百会、肝俞、膈俞、肾俞。

［手法操作］百会进针 0.5 寸，施捻转补法；风池（双侧）针向结喉，进针 2 寸，采用小幅度、高频率捻转补法 1 分钟；肝俞、膈俞、肾俞（双侧）均刺向横突，进针 1.5 寸，施捻转补法 1 分钟；合谷、太冲（双侧）直刺进针 1 寸，施呼吸泻法 1 分钟。留针 30 分钟。

［治疗结果］5 天后患者症状较前减轻，仍时有震颤，但幅度减小，15 天后症状消失，情绪波动时偶有震颤，好转出院。

按语：帕金森病又名震颤麻痹，是发生于中年以上的中枢神经系统变性疾病。主要病理改变位于黑质、苍白球及纹状体内，丘脑底核、延髓、丘脑下部，导水管周围及第三脑室周围的灰质和大脑皮层亦可偶然受侵。

根据本病的主要临床征象：颤，强直，动作减少，从中医理论进行研究，故本病与中医学肝、肾有关，尤其与肝的关系更为密切。《内经》云："诸风掉眩，皆属于肝。"因精血不足，肝阴虚损，筋脉失于濡养所致肢体僵硬，动作迟缓，阴血不足，血虚生风，风盛则动，故震颤不已。所以用滋补肝肾、息风活络之法取得效果。个别病程较长者，在肝肾不足的基础上曾出现舌质暗紫、疼痛、麻木等瘀血症状，经采用活血化瘀之法，虽病程较长，症状较重，有的病例亦获得近期显著疗效。体现了中医学"治风先治血，血行风自灭"的道理。但是应提出注意的是本病的治疗问题并未完全解决。

老年性舞蹈病

【病例】

患者，男，70 岁，初诊日期：2009 年 6 月 19 日。

［主诉］右侧肢体不自主舞动 7 天。

［病史］患者肢体不自觉舞动，每因情绪激动而诱发或加重，睡眠后症状消失。神清，精神可，右侧肢体不自觉舞动，舞动无规则，不定型，不能自控。寐欠安，纳可，二便调。

［查体及辅助检查］神清，面色红赤，双瞳孔等大等圆，对光反射存在，肌力正常，生理反射存在，病理反射右巴宾斯基征（+）。舌红少津，脉弦细。脑 CT 示：左基底节及脑干腔隙性梗死，皮层下动脉硬化性脑病，脑萎缩。

［西医诊断］老年性舞蹈病。

［中医诊断］瘛疭。

［治疗原则］滋补肝肾，平肝潜阳。

［针灸选穴］内关、人中、三阴交、风池、完骨、天柱、合谷、太冲、上星透百会、四神聪、后溪、申脉、血海、头针舞蹈震颤区。

［手法操作］内关（双侧）直刺 1 寸，捻转提插泻法，施术 1 分钟；人中用重雀啄手法以眼球湿润或流泪为度；风池、完骨、天柱（双侧）施以小幅度、高频率捻转补法；合谷、太冲、后溪、申脉（双侧）施捻转泻法。余穴均施补法按常规取穴，舞蹈震颤区采用平刺法，间隔 1 寸施针 1 枚，以小幅度、高频率捻转手法或用低频脉冲电（电流强度 1~2mA，频率 50~100 次 / 秒），留针 20~30 分钟。

［中药］

怀牛膝 30g	代赭石 30g	龙骨 15g	牡蛎 15g
龟甲 10g	白芍 15g	玄参 12g	天冬 20g
茵陈 10g	川楝子 15g	甘草 10g	

水煎服，日 1 剂，150ml。

［西药］口服氟哌啶醇片，每次 2mg，每日 2 次。

［治疗结果］第 5 天，患者神清，精神可，右侧肢体仍不自觉舞动，舞动无规则，不定型，不能自控，但舞动动作减少，寐欠安，纳可，二便调。第 10 天，患者神清，精神可，右侧肢体不自觉舞动，但舞动动作明显减少，幅度明显减小，寐欠安，纳可，二便调。第 15 天，患者神清，精神可，右侧肢体舞动动作基本消失，寐安，纳可，二便调。

按语：老年性舞蹈病多源于脑血管疾患之后，这种不自主舞蹈样运动的出现与大脑纹状体的病理改变有关，而迄今纹状体受损出现这种不自主运动的机制尚不清楚。从中医角度，本病归属"肝风""内风"范畴，为肝肾阴虚，水不涵木，或阴血不足，水少不能制火使然。因本病多为中风之并发症，故其病理机制与中风关系十分密切，即以肝肾阴虚为本，以"窍闭神匿"为总病机。运用针刺治疗本病，取内关、人中以醒脑开窍，调神导气；风池、完骨、天柱以补益脑髓；合谷、太冲平肝息风；三阴交、血海养血柔肝，诸穴共奏调阴阳、抑风动、和气血之功。

亨廷顿病

【病例1】

江某，男，55岁，初诊日期：2011年10月6日。

[主诉] 肢体不自主舞蹈样动作5年余，加重1个月。

[病史] 患者于5年前无明显诱因出现四肢肢体不自主扭动，遂就诊于天津某医院，诊断为亨廷顿舞蹈症，予服用相应西药（具体不详）治疗，症状未见明显缓解。1个月前，患者因四肢扭动幅度明显加大，伴头颈、躯干均出现不自主扭动症状，就诊于天津另一家医院，查头CT示脑萎缩，诊断同前，予相关药物治疗后症状仍未见改变。后因朋友介绍遂求治于我院针灸科。现症：神清，精神可，面部表情无异常，四肢、头颈及躯干不自主扭动，四肢扭动幅度较大，入睡后停止，生活不能自理，记忆力无明显减退，夜寐安，二便调。

[查体及实验室检查] 颈部、躯干扭动，四肢持续性不自主大幅度舞动，舌淡紫，苔微黄，脉弦缓。

[西医诊断] 亨廷顿病。

[中医诊断] 颤证。

[治疗原则] 补气活血，平肝息风，疏经通络。

[针灸取穴] 百会、上星、印堂、头维、风池、翳风、合谷、外关、中渚、足三里、阴陵泉、丰隆、悬钟、太溪、承山、太冲。

[手法操作] 头皮针采用平刺法，余穴均采用直刺法，诸穴均取双侧，浅刺，采用小幅度、高频率捻转补法，各穴位操作1分钟，留针30分钟。

[治疗结果] 首次针刺前，患者因动作幅度大，不能长时间平卧于病床上。治疗7次后，患者舞动症状减轻，停留于病床上的时间较前延长。治疗2周后，患者可以久坐，但仍有不自主扭动。1个月后，患者肢体摆动幅度减小，仅见上肢及躯干偶有轻微摆动，下肢腓肠肌肌腹时有抽动，并能亲自穿衣、吃饭。巩固治疗1周，患者舞蹈样动作基本控制，生活基本自理。

按语：舞蹈病，归属于中医学"颤证"范畴，《素问·至真要大论篇》曰："诸风掉眩，皆属于肝。"本病发病与肝、肾有关。患者年过半百，主因髓海不足，脑神失养，精血亏虚，筋失所养，虚风内动而出现肢体不自主摆动。故百会、上星、印堂、头维合用，具有醒脑神、益精髓的作用；针刺风池、翳风、合谷、外关、中渚取其镇静息风、通络之效；脾胃经属多气多血之经，足三里、阴陵泉可健脾和胃，补益后天气血，合用承山穴可防止腿部肌肉萎缩。《丹溪心法》曰："无痰不作眩。"丰隆穴为治痰要穴，针刺可以化痰通络，防止痰阻清窍而致神明失用；悬钟为髓之所会，太溪、太冲为肝肾经穴，采用补益之法则会增加穴位的填髓益精之效，诸穴合用，共奏镇静安神，养血息风通络之功，从而取得了良好的疗效。

【病例2】

石某，男，65岁，初诊日期：2010年11月13日。

[主诉] 肢体不自主舞蹈样动作7年余，加重半年。

[病史] 患者于7年前无明显诱因出现四肢肢体扭动，遂就诊于天津市某医院，诊断为大舞蹈病。有明显的家族遗传史（其外婆及两个兄弟均确诊为此病）。服相应西药治疗，症状并未见明显改变。2010年5月因四肢肢体及头颈、躯干部均出现扭动症状，于天津另一医院就诊，头颅CT示脑萎缩，心电图、血流变等未见明显异常。诊断同前，神经外科医生告知目前已无药物可改善症状。2010年11月前后因舞蹈样动作幅度加大，生活不能自理并出现了进食困难等症状，故求治于我院门诊。现症：神清，精神尚可，面部表情无明显异常，颈部、躯干扭动，四肢持续不自主大幅度舞动，左侧肩部、肘腕及手指不停地抽动，左腿走路拖地较右侧明显，入睡后发作停止，夜寐安，吞咽障碍，不能进食质地较硬的食物；二便调。

[查体及实验室检查] 颈部、躯干扭动，四肢持续不自主大幅度舞动，左侧肩部、肘腕及手指不停地抽动，左腿走路拖地较右侧明显；舌淡紫，苔微黄，脉弦缓，记忆力相对较好，余神经系统检查未见异常。

[西医诊断] 亨廷顿病。

[中医诊断] 颤证。

[治疗原则] 镇静安神，益精填髓，疏通经络。

[针灸取穴] 百会、上星、印堂、头维、风池、翳风、合谷、外关、中渚、足三里、阴陵泉、丰隆、悬钟、太溪、承山、太冲。

[手法操作] 头皮针采用平刺法，余穴均采用直刺法，诸穴均取双侧，浅刺，采用小幅度、高频率、捻转补法，每个穴位各操作1分钟，留针30分钟，因患者自身原因，治疗仅能隔日1次。

[治疗结果] 治疗5天，"舞蹈样动作减轻、走路不稳"症状好转。治疗7天，"不能久坐"症状好转。治疗14天，"饮食、行走"症状好转。舞蹈样动作基本控制，两腿行走较好，进食亦较前增快，已能生活自理。

按语：从中医角度分析，此患者为中老年起病，主因髓海不足，脑神失养，精血亏虚，筋失所养，虚风内动而出现一系列舞蹈样动作。故采用头部穴位平刺法以补益脑髓，临床中发现浅刺得气后采用轻柔手法刺激具有较好的镇静作用。临床选穴百会、上星、印堂、头维合用，具有醒脑神、益精髓的作用；针刺风池、翳风、合谷、外关、中渚，取其镇静息风、通络之效；足三里、阴陵泉属多气多血的脾胃经穴位，针刺可以健脾和胃，补益后天气血，与承山穴合用可提高腿部肌肉力量，防止肌肉萎缩；丰隆穴为足阳明胃经之络穴，可疏通脾、胃表里二经的气血阻滞，且为治痰要穴，针刺可以起到化痰通络，防止痰阻清窍致神明失用；悬钟为髓之所会，太溪、太冲分别为肝肾经的输穴、原穴，因肝肾同源，采用补益之法更增加穴位的填髓益精之效，延缓了痴呆症状。诸穴合用共奏镇静安神，养血息风通络之功。

痉挛性斜颈

【病例】

关某，女，16 岁，初诊日期：2013 年 5 月 20 日。

［主诉］头部不自主向左侧扭转 1 年余。

［病史］患者因学业劳累出现左侧颈部肌群阵发性不自主收缩，引起头向左侧扭转，走路时常用手托住颈部，曾在当地省级医院就治，诊断为痉挛性斜颈，给予药物治疗，未见明显好转。

［查体及实验室检查］头颅 MRI、颈椎 CT，未发现异常。神经系统检查：双瞳（－），眼球运动灵活，无复视及眼颤，视野无缺，四肢肌力 4 级，生理反射存在，病理反射未引出，感觉系统检查正常，脊柱间接叩击试验（－），臂丛神经牵拉试验（－），颈抵抗（－）。肌电图示：左侧胸锁乳突肌、左侧斜方肌肌紧张并伴有纤维震颤。舌红，苔黄腻，脉滑数。

［西医诊断］痉挛性斜颈。

［中医诊断］痉证。

［治疗原则］清心化痰，开结散聚。

［针灸取穴］人中、劳宫、涌泉、郄门、丰隆、上星、百会、印堂、颔厌、局部取穴（颈臂、外天柱、风池、天容、人迎、天鼎等）。

［手法操作］人中穴雀啄泻法，以眼球湿润或头部出汗为度；劳宫、涌泉、郄门、丰隆（双侧）均用提插泻法；上星透百会；印堂斜刺向鼻根；局部穴位提插泻法以开结散聚。

［治疗结果］针刺 1 个月后，患者症状明显好转，手扶头可以使头保持中立位，

不自主抽动明显减轻。继续治疗 6 个月，诸症消失，头项活动自如。

Meige 综合征

【病例】

韩某，男，65 岁，初诊日期：2013 年 12 月 10 日。

[主诉] 面部不自主抽动伴眼干 9 个月。

[病史] 患者于 2013 年 3 月初，无明显诱因突然出现双眼干涩，期间症状逐渐加重并出现畏光等症，辗转就诊于天津多家医院眼科，未予明确诊断。患者于今年 6 月 30 日，因惊吓突然出现吞咽困难，遂就诊于我院针灸科门诊予针灸治疗，经治症状缓解。后于 9 月 22 日无明显诱因出现双侧面部肌肉不自主抽动伴舌体发僵、下颌发木、双眼干涩，遂就诊于天津市人民医院，查颅脑 MRI：未见异常，考虑 Meige 综合征，予盐酸乙哌立松 1 片，每日 3 次；盐酸苯海索 0.5 片，每日 3 次；氯硝西泮 0.5 片，每日 2 次；奥卡西平 1 片，每日 3 次。经治症状较前减轻，现为进一步治疗就诊于我院并收入我病区。现症：神清，精神可，表情淡漠，双眼干涩，下颌咬合不稳，舌体发僵，时有面部、手部不自主抽动，纳可，寐安，二便调。

[查体及实验室检查] 精神紧张，双眼干涩，畏光，下颌咬合不稳，舌体发僵，时有面部、手部不自主抽动。舌暗红，苔薄白，脉弦滑。

[西医诊断] Meige 综合征。

[中医诊断] 颤证。

[治疗原则] 平肝息风，疏通经络。

[针灸取穴] 太阳、印堂、上星、百会、四白、承浆、颊车、下关、廉泉、申脉、照海、风池、血海、足三里、合谷、太冲、阳陵泉、太白。

[手法操作] 患者俯卧，常规皮肤消毒，印堂向鼻根方向斜刺；上星透百会；廉泉施补法；血海、足三里、太白（双侧）施补法，余穴均取双侧，施泻法。先刺远端穴，再刺局部穴。留针 30 分钟。

[治疗结果] 针刺 2 周后，局部肌肉痉挛减轻，精神状态好转。后又巩固治疗 1 个月余，患者基本痊愈。

按语：Meige 综合征是一种罕见的局灶性肌张力障碍性疾病，又称为特发性眼睑－口下颌肌张力异常综合征，于 1910 年由法国医师 Henry Meige 首先描述，主要表现为眼睑痉挛和口－下颌肌张力障碍，属中医的"颤证"范畴，可分为三型：

①眼睑痉挛；②眼睑痉挛合并口－下颌肌张力障碍；③口－下颌肌张力障碍。治则：①调神，"百病之始，皆本于神""凡刺之法，先醒其神"，包括：一要调脑神，二要安心神。②祛内外之风，"风性主动"，故本病病邪为风邪，息风以止痉。③疏肝健脾，生气养血，《证治准绳·杂病·七窍门》曰："属肝脾二经络牵振之患。人皆呼为风，殊不知血虚而气不顺，非纯风也。"《审视瑶函·卷四》曰："阴血内荣，则虚风自息矣。""治风先治血，血行风自灭"，因此，究其本均为气血亏虚所致。脾为气血生化之源，主肌肉。眼上下睑为"肉轮"，为脾之精气所养。④疏通经络，活血荣筋，"经脉所过，主治所及"，阴阳跷脉主司眼睑开合，"足太阳为目上纲，足阳明为目下纲""阳明经多血多气，主润宗筋"。

第九节　截瘫

【病例 1】

Solomatin Roman，男，32 岁，初诊日期：2014 年 5 月 19 日。

[主诉]四肢瘫痪伴二便障碍 1 年余。

[病史]2012 年 9 月患者游泳入水时石块击中后侧颈部，出现四肢瘫痪，就诊于当地医院，颈椎 CT 提示"C_6 椎体骨折，向后压迫脊髓"，行手术治疗（具体不详），术后双上肢、左侧足趾可小幅度活动，乳头以下感觉障碍，二便失禁。术后 2 个月接受康复治疗，双上肢活动较前好转，乳头平面以下感觉逐渐好转至第 12 肋，但较正常差。其后患者出现精神抑郁，左侧足趾逐渐无法活动，间断康复治疗约 1 年，乳头以下感觉逐渐好转至腹股沟、腰部，双上肢可活动，双下肢瘫痪，二便失禁。现患者为求进一步诊疗，以"截瘫"收入院。现症：神清，精神好，躯干第 4 肋以下感觉减退，双上肢无力，可抬离床面，双手腕可活动，双手指呈鹰爪状，双前臂背侧感觉减退，双下肢瘫痪，感觉障碍，双足下垂，双下肢、腰部自觉灼热。纳好，寐安，小便自知，自控力差，大便 2 日 1 次，不自知，需借助开塞露。

[查体及实验室检查]颈椎 CT（俄罗斯当地医院，2012 年 9 月）：C_6 椎体骨折，向后滑脱，压迫颈髓。颈椎 CT（俄罗斯当地医院，2013 年 5 月）：C_6 椎体置换术后。尿常规：尿白细胞（+++），尿白细胞计数 759.8 个 /μl，细菌 1607.30 个 /μl，尿红细胞（高倍视野）：5.94 个，尿白细胞（高倍视野）：136.76 个 /HPF，细菌（10×5/ml）：16.07×10^5/ml。躯干乳头以下浅感觉减退，第 11 肋以下浅感觉消失，双侧对称。右

上臂桡侧，尺侧浅感觉减退，双前臂背侧感觉减退，右侧较左侧重，右手小指浅感觉减退，双下肢浅感觉消失。双侧肢体、胸部肌肉萎缩。右上肢肘上 10cm 肌容量 23.5cm，右上肢肘下 10cm 肌容量 19cm，左上肢肘上 10cm 肌容量 24cm，左上肢肘下 10cm 肌容量 20cm，右下肢髌骨上 10cm 肌容量 43cm，髌骨下 10cm 肌容量 32cm，左下肢髌骨上 10cm 肌容量 42cm，左下肢髌骨下 10cm 肌容量 33cm。双上肢肌张力降低，近端肌力 4 级，左侧较右侧佳，远端屈肌肌力 3 级，伸肌肌力 4 级，手指肌力 0 级。双下肢肌张力增高，左下肢踝关节显著，双下肢肌力 0 级。双上肢腱反射（+++），对称引出；双下肢腱反射（++），对称引出；双侧腹壁反射、提睾反射消失，缩肛反射消失；左下肢踝阵挛（+），双侧髌阵挛（−），双侧霍夫曼征（−），双巴宾斯基征、查多克征（+）。舌暗红，苔薄白，脉细。

［西医诊断］高位截瘫。

［中医诊断］痿证。

［治疗原则］调神益气，活血化瘀，疏通经络。

［针灸取穴］内关、人中、极泉、尺泽、双上肢手三阴经、双下肢脾胃经、中脘、天枢、气海、水道、外水道、外归来、华佗夹脊穴、双下肢膀胱经、秩边、肛周。

［手法操作］上午：内关（双侧）、人中，捻转泻法；极泉、尺泽（双侧），提插泻法至患者针感行至手指；双上肢手三阴经，双下肢脾胃经排刺，捻转平补平泻；天枢（双侧）、中脘、气海，提插补法；水道，归来（双侧），外水道、外归来（患侧），提插平补平泻。下午：双侧华佗夹脊穴（颈夹脊至腰夹脊），双下肢膀胱经排刺，捻转平补平泻；秩边、环跳（双侧）提插泻法；肛周围刺，提插平补平泻。留针 20 分钟，每日 1 次。

［治疗结果］治疗 15 天后：小便间隔时间从 20 分钟增加至 2 小时。治疗 30 天后：双上肢肌肉萎缩改善，双上肢肌容量增加 1cm，较前有力。双上肢感觉较前敏感。治疗 60 天后：双上肢肌肉萎缩进一步改善，双上肢肌容量增加 2cm，自行从病床移至轮椅时间从 2 小时缩短至数分钟，双上肢可夹住抛向患者的皮球，感觉较前敏感。双下肢出现自觉震动，大便调。复查尿常规（−）。

【病例 2】

董某，女，23 岁，初诊日期：2014 年 5 月 19 日。

［主诉］双下肢不完全瘫痪伴二便障碍 1 年余。

［病史］患者于 2012 年 9 月 26 日上午骑自行车时不慎摔伤，当时患者有约 1 分钟昏迷，遂就诊于明尼苏达州某医院，查腰椎 MR 并完善术前检查诊断为：腰椎 1~2 椎体爆裂性骨折，腰 2 椎管狭窄。2012 年 9 月 27 日行腰椎 1~2 椎板切除术，经椎间孔椎间融合术，术后患者双下肢深浅感觉障碍，5 天后转往康复医学科行康复治疗，

4周后转往芝加哥 RIC 康复中心住院治疗，期间患者深浅感觉障碍及肌力均较前好转。2013 年 5 月于浙江省某医院住院 4 个月，行康复治疗，经治病情平稳，今为进一步系统治疗就诊于我院针灸科门诊，收入我病区。现症：神清，精神好，语言清晰流利，双下肢呈迟缓性不全瘫痪，双下肢肌肉萎缩，双膝关节以下深感觉障碍，双足下垂，佩戴足矫正器后可借助拐杖行走，纳食正常，睡眠正常，患者自觉小腹胀满时由患者家属为其导尿，每日导尿 4 次，每次 400~500ml，大便控制力差，需借助通便药物，1~2 日一行。

[查体及实验室检查] 腰椎 CT（2013 年 8 月 21 日）：腰 2 爆裂性骨折内固定术后。肌电图（2013 年 5 月 2 日）：腰椎根性以上损害电生理表现。简易膀胱容量压力测定（2013 年 5 月 20 日）：膀胱安全容量 <500ml，逼尿肌功能减弱，括约肌功能好。

[西医诊断] 截瘫。

[中医诊断] 痿证。

[治疗原则] 调神益气，活血化瘀，疏通经络。

[针灸取穴] 内关、人中、华佗夹脊穴、秩边、环跳，双下肢脾经、胃经、膀胱经。

[手法操作] 内关（双侧）、人中，捻转泻法；双下肢脾经、胃经、膀胱经排刺、华佗夹脊穴（腰 2 至腰 5），捻转补法；秩边、环跳（双侧）提插泻法。留针 20 分钟，每日 1 次。

[治疗结果] 治疗 15 天后，残余尿最少 20ml，最多 200ml，大便正常。治疗 35 天后，双下肢肌肉萎缩改善，肌容量（膝上 10cm 处）增长 1~1.5cm，行走较前有力。残余尿最少 20ml，最多 200ml，大便正常。

【病例 3】

ALEKSANDR，男，25 岁，初诊日期：2012 年 11 月 20 日。

[主诉] 双下肢瘫痪伴二便及感觉障碍 5 月余。

[病史] 患者于 2012 年 6 月初，因酒后从 5 米高跳台坠入泳池，当时意识模糊、二便失禁，就诊于当地医院，查颈椎 MRI 示 C_{4-6} 骨折，脊髓横断性损伤，行颈椎手术，术后双下肢瘫痪伴二便失禁及平乳头水平线以下感觉障碍，经治病情平稳，现为进一步治疗收入我病区。入院时：神清，精神好，语言清晰流利，乳头水平以上头面颈胸部时有汗出，双上肢掌间肌萎缩伴有阵发性震颤，双手呈鹰爪形，持续双下肢瘫痪伴有痉挛，齐乳头以下感觉减弱，四肢感觉障碍，纳可，寐差，小便失禁，尿管排出，尿管通畅，大便 2~3 日一行。

[查体及实验室检查] 双侧霍夫曼征、巴宾斯基征（+）。双上肢肌力 4 级，下肢肌力 0 级。体位性低血压，被动站立时头晕，血压 80/50mmHg，坐位时血压 110/60mmHg，卧位时血压 120/70mmHg。舌红，苔薄黄，脉弦细。颈椎 MRI（2012

年 8 月 7 日，俄罗斯当地医院）：C_{4-6} 骨折。心电图（2012 年 11 月 20 日，天津中医药大学第一附属医院）：窦性心动过缓。

［西医诊断］截瘫，自主神经紊乱，体位性低血压。

［中医诊断］痿证。

［治疗原则］补气活血通络。

［针灸取穴］华佗夹脊穴、手足阳明经、足太阴经、足太阳膀胱经、秩边、水道、气海、中极、归来。

［手法操作］手足阳明经、足太阴经、足太阳经（双侧）排刺、华佗夹脊穴（双侧），捻转补法；秩边、环跳（双侧）提插泻法；中极、气海，提插补法；水道，归来（双侧）提插平补平泻；芒针秩边透水道。留针 20 分钟，每日 1 次。

［辅助疗法］配合中药丹芪偏瘫胶囊、癃清片；西药以抗炎、营养神经，予神经节苷脂钠盐注射液、乳酸左氧氟沙星注射液等；配合电动起立床站立、康复训练、中医推拿等。

［治疗结果］经治于 2013 年 5 月 7 日好转出院。出院时：神清，精神好，语言清晰流利，乳头水平以上头面颈胸部汗出较前减轻，双上肢掌间肌萎缩，阵发性震颤较前减轻，持续双下肢瘫痪，时有痉挛，齐乳头以下感觉减弱，上肢肌力 4 级，下肢肌力 0 级，纳可，寐安，自觉小腹膀胱处有胀满感，小便失禁，早晨和晚上需尿管导尿各一次，大便 1~2 日一行。站立时无明显头晕，血压 100/60mmHg，坐位时血压 110/65mmHg，卧位时血压 120/70mmHg。舌红，苔薄黄，脉弦细。

患者出院后，拔掉尿管，能自行排尿，继续在俄罗斯康复锻炼。于 2014 年 3 月 17 日再次来我院针灸康复治疗。再次入院时：神清，精神好，双上肢可抬举过头，可屈伸活动，双手握力差，右侧好于左侧，精细动作欠准确，双手掌间肌萎缩，左侧尤甚，双手呈鹰爪形，持续双下肢瘫痪伴有痉挛，时有不自主抽动，伴有足下垂，齐乳头以下感觉减弱，上肢尺侧感觉减弱，下肢关节位置觉存在，欠准确，纳食正常，寐安，小便可自行排出，大便排出困难有时需借助药物。舌暗红，苔薄黄，脉弦细。双侧霍夫曼征（－），巴宾斯基征（＋）。双上肢肌力 4^{+} 级，下肢肌力 0 级。（本次住院患者无汗出异常，无体位性低血压，无尿管，二便基本自控。）入院尿常规正常，尿培养无菌生长。患者继续接受以前的针灸、中药、康复治疗，未使用西药及电动起立床。

又经过 3 个月的中医治疗，患者自觉双下肢感觉有所改善，双上肢更加有力，臀部肌肉较前有力。双上肢肌力 4~5 级，双下肢肌力 0 级。双上肢掌间肌萎缩减轻，左侧尤甚，持续双下肢瘫痪伴有痉挛，痉挛次数较前减少，齐乳头以下感觉减弱，纳好，寐安，小便自控性较前好转，大便 2~3 日一行。

按语：外伤性截瘫的夹脊针刺（不全损伤），用提插手法使胸椎夹脊穴产生躯体紧束感，腰椎夹脊穴产生向外生殖器及双下肢放射感，都是提高疗效的重要环节。

第十节　癫痫

【病例1】

张某，女，65岁，初诊日期：2011年6月20日。

[主诉] 间断发作四肢抽搐5年。

[病史] 患者5年前，无明显诱因突发四肢抽搐、双目上视等症，就诊于天津市某医院，诊断为原发性癫痫。平日口服药物治疗。经治疗平日偶有发作，发作次数约为2~3个月一次，听闻针灸可治疗本病，故来我院治疗。现患者神清，精神可，间断发作四肢抽搐、双目上视、口吐涎沫，纳可，寐安，二便调。

[西医诊断] 原发性癫痫。

[中医诊断] 痫证。

[治疗原则] 滋补肝肾，潜阳安神。

[针灸取穴] 内关、人中、风府、大椎、后溪、申脉、上星透百会、四神聪、风池、合谷、太冲。

[手法操作] 内关（双侧）施捻转提插相结合的泻法1分钟；人中穴施雀啄法，刺向鼻中隔，以眼球充满泪水为度；风府，垂头取穴，进针2~2.5寸，施振颤进针，雀啄法，以电击感到达全头为度；大椎，捻转提插泻法；后溪、申脉，均施捻转提插泻法；上星平刺进针3寸，透向百会，施捻转泻法；四神聪斜刺，捻转泻法；风池向对侧眼球方向斜刺，施捻转补法；合谷施捻转泻法；太冲施呼吸泻法。

[治疗结果] 经隔日针刺治疗半年，治疗期间患者停用口服治疗该病药物，半年期间未发作，至今未发病。

【病例2】

蔡某，女，26岁，初诊日期：2013年5月12日。

[主诉] 间断发作失神、流涎、肢体抽搐21年。

[病史] 患者于26年前足月顺产，产程略长。5岁时无明显诱因突然出现四肢抽搐、呕吐，遂就诊于当地医院，诊为惊风，予相应治疗（具体药物不详），大约服药4年，确定完全没发作后便停止复诊。2006年5月患者开始完全生食（只吃生水果、生疏菜、生坚果，熟食一概不吃），此时月经开始停止。8月开始发作，10月底住进新加

坡某医院检查：诊为癫痫，此时几乎每天都有轻微发作。2007 年开始服用西药，发作频率减少，因服药不规律仍时有发作，此期间曾服藏药及针灸治疗，半个月前开始规律服药，未发作。现为进一步系统诊治收入我病区。患者缓慢步行入病房，现症：神志清楚，精神好，呼吸平稳，语言清楚，双侧肢体活动正常。右侧肢体感觉稍差，间断发作失神、流涎、肢体抽搐，纳食好，睡眠正常，二便调。舌淡暗，苔薄白，脉细。

［查体及实验室检查］精神尚好，面色无华，两目尚有神，舌质淡，苔薄黄，脉弦细。颅神经（－），心肺（－），四肢活动如常，腱反射左半身减弱，病理反射未引出。神经系统无阳性体征。脑电图及地形图。ECG 示：未见明显异常心率 65 次 / 分，血压：110/65mmHg。

［西医诊断］癫痫。

［中医诊断］痫证。

［治疗原则］安神定志，调脾补肝益肾。

［针灸取穴］百会、四神聪、内关、中脘、梁门、足三里、三阴交、神门、风池、完骨、天柱、太溪、后溪、申脉。

［手法操作］百会沿皮刺 0.5 寸，施捻转平补平泻法；四神聪斜刺 0.5 寸，施平补平泻法之捻转手法 1 分钟；内关（双侧）直刺 1 寸，施捻转提插泻法；三阴交（双侧）直刺 1 寸，施捻转补法，行手法 1 分钟；梁门（双侧）、中脘直刺 1.5~2 寸，呼吸补法；足三里（双侧）直刺 1.5 寸，捻转补法；风池、完骨、天柱（双侧）施小幅度、高频率捻转补法；太溪（双侧）直刺 0.5 寸，施捻转补法；神门（双侧）直刺 0.4 寸，施捻转平补平泻手法。各手法均操作 1 分钟。后溪、申脉（双侧）直刺 1 寸，均施捻转平补平泻法。

［治疗结果］上穴每日针 1 次，20 天后未发失神，减少患者所服药物，又治疗 2 个月，以巩固疗效。结果未再发作，临床治愈。

按语：根据脏腑经络辨证，认为气血逆乱，督脉失养为本病的主要病机。气郁生痰，血虚生风，风痰上扰，蒙闭清窍则神志皆蒙。督主一身之阳气，为阳脉之海，通脑络肾，"髓海不足，则脑转耳鸣，目无所见，懈怠安卧。"《灵枢·海论》篇："督脉为病，脊强反折。"故治疗上强调豁痰定惊，调理气血，填精益髓，补养督脉为大法，以督脉为纲。督脉为奇经八脉之一，有督率阳气和统摄真元的功用，其循行部位与现代中枢神经大体一致。督脉经气不通，功能失调则可引起"大人癫疾，小儿惊痫"等神经系统病变。我们在选穴上以长强、风府、大椎、百会、印堂、脑户为主穴，同时结合发作形势，体质强弱详细辨证，配合内关、人中、合谷、太冲、申脉、照海、郄门、四神聪等穴加减，收效甚为满意。

【病例3】

沈某，男，23岁，初诊日期：2015年6月19日。

[**主诉**] 四肢抽搐间歇性发作近5年。

[**病史**] 患者于2010年高考前自觉身体疲劳，后出现四肢抽搐，意识丧失2小时，就诊于天津市某医院脑系科中心，考虑"癫痫发作"，治疗后平稳，予服用拉莫三嗪（用量不详），平均半年发作1~2次，近期诉记忆力减退，特就诊于我科门诊。现症：神清，精神可，四肢抽搐间歇性发作，记忆力减退，智力正常，纳可，寐安。既往16年前患肾病综合征，经治疗病情好转，具体不详。

[**查体及实验室检查**] 脑电图：双颞、左额散在稍尖慢复合波。睡眠期右前额偶见尖波，右前额散在少量尖波。

[**西医诊断**] 癫痫。

[**中医诊断**] 痫证。

[**治疗原则**] 醒脑开窍，息风豁痰。

[**针灸取穴**] 内关、人中、印堂、上星、百会、太阳、承浆、风池、足三里、三阴交、阴陵泉、太溪、太冲、后溪、列缺、申脉、照海、鸠尾、膻中。

[**手法操作**] 内关（双侧）直刺1寸，施捻转提插泻法；人中雀啄法至眼球湿润为度；印堂捻转补法1分钟；上星、百会沿皮刺0.5寸，施捻转平补平泻法；太阳、风池（双侧）捻转提插补法1分钟；三阴交（双侧）直刺1寸，施捻转补法，行手法1分钟；足三里（双侧）直刺1.5寸，捻转补法；风池（双侧）施小幅度、高频率捻转补法；足三里、阴陵泉、三阴交（双侧）捻转提插补法1分钟；太溪（双侧）直刺0.5寸，捻转补法；后溪、申脉、列缺、照海、太冲（双侧）捻转提插平补平泻法1分钟；鸠尾、膻中捻转补法1分钟。留针30分钟，每日1次。

[**治疗结果**] 患者于本门诊治疗1个月，精神状况良好，记忆力好转，癫痫未发作。

【病例4】

刘某，女，8岁，初诊日期：2015年1月23日。

[**主诉**] 间歇性肢体强直10月余。

[**病史**] 患儿2014年3月于天津市某医院诊断为病毒性脑炎，继发性癫痫。脑炎治愈后患儿服药物控制，癫痫仍频繁发作，最长3天无发作，平均每日发作2~3次，最多每日6次，表现为意识丧失、流口水，眼球斜视，伴惊恐状，口唇抽动，肢体强直，持续时间约30秒，后就诊于天津市多家医院治疗，病情未见好转。为进一步治疗，特就诊于我科门诊接受针刺治疗。现症：神清，精神欠佳，反应迟钝，记忆力减退，食欲不振，夜寐欠安，二便调。

［查体及实验室检查］EEG（2014 年 7 月 20 日）：左中额颞散发稍多尖波，尖慢波综合。头 MRI：双侧大脑、小脑灰质皮层萎缩，双侧海马萎缩。EEG（2015 年 7 月 22 日）：间歇期痫性放电，多灶。

［西医诊断］病毒性脑炎后遗症，继发性癫痫。

［中医诊断］痫证。

［治疗原则］醒脑开窍，调和阴阳，镇静止搐。

［针灸取穴］人中、印堂、鸠尾、气海、中脘、关元、内关、头维、四白、太阳、风池、后溪、申脉、列缺、照海、合谷、太冲、天枢、足三里、阳陵泉、阴陵泉、三阴交、丰隆、足临泣。

［手法操作］内关（双侧）捻转提插泻法 1 分钟；人中雀啄法至眼球湿润为度。印堂捻转补法 1 分钟；头维、四白、太阳、风池（双侧）捻转提插补法 1 分钟；后溪、申脉、列缺、照海、合谷、太冲（双侧）捻转提插平补平泻法 1 分钟；天枢（双侧）、鸠尾、气海、中脘、关元捻转补法 1 分钟；足三里、阳陵泉、阴陵泉、三阴交、丰隆、足临泣（双侧）捻转提插补法 1 分钟；每次留针 30 分钟，每周 4~6 次。

［辅助疗法］头针刺激胸腔区、运动区、晕听区、制痫区、舞蹈震颤控制区。

［治疗结果］患儿接受针刺治疗前 3 个月期间癫痫发作 2 次（4 月 13 日和 14 日），表现为意识丧失、眼球斜视，伴惊恐状，口唇抽动，肢体强直，持续时间为 30 秒。继续治疗 1 个月，期间发作 1 次（5 月 12 日），症状同前，持续 10 秒，予吸氧后好转。继续治疗半个月，发作 1 次（5 月 28 日），症状同前，持续 10 秒，予吸氧后好转。继续治疗 1 个半月，发作 1 次（7 月 16 日），症状同前，持续时间为 10 秒，予吸氧后恢复。现患儿精神较前好转，性格较前活泼，记忆力较前增强，食欲佳，夜寐安。患儿家属对治疗效果满意，继续在门诊接受针刺治疗。

【病例 5】

黄某，男，73 岁，初诊日期：2013 年 5 月 24 日。

［主诉］右侧肢体不遂 2 月余。

［病史］患者于 2013 年 3 月 13 日 13 时许，无明显诱因突然出现持续右半身不遂，伴右口歪语言不利，当时神清，无头晕、头痛，无胸闷憋气、二便失禁等症，就诊于天津市某医院，查颅脑 CT 示：左侧额颞顶枕基底节丘脑大面积梗死灶伴渗血。治以改善营养、改善脑代谢、改善脑循环，予复方氨基酸注射液、丙胺酰谷氨酰胺注射液、左卡尼丁注射液、丹参酮Ⅱ A 硫酸钠注射液。住院期间时发癫痫，予丙戊酸钠缓释片 1 片，每日 1 次，经治病情相对稳定，为进一步治疗今来我院，由门诊收入我病区。现症：神清，精神可，未诉头痛、头晕及心前区不适，语言不利，右侧肢体不遂，感觉减弱，右口歪，饮水偶呛，纳少，寐欠安，二便调。

［查体及实验室检查］颅脑 CT（2013 年 4 月）：左侧额颞顶枕基底节丘脑大面积梗死灶伴渗血。查体：右侧中枢性面瘫，右侧上肢肌力 0 级，下肢肌力 0 级，右侧巴宾斯基征、查多克征、奥本海姆征、高登征（＋）。

［西医诊断］脑梗死，继发性癫痫。

［中医诊断］中风（中经络）。

［治疗原则］醒脑开窍，滋补肝肾，疏通经络，补益脑髓。

［针灸取穴］内关、人中、风池、完骨、天柱、攒竹、合谷、印堂、上星、神门，癫痫不发作时加委中、太溪、三阴交。

［手法操作］内关（双侧）捻转提插泻法 1 分钟；人中雀啄法至眼球湿润为度；风池、完骨、天柱（双侧）施小幅度、高频率捻转补法；委中（双侧）以提插泻法至肢体抽动 3 次为度（不留针）；攒竹（双侧）施捻转法平补平泻 1 分钟；合谷（双侧）直刺 1 寸，施捻转泻法；印堂捻转补法 1 分钟；上星平补平泻；神门、太溪、三阴交（双侧）平补平泻。留针 30 分钟，每日 1 次。

［中药］丹芪偏瘫胶囊，每次 4 粒，每日 3 次，口服。

［西药］丙戊酸钠缓释片（0.5g×30 片），每次 1 片，每日 1 次，口服。

［治疗结果］入院后第 3 天：神清，精神可，未诉头痛、头晕及心前区不适，语言不利，持续右侧肢体不遂，感觉减弱，右口歪，饮水偶呛，纳少，寐欠安，二便调，舌淡白，苔薄白，脉弦细。入院后第 9 天：神清，精神可，未诉头痛、头晕及心前区不适，语言不利，持续右侧肢体不遂，感觉减弱，右口歪，饮水偶呛，纳少，寐欠安，二便调，舌淡白，苔薄白，脉弦细。

第十一节　睡眠障碍

失　眠

【病例 1】

洪某，女，55 岁，初诊日期：2013 年 6 月 16 日。

［主诉］失眠 1 个月。

［病史］患者因脑梗死住院治疗，遂出现睡眠障碍，现症：神清，精神可，语言

清晰流利，右侧肢体活动不利，夜卧不安，难以入睡，睡后易醒，纳少，二便调。

［查体及实验室检查］神志清楚，精神可，面色萎黄，右侧肢体活动不利，上肢肌力 3 级，下肢肌力 3 级。舌暗红，苔光剥，脉细弱。

［西医诊断］失眠，脑梗死。

［中医诊断］不寐，中风（中经络）。

［治疗原则］补心健脾，安神镇静。

［针灸取穴］心俞、脾俞、百会、足三里、安眠、劳宫、内关、印堂。

［治疗过程］百会、心俞、脾俞、足三里（双侧）补法；印堂、安眠、劳宫、内关（双侧）平补平泻。留针 30 分钟。

［治疗结果］治疗 1 周后，患者症状好转，睡眠时间延长，平均每晚 4 个小时。治疗 14 天后，患者不靠药物能够入睡，睡眠质量明显提高。

【病例 2】

刘某，女，22 岁，初诊日期：2014 年 1 月 28 日。

［主诉］失眠，精神不振半年余。

［病史］患者于半年前因情感问题而出现失眠，精神不振伴情绪低落、兴趣下降，周身乏力。曾在美国诊治，予药物治疗，诊断为失眠，用药不详，未见减轻。现症：患者神清，失眠伴情绪低落、兴趣下降，精神不振，纳食正常，大便正常，小便正常。

［查体及实验室检查］神志清，精神不振，面色正常，舌质淡，苔薄白，脉弦。血常规基本正常。

［西医诊断］失眠。

［中医诊断］不寐。

［治疗原则］滋阴补肾，沟通心肾。

［针刺取穴］百会、四神聪、印堂、内关、合谷、三阴交、太溪、太冲、中脘、天枢、气海、关元。

［手法操作］患者取仰卧位，给予施针部皮肤消毒。百会、四神聪直刺 0.3 寸，印堂斜刺 0.5 寸，施小幅度、高频率捻转补法；内关（双侧）直刺 1~1.5 寸，施提插捻转泻法；合谷（双侧）直刺 1 寸，施捻转泻法；天枢（双侧）、中脘直刺 1.5~2.0 寸，施提插补法；气海或关元穴隔日交替针刺，均直刺 2 寸，施捻转提插补法，令酸胀感向四周放散为度；三阴交、太溪（双侧）直刺 1~1.5 寸，施提插补法；太冲（双侧）直刺 1~1.5 寸，施捻转泻法。每日 1 次。

［辅助疗法］配合督脉、膀胱经拔罐。

［中药］胶藕胶囊，每次 6 粒，每日 2 次。

［治疗结果］治疗 3 次后，患者夜间睡眠显著好转，睡眠时间达 7 小时，睡眠质

量可。治疗 6 次后，患者精神佳，情绪正常，睡眠时间可达 8 小时。后又继续治疗 3 次，以巩固其疗效，未发失眠。

【病例 3】

张某，女，27 岁，初诊日期：2010 年 5 月 9 日。

[主诉] 入睡困难 1 周。

[病史] 患者因 1 周前出现工作忙碌，压力大，感入睡困难，焦虑，睡前口服艾司唑仑未见明显改善，遂就诊于我院针灸科门诊。

[查体及实验室检查] 神清，精神焦虑状态；记忆力、计算力未见明显下降，无困倦感。舌红，苔黄，脉弦数。

[西医诊断] 失眠。

[中医诊断] 不寐。

[治疗原则] 疏肝泻火，养心安神。

[针灸取穴] 百会、上星、四神聪、神门、内关、三阴交、太冲。

[手法操作] 太冲、内关（双侧）采用泻法，三阴交（双侧）采用补法，神门（双侧）、百会、上星、四神聪采用平补平泻。留针 30 分钟。

[辅助疗法] 嘱患者平素放松心情，多欣赏音乐，适度锻炼。

[治疗结果] 3 日后患者略有困意；5 日后患者已有困意，可入睡；1 周后入睡较前明显好转。

【病例 4】

苏某，女，53 岁，初诊日期：2013 年 10 月 13 日。

[主诉] 间断失眠 3 周。

[病史] 患者 3 周前因家庭问题与亲人争吵，后胸胁胀闷，入睡困难，多梦，睡后易醒，口服艾司唑仑片可缓解，停药后，失眠反复，故前来就诊。症见：精神萎靡，患者自述胸胁胀满，入睡困难，多梦，每夜仅维持睡眠状态 1~2 小时，纳少，口苦，头痛目眩，便秘尿黄。

[查体及实验室检查] 每夜仅能睡眠 1~2 小时，白天头晕目眩，神疲乏力，心悸健忘，各项实验室检查未见异常。舌红，苔黄，脉弦数。

[西医诊断] 失眠。

[中医诊断] 不寐。

[治疗原则] 疏肝清热，安神利眠。

[针灸取穴] 太冲、行间、液门、申脉、照海、内关、神门、百会、印堂、三阴交、足三里。

［手法操作］先刺内关、神门（双侧），直刺 0.5 寸，施捻转提插泻法 1 分钟；印堂向下斜刺 0.5 寸，百会向后平刺 0.5 寸，均施小幅度、高频率捻转补法 1 分钟；足三里（双侧）直刺 0.8~1 寸，采用捻转补法；三阴交（双侧）直刺 0.5~1.2 寸，施捻转提插补法 1 分钟。太冲、行间、液门（双侧）直刺 0.3~0.5 寸，行捻转泻法。申脉、照海直刺 0.5 寸，照海（双侧）施捻转补法，申脉施捻转泻法 1 分钟。以上诸穴留针 30 分钟，每天针刺治疗 1 次，连续治疗 1 个月。

［治疗结果］治疗 5 次后失眠症状大为改善，能入睡 3~4 小时，白天精神较治疗前改善。治疗 1 个月后，诸症消失，睡眠时间达到 6 小时以上，且睡眠质量可。

【病例 5】

崔某，女，48 岁，初诊日期：2010 年 11 月 12 日。

［主诉］失眠 2 年余，加重 1 周。

［病史］患者主因失眠 2 年余，加重 1 周，于 2010 年 11 月 12 日就诊，现形体偏胖，面色潮红，夜不成寐或早醒，多梦善惊，头晕心悸，口干口苦，胁肋胀满，性急易怒。舌质红，苔黄微腻，脉弦细。

［西医诊断］失眠。

［中医诊断］不寐。

［治疗原则］醒脑开窍，疏肝安神。

［针灸取穴］人中、内关、三阴交、神庭、本神、四神聪、足三里、太冲、丰隆。

［手法操作］先刺内关（双侧），直刺 0.5~1 寸，采用提插捻转结合的泻法，施手法 1 分钟，使针感传向中指。继刺人中，向鼻中隔方向斜刺 0.3~0.5 寸，采用雀啄手法（泻法），以流泪或眼球湿润为度。再刺足三里、三阴交（双侧）1~1.5 寸，采用提插补法，针刺丰隆（双侧）1.5 寸，太冲（双侧）0.5~1 寸，行提插捻转泻法。四神聪四穴针尖均刺向百会，神庭、本神穴沿头皮向上斜刺，行捻转补法，使麻胀感扩散到整个头顶部。每日 1 次，每次留针 30 分钟，14 次为 1 个疗程。

［中药］

生柴胡 30g	郁金 10g	虎杖 10g	炙甘草 10g
川楝子 10g	青皮 10g	半夏 10g	丹参 20g
皂角刺 10g	浮小麦 30g	首乌藤 30g	青蒿 6g
生黄芪 15g			

水煎服，日 1 剂，150ml。

［辅助疗法］音乐疗法，治疗同时给予舒缓的古筝音乐。

［治疗结果］经治疗 14 天后，睡眠时间正常，诸症改善，半年均未再复发。

【病例6】

王某，女，55岁，初诊日期：2011年9月19日。

［主诉］入睡困难、睡眠时间短20余年。

［病史］患者于20多年出现入睡困难，服用多种中西医安神镇静药，曾有所减轻，后因单位工作压力大，症状加重，服药后也只能入睡1~2个小时，遂就诊于我院针灸科门诊。现症：神清，精神不振，呼吸平稳，头昏沉，晚入睡困难，倦怠乏力，口干心烦，纳呆，小便调，大便秘结。舌红少苔，脉细。

［西医诊断］失眠。

［中医诊断］不寐。

［治疗原则］醒脑开窍，滋阴养血。

［针灸取穴］内关、人中、三阴交、神门、太溪、四神聪、脾俞、胃俞、肾俞。

［手法操作］内关（双侧），直刺0.5~1寸，采用捻转提插泻法，施手法1分钟；人中，向鼻中隔方向斜刺0.3~0.5寸，用重雀啄法，至眼球湿润或流泪为度；三阴交（双侧），沿胫骨后缘与皮肤呈45°角斜刺，进针0.8~1寸，用提插补法；使患者下肢抽动3次为度；四神聪四穴针尖均刺向百会，余穴均取双侧，平补平泻，留针30分钟，每日1次。

［中药］

生龙骨20g	生牡蛎20g	菖蒲10g	远志10g
生地黄10g	怀牛膝20g	菊花10g	黄莲6g
枣仁30g	党参20g	当归15g	柏子仁15g

水煎服，日1剂，150ml。

［治疗结果］治疗1周，患者入睡较前好转，睡眠时间可达4小时，白天精神较前明显好转。继续治疗1个月患者入睡较好，睡眠时间可达5~6小时，偶遇事情需服艾司唑仑入睡。神清，精神好，呼吸平稳，无倦怠乏力，纳可，入睡较前快，睡眠时间延长，夜寐安，二便调，舌红，苔薄白，脉细。

【病例7】

Bech wuehes（德国籍），女，55岁，初诊日期：2009年8月14日。

［主诉］失眠1个月。

［病史］1个月前患者因和男朋友争吵后出现失眠，入睡困难，睡后即醒。口服镇静药可帮助入睡，但停药后，症状又复发。增加白天运动量，夜间仍入睡困难，每晚间断睡眠4小时。就诊时伴多烦易怒，目赤耳鸣，头晕头痛，胸胁胀闷。舌红，脉弦。

［西医诊断］失眠。

［中医诊断］不寐。

［治疗原则］调和营卫，平肝降火。

［针灸取穴］百会、大椎、四神聪、神庭、神门、三阴交、照海、申脉、行间、足窍阴。

［手法操作］皮肤常规消毒，三阴交（双侧），沿胫骨后缘与皮肤呈 45° 角斜刺，进针 0.8~1 寸，用提插补法；使患者下肢抽动 3 次为度；百会、大椎、四神聪、神庭，施捻转补法；神门、三阴交、照海、申脉、行间、足窍阴（双侧），施捻转补法，每10 分钟行针 1 次。留针 30 分钟，每日 1 次，10 天为 1 个疗程。

［治疗结果］1 天后入睡困难症状好转；7 天后入睡即醒，头晕、耳鸣症状好转；10 天后多烦易怒，胸胁胀闷症状好转；针刺 10 天后，入睡较治疗前明显迅速，可连续睡眠 5 小时，头晕、头痛消失，多烦易怒和胸胁胀闷减轻。

【病例 8】

高某，女，32 岁，初诊日期：2010 年 9 月 17 日。

［主诉］失眠 7 个月。

［病史］不明原因失眠 7 个月，开始时每日尚有 4 小时左右可睡，后来逐渐加重，至求诊时经常只能睡 1~2 小时，有时彻夜未眠。易疲劳，四肢乏力，纳谷欠佳，偶有心慌感。

［查体及实验室检查］心电图：无特殊；血常规：血红蛋白 92g/L，其余正常。体形偏瘦，面色萎黄。舌质淡，苔薄白，脉细弱。

［西医诊断］失眠。

［中医诊断］不寐。

［治疗原则］养心安神。

［针灸取穴］百会、四神聪、神门、照海、申脉、安眠穴、心俞、脾俞。

［手法操作］常规消毒。以上诸穴均直刺 0.35~0.5 寸，施以提插捻转法，中度刺激，以患者有明显酸胀感为度。每次留针 30 分钟，每日 1 次。

［辅助疗法］对其辅以心理疏导。

［治疗结果］治疗 7 次后，患者诉前两天能睡 4 个多小时，精神好转；再行针刺3 次后，自诉失眠症状消失，食欲正常，无心慌；再坚持治疗 5 次后，见其面色渐红润，精神饱满，疗效评估痊愈。

【病例 9】

余某，女，52 岁，初诊日期：2013 年 7 月 18 日。

［主诉］失眠 2 个月。

[病史]患者平素工作繁忙,易焦虑,近2个月来逐渐出现夜寐不安,入睡困难,曾服用艾司唑仑,效果不佳。就诊时神清,精神焦虑,面容憔悴,易激动,偶有头晕、胸闷、恶心等症状,夜寐多梦,时寐时醒,月经每2个月1次,量少,纳可,二便尚可。

[查体及实验室检查]血压:145/95mmHg。神清,精神呈焦虑状态,舌红,苔黄,脉弦数。

[西医诊断]失眠。

[中医诊断]不寐。

[治疗原则]疏肝泻火,养心安神。

[针灸取穴]四神聪。

[手法操作]四神聪沿头皮15°斜刺,采用泻法,频率每分钟160~200次,留针60分钟。每日1次。

[治疗结果]治疗第2天,患者神清,精神呈焦虑状态,但已有困意。治疗7天后,患者神清,精神略显焦虑,可入睡,睡眠时间可达5小时。治疗14天后,患者睡眠质量改善明显。共治疗20天,患者神清,精神饱满,寐安,舌淡红,苔薄黄。

不安腿综合征

【病例1】

蔡某,男,48岁,初诊日期:2013年10月24日。

[主诉]双下肢不自主活动2月余。

[病史]患者2个月前,无明显诱因出现上下肢远端不适感觉,表现为麻木、疼痛感觉,夜间时加重,安静时明显,捶腿、活动后症状缓解,后病情逐渐加重,遂入院治疗,诊断为慢性疼痛性疾病,未缓解。今日为求进一步系统诊疗由门诊以"不安腿综合征"收入我科。入院时症见:双下肢麻木、蚁走感、疼痛,无其他不适。

[查体及实验室检查]神志清楚,精神弱,表情淡漠,双下肢麻木、蚁走感、疼痛,双侧下肢活动可,肌力正常,双侧肢体巴宾斯基征(-),纳食正常,大小便正常。

[西医诊断]不安腿综合征。

［中医诊断］颤证。

［治疗原则］治疗以温经散寒，疏通经络为主，施以针灸治疗，辅以中药、火罐、理疗等法。

［针灸取穴］神阙、肾俞、大肠俞、关元俞、血海、三阴交、足三里、阴陵泉、阳陵泉、绝骨、内关、髀关、承山。

［手法操作］神阙、肾俞、大肠俞、关元俞采用灸法，内关（双侧）、足三里（双侧）、阴陵泉（双侧）、阳陵泉（双侧）、绝骨（双侧）、内关（双侧）、髀关（双侧）、承山（双侧）针刺捻转提插补法1分钟；三阴交针刺提插补法至肢体抽动3次为度；血海（双侧）、三阴交（双侧）针刺捻转提插泻法1分钟。留针30分钟。

［辅助疗法］穴位火罐、温灸、湿敷、推拿、微波治疗。配合中、西药以滋补肝肾，疏通经络，益气活血，予当归四逆汤等。

［治疗结果］采用上法，每日1次，治疗1周后，患者双侧下肢不适程度略改善；治疗2周后，明显改善。

【病例2】

陈某，女，58岁，初诊日期：2012年5月2日。

［主诉］两小腿出现酸胀隐痛2年，加重1个月。

［病史］患者2年来每晚睡前两小腿出现酸胀、蚁走样不适感，近1个月来加重，每日傍晚时分即感两小腿酸胀难忍，非用手捶击或活动难以缓解，夜不能寐。曾予中西药物治疗，疗效不显，故就诊于我院。

［查体及实验室检查］行头颅及腰椎CT、肢体血流图均未见异常。两小腿皮肤及血管未见异常，无肌力和肌张力的改变。舌淡胖，苔白，脉沉缓。

［西医诊断］不安腿综合征。

［中医诊断］腿风。

［治疗原则］滋补肝肾。

［针灸取穴］京骨、承山、承筋、商丘、肝俞、肾俞、太溪、三阴交、足三里。

［手法操作］承山、承筋（双侧）用3寸毫针，平补平泻法，得气后将针退至1.5寸，余穴均取双侧，选用1寸毫针直刺，用平补平泻手法，得气为度。留针30分钟，每日1次，10次为1个疗程。

［辅助疗法］嘱患者注意睡眠卫生以及规律作息，少饮用咖啡及含咖啡的饮料，戒烟，少饮酒，睡前热水浴。

［治疗结果］2个疗程后，患者即称症状明显减轻，夜能入睡。再过1个疗程后诸症消失，随访1年未复发。

第十二节　痴呆

【病例】

患者，男，74 岁，初诊日期：2007 年 5 月 17 日。

［主诉］记忆力减退，反应迟钝 1 月余。

［病史］患者表情呆滞，反应迟钝，记忆力减退，甚至基本丧失，不知自己及家人姓名，定向力及计算能力极差，不语或喃喃自语，时有强哭强笑，夜寐欠安，纳食正常，小便控制差，大便 2~3 日一行。既往有脑梗死、脑萎缩、高血压病史。

［查体及实验室检查］查体患者欠合作，双瞳孔等大等圆，对光反射存在，右侧肢体肌力 3 级，右侧巴宾斯基征（＋），心肺正常，血压 140/90mmHg，舌红少津，脉沉细。头颅 CT 提示：左额颞顶基底节脑梗死，脑萎缩。

［西医诊断］血管性痴呆。

［中医诊断］痴呆。

［治疗原则］滋补肝肾，醒脑开窍，补益脑髓。

［针刺选穴］内关、人中、三阴交、风池、完骨、天柱、上星透百会、四神聪。

［手法操作］内关（双侧）直刺 1 寸，捻转提插泻法，施术 1 分钟；人中用重雀啄手法，以眼球湿润或流泪为度；三阴交（双侧），沿胫骨后缘与皮肤呈 45° 角斜刺，进针 0.8~1 寸，用提插补法，使患者下肢抽动 3 次为度；风池、完骨、天柱（双侧）施小幅度、高频率捻转补法；其余诸穴均以捻转补法。留针 20~30 分钟，针刺每日 2 次。

［治疗结果］治疗的第 10 天，患者表情呆滞，反应略迟钝，但呼之可应，记忆力减退，可辨认家人，定向力及计算能力差，喃喃自语，时有强哭强笑，夜寐欠安，纳食正常，小便控制差，大便 2~3 日一行。治疗第 20 天，患者表情淡漠，呼之可应，可作答，记忆力减退，可辨认家人，可简单辨认方向，喃喃自语，偶有强哭强笑，夜寐安，纳食正常，小便控制尚可，大便 2~3 日一行。治疗第 30 天，患者精神可，呼之可应，可作答，记忆力略恢复，可识人，可简单辨认方向，可计数，偶有自语，夜寐安，纳食正常，小便控制尚可，大便 2~3 日一行。第 45 天，患者精神可，呼之可应，可作答，记忆力略恢复，可识人，可简单辨认方向，可计数，夜寐安，纳食正常，小便控制尚可，大便 2~3 日一行。

第十三节　缺氧缺血性脑病

【病例】

患者，女，36岁，初诊日期：2014年5月6日。

[主诉] 四肢不遂伴视物不清32天。

[病史] 患者3个月前因过敏性哮喘发生窒息，心跳骤停，于当地医院行心肺复苏术后，遗留双眼视物不清、反应迟钝、四肢活动不利等症，现为进一步诊治收入我病区。现反应迟钝，语言欠清，四肢运动无力，饮水偶呛，视物不清，纳可，寐差，二便调。

[查体及实验室检查] 左上肢肌力3级，可抬离床面约30°。左、右眼均视力减退，双侧巴宾斯基征（±）。简易智力状态检查表（MMSE）评分：18分。颅脑MRI示两基底节区异常信号影。舌红，苔薄白，脉弦细。

[西医诊断] 缺氧缺血性脑病。

[中医诊断] 痴呆。

[治疗原则] 醒脑开窍，填精充髓，调神导气。

[针灸取穴] ①主穴：内关、人中、三阴交、极泉、尺泽、委中。②配穴：风池、完骨、天柱、头维、率谷、百会、四神聪、上星、光明、球后。

[手法操作] 双侧内关进针0.5寸，施用捻转提插泻法，施手法1分钟；人中穴向鼻中隔方向斜刺，进针0.3~0.5寸，采用雀啄泻法，以眼球湿润为度；三阴交（双侧）沿胫骨后缘与皮肤呈45°斜刺，行提插泻法，以肢体抽动3次为度；极泉（双侧）进针1~1.5寸，用提插补法，使患者上肢抽动3次为度；尺泽（双侧）取穴时使病人屈肘120°，直刺进针约1寸，使手指抽动3次；委中（双侧）仰卧位取穴，进针1~1.5寸，施以提插泻法，以下肢抽动3次为度。辅以风池、完骨、天柱（双侧），施小幅度、高频率捻转补法1分钟；百会、四神聪、上星，施以捻转平补平泻法；球后（双侧）直刺0.5~1寸，不提插，太阳（双侧）向后下方斜刺0.3~0.5寸，施以提插泻法。留针20分钟，每日针刺1次。

[治疗结果] 治疗第5天，患者左上肢可抬离床面90°，并能坚持10秒无下落。第10天，可在家属搀扶下行走约20m。1个疗程后患者可自行行走50m，左上肢肌力达4级，视物不清显著改善，语言较流利，简易智力状态量表评分：26分。期间随访多次，情况稳定。

第十四节 中枢神经系统感染性疾病

脑脓肿

【病例】

崔某，女，51岁，初诊日期：2014年1月7日。

[主诉] 左侧肢体活动不利伴语言欠利1月余。

[病史] 患者于2013年11月30日17时许，无明显诱因渐进出现持续左侧肢体无力，伴头痛，身热，当时无头晕，无胸闷憋气、二便失禁等症，就诊于天津市某医院，查颅脑MRI示右额叶囊实性占位病变，遂于2013年12月9日全身麻醉下行开颅探查病灶切除术，手术过程顺利，术中冰冻病理回报考虑脑脓肿，治以止血、脱水、预防癫痫、营养神经、抗感染，予20%甘露醇、神经节苷脂注射液、丙戊酸钠、苯妥英钠、哌拉西林、万古霉素。患者术后血糖高，予精蛋白生物合成人胰岛素注射液（预混30R）降糖治疗，术后患者恢复顺利，手术后第7天拆线，间断复查头CT示病灶基本切除，本区水肿逐渐吸收，左侧肌力逐渐改善。患者于术后第16天再次出现间断低热，以下午明显，体温最高达38.3°，复查血常规示白细胞偏低，复查腰椎穿刺及胸CT，除外颅内感染及肺感染后，尿常规回报可见较多酵母样真菌，予加用氟康唑抗真菌治疗，效果不理想，请内科会诊后考虑不除外药物热，予停用所有静脉用药后，患者体温逐渐恢复正常，经治病情平稳，为进一步治疗收入我病区。现症：神清，精神可，语言欠流利，持续左侧肢体无力，左手不自主抖动，无头晕、头痛，无咳嗽咯痰，纳可，寐安，二便调。糖尿病15年，平素注射精蛋白生物合成人胰岛素注射液（预混30R）40U每日1次（早餐前），24U每日1次（晚餐前），空腹血糖控制在12~13mmol/L，最高达20mmol/L，餐后血糖不详。舌淡红，苔薄白，脉弦。既往糖尿病史，否认药物及食物过敏史。

[查体及实验室检查] 左侧上肢肌力3级，下肢肌力3级。颅脑MRI：右额叶囊实性占位病变。

[西医诊断] 脑脓肿术后，糖尿病。

[中医诊断] 痿证。

［治疗原则］醒脑开窍，疏风化痰，疏通经络，补益脑髓。

［针灸取穴］内关、人中、三阴交、极泉、尺泽、委中

［手法操作］内关（双侧）进针 0.5 寸，施用捻转提插泻法，施手法 1 分钟；人中穴向鼻中隔方向斜刺，进针 0.3~0.5 寸，采用雀啄泻法，以眼球湿润为度；三阴交（双侧）沿胫骨后缘与皮肤呈 45° 斜刺，行提插泻法，以肢体抽动 3 次为度；极泉、尺泽、委中(患侧)直刺 1~1.5 寸，提插泻法至肢体抽动 3 次为度，留针 30 分钟，每日 1 次。

［治疗结果］经治半个月，患者左侧肢体活动不利明显改善，可自行行走。

病毒性脑膜炎

【病例】

张某，女，49 岁，初诊日期：2013 年 1 月 7 日。

［主诉］反应迟钝伴记忆力减退 14 天。

［病史］患者于 2012 年 12 月 16 日前感寒后发热，体温最高达 39℃，自觉无其余伴随症状及不适，故未予重视及系统治疗。后患者身热未退并出现偶有言语混乱，遂于 2012 年 12 月 17 日就诊于天津市某医院，予静脉滴注阿奇霉素后患者仍持续高热，并于 2012 年 12 月 24 日输液过程中突发狂躁，意识欠清，词不达意，急查颅脑 MRI 考虑病毒性脑炎，遂转至另一医院住院治疗。住院期间予抗病毒、抗炎、脱水降颅压、醒脑开窍等治疗，予静脉滴注阿昔洛韦、地塞米松、醒脑静、头孢曲松、小牛血去蛋白提取物注射液、甘油果糖，经治疗病情好转出院，遗有反应迟钝，记忆力减退，为求进一步治疗就诊于我院门诊并收入我病区。现症：神清，精神可，反应迟缓，近期事物及远期事物记忆力均减退，表情淡漠，语言清晰，语速慢，四肢活动较灵活，可独自行走，纳可，寐安，二便调。

［查体及实验室检查］双侧肌力上肢 5 级，下肢 4 级，生理反射存在，病理反射未引出。颅脑 MRI：左侧颞叶、岛叶异常信号。舌暗红，苔薄黄，脉弦。

［西医诊断］病毒性脑膜炎。

［中医诊断］痴呆。

［治疗原则］醒脑开窍，补益肝肾，平肝潜阳，活血通络。

［针灸取穴］内关、人中、三阴交、极泉、尺泽、委中、风池、完骨、天柱、太冲、太溪、四神聪、百会、上星、印堂。

［手法操作］内关（双侧）进针 0.5 寸，施用捻转提插泻法，施手法 1 分钟；人中

穴向鼻中隔方向斜刺，进针 0.3~0.5 寸，采用雀啄泻法，以眼球湿润为度；三阴交（双侧）沿胫骨后缘与皮肤呈 45° 斜刺，行提插泻法，以肢体抽动 3 次为度；极泉、尺泽、委中（双侧）直刺 1~1.5 寸，提插泻法至肢体抽动 3 次为度；四神聪、百会、上星、印堂进针 0.3~0.5 寸平补平泻；太冲、太溪（双侧）直刺 1~1.5 寸，平补平泻。留针 30 分钟，每日 1 次。

［辅助疗法］温灸百会，每日 2 次。

［中药］丹芪偏瘫胶囊，口服，每次 4 粒，每日 3 次。中药汤剂处方如下。

炒白术 12g	川芎 12g	丹参 15g	当归 20g
茯苓 15g	甘草 6g	枸杞子 12g	墨旱莲 12g
黄柏 15g	黄精 12g	女贞子 12g	山药 12g
熟地黄 15g	益智 15g	山萸肉 15g	知母 15g

水煎服，日 1 剂，150ml。

［治疗结果］治疗 7 天后，神清，精神可，反应较前敏捷，语言清晰，语速流利，认知障碍，命名性失语，计算能力可，四肢活动较灵活，可独自行走。治疗 14 天后，患者神清，精神可，语言流利，不完全性命名性失语，认知障碍，记忆力减退，计算力可，四肢活动较灵活，可独自行走，纳可，寐安，二便可。舌暗红，苔薄黄，脉弦。

结核性脑膜炎

【病例】

金某，男，23 岁，初诊日期：2011 年 12 月 22 日。

［主诉］双下肢无力伴感觉减弱 7 月余。

［病史］患者于 2011 年 5 月 10 日凌晨 1 时许，无明显诱因突然出现持续双下肢无力伴感觉减弱，当时发热，有头痛、头晕，无胸闷憋气、二便失禁等症，就诊于天津市某医院，经检查为结核性脑膜炎，治疗 19 天后转入天津市另一医院，予抗结核、抗炎、降颅压、保护胃黏膜、纠正电解质平衡等治疗，予对氨基水杨酸钠、利福平胶囊、双环醇片、盐酸莫西沙星片、吡嗪酰胺、盐酸泼尼松、雷贝拉唑肠溶片等，经治病情好转。刻症：神清，精神可，语言清晰流利，双下肢无力，无法站立，胸部以下感觉减弱，纳可，寐安，小便失禁，小便频，大便失禁。

［查体及实验室检查］颅脑 MRI：符合结膜性脑膜炎。颈椎、胸椎、腰椎 MRI：

①颈、胸、腰段蛛网膜病变，结合病史符合结核性脑膜炎后期改变；②颈椎 3~7 椎间盘后膨出，颈椎 6~7 椎小关节突增生或黄韧带肥厚；③腰椎 1~5 椎间盘后膨出。神经系统查体：胸部以下感觉减退，双上肢腱反射正常，双下肢腱反射活跃，双上肢 5 级，上下肢 3 级，双下肢肌张力增高，双巴宾斯基征（＋），舌淡红，苔黄腻，脉滑。

［西医诊断］结核性脑膜炎后遗症。

［中医诊断］痿证。

［治疗原则］醒脑开窍，清热利湿，疏通经络，补益脑髓。

［针灸取穴］①上午：内关、人中、三阴交、上星、百会、头维、印堂、曲池、合谷、气海、关元、中脘、血海、梁丘、阴陵泉、足三里、阳陵泉、丰隆、太冲、丘墟、太溪。②下午：华佗夹脊穴、承扶、殷门、委中、承山、悬钟、昆仑、申脉。

［手法操作］常规消毒，使用 0.25mm×40mm 毫针进针，内关（双侧），直刺 0.5~1 寸，采用捻转提插泻法，施手法 1 分钟；人中，向鼻中隔方向斜刺 0.3~0.5 寸，用重雀啄法，至眼球湿润或流泪为度；三阴交（双侧），沿胫骨后缘与皮肤呈 45° 角斜刺，进针 0.8~1 寸，用提插补法，使患者下肢抽动 3 次为度；上星、百会、中脘、气海、关元，捻转补法 1 分钟；其余穴均取双侧，常规针刺。留针 30 分钟，每日 2 次。

［治疗结果］经针刺治疗 14 天，1 个疗程出院，双下肢无力较前好转，可独立站立 15 分钟，小便可控制。出院后继续门诊治疗，治疗两个疗程后随访，患者可搀扶行走，大小便自控能力较前好转。

急性脊髓炎

【病例】

张某，女，50 岁，初诊日期：2012 年 10 月 23 日。

［主诉］双下肢麻木无力 1 个月。

［病史］患者于 1 个月前，因受凉后出现右下肢疼痛，约半分钟后症状自行缓解，遂就诊于总医院，给予静脉滴注牛痘疫苗接种家兔炎症皮肤提取物治疗，输液第 5 天，患者右下肢疼痛未再发作。但自觉双下肢无力，复诊于某医院，查胸椎 MRI 示：胸 2~胸 8 椎体水平脊髓内异常信号，考虑脱髓鞘病变（炎性），予收住院治疗。住院第 2 天，患者双下肢瘫痪无知觉，给予营养神经、改善循环及针灸、理疗，并予泼尼松激素治疗，经治疗病情平稳，遗留双下肢无力，收入我病区住院治疗。目前口服泼尼松，每次 30mg，每日 1 次。

［查体及实验室检查］胸椎 MRI 示：T_{2-8} 椎体水平脊髓内异常信号，考虑脱髓鞘病变（炎性）。

［西医诊断］急性脊髓炎。

［中医诊断］痿证。

［治疗原则］滋补肝肾，疏通经络，益气活血。

［针灸取穴］华佗夹脊穴、三阴交、太冲、足三里、阳陵泉、下肢阳明经排刺。

［手法操作］华佗夹脊穴、三阴交、足三里、阳陵泉（双侧），捻转补法 1 分钟；太冲（双侧），捻转泻法 1 分钟；双下肢阳明经排刺。留针 30 分钟。

［辅助疗法］益肾养肝口服液。

［西药］西医治疗以营养神经为主，并辅以激素治疗。

［治疗结果］患者经 3 周系统针刺治疗后，出院时可在家属搀扶下行走，双下肢肌力 4 级，浅感觉恢复，未见感觉平面。出院后坚持于门诊治疗 2 个月，激素停服，随访半年，未见复发。

第十五节　颅内肿瘤

【病例】

孟某，男，73 岁，初诊日期：2013 年 10 月 30 日。

［主诉］双侧肢体不遂伴失语 13 年，加重 1 周。

［病史］患者既往脑梗死病史，经治遗留双侧肢体不遂伴失语。患者 1 周前无明显诱因突然出现双侧肢体不遂加重，当时神清，失语，未示意头痛、头晕、胸闷憋气、恶心等不适，无呕吐、二便失禁等症，自行家中调养，病情无缓解，故今日至门诊就诊，考虑为脑梗死，收入我病区进一步诊治。现症：神清，精神可，运动性失语，双侧肢体不遂，无头痛、头晕、胸闷憋气、恶心呕吐等不适，纳可，寐安，二便调。既往高血压病、脑梗死、脑膜瘤病史，否认药物及食物过敏史。

［查体及实验室检查］双侧上肢肌力 1 级，下肢肌力 1 级，双侧巴宾斯基征（+）。颅脑 MRI（2013 年 10 月 30 日）：①左侧基底节 - 额颞区病变（建议进一步增强 MRI 检查）；②两侧基底节、丘脑、脑干、右小脑半球软化灶；③脑白质脱髓鞘改变；④脑萎缩（后颅窝明显）幕上脑室较扩张。

［西医诊断］脑膜瘤，脑梗死。

　　［中医诊断］中风（中经络）。

　　［治疗原则］醒脑开窍，滋补肝肾，疏通经络，补益脑髓。

　　［针灸取穴］人中、内关、风池、完骨、天柱、太溪、三阴交、极泉、尺泽、委中。

　　［手法操作］内关（双侧）捻转提插泻法1分钟；人中雀啄泻法至眼球湿润为度；三阴交（患侧）提插补法至肢体抽动3次为度；极泉、尺泽、委中（患侧）提插泻法至肢体抽动3次为度，不留针；风池、完骨、天柱（双侧）捻转补法1分钟；太溪（双侧）捻转补法1分钟。留针30分钟，每日1次。

　　［中药］中药治以益气活血，补益肝肾，予丹芪偏瘫胶囊、益肾养肝合剂。

　　［治疗结果］出院时患者情况好转，神清，精神可，运动性失语，双侧肢体不遂，上肢肌力1级，下肢肌力2级，吞咽困难，纳可，寐安，二便调，舌淡红，苔白腻，脉弦细。

第十六节　重症肌无力

【病例1】

　　史某，女，74岁，初诊日期：2012年11月5日。

　　［主诉］双眼睑下垂伴言语謇涩、吞咽困难20余天。

　　［病史］患者于20多天前无明显诱因突然出现双眼睑下垂，伴言语謇涩，发病时神清，精神可，无头痛、头晕，无胸闷憋气、二便失禁等症，于社区医院输液治疗（具体用药不详）未起效，为进一步系统诊治，收入针灸科住院治疗。现症：神清，精神可，语言謇涩，双眼睑上举困难，右眼球运动稍受限，双上肢及颈部乏力，吞咽困难，纳少，寐欠安，二便调。

　　［查体及实验室检查］神志清楚，精神弱，双侧上肢肌力4级，双侧下肢肌力4级，右侧巴宾斯基征（±）。心电图：大致正常。新斯的明实验（+）。

　　［西医诊断］重症肌无力。

　　［中医诊断］痿证。

　　［治疗原则］醒脑开窍，补养脾胃，濡养筋脉。

　　［针灸取穴］内关、人中、三阴交、脾俞、胃俞、关元、气海、肩髃、曲池、外关、合谷、华佗夹脊穴、髀关、伏兔、阳陵泉、足三里、睛明、四白、攒竹、鱼腰、

丝竹空、阳白。

[手法操作] 内关（双侧）捻转提插泻法 1 分钟；人中雀啄泻法至眼球湿润为度；三阴交（患侧）提插补法至肢体抽动 3 次为度；脾俞、胃俞、华佗夹脊穴（双侧）采用捻转补法 1 分钟；关元、气海可采用针刺加灸法。余穴均取双侧，常规针刺。曲池、合谷、髀关、足三里接通电针仪，施以疏密波，以肢体轻微抖动为度，留针 30 分钟。

[中药] 补中益气汤加减，内服；活血通络汤剂，外洗。

[西药] 口服抗胆碱酯酶、激素治疗。

[治疗结果] 治疗 14 天后，患者双眼睑下垂及吞咽功能较前有所缓解，眼睑可自主开阖，可自主进食蛋糕等食物，声音嘶哑较前缓解。出院后转往天津某医院继续治疗。

【病例 2】

王某，女，67 岁，初诊日期：2017 年 4 月 15 日。

[主诉] 左眼睑下垂 4 月余。

[病史] 患者 4 个月前无明显诱因出现左眼睑下垂，左眼裂为右眼裂的 1/3，晨轻暮重。就诊于天津市某医院，诊断为面神经炎，并针灸治疗 4 个月，未见疗效，遂就诊于我院针灸特需门诊。现症：神清，精神可，左眼睑上举困难，眼球各方向运动充分，肢体活动正常，纳可，寐欠安，二便调。

[查体及实验室检查] 新斯的明试验（+）。

[西医诊断] 重症肌无力（眼肌型）。

[中医诊断] 痿证。

[治疗原则] 醒脑开窍，补养脾胃，濡养筋脉。

[针灸取穴] 阳白、攒竹、鱼腰、太阳、瞳子髎、上星、头维、四白、外关、后溪、阳谷、阳溪、阳池、足三里、阳辅、丘墟、气海、关元、百会、四神聪。

[手法操作] 气海、关元、足三里（双侧）用捻转补法；上星、百会、四神聪，平补平泻；左眼睑上向前正中线平刺 1 寸，手法宜轻柔；余穴均取患侧，常规刺法。选上星-攒竹或头维-鱼腰接电针仪，疏密波以眼周有感觉为度，留针 30 分钟。

[辅助疗法] 中药以补中益气汤加减，日 1 剂，水煎服。

[治疗结果] 针刺治疗 1 次起针后，左眼裂明显增大，约为右眼的 1/2，但仅维持 1 小时左右；治疗 7 次后，左眼裂能长期维持在右眼的 1/2 大小，再加上抗胆碱酯酶药物口服，左眼恢复正常。

按语：重症肌无力是一种神经-肌肉传递障碍的自身免疫性疾病。主要以受累骨骼肌的极易疲劳及经休息或服用抗胆碱酯酶药物后部分可恢复为特征。临床多表现为眼睑下垂、吞咽困难、呼吸困难、四肢肌无力等，其中重症肌无力眼肌型主要表现为眼睑下垂。关元、气海可补益中下焦，行气通经，补气活血。配眼周局部腧穴以行气通血，疏通经络。外关为八脉交会穴，通阴维，善治目系疾病，可通经活络，调畅气血。足三里为足阳明胃经合穴，"治痿独取阳明"，是全身强壮要穴；三阴交是足三阴经交会穴，养肝肾，补精血，是调治肝、脾、肾的要穴，足三里与三阴交相合，一阴一阳，健脾益气，补虚扶正。太冲为肝经原穴，可滋养肝阴，补益肝血，濡养后天之本。

第十七节　进行性肌萎缩

【病例】

高某，女，56 岁，初诊日期：2013 年 5 月 12 日。

[主诉] 左侧臀部皮肤皱缩、有色素沉着 4 月余。

[病史] 4 个月前患者去朋友家，发现其左侧臀部，腰眼附近有一处面积为 7cm×2cm，深约 1cm 的"刀痕"状凹陷，局部有麻木不适感，腰部及腿部活动自如，无外伤史。遂到某医院就诊，做局部病理，为肌肉营养不良，接受维生素类药物，治疗无效，今为进一步治疗求诊于我院，故收入我病区。现症：神清，精神可，左侧臀部皮肤萎缩、光滑，纳可，寐安，二便调。

[查体及实验室检查] 肌电图提示无病理电位，神经传导正常，募集电位正常。

[西医诊断] 进行性肌萎缩。

[中医诊断] 痿证。

[治疗原则] 补中益气，健脾升清。

[针灸取穴] 足三里、三阴交、合谷、公孙、中脘、气海。

[手法操作] 足三里、合谷、公孙（双侧）捻转提插补法 1 分钟；三阴交（双侧）提插补法至肢体抽动 3 次为度；中脘、气海捻转补法 1 分钟。留针 30 分钟。

[辅助疗法] 火针、温灸、穴位注射疗法。配合中、西药，以补中益气，健脾升清，疏通经络。

[治疗结果] 2 个疗程后臀部萎缩处深度约为 0.4cm，肤色隐现红润。4 个疗程后已看不出臀部萎缩，臀部两侧对称，肤色弹性恢复正常，色素沉着消失，皮肤感觉同右侧，临床痊愈。随访半年，病情稳定。

按语：本病属中医痿证，病因病机为脾胃虚弱，肌肉失于濡养。根据"治痿独取阳明"，取穴足三里，阳明胃经为多气多血之经，可生化气血，主润宗筋；三阴交滋补肝肾，有充精盈髓，营养筋肉之效；中脘、气海可培元固本；合谷治疗面部疾病有良效，故取合谷；局部排刺以疏通筋脉气血，使筋肉得以濡养温煦；维生素 B_{12} 局部穴位注射，可调节、营养神经肌肉，临床应用效果明显。

第十八节　多发性肌炎

【病例 1】

患者，女性，84 岁，初诊日期：2013 年 4 月 15 日。

[主诉] 双下肢无力 10 个月，加重 1 周。

[病史] 患者曾于 2012 年 7 月诊断为多发性肌炎。

[查体及实验室检查] 体温 36.5℃；呼吸 20 次 / 分钟；血压 135/80mmHg；脉搏 80 次 / 分。神志清楚，精神可，言语流利，高级神经活动可，双侧瞳孔等大等圆，左：右（mm）=3：3，光反应（+），眼球居中，眼动自如，未见眼震，无眼睑下垂，无眼球突出及凹陷，双侧鼻唇沟对称，口角不偏，伸舌居中，软腭上提可，咽反射（+），颈软，双上肢近端肌力 4 级，远端肌力 2 级，双下肢近端肌力 3 级，远端肌力 2 级，骨骼肌无明显压痛，肌张力正常，腱反射（++），无不自主运动，无肌肉萎缩及肌纤维震颤，双侧巴宾斯基征（+），感觉正常，共济检查不合作，排便及泌汗未见异常。（未记录舌象、脉象。）查头 MRI 示：左侧侧脑室旁软化灶，脑白质稀疏，脑萎缩。肌电图示：右侧拇短展肌、三角肌及左侧腓肠肌内侧头肌电图静息时未见自发电位，轻收缩及募集相提示肌源性损害。免疫全项：免疫球蛋白复合物 G（IgG）1270mg/dl，IgA 129mg/dl，IgM 63.5mg/dl，C_3 123mg/dl，C_4 23.1mg/dl，IgE 19.6mg/dl，循环免疫复合物 14.4U/mL，抗核抗体（ANA）（+）。

[西医诊断] 多发性肌炎。

[中医诊断] 痿证。

[治疗原则] 补益脾肾，祛湿通络。

[针灸取穴] 风池、完骨、天柱、翳风、印堂、神庭、人中、承浆、廉泉、肩髃、肩井、曲池、合谷、外关、手三里、手五里、八邪、尺泽、鹤顶、血海、梁丘、足三里、上巨虚、下巨虚、三阴交、阴陵泉、阳陵泉、太冲、解溪。

［中药］

金银花 15g	连翘 15g	土茯苓 10g	茵陈蒿 10g
苦地丁 10g	蒲公英 10g	野菊花 10g	天门冬 10g
麦门冬 10g	鸡血藤 10g	当归 10g	赤芍 10g
白芍 10g	伸筋草 15g	白鲜皮 15g	紫草 10g

每日 1 剂，水煎 2 次，取汁 200ml，分早晚 2 次服，随症加减。

［治疗结果］1 个月后，症状明显好转。

【病例 2】

刘某，49 岁，初诊日期：2016 年 11 月 20 日。

［主诉］活动后四肢疲劳无力 2 年，加重半年。

［病史］患者 2 年前无明显诱因出现行走后疲劳，弯腰后直立费劲，后病情逐渐加重，1 年前行走 500m 左右需要休息数分钟后才能继续行走，双手提重物时疲劳，未就诊。半年前上述症状加重，遂来诊。无朝轻暮重，无复视，无肢体麻木，无呕吐，纳差，大小便正常，体重减轻。舌淡，苔白，脉沉细，尺脉尤甚。

［查体及实验室检查］四肢近端肌肉轻度萎缩，腱反射偏低，病理征阴性。肌电图提示肌源性损伤。肌肉活检提示脂质沉淀性肌病。

［西医诊断］脂质沉淀性肌病。

［中医诊断］痿证。

［治疗原则］健脾益肾，温阳通络。

［针灸取穴］人中、内关、三阴交、尺泽、委中、极泉、正廉泉、气海、中脘、脾俞、肾俞，阳明经排刺。

［手法操作］内关（双侧）进针 0.5 寸，施用捻转提插泻法，施手法 1 分钟；人中穴向鼻中隔方向斜刺，进针 0.3~0.5 寸，采用雀啄泻法，以眼球湿润为度；三阴交（双侧）沿胫骨后缘与皮肤呈 45° 斜刺，行提插泻法，以肢体抽动 3 次为度；极泉、尺泽、委中（双侧）直刺 1~1.5 寸，提插泻法至肢体抽动 3 次为度；正廉泉雀啄补法；双侧上下肢阳明经排刺加电针；气海、中脘、脾俞、肾俞温针灸，交替进行。

［辅助疗法］补充维生素。

［治疗结果］1 周后食欲增加，疲劳感好转。20 天后明显好转，可步行 2000m。2 个月后症状基本消失，好转约 90%。

按语：痿证是以肢体躯干痿软无力为特征的一类疾病，可见于神经系统疾病，神经－肌肉接头病变、肌肉本身病变等。此两例患者均为肌肉耐受性差，隐匿性起病，病情逐渐加重，主要症状表现为肢体活动后疲劳力弱症状，无晨轻暮重，无呕吐。查体见四肢近端肌肉萎缩，四肢近端轻度力弱，远端肌力正常，腱反射普遍减低，无感觉障碍，要考虑到重症肌无力和肌病的可能。肌电图提示为肌源性损伤，基本可排除重症肌无力。肌病在临床上并不多见，可分为线粒体肌病、脂质沉淀性肌病、包涵体肌炎等。中医诊断为痿证，主要责之于脾肾不足，脾主运化，主肌肉四肢，为后天之本，肾为先天之本，主生长发育，元阴、元阳之所藏。脾肾亏虚，四肢肌肉失养，故见诸症。治疗中西并重，健脾益肾，醒神通络，结合艾灸，取得佳效。

第二章　内科疾病

第一节　循环系统疾病

高血压病

【病例1】

宋某，男，75岁，初诊日期：2014年1月2日。

［主诉］劳累后头疼3年，加重1周。

［病史］患者3年前体检时发现血压偏高，血压：150/95mmHg，无明显自觉症状，偶感劳累后头疼，无头晕、乏力、失眠、多梦等症状。3年来一直坚持药物治疗，口服苯磺酸氨氯地平5mg，每日1次，血压一直控制在（140~145）/（90~95）mmHg左右。自发病以来未接受过正规的饮食指导，近1周来因连续加夜班，导致头疼加重求治，纳可，寐安，二便调。

［查体及实验室检查］血压：150/100mmHg，舌淡红，苔薄白，脉弦细。

［西医诊断］高血压I级。

［中医诊断］眩晕。

［治疗原则］活血散风，平肝降逆。

［针灸取穴］人迎、合谷、太冲、曲池、足三里。

［手法操作］人迎（双侧）直刺1~1.5寸，见针体随动脉搏动而摆动，施用捻转补法1分钟，留针30分钟；合谷、太冲（双侧），均直刺0.8~1寸，施用捻转泻法1分钟，留针30分钟；曲池、足三里（双侧）直刺1寸，施用捻转补法1分钟，留针30分钟。

［治疗结果］针刺28天后，血压明显改善，降至140/90mmHg以下，2个月后随访血压仍维持在较低水平。

【病例2】

张某，女，64岁，初诊日期：2015年6月27日。

［主诉］头晕、耳鸣1月余。

［病史］患者于2015年5月无明显诱因出现头晕、耳鸣，查头颅CT示：未见异常。于外院治疗后症状未见明显好转。现为进一步巩固治疗，就诊于我科，现症：神

清，精神可，头晕，双耳耳鸣，纳可，寐安，二便调。舌淡红，苔白，脉滑。既往高血压 10 余年，平素口服贝那普利（具体不详）。

［西医诊断］高血压，耳鸣。

［中医诊断］眩晕。

［治疗原则］活血散风，调和肝脾。

［针灸取穴］人中、百会、四神聪、内关、人迎、合谷、太冲、曲池、足三里、头维、耳门、听宫、听会。

［手法操作］内关（双侧），捻转提插泻法 1 分钟；人中，雀啄泻法至眼球湿润为度。人迎（双侧），直刺 1~1.5 寸，见针体随动脉搏动而摆动，施用捻转补法 1 分钟；合谷、太冲（双侧），均直刺 0.8~1 寸，施用捻转泻法 1 分钟；曲池、足三里（双侧），直刺 1 寸，施用捻转补法 1 分钟；百会、四神聪、头维（双侧），捻转补法；耳门、听宫、听会（双侧），捻转补法，均留针 30 分钟。

［血压监测］针刺治疗前，大约在 8 点到 9 点期间用水银柱血压仪测量卧位休息至少 10 分钟后的左上臂血压，记录血压。

［治疗结果］患者治疗第 2 次，血压为 110/60mmHg，考虑血压偏低，嘱停服降压药，接受单纯针刺降压。后治疗 3 次，期间（9 天内）血压为（110~130）/（70~80）mmHg 左右。治疗第 3 次，无头晕，偶耳鸣。治疗第 5 次时，患者耳鸣消失。

【病例 3】

刘某，男，56 岁。初诊日期：2012 年 9 月。

［主诉］头晕、心慌 5 年。

［病史］患者高血压病程 5 年，平素血压水平 160/85mmHg。2012 年 6 月患者开始服用厄贝沙坦 150mg 和苯磺酸左旋氨氯地平 2.5mg，1 次 / 日，服用药物后面红，并产生头晕、心悸、便秘、性功能障碍等不适。血压：152/94mmHg。

［西医诊断］高血压。

［中医诊断］眩晕。

［治疗原则］活血散风，平肝降逆。

［针灸取穴］人迎、曲池、合谷、太冲。

［手法操作］人迎（双侧），直刺 1~1.5 寸，见针体随动脉搏动而摆动，施用捻转补法 1 分钟；合谷、太冲（双侧），均直刺 0.8~1 寸，施用捻转泻法 1 分钟；曲池、足三里（双侧），直刺 1 寸，施用捻转补法 1 分钟。留针 30 分钟。

［治疗结果］2012 年 9 月 24 日患者第 1 次针刺治疗，每天 1 次，5~6 次 / 周，共 12 周。治疗 6 周时日间收缩压负荷从 85% 降到 12%，日间舒张压负荷从 95% 降低到 32%，夜间收缩压负荷从 100% 降低到 50%，夜间舒张压负荷从 100% 降低

到30%。患者在针刺3周时血压明显下降，4~7周有所升高，但最终缓慢下降到130/80mmHg。第10周时，患者停止服用降压药。治疗期间患者血压波动考虑与气温变化有关。对该患者进行了6个月的随访，患者血压平稳，一直维持在（130~140）/（80~88）mmHg，仅情绪波动、失眠等情况下偶有血压升高出现，生活质量较前提高。

按语：高血压是心脑血管疾病的独立危险因素。随着人们生活方式的改变，我国高血压的患病率逐年增高，心脑血管疾病的发生率也越来越高，因此，有效控制血压是预防心脑血管疾病的关键。结合西医学理论，通过对中医"气海"以及"无虚不作眩，无痰不作眩，无风不作眩"等理论的深刻探索和思辨，确立了以"活血散风，平肝降逆"为主的治法，创立了以人迎穴为主穴的，有明确规范手法量学标准和量效关系的针刺方法。

人迎穴，最早载于《灵枢·本输》，是足阳明胃经经穴，为"足阳明少阳之会"，是"气海"所出之门户，与肾、脾、肝、心、三焦、胆、小肠、冲脉、任脉、阴跷脉等经脉相通，是调节气海"营运之输"。正如《灵枢·海论》篇："膻中者，为气之海，其输上在于柱骨之上下，前在于人迎""气海，运营之输，一在颃颡之后……一在颃颡之前，谓足阳明之人迎也。"因此，人迎穴是"气海"之门户，通过针刺人迎穴可以调畅气海，从而调节血压。合谷、太冲名为"四关"，分别为手阳明、足厥阴之原穴，原穴是本经脏腑原气经过和留止的部位，与三焦有密切关系。原气起源于肾间动气，是人体生命活动的原动力，通过三焦运行于脏腑，是十二经脉的根本，故原穴是调整人体气化功能的要穴。合谷属多气多血之阳明经穴，偏于补气、泻气、活血；太冲属少气多血之厥阴经穴，偏于补血、调血。合谷、太冲二穴相配堪称经典配穴，两穴一阴（太冲）一阳（合谷），一气（合谷）一血（太冲），一脏一腑，一升一降，是一组具有阴阳经相配、上下配穴，及气血同调、阴阳同调、脏腑同调的针灸配方。人迎为主穴，配以合谷、太冲穴，施以不同的补泻手法，有宽胸理气、平肝息风、活血化瘀、调和气血阴阳平衡之功。曲池、足三里穴归属于阳明经，为多气多血之经，有调和气血之功。曲池为手阳明大肠经合穴，"合主逆气而泄"，能治气逆诸证，针刺曲池能摄纳阳明气血，使气血调和，与太冲相配，一阴一阳，共奏调气降逆、平肝潜阳、柔肝息风之功。足三里为足阳明胃经之合穴，具有补中气、健脾胃、调和气血的作用。中焦清升浊降，则气、血、水各归其正，水充木涵而无生风化火、成痰成疾之患，如此才能截断脏损气伤之变。综上所述，太冲、合谷、曲池、足三里，四穴配伍，两阴两阳，两气两血，两脏两腑，再与人迎合用，共奏活血散风、疏肝健脾之功效，且符合古人"天、人、地三才"配穴法，取穴精妙，叹为观止。

冠状动脉粥样硬化性心脏病

【病例】

邵某，女，66岁，初诊日期：2011年4月18日。

［主诉］心悸气短2年余，加重1周。

［病史］患者2年前无明显诱因突然心悸气短，经某医院检查确诊为冠状动脉粥样硬化性心脏病。曾住院数月好转出院，近一周症状加重而来我门诊治疗。现症：心悸，气短，伴胸闷乏力，纳可，寐不安，二便可，面色苍白。舌淡，苔薄白，脉沉细。

［西医诊断］冠状动脉粥样硬化性心脏病。

［中医诊断］心悸。

［治疗原则］温补心阳，安神定悸。

［针灸取穴］内关、郄门、膻中、三阴交、足三里、心俞、膈俞、厥阴俞、肺俞。

［手法操作］内关、郄门（双侧）直刺1.5寸，施捻转补法，令针感向肘部放射，施手法1分钟；膻中向下斜刺1寸，令针感向两肋放散；三阴交、足三里（双侧）直刺1.5~2寸，施捻转补法1分钟；心俞、膈俞、厥阴俞、肺俞（双侧）向椎体方向斜刺1.5寸，施捻转补法1分钟。每日针1次，每次留针30分钟，治疗14天。

［中药］

丹参30g	生黄芪30g	桂枝10g	白芍10g
补骨脂6g	浮小麦30g	瓜蒌10g	薤白10g
莲子心6g	冬瓜皮10g	牛膝10g	石决明30g

水煎服，日1剂，150ml。

［辅助疗法］音乐疗法，治疗同时给予舒缓的古筝音乐。

［治疗结果］经治疗2周后，心悸气短症状明显减轻，时而剧烈劳作后才可诱发，中药继续巩固治疗。

按语：患者主因久病体虚，损伤心阳，心失温养而致心悸气短。胸中阳气不足不能温煦周身而胸闷乏力。治当温补心阳，安神定悸。内关为心包之络，别走少阳；郄门为心包之郄，两者合用，重于补心，可养心安神；膻中为宗气之所聚，泻之可理气机，解胸闷；三阴交为三阴之会，足三里为强壮要穴，两穴共奏补益气血、调补阴阳之功；心俞、膈俞、厥阴俞、肺俞均为足太阳膀胱经的背俞穴，共施补法可壮心阳、温心经。诸穴合用，标本兼顾，收到很好的效果。

心律失常

【病例】

张某，男，56岁，初诊日期：2015年1月1日。

[主诉] 心慌、胸闷、憋气间断性发作14天。

[病史] 患者14天前无明显诱因突然出现心慌不安、胸闷、乏力，曾住院治疗，症状好转出院。现症：心慌、胸闷、憋气间断性发作，劳累或紧张后加重，纳可，夜寐欠安，二便均正常。既往高血压病史10余年。现自服降压药物，血压控制在140/80mmHg。

[查体及实验室检查] 心电图示：窦性心动过速。心率112次/分，律齐。舌质略红，苔薄白，脉细数。

[西医诊断] 窦性心动过速。

[中医诊断] 心悸。

[治疗原则] 益气养血，安心宁神。

[针灸取穴] 内关、大陵、神门、厥阴俞、心俞、膈俞。

[手法操作] 内关（双侧）直刺1.5寸，施捻转补法1分钟，令针感向肘部放散；大陵、神门（双侧）向掌斜刺0.5寸，施捻转补法1分钟，令针感向掌放散；厥阴俞、心俞、膈俞（双侧）向椎体方向斜刺1.5寸，施捻转补法1分钟，令针感沿肋向前胸放散，以上诸穴针刺后留针20分钟。

[治疗结果] 第1次针刺治疗后，患者自觉心悸好转，心率95次/分。针7次后复查心电图示窦性心律，心率78次/分，心悸等症消除。共针21次，自觉心慌胸闷等症状消失，临床治愈。

按语：心动过速属中医学"心悸"范畴，以心动悸、心神不安、胸闷、气短为主要症状，其病机与心失所养，心神妄动有关。治以养心安神为主，选用心包经、心经原穴神门、大陵以养心安神；内关穴、背部俞穴可以调补脏腑经穴，养血活血，根据中医学辨证施治原则，随症加减配穴灵活运用，取得较为满意的疗效。

病态窦房结综合征

【病例】

马某，女，60岁，初诊日期：2013年10月10日。

[主诉] 心悸、头晕1月余，加重1周。

[病史] 患者1个月前出现心悸，头晕，乏力，气短，胸闷，自汗，劳累时加重，因此到某医院就诊，查心电图提示：窦性心动过缓（心率35次/分），阿托品试验阳性。诊断为病态窦房结综合征，给予阿托品、异丙肾上腺素等治疗，难见佳效。现症：心悸，气短，胸闷，自汗，劳累时加重，面色㿠白，头晕目眩，乏力，食欲不振，四肢欠温。

[查体及实验室检查] 心电图：窦性心动过缓，窦房传导阻滞，舌暗红，苔薄白，脉结代。

[西医诊断] 病态窦房结综合征。

[中医诊断] 心悸。

[治疗原则] 补益心气，振奋心阳。

[针灸取穴] 内关、膻中、气海。

[手法操作] 内关（双侧）直刺13~25mm，用捻转补法；膻中穴向鸠尾方向平刺13~25mm，用捻转补法；气海穴直刺15~30mm，用捻转补法。留针30分钟，留针期间每10分钟行针1次。

[治疗结果] 针刺36天后，心悸，头晕，气短等症状明显缓解，2个月后心率可达60次/分，诸症基本缓解。

按语：病态窦房结综合征是一种较为顽固难治的心律失常病，属于中医学"心悸""胸痹""眩晕"或"厥证"范畴，以心悸、胸闷、气短、乏力、头晕、形寒肢冷，甚至突然出现昏厥为主要临床表现，以脉象迟缓或结代为特点。其主要表现为心动过缓，部分患者伴发快速心律失常，严重者发生阿-斯综合征，导致心、脑、肾等重要脏器供血不足，引起一系列危重证候，本病病位在心，以阳气亏虚为基本病机，治宜温心阳，补心气。

第二节　呼吸系统疾病

急性上呼吸道感染

【病例】

张某，男，17 岁，初诊日期：2011 年 3 月 19 日。

[主诉] 发热 1 天。

[病史] 患者 1 天前无明显诱因发热，头痛，恶寒无汗，全身酸痛，鼻塞，咽痛。无咳嗽，咯痰。现症：恶寒发热，无汗，全身酸痛，鼻塞，咽痛，口渴喜冷饮，小便黄，大便干燥，纳可，寐欠安。

[查体及实验室检查] 体温 39℃，血常规：白细胞 1.2×10^9/L。扁桃体红肿，舌质红，苔黄，脉浮数。

[西医诊断] 急性上呼吸道感染。

[中医诊断] 感冒。

[治疗原则] 疏风清热，清肺透邪。

[针灸取穴] 大椎、风池、曲池、合谷、鱼际、外关、少商。

[手法操作] 常规消毒后针刺大椎、风池、曲池、合谷、鱼际、外关（双侧），除大椎短促行针不留针外，余穴均留针 40 分钟，均使用泻法，少商点刺出血。每天针刺 1 次，共 3 次。

[中药] 莲花清瘟胶囊。

[治疗结果] 当天就诊经针刺治疗后，体温降至 37.5℃，恶寒头痛症状消失。2 天后，全身症状明显改善。3 天后，除了感觉轻微咽痛，其余症状消失。

按语：本病例中患者由于风热犯表，热郁肌腠，卫表失和，故身热，恶寒无汗，风热之邪熏蒸清道，则咽喉肿痛，鼻塞。热伤津液，故口渴喜冷饮，大便干燥，小便黄。舌质红，苔黄，脉浮数均为风热犯表之征象。

大椎属督脉，为诸阳之会，能宣散一身阳热之气；肺与大肠相表里，曲池为手阳明经合穴，配合谷宣肺解表，清泻阳明实热；外关为手少阳之络，通阳维，宣达三焦气机，疏散风热；泻鱼际、风池以清热散风；点刺少商出血以清肺热而利咽。针灸通过调整机体潜能，提高了机体的抗病能力，机体抗病能力的增强，有利于快速消除机体外部或内在的有害物质，也就消除了产生内源性致热原的物质基础，那么上移的体温调定点降至正常，体温也随之恢复正常。所以临床上用针灸治疗发热，退热效果甚好。

哮 喘

【病例】

刘某，男，61 岁，初诊日期：2009 年 3 月 2 日。

[主诉] 咳喘 9 年，近 10 天加重。

[病史] 患者有慢性支气管炎史 8 年，每至冬季加重，曾常服抗生素及止喘镇咳药，病情时好时坏。近 10 天来，因感受寒凉发现咳嗽加重，痰多色白，甚则喘促，神疲乏力，畏风怕凉，腰酸纳少，自服红霉素 3 天，咳喘不减，遂来门诊治疗。

[查体及实验室检查] 口唇色暗，心脏听诊无异常，两肺呼吸音粗，可闻散在大、中水泡音，胸片示双肺纹理增加，血细胞计数 12000/mm³，舌质淡白，脉象沉细。

[西医诊断] 慢性支气管炎。

[中医诊断] 咳喘。

[治疗原则] 温肾运脾，宣肺疏邪。

[针灸选穴] 大椎、风门、肺俞、肾俞、尺泽、天突、膻中、丰隆、太溪、足三里。

[手法操作] 风门、肺俞、肾俞（双侧）、大椎直刺，平补平泻，针后拔罐，尺泽穴（双侧）在肘横纹近桡侧端取穴，施提插泻法，令针感向拇指放射。天突穴沿胸骨柄后缘向下横刺 1.5 寸，位于气管前缘。膻中穴针尖向上针 1 寸深，施捻转手法平补平泻。太溪（双侧）直刺 1 寸，令针感向四周扩散。足三里（双侧）直刺 2 寸，令针感放射至踝，施捻转补法，针后灸 2 壮。

[治疗结果] 上穴交替使用，每日 2 次针灸，2 天后咳喘大减。4 天后咳嗽基本停止，呼吸平稳，偶有少量灰痰。后每日改行针灸 1 次，2 个疗程后精力充沛，饮食增加。8 个月后追访，咳喘未复发，彻底治愈。

按语：慢性支气管炎多由急性支气管炎反复发作、治疗不彻底引起。也可继发于支气管哮喘、支气管扩张等疾患。临床多见于老年体弱者，以病程漫长、咳嗽痰多、喘息乏力，反复发作为特点。属于中医学"咳嗽""哮喘""痰饮"等范围。临床辨证以寒、热、痰、虚为主要类型。

本病属于本虚标实，而且以本虚为主。中医学十分重视阳气对人体的重要作用，故而《内经》说："阳气者若天与日，失其所则折寿而不彰。"张景岳也说："死生之本，重在阳气。"可见本病病机在于"阳虚饮停"。风寒伤阳，阴阻阳，且老年人之阳气若日垂西，为诸阳之本。脾为后天之本，脾气散精以助先天，资肾助阳。所以临床选取肾俞、脾俞、足三里、太溪等穴针而灸之，温阳助气，散寒化湿则肺可肃、咳乃止。此为原则大法，应用时尚需灵活应变，如慢性咳喘伴神疲乏力，面色㿠白，恶寒畏风，手足不温，咳痰稀白，小便清长，舌质淡胖，脉沉弱细迟者皆为脾肾阳虚之候，可应用温补脾肾扶阳之法。病情复杂，寒热交错，虚实夹杂。发作期常有寒郁化热或痰热蕴肺之候，治疗当先清热化痰，暂顾其标，取肺俞、尺泽、曲池、天突、丰隆等穴疏滞肺气，清化痰热，症状控制后再行扶阳固本法。

第三节　消化系统疾病

急性胃肠炎

【病例】

远某，男，19 岁，初诊日期：2014 年 5 月 6 日。

［主诉］腹痛伴恶心 8 天，加重 3 天。

［病史］8 天前患者无明显诱因出现左侧腹部疼痛，伴恶心，无呕吐，二便正常，就诊于天津市某医院，查血常规未见明显异常，予 L- 谷氨酰胺呱仑酸钠颗粒 1 袋，每日 3 次，治疗后好转。3 日前患者药物用完后出现腹痛加重，呈持续性，伴恶心，无呕吐，大便正常，遂入我院治疗。现症：神清，精神弱，右侧腹部疼痛，伴恶心，纳少，寐欠安，黄色棕软便每日 1 次，小便调。

［查体及实验室检查］血常规（2014 年 5 月 6 日）：未见明显异常。尿常规（2014 年 5 月 6 日）：尿蛋白（±）。腹部及泌尿彩超：未见明显异常。舌淡红，苔薄白，脉缓。

［西医诊断］急性胃肠炎。

［中医诊断］腹痛。

［治疗原则］理气止痛。

［针灸取穴］中脘、天枢、气海、期门、梁门、足三里、下脘。

［手法操作］中脘、气海、下脘施捻转平补平泻手法；天枢、期门、梁门、足三里（双侧）施捻转平补平泻手法。留针 20 分钟。

［治疗结果］治疗后 3 天出院，神清，精神好，无腹痛、恶心、呕吐，纳少，寐安，二便调，舌淡红，苔薄白，脉缓。

按语：患者为年轻学生，生活起居失常，饮食、情志所致胃气瘀滞，不通则痛，出现疼痛症状。针刺可理气止痛，故而收效良好。

慢性胃炎

【病例 1】

张某，女，32 岁，初诊日期：2014 年 1 月 2 日。

［主诉］胃痛间作 15 年。

［病史］患者 15 年前无明显诱因发作胃痛，伴腹胀、泛酸、乏力、口苦，未系统诊治，曾口服摩罗丹好转。现为求明确诊治收入我科，症见：神志清，精神可，胃痛，反酸，消瘦，乏力，口干，口苦，伴畏寒，无便血、心慌、气短，纳可，夜寐尚安，大小便正常。

［查体及实验室检查］下腹部有压痛，无反跳痛，腹主动脉搏动增强，肠鸣音亢进。面色微黄，舌质淡，边有齿痕，舌苔薄白。胃镜示：浅表性胃炎。

［西医诊断］慢性浅表性胃炎。

［中医诊断］胃脘痛。

［治疗原则］健脾和胃。

［针灸取穴］中脘、梁门、天枢、关元、足三里、肝俞至三焦俞夹脊刺。

［手法操作］足三里（双侧）直刺 2 寸，施捻转提插补法，以酸胀感向四周扩散为度；左梁门及左天枢向气海、关元方向斜刺，针 3~4 寸，施捻转补法，令患者自觉胃有收缩感为宜；气海或关元直刺 2 寸，施捻转提插补法，令酸胀感向全腹放散为度，针后灸 3 壮。华佗夹脊穴（双侧），均直刺，微偏内侧，针刺 2 寸，捻转补法，以酸胀感向前腹放散为度。

［治疗结果］经 1 周治疗患者饭后胃痛减轻，10 天后胃痛及腹胀症状消失，无明显不适，每日进食约 750g，二便正常。后又治疗 20 天，患者体重增加，以维持疗效，痊愈出院。

按语：本病属于中医学"胃脘痛"范围，多由脾胃虚弱所致。根据中医学理论，采用健脾和胃的方法治疗本病，常用两组配穴处方：第一组：足三里、中脘、左梁门、左天枢、气海或关元。第二组：华佗夹脊刺（第9~12胸椎）。方中足三里为胃经之合穴，合治内腑；中脘为胃之募穴，募治本脏，二穴可健运脾胃，补益中气。关元、气海为元气之根，故可培元固本，升阳举陷；华佗夹脊刺可统调全身之元阳，以固中州。

【病例2】

孙某，女，35岁，初诊日期：2013年12月20日。

［主诉］胃痛半年余。

［病史］患者胃脘隐痛，喜暖畏寒，每逢春秋换季疼痛易发，未按时进餐时则胃胀不舒，近两天入夜胃胀尤甚，痛醒，持续1小时左右。既往有痛经病史，经量少，色淡。肢体欠温，纳少神疲。

［查体及实验室检查］查胃镜示：慢性胃炎。舌质淡，苔薄，脉沉缓。

［西医诊断］慢性胃炎。

［中医诊断］胃痛。

［治疗原则］温中健脾，和胃止痛。

［针灸取穴］内关、公孙、脾俞、胃俞、中脘、足三里、关元。

［手法操作］足三里（双侧）直刺2寸，施捻转提插补法，令酸胀感向四周扩散为度；关元直刺2寸，施捻转提插之补法，以酸胀感向全腹放散为度，针后灸3壮；中脘直刺2寸，施捻转补法；余穴均取双侧，常规刺法，留针30分钟。

［治疗结果］针刺7次后诸症好转，针刺1个疗程后疼痛消失。

按语：患者脾胃素虚，又复寒邪犯胃，阳气被遏，故症见胃脘隐痛，喜暖，胃纳不佳；脾阳不振则肢体欠温，舌质淡，苔薄，脉沉缓皆为脾胃虚寒之证。内关、公孙主治胃心胸；内关、中脘、足三里为调理脾胃的主穴；脾俞、胃俞、关元温中健脾。

【病例3】

张某，女，60岁，初诊日期：2013年9月24日。

［主诉］胃胀间作3年，加重7月余。

［病史］患者3年前无明显诱因出现胃脘部胀满，伴右上腹轻度隐痛，未予任何处理，休息后有所缓解。其后上述症状间断发作，伴头晕、口苦、口干。7个月前上述症状又发作，伴食后加重，呃逆，便溏每日1次，偶有不消化食物，遂就诊于某医院行电子胃镜，诊断为"食管炎、食管白斑，十二指肠球溃疡A1期，萎缩性胃炎伴糜烂性出血，十二指肠炎"，予雷贝拉唑胶囊1粒，每日2次；康复新液1支，每日

3 次；磷酸铝 1 袋，每日 2 次治疗；后服用兰索拉唑 1 粒，每日 2 次，口服 2 个月后症状缓解不明显。后间断就诊于我院门诊，治疗予中药汤剂，经治疗病情有所缓解，现为求进一步明确诊治，遂收入我科。现患者神清，精神可，胃脘部胀满，食后加重，伴右上腹隐痛，呃逆，头晕，耳鸣，伴口苦，口干，消瘦，2 年来体重减轻 15kg，口腔溃疡频发，四肢怕冷，无胸闷、憋气，无反酸，纳可，寐差易惊醒，偶有盗汗，大便溏稀，每日 1 次，小便调。

［查体及实验室检查］电子胃镜（2013 年 2 月 1 日）示：食管炎、食管白斑、十二指肠球溃疡 A1 期，萎缩性胃炎伴糜烂性出血，十二指肠炎。舌暗红，苔微黄，脉沉弱。

［西医诊断］慢性胃炎，慢性十二指肠球部溃疡，食管炎，十二指肠炎。

［中医诊断］胃痞病。

［治疗原则］健脾和胃，益气养阴。

［针灸取穴］中脘、膻中、气海、血海、足三里、天枢。

［手法操作］仰卧位，沿任脉走向平刺膻中，行捻转补法 1 分钟；天枢、足三里（双侧）直刺，行捻转补法 1 分钟；中脘、气海直刺，行捻转补法 1 分钟；血海（双侧）行平补平泻手法。留针 30 分钟。

［治疗结果］患者神清，精神可，咽部不适、胃脘部胀满较前减轻，食后加重伴右上腹隐痛、呃逆有所缓解，无口苦、口干，消瘦，四肢怕冷较前减轻，无胸闷、憋气，无反酸，纳可，寐尚可，偶有盗汗，二便调，舌暗红，苔微黄，脉沉弱。

按语：取膻中、中脘、气海、血海、足三里，重在调三焦之气。膻中意在上焦，以补益心肺，调补宗气，行气血；中脘、足三里意在中焦，以补益脾胃之气，扶后天之本，生气血，化痰浊，维持脾升胃降的正常功能；气海意在下焦，以滋补肝肾，培补、振奋和升发元气；血海以行血养血；诸穴合用，可调补上、中、下三焦之气。另取天枢，重在调中焦之气，以调节气机升降的枢纽，恢复脾胃的正常生理功能，取"通则不痛"之意。

胃下垂

【病例】

张某，男，38 岁，初诊日期：2013 年 8 月 12 日。

［主诉］间断上腹部胀痛 6 月余，加重半个月。

[病史] 患者 6 个月前无明显诱因间断出现上腹部胀痛，时有呕吐，呕吐物为胃内容物，未予就诊，自服西咪替丁片后症状稍缓解。半个月前患者午餐后出现上腹部胀痛较前加重，伴恶心，未发呕吐，无发热，平卧时胀痛减轻，站立时胀痛加重。遂即就诊于当地医院，查上消化道造影示胃下垂；电子胃镜示未见明显异常。予甲氧氯普胺片 5mg，每日 3 次，口服，减少每次饮食量摄入，经治疗仍间断出现上腹部胀痛，故今日就诊于我院治疗。现症：患者神清，精神可，间断上腹部胀痛，餐后加重，时有恶心，无发热，无腹泻，纳少，夜寐安，小便正常，大便干燥，2~3 天一行。

[查体及实验室检查] 神志清，精神可，面色微黄，腹部平软，肝脾未触及，上腹部压痛，无反跳痛，肠鸣音亢进，舌质淡，苔薄白，脉弦。

[西医诊断] 胃下垂。

[中医诊断] 胃脘痛。

[治疗原则] 升举中气，健脾和胃。

[针灸取穴] 中脘、足三里、梁门、天枢、气海或关元。

[手法操作] 患者取仰卧位，给予施针部皮肤消毒。中脘穴直刺 2~2.5 寸，施提插补法，以患者自觉肠蠕动增强、肠鸣音增强为宜；足三里（双侧）直刺 1.5~2 寸，得气后施捻转提插补法，令酸胀感向四周扩散为度；梁门、天枢（左侧）向气海、关元方向斜刺 3~4 寸，施捻转补法，令患者自觉胃有收缩感为宜；气海或关元穴隔日交替针刺，均直刺 2 寸，施捻转提插补法，令酸胀感向四周放散为度。每日 1 次。

[治疗结果] 治疗 5 次后，患者上腹部胀痛减轻，餐后站立时仍明显，恶心减少。治疗 10 次后，在患者控制进食量的情况下，上腹部胀痛餐后明显减轻，无恶心，大便正常，每日 1 次。治疗 18 次后，患者餐后上腹部无明显不适，饮食量正常，无恶心，大便正常，每日 1 次。后又继续治疗 6 次，以巩固其疗效，未发上腹部胀痛、恶心等症。

按语：胃下垂是指人站立时胃的下缘达盆腔，胃小弯弧线最低点降至髂嵴连线以下。西医学认为本病是由于膈肌悬吊力不足，肝胃、膈胃韧带松弛，加上体形或体质等因素，使胃呈极底低张的鱼钩状，此为胃下垂常见的无张力型胃。多见于瘦长无力体型者、久病体弱者、经产妇、多次腹部手术有切口疝者和长期卧床少动者。胃下垂的程度：一般以小弯切迹低于两髂嵴连线水平 1~5cm 为中度，11cm 以上为重度。主要表现为上腹部不适，常自述胀满感、压迫感，腹部疼痛，多与进食量有关，恶心呕吐等。本病属中医学"胃脘痛""腹胀"范畴，多因脾胃虚弱、中气下陷所致。足三里穴为胃经合穴，"合治内腑"；中脘为胃之募穴，"募治本脏"，可起到健运脾胃、补益中气之功。关元、气海为元气之根，故可固本培元，补元气，升阳举陷。左梁门、左天枢为局部取穴，治疗腹部疾病。在治疗过程中患者需加强锻炼，增强腹肌张力；注意饮食量的摄入，建议多次少量进食。

胃肠功能紊乱

【病例】

王某，女，86岁，初诊日期：2013年12月21日。

[主诉] 全腹胀痛3月余。

[病史] 患者于入院3个月前无明显诱因出现食欲减退，脘腹胀痛伴呃逆。2个月前，于美国当地医院住院诊治，行血、尿、胃镜、肛门镜及CT检查，已经除外肿瘤、炎症、溃疡，曾服用雷尼替丁、苯妥英钠等，症状无改善。近日服用大剂量酒石酸唑吡坦（13~16mg，4~5次/日），二甲硅油片2片，每日3次，经治疗病情持续不缓解，体重锐减4kg，今为求明确诊治收入我科。现患者神清，焦虑状态，消瘦，脘腹胀痛，以麦氏点及中上腹为甚，呃逆间作，纳食半流质，寐差，小便调，矢气已排，便意频数，肠鸣音活跃20次/分，大便量少成形，棕软便。舌淡红，苔薄白，脉弦。

[西医诊断] 胃肠功能紊乱，焦虑状态，失眠。

[中医诊断] 腹痛。

[治疗原则] 醒脑开窍，宁心安神，健脾和胃。

[针灸取穴] 内关、人中、三阴交、神门、中脘、气海、足三里、膻中。

[手法操作] 内关（双侧）施提插捻转泻法1分钟；人中施雀啄泻法至眼球湿润为度；三阴交（双侧）施提插补法1分钟；中脘、气海、足三里（双侧），施提插捻转补法1分钟；神门（双侧）、膻中，施捻转平补平泻法1分钟。留针20分钟，每日治疗2次。

[辅助疗法] 结合腹部神灯照射，足三里穴温灸治疗20分钟。

[治疗结果] 入院第1天：焦虑状态，脘腹胀满，腹痛呃逆间作，便意频数，大便成型、量少，肠鸣音活跃，约20次/分，寐差。入院第3天：焦虑状态较前缓解，脘腹胀满缓解，未发生疼痛和呃逆，便意次数较前明显减少，肠鸣音活跃，约10次/分。入院第5天：焦虑状态明显缓解，便意次数减少，肠鸣音约7次/分。入院第7天：神清，精神好，焦虑状态明显缓解，便意次数约每日2~3次，量质均正常，寐安。

按语：本病治以醒脑开窍针刺法为主，"调神"为要。内关、人中、三阴交、神门为主穴，治以醒脑开窍，宁心安神。"肚腹三里留"，足三里为胃经合穴，主脘腹诸疾。中脘、气海、膻中培补脾土，以滋后天之本。诸穴共奏佳效。

便 秘

【病例1】

许某，男，76岁，初诊日期：2013年11月15日。

[主诉] 便秘1年，加重2周。

[病史] 患者因脑梗死住院，诉既往便秘病史1年，服用麻仁软胶囊有效，此次脑梗死发病后便秘病情加重。现症：神清，精神可，语言清晰流利，持续左侧肢体活动不利，便秘，5天一排，粪质干硬，排出困难，服用麻仁软胶囊无效。纳可，寐安，小便调。

[查体及实验室检查] 神志清楚，精神可，面色晦暗，左侧肢体活动不利，上肢肌力3级，下肢肌力3级，巴宾斯基征（＋）。舌红，苔黄燥，脉弦数。颅脑MRI：右侧基底节区梗死灶。心电图：窦性心律，大致正常。

[西医诊断] 便秘，脑梗死。

[中医诊断] 便秘，中风（中经络）。

[治疗原则] 泻热导滞，润肠通便。

[针灸取穴] 天枢、大横、支沟、足三里、上巨虚、水道、三阴交、归来、太溪、内庭、太冲。

[手法操作] 太溪、三阴交、归来、足三里补法；天枢、大横、支沟、上巨虚、水道平补平泻；内庭、太冲泻法，取穴均为双侧。

[治疗结果] 治疗4天，患者打开塞露辅助排便1次，粪质干硬，量多。治疗1周后，患者大便基本恢复正常，每日1次，粪质正常。

按语：便秘病位在肠，取天枢，为大肠之募穴；"合治内腑"，取上巨虚；支沟调理三焦气机，诸穴合用，通调大肠腑气，润肠通便。

【病例2】

郭某，男，58岁，初诊日期：2013年10月10日。

[主诉] 大便4日未行。

[病史] 患者于2013年10月10日因脑梗死入我院治疗，大便4日未行，腹部胀满，触诊左下腹处可及条索，叩诊实音，听诊肠鸣音减弱。入院前，常自服芦荟胶囊、番泻叶等药缓解便难症状。

[查体及实验室检查] 大便4日未行，触诊左下腹处可及条索，叩诊实音，听诊

肠鸣音减弱。肛门直肠检查无异常。头颅 MRI 示：脑梗死。舌红，苔黄腻，脉弦滑。

［西医诊断］脑梗死，便秘。

［中医诊断］中风（中经络），便秘。

［治疗原则］调理肠胃，行滞通便。

［针灸取穴］大横、天枢、水道、归来、外水道、外归来。头针：双侧足运感区。

［手法操作］双侧足运感区针刺时针尖与皮肤成 15° 角进针，迅速将针推进 1 寸深度，快速捻转，以局部有重胀感为度。腹部穴位用 3 寸毫针，行提插泻法，以患者局部有胀感为度，以上诸穴留针 30 分钟。每日 1 次。

［治疗结果］针刺治疗 2 天后患者排便，便质转润，解时通畅。

按语：中医学认为中风是由于肝肾阴虚，肝阳上亢，阳亢风动，窍闭神匿，神不导气而致。中风后由于气血不畅，痰瘀互阻等诸因易致腑气不通，大便秘结，故治当调理肠胃，行滞通便。头部足运感区位于旁中央小叶的头皮对应部位，而旁中央小叶恰是人体大脑排便控制区，针刺此穴区可以改善该部位脑部血液循环，从而直接改善排便的中枢调整作用。天枢为大肠募穴，人体上下之枢机，可升清降浊，通利腑实，大横、左水道、左归来、左外水道、左外归来总属脾胃经脉，可调理脾胃，通腑排积，为治疗便秘的常用穴。此外，左水道、归来与左外水道、外归来位于降结肠和乙状结肠部位，针刺可刺激调节局部神经，促进肠道蠕动，同时使刺激上传至大脑，有助于排便反射的完成。

溃疡性结肠炎

【病例】

赵某，男，34 岁，初诊日期：2014 年 2 月 26 日。

［主诉］间断黏液脓血便 20 个月。

［病史］患者入院 20 个月前因饮食不节、劳累出现黏液脓血便，每日 5~7 次，脓血色暗，伴脐周隐痛、里急后重，便后缓解，无发热，无关节痛，就诊于天津市某医院，查肠镜示：溃疡性结肠炎？病理诊断示:（小肠 20cm）黏膜浆细胞和嗜中性粒细胞浸润，淋巴组织增生，局部腺体轻度不典型增生;（回盲瓣）黏膜淋巴细胞、中性粒细胞和嗜酸性粒细胞浸润，伴坏死形成和糜烂，腺体轻度不典型增生，局部淋巴组织增生，可符合溃疡性结肠炎，请结合临床。（肠镜 20cm）少许破碎黏膜，少量浆细胞和嗜中性粒细胞浸润，淋巴组织增生，腺体轻度不典型增生，予美沙拉秦缓释颗粒

1g，每日3次；双歧杆菌三联活菌胶囊（具体用量不详）治疗，症状缓解。后症状间作，自服美沙拉秦缓释颗粒1g，每日3次，维持治疗。2个月前就诊于我院外科门诊，予中药汤剂治疗，症状缓解。2日前患者就诊于我院脾胃科门诊查结肠镜示：溃疡性结肠炎（直肠、乙状结肠、降结肠），今为求系统诊治收入病房。现患者神清，精神可，大便3~4次/日，黏液脓血便，脓血色鲜红，伴脐周隐痛、里急后重，便后缓解，偶有肠鸣，无发热，无关节痛，乏力，纳可，寐可，小便调。近半年体重减轻7kg。

[查体及实验室检查] 2012年6月26日查肠镜示：溃疡性结肠炎（？）2012年6月26日病理诊断示:（小肠20cm）黏膜浆细胞和嗜中性粒细胞浸润，淋巴组织增生，局部腺体轻度不典型增生;（回盲瓣）黏膜淋巴细胞、中性粒细胞和嗜酸性粒细胞浸润伴坏死形成和糜烂，腺体轻度不典型增生，局部淋巴组织增生，可符合溃疡性结肠炎，请结合临床。（肠镜20cm）少许破碎黏膜少量浆细胞和嗜中性粒细胞浸润，淋巴组织增生，腺体轻度不典型增生。2014年2月24日查结肠镜示：溃疡性结肠炎（直肠、乙状结肠、降结肠）。舌红，苔薄白，脉弦数。

[西医诊断] 溃疡性结肠炎。

[中医诊断] 大瘕泄病。

[治疗原则] 疏肝解郁，健脾益气，和络止血。

[针灸取穴] 上巨虚、天枢、关元、梁门、足三里、三阴交、脾俞、胃俞。

[手法操作] 常规消毒，取穴均为双侧，梁门直刺1.5寸，关元直刺2寸，令酸胀感由局部向四周放射，采用呼吸补泻之补法，施手法1分钟；足三里针刺2寸，令针感沿经上传，三阴交针刺1.5寸，二穴施捻转补法，做手法1分钟；天枢直刺1.5寸，施提插泻法，以局部酸胀为度；上巨虚直刺1.5寸，针感沿经下传，施捻转泻法1分钟；脾俞、胃俞向脊柱方向斜刺1寸，施捻转补法1分钟。留针30分钟。每日2次，上、下午各1次，10次为1个疗程。

[中药]

党参20g	炒白术30g	山药15g	白扁豆20g
砂仁6g	炒薏米30g	车前子30g	白芍20g
防风6g	陈皮6g	升麻6g	生黄芪20g
地榆炭15g	干姜10g		

水煎服，日1剂，每次150ml。

[辅助疗法] ①灸法：足三里、关元、天枢麦粒灸。②拔火罐：天枢、关元、足三里、大肠俞、小肠俞，本法通用于各型泄泻。③耳针：选大肠、小肠、肺、脾中的2~3穴捻转中强度刺激。

［治疗结果］8天后患者神清，精神可，黏液脓血便，大便1次，少量脓血，偶有肠鸣，无发热，无关节痛，纳可，寐可，小便调，舌红，苔薄白，脉弦数。

按语：中医认为本病多因精神刺激和饮食不节所致，后世医家从内伤分型如脾虚腹泻、肾虚腹泻、肝脾不和腹泻、食积腹泻等。慢性腹泻可反复发作，有的随个人体质、季节、地域不同，又有各自不同的兼症。针刺治疗本病可获佳效，且副作用小，方便实用，但必须手法到位，辨证准确。泄泻是临床常见病种，针灸对其有一定的临床疗效。尤其在缓解疼痛方面，收效迅速。但是，临床治疗应详细审其病因。泄泻的治疗应以健脾利湿为主，寒者温之，热者清之，虚者补之，实者泻之，辨清寒热虚实，针到泻止。

贲门失弛缓症

【病例】

陈某，男，35岁，初诊日期：2013年10月14日。

［主诉］吞咽困难3月余，加重2周。

［病史］患者3个月前开始出现吞咽困难，表现为吃干硬食物时难以下咽，时未就诊，自服胃康宁治疗，未见好转。2周前吞咽困难加重，进食时会因吞咽不下而发生呕吐，餐后半小时内感觉食管内有食物进入胃中。遂就诊于我院，收入我病区。现症见：神清，精神可，吞咽困难，进固体食物更明显，伴恶心呕吐，咽喉不适，胸闷胸痛，无头晕头痛，无腹胀腹痛，无咯血黑便，纳差，寐安，小便调，大便干结，3个月来体重减轻3kg。

［查体及实验室检查］胸骨柄后及剑突下压痛，余正常。血常规（－），生化（－），消化肿瘤（－），肝、胆、胰、脾及泌尿彩超（－），胸片（－），食管测压示LES不松弛，食管失蠕动。食管造影（2013年10月15日）：贲门失弛缓。舌质红，少苔，脉细数。

［西医诊断］贲门失弛缓症。

［中医诊断］噎膈。

［治疗原则］调理气机，和胃降逆，润燥生津。

［针灸取穴］中脘、梁门、天枢、足三里、三阴交、内关、膻中、天突。

［手法操作］中脘、梁门、天枢，捻转提插泻法；足三里、三阴交（双侧），捻转补法；内关（双侧）、膻中，捻转泻法；天突，平补平泻。留针30分钟。

［中药］予以沙参麦冬汤加减。

[西药] 予吗丁啉片。

[治疗结果] 神清，精神可，吞咽困难症状明显好转，进固体食物偶有不适，无恶心呕吐，咽喉不适较前好转，无胸闷胸痛，无头晕头痛，无腹胀腹痛，无咯血黑便，纳可，寐安，二便调。

按语：贲门失弛缓症是食管动力障碍性疾病，是指吞咽后食管体部无蠕动、贲门括约肌弛缓不良的一种疾病。本病为一种少见病，可发生于任何年龄，但最常见于20~40岁，男女发病率相似，约为1:1.5。主要症状有吞咽困难、反流呕吐、胸部不适或疼痛、体重下降。其发病机制尚不明确，基本缺陷是神经、肌肉异常。治疗失弛缓症的目的是松解食管下括约肌不松弛发生的梗阻，以改善食管排空。本病属中医"噎膈"范畴，属本虚标实之证，病因主要责之于情志内伤、酒食不节等，致使气、痰、瘀结食管，阻塞不通，故饮食难下，吞咽梗阻。治疗以调理气机，和胃降逆，润燥生津为主。故针灸治疗选取中脘、梁门、天枢、足三里、三阴交、内关、膻中、天突等穴。中药予沙参麦冬汤加减，以滋阴润燥生津。同时，应嘱患者平时注意精神调摄，保持乐观情绪，少思静养，避免不良刺激，禁食辛辣刺激食物等。

膈肌痉挛

【病例1】

张某，男，45岁，初诊日期：2011年12月6日。

[主诉] 喉中呃声持续1周。

[病史] 患者1周来喉中呃声持续不已，影响进食，食入即吐，睡眠时可止，醒后持续。服用甲氧氯普胺和肌内注射盐酸甲氧氯普胺注射液，始终未能见效，因而为病所苦，心胸烦闷，现焦虑不安，求助针灸治疗。

[查体及实验室检查] 神志清楚，面色润泽，形体中等，行动自如，胸部X线透视及腹部超声检查未见异常。舌淡，苔薄白，脉弦细。

[西医诊断] 膈肌痉挛。

[中医诊断] 呃逆。

[治疗原则] 疏肝理气，和胃降逆。

[针灸取穴] 足三里、合谷、膻中、胃俞、膈俞。头针：胃区、胸腔区。

[手法操作] 双侧胃区（由瞳孔中央向上平行于前后正中线的直线，从发际向上取"2cm"）和胸腔区（从胃区与前后正中线发际的中点，取一与前后正中线相平行的直

线，上下各 2cm），行捻转手法，每分钟 120~150 次，持续约 1 分钟。足三里、合谷（双侧）、膻中，毫针泻法，每日 1 次。留针 30 分钟，每 10 分钟行针 1 次，每日治疗 1 次。膈俞用三棱针，垂直点刺 4 点，然后用闪火拔罐法将大口径火罐吸于该部位上，待出血量达 2ml 时取下火罐，一般留罐时间为 5 分钟。每日 1 次，胃俞、膈俞（双侧）交替。

［治疗结果］仅治疗 1 次，呃逆立即停止。复诊时，患者自诉呃声一直未作，为巩固疗效，依前法再针 1 次。

按语：尽管许多呃逆都是因为胃肠道问题引起，但最近研究者们把注意力更多地放在中枢神经系统，其反射中心在第 3、4 节颈髓，受延髓中枢所控制，膈神经是膈肌唯一的运动神经，并接受星状神经节发出的交感纤维，特别是定位在大脑组织的损伤，许多不同髓质区的病变都可能产生呃逆，故选用双侧胃区和胸腔区。足三里属于足阳明胃经之合穴，可温经培元，健脾和胃，疏风祛湿，中阳足，脾运健，气血运行通畅，胃气得以和降，呃逆自止；膻中穴是八会穴之气会，具有和胃降逆行气之功效，为治疗呃逆的要穴；翳风是手少阳三焦经之穴，为治疗呃逆的经验穴；内关穴是心包经之络穴，为八脉交会穴；合谷穴可镇静通经；背俞穴之胃俞、膈俞可理气活血，诸穴合用，可清胃、降逆、止呕。

【病例 2】

Marion Schmoncher（德国籍），女，62 岁，初诊日期：2009 年 6 月 10 日。

［主诉］呃逆频作 1 天。

［病史］患者 1 个月前发现原发性肺癌胸膜转移，化疗后于家中休养。1 天前突发呃逆，每天发作 5 次，每次发作时频率在 1015 次 / 小时，呃逆声音低弱，气不持续，形体消瘦，面色少华，手足欠温，周身乏力，纳呆，食后腹胀。舌淡胖，花剥苔，脉沉细。

［西医诊断］膈肌痉挛。

［中医诊断］呃逆。

［治疗原则］温中益气，和胃降逆。

［针灸取穴］天突、内关、足三里。

［手法操作］常规消毒皮肤后，选准穴位针刺天突、内关（双侧），留针 30 分钟，10 分钟捻针 1 次；足三里（双侧）采用针灸并用方法，进针得气后在针柄上套上艾条，连灸 3 次。每天针灸 1 次，3 天为 1 个疗程。

［治疗结果］治疗半天后，呃逆频率减少至 5 次 / 小时。治疗 2 天后，发作次数减少至 2 次 / 天；7 天后偶发呃逆、纳呆，食后腹胀症状好转。治疗 8 天后，呃逆症状消失，持续 10 天未再发作呃逆。

按语：呃逆是一种不自主的膈肌间歇性收缩运动，即膈肌痉挛，伴有吸气期声门突然关闭，而发出的一种短暂的特别声音。膈肌是由迷走神经、膈神经支配的司呼吸的肌肉，呃逆的产生多因膈肌受累引起。呃逆可以是多种疾病的并发症，多可自行停止，但癌症引发的呃逆多为顽固性，多为肿瘤晚期表现，而以肺癌、肝癌、胃癌晚期转移患者多见，多影响患者生存质量，故导致呃逆的原因有：①随着肿瘤的发生和病情进展，人体的各种功能出现减退，易致脾胃功能失调，胃气上升而出现呃逆。②住院患者活动量减少，影响气血运行，脾胃气滞而出现呃逆。③患肿瘤后，出现情志不畅，肝气郁结，横逆犯胃而生呃逆。鉴于以上原因，刺内关以宽胸理气，和胃降逆，兼疏肝解郁。刺足三里能补益脾胃，调理胃气。晚期肿瘤患者大多气血亏虚，气血不足，而致正常气机调节逆乱，针灸有助于调节机体功能状态，有利于疾病治疗。

【病例 3】

韩某，男，52 岁，初诊日期：2014 年 1 月 2 日。

[主诉] 呃逆 8 天，加重 1 天。

[病史] 患者自述 8 天前，与家人生气后开始呃声不断，不能自控，中间少有缓解，1 天前再次加重，影响说话、进食，为求进一步诊治，前来我院。现症：呃声不断，不能连续说话，胁肋胀痛，寐欠安，大便干，小便可。

[查体及实验室检查] 患者神清，舌红，苔厚，脉弦，上消化道造影及腹部 B 超皆未见明显异常。

[西医诊断] 膈肌痉挛。

[中医诊断] 呃逆。

[治疗原则] 疏肝理气，降逆止呃。

[针灸取穴] 足三里、内关、攒竹、合谷、太冲、膈俞、膻中、鸠尾、中脘。

[手法操作] 取双侧足三里、内关、攒竹、合谷、太冲、膈俞穴施捻转法平补平泻 1~3 分钟；膻中、鸠尾向下斜刺；中脘深刺，平补平泻。日 1 次，留针 30 分钟。

[治疗结果] 治疗 1 次后呃逆频率减慢，3 次后基本停止，共治疗 1 周，未再复发。

按语：呃逆的发生多与饮食不当，情志不畅，或正气亏虚有关，本病案为典型的情志不舒所致，故针灸治疗时当疏肝和胃，降逆止呃，取胃的俞募穴、下合穴降逆并配合谷、太冲以疏肝气。呃逆，西医称膈肌痉挛，认为是由于膈肌、膈神经、迷走神经或中枢神经等受到刺激后引起一侧或双侧膈肌的阵发性痉挛，伴有吸气期声门突然关闭，发出短促响亮的特别声音。发作持续不断则可严重影响正常工作、休息。针灸对本病有很好的疗效，施以恰当的手法可以较好地降逆止呃，以解除病人的痛苦。

【病例 4】

李某，男，35 岁，初诊日期：2010 年 12 月 25 日。

［主诉］呃逆不止 3 天。

［病史］患者 3 天前无明显诱因出现持续呃逆，睡眠时症状缓解。遂就诊于附近卫生院，经压舌根、大口喝水及药物等治疗均无效，故今日就诊于我院。现患者呃逆不止，声音响亮，胸部疼痛，纳可，寐欠安，二便调。

［西医诊断］膈肌痉挛。

［中医诊断］呃逆。

［治疗原则］降逆止呃，宽胸利膈。

［针灸取穴］咽后壁点刺、内关、膈俞、内庭、太冲、中脘。

［手法操作］先用 3 寸的针灸针在咽后壁点刺 3~5 点，令其出血 2ml 左右。双内关为远道取穴，进针 1 寸左右，施捻转泻法，运针 1~3 分钟；双侧内庭穴，进针 1 寸左右，手法同内关穴；双侧膈俞穴向脊柱斜刺 1.5 寸，使针感沿胁肋向前胸感传，予捻转泻法施术 1~3 分钟；双侧太冲穴进针 1 寸左右，施捻转泻法，运针 1~3 分钟；中脘穴直刺 2 寸，用呼吸补泻之补法，运针 1~3 分钟，使针感向腹四周放射。每日 2 次，每次 30 分钟。

［治疗结果］治疗 1 次后，未见明显效果。治疗 3 次后，间断呃逆，胸部疼痛缓解。治疗 7 次后，间断呃逆，次数较前减少，胸部无疼痛。治疗 10 次后，呃逆消失。

按语：呃逆乃由多种病因所引起的一种临床症状，以喉间呃逆连声，声音短促，频频发出，病人不能自制为主要症状。临床上以偶然发生者居多，也有屡屡发生，持续时间较长者，伴有胸膈痞闷、脘中不适、情绪不安等。中医认为，凡杂症之呃，虽有气逆，有因于寒，因于热，因于食滞，因于气滞，实者多气疾火郁；虚者有脾肾阳虚与胃阴不足之别。此种现象，一种是非特异症状，常为生理性的；另一种若在某些疾病中，如中枢神经消化道疾病，心、肺、肝、肾功能衰竭等伴发的呃逆，提示预后不良。呃逆一证虽非大病，一旦举发，频频不止，令人叫苦不迭。针灸在治疗该病上有可靠的疗效。重在以醒脑调神之法，关键在于手法及施术的量学要求，止呃尤佳。

【病例 5】

梁某，男，65 岁，初诊日期：2013 年 10 月 7 日。

［主诉］反复呃逆 10 天。

［病史］患者因脑出血收入我病区治疗，10 天前出现呃逆症状，初起呃声轻微。5 天前，频发呃逆，呃声响亮，注射甲氧氯普胺不能缓解。现症：神清，精神弱，右侧肢体活动不利，频发呃逆，纳少，寐欠安，小便调，大便秘结。

［查体及实验室检查］神志清楚，精神弱，面色苍白无华，右侧肢体活动不利，上肢肌力 4 级，下肢肌力 3 级。舌淡红，苔白，脉沉弦。颅脑 CT：脑出血。

［西医诊断］脑出血，膈肌痉挛。

［中医诊断］中风（中经络），呃逆。

［治疗原则］醒脑开窍，滋阴降逆。

［针灸取穴］内关、足三里、攒竹、中脘、公孙、天枢。

［手法操作］内关、足三里、公孙（双侧）、中脘施以补法；攒竹（双侧）施以雀啄泻法，眼球湿润为度；天枢（双侧）平补平泻。

［治疗结果］针灸治疗 1 次后，患者呃逆发作次数及持续时间均较前明显好转。针灸治疗 3 次后治愈，未再复发。

第四节　血液系统疾病

过敏性紫癜

【病例】

时某，男，79 岁，初诊日期：2014 年 1 月 6 日。

［主诉］双下肢无力伴紫红色斑 7 天。

［病史］患者 7 天前因受凉后出现头痛，双膝关节疼痛、无力，自行口服去痛片，次日头痛缓解，仍双下肢无力、双侧膝关节疼痛，起坐、上下楼梯困难，自行口服去痛片 6 天。曾于天津市某医院行双膝关节 X 片，报"骨质增生、骨质疏松"，予"云南白药膏"敷贴，治疗后患者出现左下肢肿胀、皮肤散在紫红色斑，伴左小腿胀痛，皮肤斑集中于踝关节、腘窝、大腿内侧，皮肤无瘙痒、脱屑、疼痛等症状，后逐渐波及右下肢，停用外敷药后散在红斑未加重或减轻。现症：神清，精神可，语言清晰流利，双下肢无力，左小腿胀痛，双侧膝关节疼痛，伴双下肢散在紫红色斑疹，纳少，寐安，小便调，大便秘结，2~3 日一行。

［查体及实验室检查］神志清，精神可，面色微黄，上腹部压痛，无反跳痛，双下肢无力，左小腿胀痛，双侧膝关节疼痛，伴双下肢散在紫红色斑疹，舌质淡，苔薄白，脉弦。血常规：基本正常。

［西医诊断］过敏性紫癜。

［中医诊断］肌衄。

［治疗原则］滋阴清热，调和脾胃。

［针刺取穴］曲池、合谷、中脘、足三里、血海、风市、梁门、天枢、气海或关元。

［手法操作］患者取仰卧位，给予施针部皮肤消毒。中脘穴直刺2~2.5寸，施提插补法，以患者自觉肠蠕动增强、肠鸣音增强为宜；足三里（双侧）直刺1.5~2寸，得气后施捻转提插补法，以酸胀感向四周扩散为度；曲池、合谷、血海、风市（双侧）直刺1~1.5寸，施以捻转泻法；梁门、天枢（左侧）向气海、关元方向斜刺3~4寸，施捻转补法，以患者自觉胃有收缩感为宜；气海或关元穴隔日交替针刺，气海、关元穴均直刺2寸，施捻转提插补法，以酸胀感向四周放散为度。每日1次。

［治疗结果］治疗5次后，患者上腹部胀痛减轻，餐后站立时仍明显，恶心减少，双膝关节疼痛减轻，双下肢紫癜颜色变浅。治疗12次后，患者食欲正常，上腹部胀压痛明显减轻，无恶心，大便正常，每日1次，双下肢紫癜消失，双膝关节疼痛基本缓解。

按语：紫癜是皮肤和黏膜出血后颜色改变的总称。临床表现为出血点、紫癜和瘀斑，一般不高出皮面，仅于过敏性紫癜时可稍隆起，开始为紫红色，压之不褪色，以后逐渐变浅，至两周左右变黄而消退。患者年事已高，耗伤肾阴，虚火内炽，灼伤脉络，迫血妄行，故皮肤紫斑。针刺曲池、合谷、风市、血海，可祛风清热凉血；针刺中脘、梁门、天枢、气海或关元，可调理胃肠，增强免疫功能，故而可以滋阴清热消癜。

第五节　风湿性疾病

干燥综合征

【病例】

赵某，女，72岁，初诊日期：2014年2月14日。

［主诉］周身关节疼痛伴双下肢疼痛，间断发作1年余。

［病史］患者于1年多前无明显诱因出现周身关节疼痛，以双侧肩关节、腕关节、膝关节及髋关节疼痛为主，就诊于天津某医院，诊断"类风湿关节炎"，予以非甾体抗炎药口服，关节疼痛症状可缓解。2013年2月份患者自觉右侧髋部及双下肢疼痛

加重，就诊于某医院，查髋关节 MR，考虑右侧股骨头坏死，故住院治疗，经保守治疗髋部及下肢疼痛减轻。2 个月前患者自觉周身关节疼痛加重，以双侧髋关节、肩关节、膝关节疼痛为主，左侧痛甚，无明显晨僵，就诊于我院风湿科并收入院治疗。查：风湿四项：ESR：113.0mm/h；血细胞分析（住院）WBC：3.98×10^9/L，RBC：2.38×10^{12}/L，HGB：80g/L。风湿病抗体：抗 SS-A（+++），抗 SS-B（+++），予以抗炎止痛、调节免疫及对症治疗，经治疗好转出院。近日患者周身关节疼痛伴下肢疼痛加重，为进一步系统诊治再次收入院治疗，现症：患者神清，精神欠佳，周身关节疼痛，以双侧髋关节、膝关节疼痛为主，左侧痛甚，无明显晨僵，活动受限，左下肢麻木灼热感，乏力，纳少，寐欠安，小便调，大便可。

[查体及实验室检查] 双侧髋关节压痛 2 级，双侧"4"字试验（+），双侧肌力 4 级，双侧下肢活动受限。舌暗红，苔白，脉弦。

[西医诊断] 干燥综合征，双侧股骨头坏死，骨性关节炎，贫血。

[中医诊断] 痹病。

[治疗原则] 祛风除湿，通络止痛。

[针灸取穴] ①主穴：风池、曲池、血海、合谷、太冲、华佗夹脊刺。②配穴：肩髃、肩贞、肩中俞、肩外俞、臂臑、天宗透肩峰、外关、阳池、阳谷、阳溪、腕骨、环跳、阳陵泉、髋关节围刺、鹤顶、犊鼻、膝眼、曲泉、委中。

[手法操作] 常规消毒，取穴均为双侧，风池向对侧眼角斜刺 1.5 寸，施捻转泻法 1 分钟；曲池、血海、合谷、太冲均直刺 1~1.5 寸，施捻转泻法每穴 1 分钟；肩髃向臂斜刺 1.5 寸，肩贞、肩中俞、肩外俞、臂臑直刺 1~1.5 寸，施捻转提插相结合泻法 30 秒，针后加灸；天宗透向肩峰平刺 2~2.5 寸，施捻转泻法 30 秒；外关直刺 1 寸，阳池、阳谷、阳溪、腕骨直刺 0.5 寸，施捻转泻法 30 秒，针后加灸；环跳、秩边直刺 3~4 寸，施提插泻法，针感放散至足为度；阳陵泉直刺 1.5 寸，施提插捻转泻法 30 秒；髋关节周围痛处围刺，针间距为 1 寸，针刺深度 2 寸，施捻转泻法 30 秒，针后加灸；鹤顶、犊鼻、膝眼向膝关节中部斜刺 0.5~1.5 寸，施捻转泻法 30 秒，针后加灸；曲泉、委中直刺 0.5~1 寸，施提插捻转相结合泻法 30 秒，不留针。除曲泉、委中外，其他留针 30 分钟，每日 1 次。

[中药]

独活 10g	槲寄生 15g	秦艽 15g	防风 10g
当归 10g	川芎 10g	土茯苓 15g	盐杜仲 10g
牛膝 15g	白芍 15g	续断 15g	山慈菇 15g
粉草薢 15g	砂仁 10g	清半夏 10g	醋龟甲（先煎）15g
麸炒僵蚕 10g	关黄柏 10g	甘草 6g	醋鳖甲（先煎）15g

红花 10g　　　　　阿胶（烊化）10g

水煎服，日 1 剂，每次 150ml。

［辅助疗法］微波（射频）治疗；风湿病中药敷贴治疗，部位：双踝、双膝关节；活血止痛膏。

［治疗结果］14 天后，患者神清，精神可，周身关节疼痛明显减轻，无明显晨僵，活动受限，左下肢麻木灼热感减轻，乏力，纳少，寐安，二便调。

按语：痹证是中医内科学中常见的病证之一，是以关节疼痛为主的一组全身性病变症候群。其临床表现相当于西医学中的风湿性和类风湿关节炎。中医治疗该病的历史悠久，历代文献中均有记载，《内经》中除《痹论》《周痹》两篇为论述该病的专论之外，还有四十余篇涉及本证有关的内容。中医学认为其病因病机主要是：风、寒、湿三气，侵及人体，留驻关节，阻遏经脉，致使气血郁滞，经脉不通，不通则痛。痹，有痹阻不通之意。痹证，泛指闭塞不通，气血凝滞一类的病证。据其病因的偏重，《内经》中将痹证的临床分为三大类。风邪重者，疼痛游走不定，名曰行痹；寒邪重者，疼痛痛而不移，名曰痛痹；湿邪重者，肢节沉重不举，名曰着痹。但外邪留驻，郁而不散，随阳化热，关节红肿，身热节痛者，又称热痹。

强直性脊柱炎

【病例】

王某，男，37 岁，初诊日期：2012 年 10 月 12 日。

［主诉］髋部疼痛 1 周。

［病史］患者既往腰背部板滞僵硬、活动受限 1 余年，呈渐进性加重，不能自行坐起，辅助坐起后需支撑方能坐直，清晨及劳累后疼痛加重，休息后减轻，曾于当地医院就诊查风湿四项阴性，并给予抗炎镇痛药及理疗、按摩治疗，效果不显。1 周前患者感冒后出现髋关节疼痛，遂由家人搀扶来诊。现症：神清，精神差，表情痛苦，腰背部板滞僵硬、活动受限，髋部疼痛。

［查体及实验室检查］查体示肩胛部、腰背部肌肉板滞，腰椎活动明显受限，直腿抬高试验（－），加强试验（－），查 HLA-B27（＋），风湿四项（－）；查腰椎正侧位＋骨盆正位：腰椎生理曲度变直，L_{1-5} 椎体边缘呈骨质增生改变，双侧骶髂关节间隙消失。舌红，苔薄黄，脉弦细。血压：135/85mmHg，心率：78 次/分钟。

［西医诊断］强直性脊柱炎。

［中医诊断］骨痹。

［治疗原则］祛风散寒，活血通络。

［针灸取穴］华佗夹脊穴、环跳、委中、承山。

［手法操作］采用"蟠龙针法"针刺华佗夹脊穴，穴位常规消毒，选取 0.35mm×25mm 无菌针灸针，沿着脊柱两侧，从上至下，左右交错针刺，针尖偏向于脊中线椎体方向，针之纵轴与体表呈 75° 夹角，针刺 0.5 寸，使患者有酸胀、走窜、触电样感觉，医生感到手下沉紧、涩滞，此时行震颤手法 1 分钟，以增强针刺作用，并配以环跳、委中、承山（双侧），施提插泻法，以得气为度，每日 1 次，每次行针 30 分钟，每针 6 天休息 1 天。嘱患者多休息、注意保暖。

［中药］予丹红注射液静脉滴注。

［西药］营养神经，予鼠神经生长因子肌内注射。

［治疗结果］第 1 次针刺后，次日晨起后患者自觉背部较前明显舒展，腰部僵硬、臀部板滞较前缓解，仍不能自行坐起。针刺 6 次后，患者能自行坐起，不能自行坐直，髋部疼痛明显缓解。针刺 10 次后，患者能自行坐起，不需支撑能坐直。针刺 12 次后患者症状体征消失出院，能适当参加体力劳动。后随访半年内患者上述症状无反复。

按语："不通则痛"，经络气血痹阻不通是引起本病的主要原因。对华佗夹脊穴施行盘龙刺，重在疏通督脉及脊柱两侧膀胱经，"通则不痛"，从而达到"标本兼治"之目的。

大动脉炎

【病例】

朱某，男，35 岁，初诊日期：2013 年 10 月 12 日。

［主诉］乏力、反复头晕，发作性晕厥 2 天。

［病史］患者于 1 个月前因感冒出现发热、乏力、周身不适，头晕、睡眠不好，记忆力下降，当地医院诊为神经衰弱，对症治疗无效，晨起突然出现心悸、气短、晕厥，有一过性意识消失，左上肢无力，近 1 个月先后发作 5 次。

［查体及实验室检查］左上肢血压未测到，脉搏消失，皮肤发凉，右上肢血压 160/90mmHg，颈左侧可闻及明显血管杂音，血尿常规正常，肝功能、肾功能正常，ESR：106mm/h，抗 O 1：1600U（＋）（正常＜400），RF（－），CRP（＋）。彩色多普

勒 B 型超声查颈动脉、左上肢动脉变细，呈条索状，内膜明显均匀增厚，内径分别为 3.5mm 和 2.5mm，腔内血流变细，血流速度降低。舌暗红，苔薄白，脉弱。

［西医诊断］大动脉炎（头臂型）。

［中医诊断］无脉症。

［治疗原则］温阳益气，通经复脉。

［针灸取穴］第 1 组：人迎、极泉、太渊。第 2 组：心俞、肺俞、膈俞、风池、完骨、天柱。

［手法操作］取穴均为双侧，人迎穴直刺进针 1~2 寸，用雀啄手法使触电样感觉沿肩、上臂直达指端，使针感放射至手指，然后施捻转补法 1 分钟。极泉斜刺进针 0.5~1 寸，施提插泻法，使针感放射到手指。太渊直刺 0.3 寸，施捻转补法 1 分钟。心、肺、膈俞朝脊柱方向斜刺进针 1~1.5 寸，施捻转补法 1 分钟。风池、完骨、天柱进针 1 寸，施捻转补法 1 分钟。诸穴留针 20 分钟，并于太渊及背俞穴加灸，每日针灸 2 次，上午取第 1 组穴，下午取第 2 组穴。

［治疗结果］针刺 4 周后，临床症状明显缓解。

按语：大动脉炎病位在血脉，根据其病因病机特点及心、肺、胃在运行气血方面的作用，制定了温阳益气、通经复脉的治疗法则。在取穴上，以心、肺、阳明经穴为主。人迎为足阳明胃经之穴，是足阳明、少阳之交会穴，乃气海之门户，能候五脏，是人体重要经穴之一；太渊为肺经的输穴、原穴，又为脉会；极泉为心经之起始穴，治疗本病以此三穴为主穴，旨在调理心、肺及胃之气机，以行气血，通血脉。取心俞、肺俞、膈俞，以调补脏腑，活血化瘀，取风池、完骨、天柱，以补益脑髓，改善脑循环。针后加灸，旨在温经通络。

类风湿关节炎

【病例】

杨某，女，67 岁，初诊日期：2017 年 4 月 26 日。

［主诉］周身多关节肿痛、变形 20 余年，加重 1 个月。

［病史］患者于 1993 年无明显诱因出现右手中指指间关节肿痛，呈进行性加重并逐渐波及双手各指间关节，于当地医院诊断为类风湿关节炎。2009 年累及双膝关节，出现双膝关节疼痛、变形，不能行走，从此靠轮椅活动。20 余年间多次就诊于当地及北京多家医院，未系统服用西药，间断采用针灸和中药治疗，病情渐进。半年前开始

服用"蚂蚁丸",近1个月病情加重,以双手指间关节、双膝关节为著。既往于2003年因生气患抑郁症,失眠,易哭,体重骤减,于北京某医院住院治疗后基本痊愈。现神清,精神可,手足小关节、膝关节、髋关节、胸廓疼痛变形,尤以手足小关节、膝关节为甚,疼痛在潮热天气加重,冬天寒冷季节无明显变化,自觉上半身热,膝关节以下冰冷。胁肋胀痛,纳差,寐尚可,大便不成形,夜尿频。舌红,苔黄腻,舌尖有瘀斑,脉沉细。

[查体及实验室检查]身体极为消瘦,躯干及四肢肌肉废用性萎缩。胸椎侧弯,胸廓呈桶状样改变,肩部抬举受限,双手掌指关节畸形,多个近端指间关节呈梭形,压痛阳性;双膝关节畸形,压痛阳性,以右膝关节为著;双足趾关节纽扣花样畸形,活动受限。血沉(2016年11月24日):58mm/h;C反应蛋白(2016年11月24日):19.7mg/L;类风湿因子(2016年11月24日):203IU/ml。

[西医诊断]类风湿关节炎。

[中医诊断]痹证。

[治疗原则]调神扶正,除痹止痛。

[针灸取穴]华佗夹脊穴、百会、四神聪、上星、印堂、曲池、外关、养老、合谷、上八邪、八邪、膻中、中脘、下脘、建里、天枢、气海、关元、血海、梁丘、内外膝眼、照海、申脉、太溪、昆仑、足阳明胃经(足三里至解溪)。

[手法操作]首先嘱患者坐位,取华佗夹脊穴蟠龙刺,不留针;起针后令患者仰卧,百会、四神聪、上星、印堂斜刺0.5寸,捻转补法;中脘、下脘、建里、天枢、气海、关元、照海、申脉、太溪、昆仑、足三里均施捻转补法,足阳明胃经(足三里至解溪)排刺。取穴除任督脉穴及经外奇穴外均为双侧。每次留针20分钟,每日1次。足三里温针灸,每次灸3壮,或双侧足三里至解溪各接一组电针。双髋关节疼痛处及双手中指近端指间关节行火针。5月3日行腹部雷火灸1次,共2壮。

[中药]

炙黄芪10g	防己9g	炒白扁豆10g	茯神10g
太子参10g	莲子9g	炒薏苡仁10g	木香6g
肉桂3g	升麻6g	龙齿10g	桑寄生10g
神曲30g	陈皮6g	醋延胡索9g	淡竹叶6g
滑石3g			

水煎服,日1剂。

[治疗结果]治疗9次后,双手近端指间关节可被动伸直,疼痛减轻。治疗10次后,复查血沉为39mm/h,较治疗前明显下降。现于门诊继续治疗。

按语:类风湿关节炎是一种以关节组织慢性炎症病变为主要表现的,病因尚未明确的慢性自身免疫性疾病，其特征是对称性多关节炎，以双手、腕、肘、膝、踝和足关节受累最为常见，病情逐渐加重并最后导致关节强直、畸形、功能丧失而有不同程度的残疾，女性患病率高于男性。类风湿关节炎属于中医"痹证"范畴，"风寒湿三气杂至，合而为痹也"，人体正气虚弱时，风寒湿等邪气侵袭人体，滞于关节，经脉痹阻，不通则痛。因此该病为本虚标实，治宜标本兼顾。针刺头部菱形区以调神，"凡刺之法，必先本于神"，神调则治本达标。华佗夹脊穴蟠龙刺可激发经气，疏经活络，行气通痹，而且可提升正气，提高免疫功能。肾为先天之本，脾为后天之本，取肾经之太溪、照海合以三阴交滋补肝肾，补益先天；针刺三阴交、足三里、气海、关元、中脘，并在足三里温针灸，以固护脾胃，补益后天。疼痛局部取穴及火针的应用，意在疏通局部气血，通络止痛以治标。标本兼顾，共奏良效。

第三章

外科疾病

第一节　胆管结石

【病例】

廖某，女，61岁，初诊日期：2013年3月14日。

[主诉]两胁肋部胀痛伴胃脘不适2周，加重2天。

[病史]患者2周前无明显诱因出现两胁肋部胀痛，胃脘不适伴恶心欲吐，未予重视，2天前症状加重，现患者两胁肋阵发性胀痛，胃脘痞满，胃气上逆，致咽喉堵塞感，恶心欲吐，不欲进食，口干口苦。

[查体及实验室检查]胃镜检查提示：浅表性胃炎。查腹部彩超示：肝内胆管结石。舌红，苔黄腻，脉弦。

[西医诊断]胆管结石，慢性胃炎。

[中医诊断]胁痛。

[治疗原则]疏利肝胆，行气止痛。

[针灸取穴]膈俞、肝俞、胆俞、脾俞、胃俞、内关、阳陵泉、支沟、足三里、侠溪、太冲。

[手法操作]取穴均为双侧，常规消毒，膈俞、肝俞、胆俞、脾俞、胃俞向内斜刺0.5~0.8寸，小幅度、低频率捻转泻法，得气后即止；内关直刺1~1.2寸，太冲直刺1~1.5寸，阳陵泉直刺1~1.5寸，支沟直刺1~1.2寸，在针刺得气后，予提插泻法，强刺激；侠溪直刺0.3~0.5寸，足三里直刺1~1.5寸，得气后施捻转泻法。留针30分钟。

[中药]

柴胡10g	黄芩10g	木香10g	半夏10g
海金沙10g	鸡内金10g	金钱草10g	郁金10g
甘草6g	砂仁6g	香附10g	川楝子10g
龙胆草10g			

水煎服，日1剂。1周后调整方药如下。

柴胡10g	黄芩10g	降香10g	清半夏10g
海金沙10g	鸡内金10g	金钱草10g	郁金10g
甘草6g	砂仁6g	香附10g	川楝子10g

龙胆草 10g　　　　石菖蒲 10g　　　　葛根 10g　　　　　　谷芽 10g

稻芽 10g　　　　　太子参 10g

水煎服，日 1 剂。

［治疗结果］第 1 次针刺后，即感觉胁肋胀痛症状明显好转。2 周后胁痛症状消失，后继续针药结合治疗胆管结石。

按语：胁痛多由情志不遂、饮食所伤、外感湿热等原因引起，其基本病机为肝络失和，即"不通则痛""不荣则痛"，其基本病理因素不外乎气滞、血瘀、湿热，以气滞者为多，尤其是中年女性，常由于情志原因而发生胁痛。《景岳全书·胁痛》提出："胁痛之病本属肝胆二经，以二经之脉皆循胁肋故也。"所以疏肝利胆，和络止痛为其基本治则。背俞穴是脏腑之气输注于背腰部的腧穴，主要用于治疗相关脏腑的病变，肝、胆、脾、胃俞疏肝利胆，健脾和胃；阳陵泉为胆之下合穴，疏泄少阳经气，配合支沟调理三焦气血；太冲疏肝解郁，足三里和胃消痞；内关宽利胸膈，畅通三焦气机；侠溪为胆经荥穴，疏泄胆之余气。

第二节　泌尿外科疾病

尿潴留

【病例】

刘某，男，63 岁，初诊日期：2013 年 10 月 15 日。

［主诉］左半身不遂 2 日，9 小时未排尿。

［病史］患者因突发左半身不遂入我院，症见头痛，精神烦躁，左侧巴宾斯基征（＋），CT 报告示基底节区血肿，每日予 20% 甘露醇 250ml，每 8 小时 1 次，症状较前好转。入院后 2 日患者烦躁不宁，9 小时未排尿。

［查体及实验室检查］查膀胱充盈，脐下 2cm，叩诊膀胱呈浊音。舌暗，苔薄白，脉弦数。

［西医诊断］尿潴留。

［中医诊断］癃闭。

［治疗原则］健脾化湿，通利小便。

［针灸取穴］阴陵泉。

［手法操作］取双侧阴陵泉，进针1~1.5寸，行提插捻转泻法，令局部有酸麻重胀之针感，令针感向上传导，施手法1~3分钟，留针15~30分钟。

［治疗结果］针刺15分钟后患者自行排尿450ml，以后小便自调。

按语：尿潴留属中医"癃闭"范畴。癃为小便不利，点滴而出；闭为小便闭塞，尿液点滴不出。病位在膀胱，"膀胱者，州都之官，津液藏焉，气化则出矣""膀胱不利为癃，不约为遗溺"。另外足太阴脾经病候论述："是主脾所生病者……水闭……"阴陵泉为足太阴脾经之合穴，五行属水。水穴与肾、膀胱关系密切，有通利小便之功效。《杂病穴法歌》曰："小便不利阴陵泉。"因而针刺阴陵泉可达健脾化湿、通利小便之功。

前列腺增生

【病例】

刘某，男，68岁，初诊日期：2013年3月12日。

［主诉］小便不利5年，加重7天。

［病史］患者小便不利约5年，曾就诊于天津市某医院诊断为前列腺增生，目前口服非那雄胺5mg，每日1次，疗效不明显。7天前患者小便不利症状较前加重，继续服非那雄胺治疗，经治疗无明显缓解，遂就诊于我院进一步治疗，现症：小便点滴而出，夜尿7次左右，腹部坠胀，大便可，夜寐差。

［查体及实验室检查］尿常规示：无异常。泌尿B超示：前列腺增生。舌质淡暗，苔薄白，脉沉细。

［西医诊断］前列腺增生。

［中医诊断］癃闭。

［治疗原则］温肾健脾，利水通闭。

［针灸取穴］秩边透水道、关元、中极、水道、归来、三阴交、太溪。

［手法操作］患者体型较肥胖。取穴均为双侧，针刺先取俯卧位，所取穴位常规消毒。秩边透水道取0.30mm×75mm芒针小幅度、高频率轻捻徐入，深达约3寸，导引经气寻求针感，令胀麻舒适感向会阴部和尿道放散，不留针。再选仰卧位，取关元、中极、水道、归来穴，均以长75mm芒针直刺入，捻转缓进，令针感达会阴和尿道，留针30分钟。三阴交、太溪施捻转提插补法，留针30分钟。每隔10分钟行针

1次，每日治疗1次，10次为1个疗程。

［治疗结果］患者经治疗1个疗程后，自觉排尿较前畅快，小腹坠胀感减轻，夜尿次数减为每晚3~4次。患者继续治疗，第2个疗程后患者自觉排尿较前畅快，小腹坠胀感消失，夜尿每晚2次。治疗3个疗程以后患者自觉排尿正常，夜尿每晚1~2次，无其他不适症状。

按语：前列腺增生症是老年男性的多发病。主因老年人年老体衰，肾气不足，气化失司，加之后天脾气运化无力，肝郁气滞，气血不畅，使阴阳失调，瘀浊成积而致本病。芒针治疗前列腺增生症重用秩边透水道，主要强调经络感传与气至病所，气至而有效，是以经络学说为基础的。秩边为膀胱经要穴，具有通利下焦的功用，前列腺增生与膀胱气化不利有关，故选用秩边穴为主穴；关元乃任脉与足三阴经之交会穴，具有固本培元，健脾固肾，调和阴阳的作用；中极为膀胱经募穴，具有疏通膀胱，促进气化，通利小便之功；三阴交乃足三阴之交会穴，通调足三阴经气血，消除瘀滞之功；太溪为肾经原穴，滋阴补肾；水道、归来属局部取穴，取其通利小便的功能。

第三节　骨科疾病

颈椎病

【病例1】

王某，女，54岁，初诊日期：2013年9月23日。

［主诉］头痛、头晕伴右上肢麻木6天，加重2天。

［病史］患者于1周前在家做家务后出现头痛、头晕目眩，伴右上肢麻木，休息后症状不见缓解且逐渐加重，遂就诊于我院。现症见患者头晕，头痛呈持续性发作，无恶心、呕吐，颈项部僵硬不适，畏寒明显，活动尚可，但头颈活动时症状加剧。右侧上肢偶有麻木感，活动如常。纳食可，二便调，寐安。

［查体及实验室检查］右脊柱，无明显侧弯及后凸畸形。颈椎外观正常，无明显压痛，椎间孔挤压试验（＋），臂丛神经牵拉试验：右（＋），左（－）；加强试验：右（＋），左（－），上肢外观正常无明显畸形。颈椎MRI，影像表现：颈椎生理曲度消失，C_{3-4}、C_{4-5}及C_{5-6}椎间盘膨出，相应硬膜囊受压，右侧椎动脉明显变细。舌红少

津，苔少，脉沉细。

[西医诊断] 颈椎病（椎动脉型）。

[中医诊断] 痹证。

[治疗原则] 补益肝肾，濡养筋骨。

[针灸取穴] 百会、四神聪、太阳、颈夹脊、天柱、内关、列缺、合谷、血海、足三里、太冲、太溪。

[手法操作] 患者取仰卧位，取穴除经外奇穴外均为双侧，行针以捻转补法为主，辅以平补平泻。

[治疗结果] 毫针针刺治疗 2 次后患者头痛减轻，14 次后头痛消失，偶有头晕，上肢麻木减轻。两个疗程后诸症消失。

按语：椎动脉型颈椎病属中医"痹证"范畴，是因感受外邪、跌仆损伤、动作过度、年老体弱等致项部经络气血运行不畅或气血难以滋养脑窍而致头痛、头晕等症。治疗当舒筋活络，调理气血。天柱、颈夹脊为局部取穴，针刺可直达病所，以通行项部气血，改善血液供应。百会居三阳五会之处，通调全身阳气，以助气血运行，配太阳以清利脑窍。"头项寻列缺"，列缺为八脉交会穴，是治疗头颈及面部病证之特效穴。内关既为八脉交会穴，又为手厥阴经络穴，安神止痛止眩。血海、足三里补益气血，充养经脉。太冲、太溪滋补肝肾，填精益髓，化生气血，并可调肝止眩。西医学认为该病为椎动脉受压迫或刺激而引起其供血不足所产生的一系列症状，从而引起因头颈部体位改变而致眩晕、恶心、头痛，及视力减退、耳鸣、耳聋、血压异常等，因此临床上出现上述症状应考虑颈椎病的发生。长期临床证明针灸可以明显改善脑血液供应，对颈椎病有良好疗效。

【病例 2】

冯某，男，56 岁，初诊日期：2014 年 3 月 28 日。

[主诉] 颈项疼痛伴肩背酸痛 2 年，加重 3 天。

[病史] 患者自述 3 年前因劳累出现颈项疼痛，就诊于天津某医院，查颈椎 X 片，考虑为颈椎病，经卧床休息，症状缓解。患者于 3 天前劳累后，症状加重，并见肩背放射痛，头晕恶心。遂就诊于我院，为求明确诊断及进一步系统治疗，于今日由门诊以颈椎病入院，现颈项疼痛，伴肩背放射痛，头晕恶心，纳可，夜寐欠安，二便调。

[西医诊断] 颈椎病。

[中医诊断] 项痹。

[治疗原则] 醒脑开窍，滋补肝肾，疏通经络，补益脑髓。

[针灸取穴] 人中、内关、三阴交、极泉、尺泽、委中、风池、完骨、天柱、颈夹脊穴；头皮运动区、运用区、语言二区、语言三区、感觉区。

［手法操作］内关（双侧），捻转提插泻法 1 分钟；人中，雀啄泻法至眼球湿润为度；三阴交（双侧），提插补法至肢体抽动 3 次为度；极泉、尺泽、委中（双侧），提插泻法至肢体抽动 3 次为度；风池、完骨、天柱（双侧），捻转补法 1 分钟；颈夹脊穴排刺，均取双侧，捻转泻法 1 分钟。头皮针运动区、运用区、语言二区、语言三区、感觉区，平补平泻，留针 20 分钟。

［辅助疗法］穴位拔罐，取穴：双侧背俞穴，患侧肩髃、肩髎、肩中俞、肩外俞、天宗、秉风、大杼、阿是穴等，以疏通经络，益气活血，活血化瘀。

［中药］根据患者舌脉辨证为气血不足证，治以益气养血，方如下。

生黄芪 30g	党参 12g	枸杞子 12g	酒女贞子 12g
炒白术 15g	酒萸肉 12g	醋龟甲（先煎）10g	炒酸枣仁 30g
天麻 12g	川牛膝 20g	盐杜仲 15g	续断 10g
知母 10g	秦艽 10g	生龙骨 10g	生牡蛎 10g
麦冬 12g	百合 10g	首乌藤 15g	酒五味子 9g
醋香附 6g	粉葛 20g	独活 10g	

水煎服，日 1 剂，每次 150ml。

［治疗结果］住院治疗 3 天后头晕、恶心症状缓解。住院治疗 7 天后颈项部疼痛减轻。住院治疗 14 天后未诉头晕、恶心等不适，颈项部疼痛明显减轻，未诉其他不适。

按语：颈椎病是一种常见病，有多种致病因素，针灸治疗效果显著，配合中药治疗可以改善微循环、抗炎止痛，值得在临床广泛推广。此外还应嘱患者出院后注意纠正不良的体位、睡眠、生活习惯等，建立健康的行为模式，调整心理状态，去除紧张性因素，以减少颈椎病的发生。

【病例 3】

患者，女，45 岁，初诊日期：2013 年 5 月 10 日。

［主诉］颈部疼痛，不能扭转 2 天。

［病史］患者神清，精神可，语言清晰流利，昨日晨起突发颈部疼痛，无法转动，右侧为重，向左转向约 15°，无法向右转侧，伴头晕，耳鸣，右侧手臂尺侧麻木疼痛不适，小拇指和无名指麻木感。查颈部右侧肌肉红肿，局部皮温略高，右侧手臂上举受限。否认外伤史。

［查体及实验室检查］颈部活动受限，向左转向约 15°，无法向右转侧。查颈部右侧肌肉红肿，局部皮温略高，右侧手臂上举受限。

［西医诊断］颈椎病。

［中医诊断］项痹。

［治疗原则］醒脑开窍，疏通经络。

［针灸取穴］内关、人中、风池、完骨、天柱、颈夹脊、百会、头维、太阳、外关、曲池、合谷、中渚、阿是穴、三阴交。

［操作手法］内关（双侧），捻转提插泻法1分钟；人中，雀啄泻法至眼球湿润为度；三阴交（双侧），提插补法至肢体抽动3次为度；风池、完骨、天柱（双侧），捻转补法1分钟；颈夹脊穴排刺，均取双侧，捻转泻法1分钟。余穴平补平泻，留针20分钟。

［治疗结果］第1次治疗后，疼痛明显好转，右侧转侧15°左右，左侧45°左右。连续治疗3次后头晕缓解，耳鸣基本消失，偶有发作。颈部活动基本正常，无明显受限。手指感觉正常，麻木感消失。

按语：《灵枢·海论》篇曰："脑为髓之海""髓海有余，则轻劲多力，自过其度；髓海不足，则脑转耳鸣，胫酸眩冒，目无所见，懈怠安卧。"《景岳全书·眩运》篇指出："眩运一证，虚者居其八九，而兼火、兼痰者不过十中一二耳。"强调了"无虚不作眩"，在治疗上认为"当以治虚为主"。风池、完骨、天柱三穴合用，具有补益脑髓的作用，采用小幅度、高频率捻转补法，每穴施术1分钟。经彩色超声多普勒仪测定，针刺能有效改善椎－基底动脉系统血流量，增加脑的灌注量。三阴交具有滋补肝肾的作用。方中内关、人中起醒神开窍的作用，可"调其神，令气易行"。颈椎夹脊穴疏通经络，改善脑供血。

【病例4】

刘某，男，50岁，初诊日期：2014年5月7日。

［主诉］双上肢麻木，左上肢疼痛伴双下肢无力7天。

［病史］患者于2014年5月1日，因驾驶公交车行驶途中受到强烈颠簸，突然出现持续双上肢麻木，伴左上肢疼痛，双下肢无力，当时神清，无头痛、头晕及胸闷憋气、二便失禁等症，于2014年5月4日就诊于我院门诊，时查颈椎正侧位示颈椎退行性骨关节病、部分颈椎间盘退变、生理曲度变直顺列失稳，予颈痛颗粒、牛痘疫苗接种家兔炎症皮肤提取物口服，经治病情无明显变化，为进一步治疗收入我病区。现症：神清，精神可，语言清晰流利，偶有头晕，持续双上肢麻木，伴左上肢疼痛，双下肢无力，纳可，寐安，小便调，大便不规律。

［查体及实验室检查］颈椎正侧位示颈椎退行性骨关节病、部分颈椎间盘退变、生理曲度变直顺列失稳。左侧肩胛区肌肉稍萎缩。

［西医诊断］颈椎病。

［中医诊断］项痹。

［治疗原则］醒脑开窍，滋补肝肾，疏通经络，补益脑髓。

［针灸取穴］选取内关、人中、三阴交等为主穴，随症加减。

［手法操作］内关（双侧），捻转提插泻法 1 分钟；人中，雀啄泻法至眼球湿润为度；三阴交（双侧），提插补法至肢体抽动 3 次为度；极泉、尺泽、委中（双侧），提插泻法至肢体抽动 3 次为度，不留针；风池、完骨、天柱（双侧），捻转补法 1 分钟；颈椎夹脊穴排刺。留针 30 分钟。

［治疗结果］治疗 3 天后头晕缓解，左上肢疼痛减轻。治疗 7 天后左上肢疼痛明显减轻。治疗 14 天头晕明显缓解，肢体麻木无力感好转。

按语：针灸治疗颈椎病效果显著，嘱患者出院后注意纠正不良的体位、睡眠、生活习惯等。

【病例 5】

张某，男，37 岁，初诊日期：2013 年 11 月 8 日。

［主诉］颈部疼痛，活动受限伴头晕 1 周，加重 2 日。

［病史］患者颈部疼痛，活动受限 1 周，未予重视，2 日前因劳累过度上述症状加重，故就诊于我院。症见神清，精神弱，眩晕，胸闷欲呕，颈部活动受限。

［查体及实验室检查］$C_{3\sim6}$ 压痛明显，右侧转颈试验阳性。颈部 MR：$C_{4\sim5}$、$C_{5\sim6}$ 椎间盘突出。舌暗，苔薄白，脉弦。

［西医诊断］颈椎病。

［中医诊断］项痹。

［治疗原则］益气活血，舒筋通络。

［针灸取穴］阿是穴、大椎、天柱、风池、悬钟、列缺。

［手法操作］除阿是穴和大椎外，均取双侧。穴位常规消毒后，以 1~1.5 寸毫针平刺，余穴直刺 0.8~1 寸，施平补平泻法，留针 30 分钟，每日 1 次。

［治疗结果］首次治疗后即感眩晕明显减轻，10 天后所有症状基本消失，颈椎后压痛消失，右侧转颈试验（－）。

按语：颈椎病属中医学"痹证"等范畴，肝肾不足、筋脉失养是本病发生的内因。颈部外伤、劳损及外感风寒湿邪是引起本病的外因。一般认为病机是肝肾虚损，气血不足，经脉痹阻，经气不利。针刺治疗当取大椎以宣通督脉之气，又因诸阳会于督脉大椎穴，故取大椎穴能提振元阳。《针灸大成》云其可治"项强不可回顾"。风池、悬钟为足少阳之穴，风池可祛风止痛，悬钟为髓会；列缺为手太阴络穴，连接手阳明，直通手三阳之气,《四总穴歌》云："头项寻列缺。"以上诸穴合用，共奏益气活血、舒筋通络之效。现代研究证实，针刺治疗颈椎病可改善颈部周围肌肉的肌张力，恢复颈椎的动力系统功能，从而改善颈椎的静力系统，恢复正常的颈椎关节解剖序列，解除关节或椎间盘对神经根的压迫，松解神经根及其周围的粘连，促进椎间盘、韧带及关节囊等组织水肿的消退。

【病例6】

曹某，男，38岁，初诊日期：2011年5月14日。

[主诉] 头晕伴左上肢麻木5天。

[病史] 5天前患者因工作劳累出现头晕，颈项疼痛，伴左上肢麻木，就诊于我科门诊，查颈椎X片示：考虑颈椎病。现症：神清，精神可，呼吸平稳，头晕，颈项疼痛，左上肢麻木，无胸闷憋气，纳可，夜寐欠安，二便调。患者既往有颈椎病史。

[查体及实验室检查] 双侧肢体肌力5级，双病理反射未引出。击顶试验：左（＋），右（－）；臂丛神经牵拉试验：左（＋），右（－）。舌红边有瘀斑，苔白，脉弦。

[西医诊断] 颈椎病。

[中医诊断] 项痹。

[治疗原则] 醒脑开窍，活血止痛。

[针灸取穴] 内关、人中、三阴交、极泉、尺泽、委中、风池、完骨、天柱、颈椎夹脊穴、脾俞、胃俞。

[手法操作] 醒脑开窍针刺法常规操作，风池、完骨、天柱（双侧），捻转补法1分钟；颈椎夹脊穴排刺；脾俞、胃俞（双侧）常规刺法。留针30分钟。

[中药]

葛根20g	桑枝10g	天麻10g	当归15g
僵蚕10g	怀牛膝20g	菊花15g	防风10g
羌活10g	党参20g	川芎5g	黄芪20g

水煎服150ml，日1剂。

[治疗结果] 治疗第3天：颈项部疼痛减轻，时有头晕，左上肢麻木无力减轻。治疗第10天：颈项部疼痛消失，左上肢麻木无力减轻，未诉头晕、头痛。

按语：本病例为颈椎病患者，属中医"项痹病"范畴。患者气血不足，加之久劳，损及颈部筋脉，致局部气血运行不畅，经脉瘀阻，气血不能上荣，《经》云："不通则痛。"而见头晕等症，舌、脉亦为经脉瘀阻之象。醒脑开窍针刺法能醒神开窍，活血通络；针刺夹颈穴能改善颈部血液循环，减轻颈部神经根水肿，缓解疼痛，配合中药补气养血，活血通络之功效。

【病例7】

张某，女，49岁，初诊日期：2014年6月25日。

[主诉] 阵发性眩晕伴颈部疼痛半月余。

[病史] 半个多月前患者无明显诱因出现眩晕，视物旋转，伴颈项部不适、恶心、呕吐、耳鸣，无胸闷、憋气、心慌，吐出胃内容物5次，呕吐后眩晕无好转，平卧闭

目休息约2小时后好转，于某医院就诊，予口服药物治疗（具体不详）。其后反复出现阵发性眩晕，持续时间约几秒后好转。患者为求进一步诊疗，门诊以"颈椎病"收入。现症：神清，精神好，语言清晰流利，颈项部、双肩部麻木疼痛，偶有眩晕，伴恶心，偶有腰痛，纳好，寐安，二便调。

［查体及实验室检查］头颈CTA：未见明显异常。颈部MRI：C_5椎体I°后滑脱，颈$C_{4\sim5}$、$C_{5\sim6}$、$C_{6\sim7}$椎间盘变性突出。舌淡，苔薄白，右脉弱，左脉沉涩。

［西医诊断］颈椎病。

［中医诊断］项痹。

［治疗原则］补益气血，疏通经络。

［针灸取穴］风池、完骨、天柱、颈夹脊、颈百劳、肩井、阿是穴、百会、四神聪。

［手法操作］风池、完骨、天柱（双侧），捻转补法1分钟；颈夹脊、颈百劳（双侧）、肩井（双侧）、阿是穴，捻转平补平泻1分钟；百会、四神聪，捻转平补平泻1分钟。留针20分钟。

［治疗结果］治疗10天后：患者眩晕程度较前减少，无恶心，颈项部、双肩部麻木减轻，疼痛减轻。治疗35天后：患者眩晕程度明显减轻，频率减少，未再出现恶心、呕吐，颈项部、肩部麻木、疼痛显著减轻，纳好，寐安，二便调。舌暗红，苔薄白，脉弦。

【病例8】

邵某，女，35岁，初诊日期：2012年12月11日。

［主诉］头昏沉，伴颈、肩、背部酸沉不适10余年。

［病史］患者10多年前因劳累导致头昏头沉，伴颈、肩、背部酸沉不适，寐差，多梦，无恶心呕吐症状，纳差，二便调。肢体活动正常，未诉麻木无力等症。

［查体及实验室检查］血压：105/70mmHg。外院颈部正侧位X线片示：颈椎生理曲度变浅。舌淡，苔薄白，脉细。

［西医诊断］颈椎病。

［中医诊断］项痹。

［治疗原则］舒筋活络，调和经气。

［针灸取穴］①主穴：风池、天柱、完骨、颈椎夹脊、大椎。②配穴：百会、四神聪、头维、上星、印堂、率谷、脑户、脑空、玉枕、合谷、列缺。

［手法操作］常规消毒，除任、督脉及经外奇穴外均取双侧，先针风池穴，针向对侧内眼角，进针1寸，捻转补法。颈椎夹脊刺，针斜向颈椎刺入0.8~1.2寸，捻转补法，以局部胀感为度。大椎令端坐低头取穴，直刺1.5寸，施捻转泻法。余穴均采

用常规刺法。

[治疗结果] 治疗 7 天后，肩背部酸沉症状明显改善，颈部时感僵硬，睡眠尚可，时有头昏。治疗 14 天后，面色红润，寐安，颈部僵硬症状缓解。治疗 28 天后，头昏头沉症状得到改善，基本痊愈。

按语：颈椎病，中医称本病为"颈肩痛""痹证"。本病证属气血耗伤导致气血瘀滞，经脉痹阻。大椎激发诸阳之气，通经活络；风池、天柱疏通太阳、少阳之气，通络止痛；颈椎夹脊疏理局部气血；完骨、百会、四神聪、头维、上星、印堂、率谷、脑户、脑空、玉枕，均为局部取穴，起到疏通经络、清利头目的功效；合谷、列缺为远端取穴，意在"经络所过，主治所及"。诸穴合用，共奏舒筋活络、调和经气之功。

【病例9】

彭某，女，50 岁，初诊日期：2014 年 5 月 26 日。

[主诉] 颈部疼痛伴左腋下疼痛、左上肢沉重无力 1 周。

[病史] 患者自述 1 周前劳累后出现颈项疼痛，呈持续性酸痛，伴左上肢沉重，持续时间约数十分钟，自行按摩上肢后有所减轻，左腋下疼痛，肩部运动范围正常。遂就诊于我院，为求明确诊断及进一步系统治疗，于今日由门诊以颈椎病收入院。入院症见：颈项疼痛，伴左上肢沉重，左腋下疼痛，纳好，夜寐安，小便调，大便秘结。

[查体及实验室检查] 左腋下小器官彩超（2014 年 7 月 14 日）：左侧腋下淋巴结肿大。胸部 CT（2014 年 7 月 11 日）：①两肺 CT 平扫未见明显异常；②左腋下淋巴结略增大。舌暗红，有瘀点，苔薄白干，脉弦细。

[西医诊断] 颈椎病，淋巴结肿大。

[中医诊断] 项痹病。

[治疗原则] 理气止痛，活血通络。

[针灸取穴] 风池、完骨、天柱、颈百劳、颈夹脊、天井、肩外俞、肩中俞，均取双侧；肩髃、肩髎、臂臑、曲池、手三里、外关、合谷、后溪、心经排刺、腋下围刺，均取左侧。

[手法操作] 风池、完骨、天柱，施捻转提插平补平泻，留针 20 分钟。

[治疗经过] 治疗第 9 天：颈项疼痛较前好转，伴左上肢沉重，左腋下疼痛减轻，纳好，夜寐安，小便调，大便秘结。治疗第 25 天：颈项疼痛缓解，左上肢无沉重感，左腋下疼痛缓解，纳好，夜寐安，小便调，大便每日一行。

【病例10】

冯某，女，65 岁，初诊日期：2013 年 9 月 8 日。

［主诉］颈项部疼痛伴双手无名指、小指麻木 1 年，加重 1 周。

［病史］患者 1 年前劳累后出现颈项部疼痛伴双手无名指、小指麻木，针灸治疗后好转，1 周前，劳累受凉后症状加重，现症：神清，精神可，颈项部疼痛，双手无名指、小指麻木。纳少，寐欠安，二便调。

［查体及实验室检查］颈项部肌肉紧张，$C_{5~6}$ 棘突压痛明显，压顶、叩顶试验（＋），臂丛神经牵拉试验（＋），颈椎平片示：颈椎生理曲度变直，$C_{4~7}$ 椎间隙变窄。

［西医诊断］颈椎病（神经根型）。

［中医诊断］项痹。

［治疗原则］行气活血，疏通经络。

［针灸取穴］颈椎夹脊穴、肩髃、曲池、外关、气海、后溪、悬钟、八邪、上八邪。

［手法操作］颈椎夹脊穴、肩髃、外关（双侧）平补平泻；气海、后溪、悬钟（双侧）补法；曲池、八邪、上八邪（双侧）泻法。

［治疗结果］治疗 6 天后，患者疼痛症状明显好转，手臂麻木感减轻。治疗 14 天后，症状基本消失，嘱门诊继续治疗。2 个月后随访，未再复发。

按语：颈椎病属于"项痹"范畴，患者气血失和，致局部气血运行不畅，经脉瘀阻，不通则痛，针刺颈椎夹脊穴能改善颈部血液循环，减轻颈部神经根水肿，缓解疼痛。

【病例 11】

李某，女，48 岁，初诊日期：2013 年 10 月 17 日。

［主诉］间断头晕半年，加重 1 天。

［病史］患者于半年前间断出现头晕，头部活动时加重，经休息后缓解，就诊于多家医院，诊断为颈椎病，经治疗效果不佳，仍间断出现头晕。1 天前患者工作时突然出现头晕较前加重持续，头部转动后晕甚，未予诊治，于家中休息后无明显缓解，近日就诊于我院寻求针灸治疗。现患者神清，精神差，头晕，头部活动后晕甚，无恶心呕吐，无耳鸣耳聋，睁目闭目时头晕无明显变化，纳可，寐差，二便调。

［查体及实验室检查］颈椎 CT 示：颈椎关节病。经颅彩色多普勒示：椎基底动脉供血不足；颈动脉彩超示：椎动脉血流缓慢。

［西医诊断］颈椎病（椎动脉型）。

［中医诊断］眩晕。

［治疗原则］益气活血，舒筋通络。

［针灸取穴］颈椎夹脊穴、百会、四神聪、风池、完骨、天柱、头维、太阳、四白。

［手法操作］颈椎夹脊穴直刺进针 0.5~1 寸，施捻转补法；头维（双侧）、百会、四神聪均向后斜刺进针 0.3~0.5 寸，施捻转平补平泻法；四白（双侧）直刺进针 0.8~1 寸，施小幅度、高频率捻转补法，其他穴位针刺操作同前，均取双侧。留针 30 分钟，每日 1 次。

［治疗结果］针刺 4 次后，患者头晕症状减轻。针刺 10 次后，患者头晕症状消失。又继续针刺 10 次，期间患者未发作头晕。

按语：椎动脉型颈椎病根据症状归属于中医"眩晕"范畴，主因患者气血不足，气血受阻，不能上荣于头目，致脑窍失养而发为眩晕。针刺治疗可改善椎－基底动脉循环，增加椎动脉血流速度，降低交感神经兴奋，从而达到治疗眩晕的目的。风池、完骨、天柱可率诸经之气血上达脑窍；百会、四神聪有醒神开窍之功；颈夹脊可疏通颈部经络，调和气血。针灸治疗颈椎病有一定疗效，对于缓解颈项痛、肩背痛、头晕、头痛等效果尤为明显。

【病例 12】

杨某，女，39 岁，初诊日期：2011 年 11 月 5 日。

［主诉］头晕 5 日。

［病史］患者颈椎病多年，未系统治疗，5 天前出现头晕沉，颈项僵痛，无恶心、呕吐，无天旋地转、视物旋转，四肢肌力正常，症状持续不缓解，为进一步治疗就诊于我院针灸科门诊。

［查体及实验室检查］颈椎正侧位 X 线：生理曲度变直，$C_{4~5}$ 椎间隙变窄，骨质增生。舌红，苔薄白，脉弦。

［西医诊断］颈椎病。

［中医诊断］眩晕。

［治疗原则］平肝潜阳。

［针灸取穴］脑户、后顶、百会、前顶、脑空、风池、完骨、曲池、合谷、太冲。

［手法操作］端坐低头取风池（双侧），直刺 1.5 寸，施捻转泻法，以局部酸胀并向后枕扩散为度；完骨（双侧）直刺 1 寸，施平补平泻捻转手法，二穴均做手法 1 分钟。脑户在项后枕骨粗隆下缘取之针尖斜向下颌，直刺 1 寸，施小幅度提插（雀啄）之平补平泻法；曲池（双侧）直刺 1.5 寸，手法同前；夹脊刺斜刺进针 0.5 寸，施捻转补法 1 分钟。余穴采用常规操作，均取双侧。

［治疗结果］5 天后头晕症状较前明显改善。

【病例 13】

陈某，男，52 岁，初诊日期：2013 年 11 月 9 日。

［主诉］头晕目眩 1 日。

［病史］患者在机关办公室工作，常年伏案书写，经常熬夜赶写材料。平素用脑过度，很少做户外活动。近年来时有颈肩部酸胀、疼痛，上肢手臂麻木。曾拍过颈椎 X 片，提示颈椎增生，并未对症治疗。近日因筹备会议，不得休息，自觉困倦乏力，不思饮食，健忘不寐。今晨起床过猛，顿觉头晕，天旋地转，恶心呕吐，闭目不敢睁，且心慌汗出，面色苍白，遂由家人送来医院就诊。症见：神志清楚，形体消瘦，语言清晰，面无血色，爪甲无华，双眼紧闭，恶心欲吐，轻度眼颤，转头可诱发头晕。

［查体及实验室检查］生理反射存在，病理反射未引出。血压：140/80mmHg，心率：90 次 / 分。舌淡，苔白，脉细弱。

［西医诊断］颈椎病。

［中医诊断］眩晕。

［治疗原则］滋肾生髓，补益气血。

［针灸取穴］气海、关元、肾俞、膈俞、血海、足三里、风池、天柱。

［手法操作］肾俞、膈俞（双侧）向脊柱斜刺 1.5 寸，血海、足三里（双侧）、气海、关元直刺 1.5~2 寸，各穴均用捻转补法。风池、天柱（双侧）直刺 1 寸，小幅度、高频率捻转补法，施术 1 分钟。每日针刺 1 次，每次留针 20~30 分钟。

［治疗结果］连续针刺治疗 3 次后，症状较前减半，治疗 14 天后，患者眩晕症状明显改善。嘱患者避风寒，慎起居，劳逸结合。

按语：眩是眼花，晕是头晕，二者常同时并见，故统称为"眩晕"。轻者闭目即止，重者如坐车船，旋转不定，不能站立，或伴有恶心、呕吐、汗出，甚则昏倒等症。本证亦称为头眩、掉眩、巅眩、冒眩、风眩。其病机虽颇复杂，但归纳起来不外风、火、痰、虚四个方面。各类眩晕可单独出现，也可相互并见。临床上以虚证或本虚标实证较为多见，治法也有从本从标之异。急者多偏实，可选用息风、潜阳、清火、化痰等法，以治其标为主。缓者多偏虚，当用补养气血，益肾、养肝、健脾等法以治其本。肾俞、膈俞补血生精，培补元阴；血海可补血；气海、关元、足三里补中益气，填精益髓；风池、天柱可补益脑髓。诸穴相配，使元气精血充盛，髓海得以荣养，眩晕自停。

【病例 14】

孟某，男，45 岁，初诊日期：2013 年 2 月 20 日。

［主诉］头晕，恶心 4 小时。

［病史］患者感受风寒后，眩晕耳鸣，易怒，面红目赤，口苦。自测血压 140/85mmHg，服用地芬尼多 1 片，未见明显缓解，遂来就诊。现症：患者神清，精

神弱，头晕恶心，耳鸣，无头痛，无视物旋转，烦躁易怒，纳少，寐差，二便调。

［查体及实验室检查］$C_{4\sim7}$ 棘突及两侧压痛阳性，压头试验阳性，牵头试验阳性。颈椎 CT：颈椎轻度骨质增生，$C_{4\sim7}$ 椎间盘膨出。经颅多普勒：左侧椎动脉流速减慢，考虑脑供血不足。舌红，苔黄，脉弦。

［西医诊断］颈椎病（椎动脉型）。

［中医诊断］眩晕。

［治疗原则］醒脑开窍，宁心益志，疏通经络。

［针灸取穴］①主穴：内关、人中。②配穴：风池、完骨、天柱、颈椎夹脊穴。

［手法操作］患者取坐位，内关（双侧）采用提插捻转泻法 1 分钟；人中应用雀啄泻法 1 分钟；风池、完骨、天柱（双侧）采用提插补法 1 分钟；颈椎夹脊穴直刺，捻转补法 1 分钟。每日针刺 1 次，10 天为 1 个流程，共治疗 1 个疗程。

［治疗结果］治疗后 3 天，眩晕开始减轻。治疗后 7 天，眩晕基本消失。治疗 9 天后痊愈。

按语：颈性眩晕是常见病，本病属中医学"眩晕"范畴。椎－基底动脉供血不足所致眩晕，中医责之髓海不足，脑失所养。"无虚不作眩"，治疗上"当以治虚为主"，风池、完骨、天柱三穴合用，采用补法达到益髓充脑的目的。颈椎夹脊穴可疏通经络、改善脑供血。而脑为元神之府，脑窍闭塞则神无所附，所以醒脑开窍针法能达到"治病必求其本"的目的。

肩周炎

【病例 1】

王某，女，51 岁，初诊日期：2014 年 5 月 1 日。

［主诉］右肩部酸痛 2 月余。

［病史］2 个月前患者因劳累后感受风寒而致右肩部酸痛，夜间尤甚，难以入睡，肩部活动受限，不能梳头、穿衣。经贴敷止痛膏治疗未效，近 1 周来肩部疼痛加重，且连及上臂，右上肢活动不灵活，抬举困难。

［查体及实验室检查］右肩前外侧压痛，肩关节外展 70°，前屈 70°，后伸 20°，后伸内旋时右手手指仅能触及第 5 腰椎。X 线摄片检查：右肩关节未见异常。舌质淡红，苔薄白，脉沉迟，尺部沉取无力。

［西医诊断］肩周炎。

［中医诊断］肩凝症。

［治疗原则］温经散寒，滋补肝肾，舒筋通络。

［针灸取穴］寻找痛点即阿是穴、肩髃、肩髎、肩贞、臂臑、曲池、外关、合谷、条口透刺承山。

［手法操作］阿是穴、肩髃、肩髎、肩贞（患侧）用齐刺法，边行针边嘱患者活动右肩。条口透刺承山取健侧，余穴均取患侧，常规刺法。留针 30 分钟，同时用 TDP 照射局部，以舒筋活血通络。取针后，患肩压痛部位局部刺络拔罐，留罐 5 分钟，以散浅表之寒邪。隔天治疗 1 次。

［辅助疗法］嘱患者在治疗期间，注意保暖，多做"爬墙""摇肩"等功能锻炼。

［治疗结果］经 7 次治疗后，上述诸症减轻，功能活动较前恢复。针灸治疗同前，继续治疗 15 次后，基本痊愈。

按语：肩髃、肩髎、肩贞能疏通经络，温经散寒，使气血畅通，活血强筋；养老穴为手太阳小肠经郄穴，深刺养老穴能够治疗肌肉痉挛，缓解疼痛症状；加足三里以扶正补虚；针后局部刺络拔罐促进血液循环流动，加强代谢，疏通经脉，改善气血凝滞、血不养筋。

【病例 2】

王某，男，34 岁，初诊日期：2010 年 7 月 5 日。

［主诉］右侧肩部疼痛 4 日。

［病史］患者于 4 日前感受寒邪后，出现右侧肩部疼痛，未予重视，未治疗，症状持续不缓解，遂就诊于我院针灸科门诊。现症见右侧肩部疼痛，活动不利，入夜尤甚。

［查体及实验室检查］肩关节上举、内旋、外展均受限，舌红，苔白，脉浮紧。

［西医诊断］肩周炎。

［中医诊断］肩凝症。

［治疗原则］舒通筋络。

［针灸取穴］肩髃、肩前、肩贞、养老、足三里、曲池、中平、三间。

［手法操作］肩髃（右侧）沿三角肌向内下方斜刺 2 寸，令针感从肩部传至手，有酸胀感，行提插泻法；肩前、肩贞（右侧）直刺 1~1.5 寸，行提插捻转泻法，使肩部酸胀；足三里（双侧），行提插补法；养老（双侧）直刺 0.5~0.8 寸；曲池（双侧）直刺 1 寸，行提插泻法；中平、三间行巨刺法。针后于疼痛剧烈处局部刺络拔罐。

［治疗结果］患者 7 天后症状好转，2 周后痊愈。

按语：本病中医称为漏肩风、肩凝症等，属于中医"痹证"范畴，以气血不充，经脉失养，而致"不通则痛""不荣则痛"为病机。巨刺为交叉针刺法，即在健侧肢体上取穴针刺的治疗方法。中平穴为经外奇穴，乃针刺镇痛效穴。三间穴属手阳明经输穴，"循臂上廉……上肩，出髃骨之前廉……"《灵枢·九针十二原》曰："所注为输。"为经气所注，似水流由浅入深，脉气较盛。《难经·六十八难》载："输主体重节痛。"表明输穴舒经活络尤善，于肩膊、背痛效果尤佳，故有"肩膊痛病，针……未愈……更于三间次第行"之说。醒脑开窍针法结合巨刺中平、三间，共奏佳效。

【病例3】

刘某，女，52岁，初诊日期：2012年4月11日。

[主诉]左肩关节疼痛伴手指麻木2月余。

[病史]患者于2月初生气劳累后出现左肩关节疼痛，活动受限，于社区医院门诊接受推拿康复治疗，病情缓解不明显，遂至我院收入我科就诊。现症见：神清，精神可，左肩关节疼痛伴手指麻木，活动受限，向手肘部放射痛，入夜尤甚，嗳气频作，纳可，寐欠安，二便调。

[查体及实验室检查]左上肢可抬高60°，外展50°，背伸10°。舌暗红，苔薄白，脉弦。

[西医诊断]肩周炎。

[中医诊断]漏肩风。

[治疗原则]醒脑开窍，活血化瘀，舒筋活络。

[针灸取穴]内关、三阴交、极泉、尺泽、中平、三间。

[手法操作]用0.25mm×40mm毫针，先刺内关（双侧），直刺0.5~1寸，提插捻转泻法1分钟；三阴交（患侧），沿胫骨内侧缘与皮肤呈45°斜刺，提插补法1分钟；极泉（患侧），原穴沿经下移1寸，避开腋毛，直刺1~1.5寸，提插泻法，以患侧上肢抽动为度；尺泽，屈肘成120°，直刺1寸，提插泻法，以患侧前臂、手指抽动为度；中平（足三里下1寸，取健侧），取0.30mm×75mm毫针，直刺2寸，重提插捻转泻法，以针感沿胫腓骨之间向足部传导为度；三间（健侧），向肘关节方向斜刺0.5~1寸，施提插捻转泻法，以向肘部传导为度。两穴均采用运动针法，行针同时最大限度主动或被动活动患肢，做肩关节前屈、外展、后伸、上举、内旋、外旋等动作。

[治疗结果]治疗3次后，左肩关节可活动至最大角度，但伴有肌肉酸痛，关节疼痛入夜痛减，夜寐安。治疗14次后，左肩关节活动较自如，无明显疼痛。随访至今未复发。

【病例4】

李某，女，54岁，初诊日期：2013年11月27日。

［主诉］右肩部疼痛 1 个月。

［病史］患者 1 个月前因外力牵拉后出现右侧肩部疼痛不适，于外院骨科诊疗后病情未见明显好转，遂就诊于我院。症见右侧肩部酸重感、疼痛不适，肩前、后部及外侧有明显压痛点，主动及被动外展、后伸活动明显受限。症状每因天气突变或劳累而加重。

［查体及实验室检查］右侧肩部广泛性疼痛，有明显压痛点，肩关节活动受限，X线示肩部骨质疏松。舌暗，苔薄白，脉弦。

［西医诊断］肩周炎。

［中医诊断］漏肩风。

［治疗原则］通经活络。

［针灸取穴］肩髃、肩髎、肩贞、肩前、阿是穴、条口。

［手法操作］患者仰卧位，针刺患侧条口，施提插捻转泻法至得气，同时嘱患者最大幅度活动患肩，以可耐受为度，然后依次刺入局部穴位，施以捻转泻法至局部产生强烈针感。

［治疗结果］针刺治疗 2 次后，患者肩部疼痛减轻，功能活动范围增大。治疗 2 个疗程后，肩部疼痛消失，功能活动恢复正常。

按语：肩周炎属中医"漏肩风"范畴，俗称"五十肩"，肩部感受风寒、劳累过度、外伤或体虚气血失养，均可致肩部脉络气血不利，不通则痛。治疗当通经活血。依据"病在上者，下取之；病在下者，高取之"，取远端条口穴重刺激，条口又为足阳明经穴，多气多血以濡筋骨，利关节，行气活血。局部穴分别为手阳明、手少阳、手太阳经加阿是穴，行提插、捻转，以获强烈针感为宜，以激发经气，使气至病所，疏通肩部经络气血，舒筋止痛。针刺治疗的同时嘱患者积极配合主动和被动运动，以充分松解肩关节的粘连，利于缓解肩部肌肉痉挛，尽早恢复肩关节的功能活动。本病早期以疼痛为主，后期主要表现为功能障碍，因此治疗时不能单纯改善疼痛症状，同时更应注重肩关节功能锻炼。

【病例 5】

孙某，女，53 岁，初诊日期：2013 年 11 月 25 日。

［主诉］右肩疼痛，活动受限 1 个月。

［病史］患者因右肩疼痛，活动受限 1 个月就诊于我院，患者自述梳头及洗脸受限，夜不能寐或睡眠中痛醒，曾口服西药（具体药名不详）未见好转。就诊症见，右肩关节疼痛，查右肩峰压痛明显。

［查体及实验室检查］右上肢外展、内旋、上举试验均为阳性。右肩峰压痛明显。舌暗，苔薄白，脉弦。

[西医诊断] 肩周炎。

[中医诊断] 漏肩风。

[治疗原则] 疏通经络，活血化瘀，祛风止痛。

[针灸取穴] ①主穴：天鼎。②配穴：肩髃、臂臑、曲池、手三里、肩贞。

[手法操作] 取穴均为患侧，在严格消毒下，左手拇指向前轻推胸锁乳突肌，右手持 1.5 寸毫针与颈椎方向垂直刺入天鼎穴，刺入 1 寸后，采用提插捻转手法，得气后，酸麻胀感从颈到肩，沿着手阳明大肠经直传至食指端。不留针，出针后用棉球轻按针孔。后嘱患者做患侧上肢前屈、内收、外展运动。余穴采用提插捻转手法，以局部有酸麻胀感为度，留针 20~30 分钟，每日针刺 1 次。

[治疗结果] 针刺治疗 2 日后，肩关节疼痛减轻，4 次后右肩关节活动能上举、外展、内旋，6 次后活动正常。

按语：中医称肩周炎为"肩凝症""肩痹"，属于痹证范畴。多因年老体虚，气血不足，筋脉失养，又感受风寒湿邪、慢性劳损或肩部外伤导致气血不畅，经脉阻滞而发。西医学认为肩周炎是关节囊和关节周围软组织的退行性、炎症性疾病，通过针刺天鼎、肩髃、臂臑、曲池、手三里、肩贞穴可激发经气、调整气血，使肩部经络疏通，起到了活血化瘀、祛风止痛的作用。

【病例 6】

孙某，男，58 岁，初诊日期：2014 年 4 月 17 日。

[主诉] 左肩部疼痛 1 月余。

[病史] 患者 1 个月前睡眠受风后出现左肩部疼痛，抬举困难，肩关节活动受限，不能外展及后举，阴天及夜间疼痛较重，纳可，寐安，二便调。

[查体及实验室检查] 肩关节周围压痛，活动受限，风湿四项（－）。肩关节 X 片：未见明显异常。

[西医诊断] 肩周炎。

[中医诊断] 肩凝症。

[治疗原则] 祛寒除湿，通经活络。

[针灸取穴] 条口、承山、肩贞、肩髃、肩髎、臑俞。

[手法操作] 用健侧条口透承山，针刺 3.5 寸，让患者最大限度活动肩关节，捻转提插泻法；肩髃、肩贞、肩髎、臑俞（患侧）围刺，浅刺 1 寸左右，用泻法；针刺后肩髃、肩贞、臑俞（患侧）放血。

[治疗结果] 1 周后患者疼痛明显减轻；1 个月后可适当外展和后背，轻微疼痛。

按语：患者老年男性，年过 6 旬，气血不足，筋骨失养，致肩部络脉气血不利，不通则痛。肩部主要归手三阳所主，故治疗以局部阿是穴配合手三阳经穴为主，从而疏通肩部经络气血，活血祛风而止痛。该病疼痛减缓，肿胀消失后，应注意在医师指导下坚持关节功能锻炼，维持正常的关节活动度。

【病例7】

毕某，男，52岁，初诊日期：2009年11月5日。

[主诉] 左肩臂疼痛半年余。

[病史] 患者于半年前感左肩臂疼痛，每于阴天及夜间疼痛加重，抬举困难，肩关节活动受限，尤以臂外展和后背时困难，肩关节周围广泛压痛。现症：左肩疼痛，活动受限，尤以臂外展和后背时困难，纳可，睡眠欠佳。

[查体及实验室检查] 肩关节活动受限，尤以臂外展和后背时困难，肩关节周围广泛压痛。舌淡，苔白腻，脉沉细。

[西医诊断] 肩周炎。

[中医诊断] 肩凝症。

[治疗原则] 鼓舞正气，祛风除湿，通经活络。

[针灸取穴] 条口透承山、足三里、肩三针、曲池、手三里、中渚、合谷、后溪、局部阿是穴。

[手法操作] 肩髃（患侧）沿三角肌向内下方斜刺2寸，令针感从肩部传至手，有酸胀感，用强提插泻法；肩前、肩后（患侧）位于腋前（后）皱襞直上1寸，直刺1~1.5寸，提插捻转泻法，肩部酸胀；条口透承山（健侧），足三里提插补法；手三里、曲池（患侧），直刺1寸，提插泻法；合谷、后溪、中渚（患侧）向上方斜刺，使针感上传，配合肩关节活动；局部压痛点围刺，局部酸胀。每天针灸1次，10天为1个疗程，共治疗9个疗程。

[辅助疗法] 温灸肩部。

[治疗结果] 治疗1周后肩部疼痛缓解；治疗15天后疼痛明显减轻；治疗3个月后，左上肢可适当外展和后背，偶感轻微疼痛。

按语：肩周炎为临床常见病，多发病，多发生于50岁左右的中年人，所以又称"五十肩"。其特点是起病多缓慢，病程较长。主要的临床表现是肩关节周围疼痛及关节僵直，疼痛剧烈。此例患者年过中年阳气虚弱，正气渐损，肝肾不足，气血虚弱，营卫失调，以致筋脉肌肉失去濡养，遇有风、湿、寒邪外侵，羁留经络关节之中，使气血凝滞，阳气不布，脉络不通，不通则痛。

肩三针是治疗肩关节疾病的经验配穴，具有散风胜湿、通经活络、散结行血而止痛的作用，对肩周炎的治疗止痛有较好的疗效。条口深刺直透承山，这是遵循了"上病下取"的手足同名经的远道取穴原则。肩周炎的病位以手阳明及手太阳为主，手阳明下接足阳明，经气相通，手太阳下接足太阳，以"病在上，取之下"的取穴法，故取足阳明经的条口，足太阳经的承山。足三里、条口为足阳明胃经之穴，足阳明多气多血，如其平调，内外得养，五脏皆安。故刺之能鼓舞脾胃中焦之气，令其透达四肢，濡筋骨，利关节，祛除留着之风、寒、湿邪，促使滞泣之经脉畅通。手三里、曲池是手阳明大肠的穴位，具有舒筋活络、散结止痛之效。中渚、后溪，为手三阳经的输穴，因为五腧穴中"输主体重节痛"，故善于治疗肢体各种疼痛；此外，选用阳经的输穴具有宣通阳气、散寒止痛的功效。

【病例 8】

刘某，男，61 岁，初诊日期：2015 年 7 月 3 日。

[主诉] 右肩活动受限 20 余天。

[病史] 患者 20 天前因感受风寒后出现右肩疼痛，活动范围受限，纳可，寐安，二便调。

[查体及实验室检查] 肩关节活动度：后伸 30°，外展上举 90°。舌红，苔少，脉细数。

[西医诊断] 肩周炎。

[中医诊断] 肩痹。

[治疗原则] 疏风散寒，活血通络。

[针刺取穴] 肩髃、肩贞、臑俞、天宗、秉风、曲垣、肩外俞、肩中俞、条口、承山。

[手法操作] 先取条口（健侧）进针 2~2.5 寸，向承山方向透刺，施捻转提插相结合的泻法 1 分钟，同时令患肩运动，活动范围由大到小，以患者能够耐受为度。然后，针其余诸穴，均取患侧，进针 1 寸，均施捻转提插泻法 1 分钟，令针感向四周传导，以上诸穴施术后均留针 20 分钟。

[辅助疗法] 刺络取穴及操作：取右侧肩髃、肩贞、臑俞、天宗、曲垣、肩外俞或以痛为腧刺络拔罐。每次选取 2~3 个穴位或令患肩运动，在肩臂运动中取最痛点。常规消毒，以三棱针每处速刺 3~5 点，再用闪火法拔罐 5~7 分钟，令每罐出血 5~10ml 为宜，以上穴位交替使用。

[治疗结果] 患者治疗 2 次后肩关节疼痛明显缓解；治疗 6 次后右肩部后伸 40°，外展上举 150°，活动大致正常。

按语：肩凝症以单侧或双肩关节酸重疼痛、运动受限为主症。本病属中医学"风寒湿痹"的范畴。风盛者多伤于筋，肩痛可牵扯项背手指；寒盛者多伤于骨，肩痛较剧，深按乃得，得热则舒；湿盛者多伤于肉，肩痛固定不移，局部肿胀拒按。三邪痹阻经络，气血凝滞，不通则痛。方中条口透承山为治疗肩臂痛的经验穴，肩髃为手阳明经经穴，有祛风通络之功。肩贞至肩外俞七穴，为手太阳小肠经穴，又名"七星台"，对缓解肩胛部疼痛有特效。刺络拔罐意在祛其邪气瘀血，使经络气血运行通畅，达到祛瘀生新、行气活血、通络止痛的目的，瘀去络畅则疼痛自消。本配方所取腧穴均位于肩背部，其穴位深层有大圆肌、冈上肌、冈下肌、斜方肌、肩胛提肌、小菱形肌；分布着桡神经、腋神经、肩胛上神经、肩胛背神经。这些肌肉和神经有支配上臂外旋、内旋、外展、内收及肩胛上举的作用。通过针刺及刺络拔罐，促进筋肉内血液循环代谢，增加关节的血流，达到活血散瘀、消肿止痛的目的；另外，还可以缓解肌肉痉挛，从而改善肩关节的运动功能。

腰部扭伤

【病例1】

李某，女，39岁，初诊日期：2012年3月12日。

[主诉] 腰部疼痛6小时。

[病史] 患者6小时前在家中搬重物时不慎扭伤腰部，导致腰部疼痛6小时，经自敷止痛膏药未缓解，故就诊于我院。现腰臀部疼痛，活动受限，不能转侧及俯仰，动则痛剧。

[查体] 患者强迫体位，不能转侧，左侧腰肌僵硬痉挛，平 $L_{3\sim5}$ 椎旁压痛。腰椎X线示：无明显骨折、脱位及骨质改变。

[西医诊断] 急性腰扭伤。

[中医诊断] 急性腰扭伤。

[治疗原则] 活血化瘀，通络止痛。

[针刺取穴] 人中、委中、腰夹脊、阿是穴。

[手法操作] 首先患者取仰卧位，给予施针部皮肤消毒。人中穴直刺0.5~0.8寸，施雀啄泻法；委中（双侧）直腿抬高取穴，直刺0.5~1寸，施提插泻法，以下肢抽动为度，不留针。然后患者取俯卧位，腰椎夹脊穴直刺0.8~1寸，得气后施捻转泻法。留针20分钟。起针后，阿是穴三棱针点刺放血，拔罐10分钟。

[治疗结果] 治疗后即刻患者自觉腰痛明显减轻，并可以俯身及转侧。第2日，巩固治疗1次，无再发腰痛，活动受限恢复。

按语：急性腰扭伤是腰部近关节部位的组织损伤，包括皮肤、肌肉、肌腱、韧带、血管等。临床主要表现为腰部肿胀、疼痛，关节活动受限，甚至导致双下肢活动异常。本病中医属于"腰痛"范畴，腰部用力不当，导致经络气血阻滞不通，瘀血停留于腰部，不通则痛。人中穴位居督脉，可发挥远治作用，醒脑开窍，通经止痛。委中穴为四总穴之一，腰背委中求，配合腰椎夹脊穴通经活络，阿是穴刺络拔罐，祛瘀止痛。诸穴合用，起到活血化瘀、通络止痛的作用。

【病例2】

孙某，男，38岁，初诊日期：2013年5月5日。

[主诉] 腰痛6小时。

[病史] 患者在搬重物时不慎将腰扭伤，当时腰部疼痛不能活动，大约15分钟后方可缓慢行走，但疼痛仍继续存在。经休息疼痛未见缓解，遂于当日就诊于我院。症见不能下蹲，腰部活动受限，以前倾功能活动受限较为显著，左侧腰部疼痛剧烈，腰肌可触及条索状改变。

[查体及实验室检查] 左侧腰部剧烈疼痛，躯体前倾功能受限，腰肌可触及僵硬条索状，局部有明显压痛。舌暗，苔薄白，脉弦。

[西医诊断] 急性腰扭伤。

[中医诊断] 急性腰扭伤。

[治疗原则] 活血通络。

[针灸取穴] 外关。

[手法操作] 患者取坐位，针刺患侧外关，得气后行捻转泻法3分钟。指导患者站立做前倾动作5分钟，前倾角度以可耐受为度，行针过程中嘱患者尽量多活动腰部。

[治疗结果] 针刺治疗1次后，患者腰部疼痛减轻，功能活动范围较治疗前增大。治疗3次后，患者功能活动如常，腰部无疼痛。

按语：急性腰扭伤属中医"腰痛"范畴，腰部闪挫，损伤筋脉，导致气血瘀滞，不通则痛。治疗当活血通经，取穴外关。外关为八脉交会穴之一，通于阳维，阳维脉主病腰痛；其次外关穴为手少阳三焦经之络穴，针刺能疏通经络，条畅上中下三焦之气而达通则不痛之目的；再次取手臂部外关穴符合"远端取穴"及"下病取上"的取穴原则。根据"实则泻之"的原则，通过提插、捻转泻法，激发精气，有利于气至病所，以祛瘀滞，且取穴远离患部，不妨碍腰部活动。

针刺方法采取互动式针刺，互动式针刺法的特点在于调动患者自身协调阴阳的能力。针刺使患处痛阈升高，疼痛减轻，腰部活动范围增大，此时活动患处，为双侧腰肌做功，健侧腰肌做功，有助于帮助患侧腰肌缓解痉挛。反复活动患处，有助于双侧腰肌肌力平衡，功能恢复正常。如活动范围增大至一定程度（生理限度内），疼痛增加，行针可使痛阈继续升高，疼痛减轻，活动范围进一步增大。

【病例 3】

洪某，女，32 岁，初诊日期：2011 年 3 月 9 日。

［主诉］腰痛 1 天。

［病史］患者 1 天前因抬举重物，扭伤腰部，腰痛不能俯仰或转身，自敷止痛膏，疼痛不解，故前来就诊。

［查体及实验室检查］腰椎 L_{3-5} 椎旁压痛，疼痛拒按，局部肌肉痉挛，舌暗红，苔薄，脉弦紧。

［西医诊断］急性腰扭伤。

［中医诊断］急性腰扭伤。

［治疗原则］行气活血通络。

［针灸取穴］委中、腰夹脊、后溪、外关、养老。

［手法操作］取穴均为双侧，常规消毒后，针刺委中、腰夹脊，强刺激后出针，再针后溪、外关，最后针刺养老，得气后嘱患者活动腰部，均使用泻法，而后留针 20 分钟。

［治疗结果］腰痛明显减轻，可适当活动腰部。

按语：急性腰扭伤是指腰部近关节部位组织损伤，包括皮肤、肌肉、肌腱、韧带、血管等。临床主要表现为腰部肿胀、疼痛和关节活动受限，甚至导致双下肢活动异常。本病属中医"腰痛"范畴，经络痹阻型。腰部用力不当，导致经络气血阻滞不通，瘀血停留于腰部，不通则痛。故患者感腰痛不适，疼痛难忍。

治疗时循经取其同名经，即手太阳小肠经，所谓"太阳同出一源"，取其双侧养老穴，该穴又为手太阳经郄穴，用其治疗急症。运动针法对于运动系统软组织病有良好的效果，又因后溪通督脉，可调理督脉气机；腰夹脊为局部取穴；腰背委中求，故委中可治疗腰腿痛证。

【病例 4】

王某，男，45 岁，初诊日期：2011 年 10 月 12 日。

［主诉］右侧腰背部疼痛 3 天。

［病史］患者 3 天前因搬举重物，不慎扭伤腰部，腰背疼痛，活动受限，不能弯腰转侧，自敷活血止痛膏药，疼痛不能缓解，故前来就诊。

［查体及实验室检查］患者腰背部右侧 $T_{10} \sim L_2$ 之间肌肉痉挛，肿硬成片，疼痛拒按，舌暗红，苔薄白，脉弦滑。

［西医诊断］急性腰扭伤。

［中医诊断］急性腰扭伤。

［治疗原则］活血通络止痛。

［针灸取穴］阿是穴、夹脊穴、膀胱经穴、肾俞、委中。

［手法操作］患者俯卧位，常规皮肤消毒，取 0.30mm×40mm 毫针，寻找患者腰背部压痛点、结节及条索状物，左手提起患处皮肤，右手持针平行于后正中线，自下向上平刺约 10mm，做平补平泻捻转手法，使局部产生酸痛感，然后沿背部相应部位的肌肉纹理自脊柱向外侧捻转 180°~360°，留针。以所针刺阿是穴为坐标，分别在其相应脊髓段的夹脊穴和膀胱经第一侧线、第二侧线上选取穴位，按上述方法操作。同时针肾俞（双侧）直刺 1.2~1.5 寸，施捻转补法；委中（双侧）直刺 1~1.2 寸，施提插泻法。留针 30 分钟。

［辅助疗法］拔针后，即可在扭伤部位刺络拔罐，留罐 5 分钟，出血 3~5ml。

［治疗结果］治疗 1 次后，局部肌肉痉挛、硬肿基本消失，疼痛减轻，活动受限症状好转。后又巩固治疗 3 次，患者痊愈。

按语：腰背部肌筋膜炎属于中医"痹证""伤筋"范畴。《素问·痹论》曰："风寒湿三气杂至，合而为痹也。"本病多由于外伤或慢性劳损，加之感受风寒湿邪，使邪气留滞肌肉筋膜，经脉痹阻，气血壅滞，运行不畅，久而久之，发为本病。阿是穴疏通经络，行气活血，消肿止痛，同时沿患处肌肉纹理捻转针身，可加快损伤组织功能恢复正常。夹脊穴主治范围广，振奋背部阳气，疏通经络。足太阳膀胱经为十二经脉最长者，自上而下通行背部，"经脉所过，主治所及"，促进和改善腰背部气血运行，通则不痛。本病的发生多与劳损有关，肾俞补肾强骨且缓解局部疼痛症状。刺络拔罐可以舒筋活络，促进瘀血排出，改善局部血液循环。

腰椎间盘突出

【病例 1】

陈某，女，71 岁，初诊日期：2014 年 2 月 18 日。

［主诉］腰部疼痛伴左下肢麻木无力 1 周。

［病史］患者于 2014 年 2 月 12 日上午 10 时许，因劳累突然出现腰骶部疼痛伴左下肢麻木，当时神清，无头痛、头晕，及无胸闷憋气、二便失禁等症，卧床休息后腰骶部疼痛症状稍缓解，但仍存在腰部疼痛及左下肢麻木，今为进一步治疗收入我病区。现症：神清，精神可，语言清晰流利，持续腰骶部疼痛，左下肢麻木，偶有无力，纳可，寐安，二便调。既往腰椎间盘突出病史 3 年，于家中行物理治疗，症状时有反复。

［西医诊断］腰椎间盘突出。

［中医诊断］腰痹。

［治疗原则］滋补肝肾，活血通络。

［针灸取穴］肾俞、志室、大肠俞、飞扬、委中、腰夹脊。

［手法操作］双侧肾俞穴小幅度、高频率捻转补法，双侧志室捻转补法，双侧大肠俞捻转泻法，双侧飞扬捻转补法，双侧委中捻转泻法，双侧腰椎夹脊刺平补平泻，留针 20 分钟。

［辅助疗法］①芒针取穴：取患侧环跳。②微针针刺：取手足腕踝关节附近穴位，取患侧，留针 20 分钟。③穴位拔罐：舒筋活血，取穴：肾俞（双侧）、大肠俞（双侧）、关元俞（双侧）、殷门（左侧）、承扶（左侧）、承山（左侧）、足三里（左侧）等，以疏通经络，益气活血，活血化瘀。

［中药］证属气滞血瘀之腰痹，治以活血化瘀，滋补肝肾，方如下。

盐杜仲 30g	蜜麻黄 6g	醋乳香 10g	没药 10g
续断 10g	丹参 15g	芥子 10g	桂枝 9g
蜈蚣 2 条	熟地黄 20g	狗脊 15g	白芍 12g
制何首乌 15g	鸡血藤 15g	泽泻 15g	木瓜 15g
鹿角胶（烊化）10g	川芎 10g	当归 15g	甘松 10g
党参 12g			

水煎服，日 1 剂，每次 150ml。

［治疗结果］治疗 7 天后，腰骶部疼痛有所减轻。治疗 14 天后，腰骶部疼痛明显好转，左下肢麻木感减轻。

按语：腰椎间盘突出症的中西医保守治疗方法众多，但多是近期疗效好，远期容易复发。针灸治疗具有效速、价廉、患者容易接受等优点。针刺可以减轻神经根造成的炎症水肿，疏通经络，通则不痛，配合中药治疗可明显减轻疼痛、改善症状、疗效明显。

【病例 2】

支某，女，35 岁，初诊日期：2012 年 11 月 11 日。

［主诉］右侧腰及腿部疼痛 2 天。

［病史］患者两天前劳累后出现腰及右腿部放射性疼痛，卧床休息未见明显缓解，遂今日就诊于我门诊，行腰椎 CT 示：L_{4-5}、L_5~S_1 椎间盘突出，对应的椎管狭窄，并压迫神经根。患者有腰椎间盘突出病史多年，在我处经针刺治疗后缓解，嘱禁劳累，腰部保暖，多年未曾发作，但两天前因劳累复发。

［查体及实验室检查］右侧拉赛格实验（+），腰部压痛明显，舌淡，苔白，脉沉滑。

［西医诊断］腰椎间盘突出。

［中医诊断］痹证。

［治疗原则］疏通经络，散寒止痛。

［针灸取穴］①主穴：L_4、L_5夹脊穴。②配穴：右侧肾俞、气海俞、大肠俞、关元俞、环跳、风市、阳陵泉、委中、悬钟。

［手法操作］L_{4-5}夹脊穴采用0.35mm×50mm针灸针，快速进针至皮下，针深约0.5寸时针尖朝向外上，而后朝向后下持续进针，绕过椎体横突，进针4.2寸，行捻转泻法1分钟，而后退针，不留针。余穴均取右侧，进针方法如常，留针30分钟，每日1次，10天为1个疗程。

［治疗结果］治疗7天后，右侧腰部及腿部疼痛缓解。治疗15天后，疼痛症状基本消失，两个疗程后结束治疗。

按语：实验针灸学表明，用芒针深刺可到达突出部位，直接抑制炎症过程中血管通透性的增高，从而减少炎症渗出液，能促进炎症吸收，可减轻炎症区白细胞浸润。结合本病例的腰部CT及临床检查，L_4、L_5夹脊穴处正为受累神经的局部。委中为膀胱经合穴，可治疗整个腰背和下肢疾患，从解剖上看，委中穴位的神经投射到脊髓的节段与腰背部肌肉的神经节段分布，在后根神经节和脊髓有重叠的部位，因此可治疗腰背部疾病及腿部疾病。阳陵泉为胆经合穴，为治疗下肢筋病常用穴，为治疗胆经病证的常用穴。配以余穴以疏通局部经气，达到经络通则疼痛止的目的。

【病例3】

张某，女，65岁，初诊日期：2014年3月14日。

［主诉］腰痛牵扯左下肢疼痛15天。

［病史］患者半个月前因疲劳受累后，出现腰痛，牵扯左下肢大腿后侧、小腿外侧向足背外侧放射性疼痛，行走及弯腰时疼痛加重。经休息后未缓解，故于2014年3月14日来我院针灸科门诊就诊，现症：神清，精神差，语言流利，腰痛拒按，左下肢放射性疼痛，脊柱轻度右偏，纳可，寐安，二便调。

［查体及实验室检查］腰椎MR：L_5~S_1椎间盘突出伴椎管狭窄，屈颈实验（＋），舌淡暗，苔白，脉弦滑。

［西医诊断］腰椎间盘突出。

［中医诊断］腰痹。

［治疗原则］活血舒筋。

［针灸取穴］腰夹脊、大肠俞（患侧）、环跳（患侧）、风市（患侧）、阳陵泉（患侧）、飞扬（患侧）、昆仑（患侧）。

［手法操作］穴位常规消毒，选用0.25mm×40mm毫针，针腰夹脊、风市、飞扬、

昆仑（患侧），直刺 0.8~1.0 寸，阳陵泉（患侧）向下斜刺 0.8~1.0 寸。取 0.3mm×80mm 毫针，大肠俞向督脉方向透刺 2.5~3.0 寸，环跳（患侧）针尖略向下方斜刺 2.5~3.0 寸，两穴局部酸胀，有麻电感向下肢放散，用平补平泻的手法，得气后留针 30 分钟。

［治疗结果］针刺当日患者腰痛感即有减轻，治疗 1 周后腰腿疼痛明显减轻。继续进行针刺治疗，4 周后腰腿疼痛症状消失。

按语：腰椎间盘突出症在中医中属于"腰痛""腰腿痛"的范畴，西医认为是腰椎间盘各部分（髓核、纤维环及软骨板），尤其是髓核，有不同程度的退行性改变后，在外力因素的作用下，椎间盘的纤维环破裂，髓核组织从破裂之处突出（或脱出）于后方或椎管内，导致相邻脊神经根遭受刺激或压迫，从而产生腰部疼痛，一侧下肢或双下肢麻木、疼痛等一系列临床症状。早在《灵枢·经脉》中就有"腰似折，髀不可以曲，腘如结，踹如裂"的记载。中医认为该病的主要病机为各种原因导致的腰部经络气血瘀阻，不通则痛。腰夹脊是属于腰部的局部取穴，针刺可解除局部的筋经拘挛，舒筋活络。从该患者的症状不难看出，疼痛的部位主要是膀胱经和胆经的循行部位。大肠俞、飞扬、昆仑都属于膀胱经的腧穴，有疏通膀胱经气血的作用。环跳、风市、阳陵泉是胆经的腧穴，除了具有调理胆经气血的作用外，环跳还是足少阳、太阳之交会穴，两经同调，阳陵泉是筋之会穴，为筋气聚会之处，故阳陵泉是治疗筋病的要穴，有舒筋和壮筋之功。诸穴合用，共有活血舒筋、通络止痛的作用，血通筋荣则痛止。

【病例 4】

杨某，女，51 岁，初诊日期：2011 年 4 月 25 日。

［主诉］腰部疼痛伴左侧臀部疼痛 20 天。

［病史］患者自述 20 天前因劳累出现腰部疼痛，伴左侧臀部疼痛，症状时轻时重。7 天前，患者无明显诱因，症状加重，并见腰部疼痛，不能久立久行。遂就诊于我院，为求明确诊断及进一步系统治疗，于今日由门诊以腰椎间盘突出症收入院。入院症见：腰部疼痛，伴左侧臀部疼痛，活动受限。

［查体及实验室检查］腰椎生理曲度正常，左侧弯。两侧腰肌紧张。腰部活动度：前屈 30°，后伸 10°，左侧屈 10°，右侧屈 10°，左旋 10°，右旋 10°。"4"字试验左（＋），右（－）；直腿抬高试验：左 30°，右 80°；直腿抬高加强试验：左（＋），右（－）；跟臀试验：左（＋），右（－）；股神经牵拉试验：左（＋），右（－）。足趾背伸力：左侧减弱，右侧正常；足趾跖屈力：左侧减弱，右侧正常。纳可，夜寐欠安，二便调。舌红苔白，脉弦。

［西医诊断］腰椎间盘突出。

［中医诊断］腰痹。

[治疗原则] 活血化瘀，通络止痛。

[针灸取穴] 腰椎夹脊刺、肾俞、气海俞、大肠俞，配以环跳、委中、阳陵泉。

[手法操作] 穴位常规消毒，选用 0.25mm×40mm 毫针，针腰夹脊、肾俞、气海俞、大肠俞（双侧），直刺 0.8~1 寸，大肠俞向督脉方向透刺 2.5~3 寸；余穴均取左侧，阳陵泉向下斜刺 0.8~1 寸；取 0.3mm×80mm 毫针，环跳针尖略向下方斜刺 2.5~3 寸，两穴局部酸胀，有麻电感向下肢放散，用平补平泻的手法，得气后留针 30 分钟。

[西药] 双氯芬酸二乙胺乳胶剂（20g）1g 外用，每日 2 次，止痛。

[中药内服]

白芍 10g	炒白术 20g	炒薏米 30g	川芎 10g
丹参 20g	当归 12g	党参 12g	地龙 10g
独活 15g	炒杜仲 10g	防风 10g	茯苓 10g
海风藤 10g	怀牛膝 10g	佩兰 10g	蕲蛇 10g
槲寄生 12g	秦艽 10g	炙甘草 10g	

水煎服，日 1 剂。

[中药外用]

续断（川断）30g	独活 30g	豨莶草 60g	生麻黄 30g
羌活 30g	苏木 30g	炙草乌 60g	炙川乌 60g

水煎 1000ml，疼痛处湿敷治疗（2 次/日）。

[辅助疗法] ①耳针穴位取穴：心、内分泌。②温灸取穴：足三里。③穴位拔罐取穴：腰椎夹脊刺。④瘢痕中药敷贴治疗。

[治疗结果]

入院后第 2 天症状：腰部疼痛减轻，左侧臀部疼痛较前减轻，活动仍有受限。

入院后第 7 天症状：腰部疼痛明显减轻，左侧臀部疼痛较前明显缓解，查：腰部活动度较前增加：前屈 40°，后伸 20°，左侧屈 20°，右侧屈 20°，左旋 20°，右旋 20°。"4"字试验：左（+），右（-）；直腿抬高试验：左 60°，右 80°；直腿抬高加强试验：左（+），右（-）；足趾背伸力：左右基本对称；足趾跖屈力：左右基本对称。纳可，夜寐尚安，二便调。舌红苔白，脉弦。

入院后第 14 天症状：腰部及左侧臀部疼痛缓解，活动无受限。查：腰部活动度基本恢复：前屈 40°，后伸 20°，左侧屈 20°，右侧屈 20°，左旋 20°，右旋 20°。"4"字试验：左（-），右（-）；直腿抬高试验：左 70°，右 80°；直腿抬高加强试验：左（+），右（-）；足趾背伸力：左右对称；足趾跖屈力：左右对称。纳可，夜寐尚安，二便调。舌红苔白，脉弦。

按语：本病例为腰椎间盘突出症患者，属中医"腰痹"范畴。患者平素起居失宜，损耗肾气，加之年过五旬，肝肾亏虚，精血不足。本次劳累后气血逆乱，筋脉阻滞，不通则痛。本法能滋补肝肾，活血通络，故疗效显著。

【病例 5】

陈某，女，71 岁，初诊日期：2013 年 11 月 27 日。

［主诉］腰部疼痛伴左下肢麻木无力 2 天。

［病史］患者于 2013 年 11 月 26 日 10 时许，因劳累突然出现腰骶部疼痛伴左下肢麻木，当时神清，无头痛、头晕，及无胸闷憋气、二便失禁等症，卧床休息后麻木症状缓解，但仍存在腰部疼痛，遂就诊于我院门诊，考虑腰椎间盘突出症，今为进一步治疗收入我病区。现症：神清，精神可，语言清晰流利，持续腰骶部疼痛，偶有左下肢麻木无力，纳可，寐安，二便调。

［查体及实验室检查］腰椎生理曲度变浅；腰椎肌肉紧张，腰 3~4 棘间至腰 5~ 骶 1 棘间左侧旁开 1.5cm 处压痛，左侧梨状肌压痛，并无放射痛。鞍区及双下肢皮肤感觉无明显减弱；仰卧挺腹试验（＋），俯卧背伸试验（＋）；直腿抬高试验左 60°，直腿抬高试验右 70°，加强试验左侧（＋），右侧（－）；左"4"字试验（－），右"4"字试验（－）；左足拇背伸肌力 5 级，右足拇背伸肌力 5 级；腰椎活动度：前屈 30°，后伸 5°，左屈 10°，右屈 10°，左旋 10°，右旋 10°；左膝腱反射、右膝腱反射、左跟腱反射、右跟腱反射对称引出，左巴宾斯基征、右巴宾斯基征未引出。双侧足背动脉搏动可触及，末梢血运好。双侧髌阵挛、踝阵挛未引出。

［西医诊断］腰椎间盘突出。

［中医诊断］腰痹。

［治疗原则］舒筋活血，滋补肝肾，疏通经络。

［针灸取穴］肾俞、大肠俞、关元俞、殷门、承扶、承山、足三里、三阴交、太冲、环跳。

［手法操作］肾俞（双侧）、大肠俞（双侧）、关元俞（双侧）、殷门（左侧）、承扶（左侧）、承山（左侧）、足三里（左侧）、三阴交（左侧）、太冲（左侧）等，平补平泻。留针 20 分钟。

［辅助疗法］①芒针取穴：环跳，取患侧。②微针针刺：取手足腕踝关节附近穴位，取患侧。③穴位拔罐取穴：肾俞（双侧）、大肠俞（双侧）、关元俞（双侧）、殷门（左侧）、承扶（左侧）、承山（左侧）、足三里（左侧）等，以疏通经络、益气活血、活血化瘀。④温灸取穴：双侧足三里。

［治疗结果］治疗后 10 天：患者腰骶部疼痛明显缓解，偶有左下肢麻木无力。治疗后 20 天：患者未发腰骶部疼痛及左下肢麻木无力。

按语：腰椎间盘突出症是由于腰椎间盘发生退变与外力损伤等因素，使纤维环部分破裂，髓核从纤维环破损处向外膨出，压迫脊神经根或马尾神经，引起以腰痛及一系列神经根症状为特点的病证。中医多将本病归为"痹症""腰痛"范畴。患者长年劳作，损伤腰部筋脉气血，气血运行不畅，不通则痛，故发为本证。《金匮翼·腰痛》曰："盖腰者一身之要，屈伸俯仰，无不为之，若一损伤，则血脉凝涩，经络壅滞，令人卒痛，不能转侧，日轻夜重者是也。"其症舌脉均为气滞血瘀之证，疼痛为标，气滞血瘀为本，治当标本兼治。

中医保守治疗不仅无副作用，而且对局部痉挛肌肉的松解、末梢神经细胞的刺激活化都有确定效果。中药、针灸配合各种理疗项目，起到了促进局部血液循环，改善神经营养供应、缓解肌肉紧张和安慰患者心理的积极作用。

【病例6】

齐某，女，63岁，初诊日期：2014年4月9日。

[主诉] 左下肢麻木、无力伴腰骶部放射痛1年，加重3天。

[病史] 患者自述1年前受凉出现腰骶部疼痛，伴左下肢无力，不能久立久行。就诊于某医院，查腰椎X线，考虑为腰椎间盘突出症，经卧床休息、患处外贴膏药，症状间断发作。3天前，患者劳累，症状加重，并见腰骶部放射痛。遂就诊于我院，为求明确诊断及进一步系统治疗，于今日由门诊以腰椎间盘突出症收入院。入院症见：腰骶部放射痛，伴左下肢麻木、无力，不能久立久行，左小腿紧束感，时有头晕，右手中指第二关节疼痛，晨僵，纳可，夜寐欠安，二便调。

[西医诊断] 腰椎间盘突出。

[中医诊断] 腰痹。

[治疗原则] 滋补肝肾，活血通络。

[针灸取穴] 肾俞、志室、大肠俞、飞扬、委中、腰椎夹脊刺、环跳。

[手法操作] 双侧肾穴，施以小幅度、高频率捻转补法；双侧志室，施以捻转补法；双侧大肠俞，施以捻转泻法；双侧飞扬，施以捻转补法；双侧委中，施以捻转泻法；双侧腰椎夹脊刺，施以平补平泻。以上穴位均留针20分钟，患侧环跳，不留针。

[中药]

熟地黄15g	盐杜仲15g	醋延胡索10g	烫狗脊15g
蜜麻黄6g	醋乳香10g	醋没药10g	炒芥子10g
牛膝20g	木瓜15g	当归15g	续断10g
蜈蚣2（条）	土鳖虫10g	醋香附10g	白芍15g
桂枝9g	鸡血藤15g	党参12g	生黄芪25g

水煎服，日1剂，每次150ml。

［辅助疗法］穴位拔罐：取肾俞（双侧）、大肠俞（双侧）、关元俞（双侧）、殷门（左侧）、承扶（左侧）、承山（左侧）等。

［治疗结果］治疗 3 天后，头晕较前缓解。治疗 7 天后，头晕明显缓解，腰骶部疼痛减轻，左下肢麻木感减轻。

【病例 7】

孙某，男，47 岁，初诊日期：2014 年 5 月 23 日。

［主诉］腰部疼痛伴右下肢放射性疼痛 1 天。

［病史］患者 1 天前提重物后突然出现腰部疼痛，不能转侧及弯腰，伴右下肢放射性疼痛，休息后不缓解，遂就诊于我院。现症见：神清，精神可，双侧腰部疼痛，不能转侧及弯腰，右下肢时有放射性疼痛，行走困难，纳可，寐欠安，二便调。

［查体及实验室检查］查体：右侧直腿抬高实验（+），4 字实验（+），腰椎 CT：$L_4 \sim S_1$ 椎间盘突出，椎管狭窄。

［西医诊断］腰椎间盘突出。

［中医诊断］腰痹。

［治疗原则］滋补肝肾，活血通络。

［针灸取穴］肾俞、气海俞、大肠俞、腰眼、腰阳关、环跳、承扶、委中、承山、昆仑。

［手法操作］肾俞、气海俞、大肠俞、腰眼、腰阳关（双侧），针尖向外上方倾斜进针约 3 寸，提插捻转泻法；环跳（患侧）进针约 3.5 寸，提插泻法，以患者出现很强向远端放射的针感为宜。委中放血约 15ml，余常规针法。

［治疗结果］3 天后疼痛明显减轻；1 周后痊愈。

按语：针灸治疗腰椎间盘突出症效果明显，且具有效速、价廉等优点。针刺可以减轻神经根造成的炎症水肿，疏通经络，通则不痛，配合中药治疗可明显减轻疼痛、改善症状。

【病例 8】

庞某，女，80 岁，初诊日期：2013 年 7 月 15 日。

［主诉］腰部酸痛、活动受限 1 周。

［病史］患者 1 周前因外感寒湿致腰部酸痛不适，活动受限，牵及双下肢，自行按摩、拔罐治疗并卧床休息，症状未见改善，今日就诊于我院门诊，考虑腰椎间盘突出症，为求进一步诊疗收入我科。入院症见：神清，精神可，腰部酸痛，活动受限，牵及双下肢，纳可，寐安，小便频数，大便干燥。

［查体及实验室检查］腰椎 CT 示：L_{3-4}、L_{4-5} 椎间盘膨出。

［西医诊断］腰椎间盘突出。

［中医诊断］腰痹病。

［治疗原则］醒脑开窍，滋补肝肾，疏通经络，补益脑髓。

［针灸取穴］内关、人中、三阴交、委中、腰椎夹脊刺、血海。

［手法操作］常规消毒，取内关（双侧），施捻转提插泻法1分钟；人中，施雀啄泻法至眼球湿润为度；三阴交（双侧），施提插补法，至肢体抽动3次为度；委中（双侧），施提插泻法至肢体抽动3次为度，不留针；腰椎夹脊刺，施提插泻法，不留针；血海（双侧），施提插泻法，留针30分钟。

［中药］血通络汤剂，外洗，每日1次。

［治疗结果］经住院治疗15天，神清，精神可，语言清晰流利，腰背轻度酸痛，独立行走，纳可，寐安，二便调，舌淡红，苔薄白，脉弦细。

坐骨神经痛

【病例1】

曹某，女，72岁，初诊日期：2014年1月3日。

［主诉］腰腿疼痛半月余。

［病史］半个月前患者因直肠癌术后便溏日数次，腰膝酸痛，右胯腿后外侧亦感疼痛，不能久坐，站起困难需揉按片刻才可行走，尿频，神疲乏力，舌淡，脉沉无力。既往直肠癌病史4年余。

［查体及实验室检查］直腿抬高试验（+）。

［西医诊断］坐骨神经痛。

［中医诊断］腰腿痛。

［治疗原则］补益肾气，温经止痛。

［针灸取穴］腰阳关、肾俞、关元、大肠俞、天枢、上巨虚、下巨虚、环跳、秩边、髀关、委中、阳陵泉、绝骨、太溪。

［手法操作］取穴均为双侧，上穴针6次后，疼痛减轻，大便次数减少，日两次。针1个疗程后，腰腿疼痛消失，大便如常，日1次。

［治疗结果］痊愈。

按语：患者年老体衰，久病肾亏，腰府空虚，神疲乏力，腰膝酸痛，胯腿后外侧亦感疼痛，不能久坐久站，尿频，阳虚生湿下渗肠间，故大便日数次，选用腰阳关、肾俞、关元补益肾气；阳陵泉、绝骨强筋骨，利关节；环跳、秩边、髀关、委中通络止痛。取大肠俞配天枢为俞募配穴调肠腑，利腰腿；合治六腑取大、小肠下合穴，即上、下巨虚调理肠胃。

【病例2】

顾某，女，79岁，初诊日期：2013年12月17日。

［主诉］左侧下肢疼痛两周余。

［病史］患者于2013年11月20日左下肢开始少力，2013年11月30日左侧下肢剧痛，于家中用膏药治疗，未效。于2013年12月3日住入骨伤科，经治疗两周，使用鼠神经生长因子、针灸、微波、氯诺西康等治疗，疼痛未见明显改善，于2013年12月17日来我科治疗。

［查体及实验室检查］直腿抬高试验（+），活动受限；腰椎MR：L_{2-3}至L_5~S_1椎间盘膨出，相应水平椎管狭窄及椎间孔狭窄。

［西医诊断］坐骨神经痛。

［中医诊断］痹证。

［治疗原则］醒脑开窍，滋补肝肾，疏通经络，补益脑髓。

［针灸取穴］L_2~S_1夹脊、秩边、昆仑、承山、委中、委阳、殷门、气海俞、大肠俞、关元俞。

［手法操作］患者取俯卧位，暴露腰部，常规消毒后以0.30mm×150mm芒针直刺左腰4、5夹脊，紧贴横突边缘进针，进针约80~100mm，施提插泻法1分钟后出针，仅要求局部有酸胀感；患侧秩边穴用芒针直刺，进针75~100mm，使针感沿坐骨神经向下肢末端放射，针感出现后出针；然后再取患侧下肢穴，从昆仑到殷门，依次施常规提插泻法，最后针刺双侧气海俞、大肠俞、关元俞，施提插捻转补法，留针30分钟，12次为1个疗程。

［中药］以滋补肝肾为原则。益肾养肝合剂，每次100ml，口服，每日1次。中药汤剂独活寄生汤加减，处方如下。

独活15g	槲寄生30g	杜仲15g	牛膝30g
细辛1g	秦艽15g	茯苓20g	桂枝12g
防风15g	川芎12g	党参15g	甘草6g
当归15g	白芍15g	生地黄12g	炒白术15g
佩兰15g	地龙10g	桃仁15g	红花15g
丹参15g			

共6剂，水煎服，日1剂，每次150ml。

［治疗结果］1周治疗后，臀部以下疼痛改善明显，夜间睡眠改善，夜间翻身后腿部疼痛减轻。治疗两周后，疼痛主要在患侧小腿以下，搀扶下可行走。

【病例 3】

张某，女，42 岁，初诊日期：2009 年 7 月 25 日。

[主诉] 左下肢疼痛 2 个月，加重 5 日。

[病史] 患者于 2 个月前因劳累而出现左下肢放射性疼痛，行走不利，夜间疼痛尤甚，近 5 日因受凉，症状明显加重。现症：左下肢疼痛自臀部沿大腿后侧向小腿放射，活动受限，夜间难以入睡，饮纳可，二便正常。舌淡，苔薄白，脉弦。

[查体及实验室检查] 腰椎 CT 检查示 $L_{4~5}$、$L_5~S_1$ 椎间盘突出、骨质增生。腰部有压痛，沿坐骨神经线上有多处压痛，直腿抬高试验 30°，左膝反射、跟腱反射减弱。

[西医诊断] 腰椎间盘突出并发坐骨神经痛。

[中医诊断] 痹证。

[治疗原则] 疏风散寒，通经活络。

[针灸取穴] 腰 4、5 夹脊，及秩边、昆仑、承山、委中、委阳、殷门、气海俞、大肠俞、关元俞。

[手法操作] 患者取俯卧位，暴露腰部，常规消毒后以 0.30mm×150mm 芒针直刺左腰 4、5 夹脊，紧贴横突边缘进针，进针约 80~100mm，施提插泻法 60 秒后出针，仅要求局部有酸胀感；患侧秩边穴用芒针直刺，进针 75~100mm，使针感沿坐骨神经向下肢末端放射，针感出现后出针；然后再取患侧下肢穴，从昆仑到殷门，依次施常规提插泻法，最后针刺双侧气海俞、大肠俞、关元俞，施提插捻转补法，留针 30 分钟，12 次为 1 个疗程。

[治疗结果] 经 2 次治疗后，腰部疼痛解除，左下肢疼痛亦明显减轻。治疗 1 个疗程后，左侧小腿偶有疼痛，下肢活动灵活，直腿抬高试验（-），又巩固治疗 2 个疗程后痊愈。随访 3 个月未见复发。

按语：本病属中医学"痹证"范畴，多因感受风寒或湿热之邪，或跌仆闪挫，导致经络受损，气血阻滞，不通则痛。临床上用长短针配合治疗本病，效果满意。用芒针针刺相应夹脊穴可直接刺激腰椎间盘突出部位，促进局部血液及淋巴循环，使受损的经络气血通畅而止痛。秩边可以刺激脊神经以达镇痛目的，昆仑、承山、殷门等穴为循经选穴，太阳主一身之藩篱，最易被邪侵袭，故取足太阳膀胱经穴，以散寒活血，疏通经络，则疼痛自除。

【病例 4】

王某，男，55 岁，初诊日期：2011 年 8 月 21 日。

[主诉] 右侧坐骨神经痛 1 月余。

[病史] 患者 1 个月前因感受风寒，右侧臀部疼痛并向小腿外侧放射，经针刺及

拔罐治疗后，疼痛逐渐由上向下转移且不断减轻至基本消失，但右足底出现麻木感，常规针刺加红外线局部照射治疗无效。

［查体及实验室检查］查脊柱及两旁腰肌无压痛，右臀部及右下肢沿膀胱经循行处压痛明显。直腿抬高试验左85°，右55°。舌质暗，苔白，脉细。

［西医诊断］坐骨神经痛。

［中医诊断］痹证。

［治疗原则］疏通经络，理气行血。

［针灸取穴］飞扬穴。

［治疗过程］常规消毒，取患侧飞扬穴直刺0.35~0.5寸，施以平补平泻，加红外线照射30分钟，每日1次。

［治疗结果］治疗5次后麻木感消失，未再发作。

按语：根据一络而治二经的理论，本例坐骨神经痛案，疼痛在膀胱经，疾病将愈时却转为右足底麻木。在一般情况下，若疼痛未减，复加足底麻木，是病情加重，是病邪从膀胱经向肾经深入发展的缘故。而本案是在经过治疗后疼痛逐渐向下转移乃至基本消失，疾病即将痊愈的情况下引起的，因此这种麻木只是一种假象，并非病情加重，是病邪在消退过程中，从膀胱经的络别走到肾经所引起，所以只有针刺膀胱经的络穴飞扬，才能一络而治二经，刺到要害处，麻木就消失。

【病例5】

李某，女，48岁，初诊日期：2013年9月25日。

［主诉］左侧腰臀疼痛，伴左腿放射性疼痛1周。

［病史］患者于2年前夏天夜间在空调房内睡觉未盖衣被，翌日早晨自觉腰背酸痛，左侧下肢发凉、麻木，自用热水袋热敷腰腿，有所缓解，但未曾就医。1周前突然左下肢自臀部沿股后侧至小趾烧灼样剧痛，活动不利，行走困难。

［查体及实验室检查］直腿抬高试验呈（＋）。

［西医诊断］坐骨神经痛。

［中医诊断］痹证。

［治疗原则］疏风散寒，活血通络。

［针灸取穴］环跳、承扶、殷门、足太阳经筋。

［手法操作］患者俯卧位，取$L_{4~5}$棘突下左侧旁开约1~2cm处，及左环跳、左承扶、左殷门，以上均用3寸毫针深刺，每处穴位针刺都要使患者有强烈放电感沿下肢放射至脚趾，即要刺中脊神经根或坐骨神经干。然后用1.5寸毫针于左侧沿着足太阳经筋在下肢背侧的循行路线进行排刺。针刺后用TDP灯照射。每日1次，每次30分钟，7天为1个疗程，疗程间隔1天。

［中药］

制川乌 10g	制草乌 10g	细辛 6g	牛膝 15g
苍术 12g	防己 12g	制乳香 10g	制没药 10g
川芎 15g	桂枝 12g	甘草 6g	

［辅助疗法］TDL 神灯照射。

［治疗结果］患者经 1 个疗程的治疗后感觉疼痛明显缓解，2 个疗程后已经基本感觉不到疼痛，下肢活动恢复正常。

按语：坐骨神经痛属中医"筋痹"范畴。《素问·调经论篇》云："病在筋，调之筋。"在足太阳经筋上排刺，能够疏通足太阳经筋经气，祛邪通络，活血止痛。环跳、承扶、殷门等穴均是坐骨神经所过之处，针刺直接作用于神经根，能使神经周围的血管扩张，局部血液循环加速，炎症、渗出及水肿得到改善，从而解除组织的痉挛、水肿，缓解神经根压迫症状。

【病例 6】

患者，男，27 岁，初诊日期：2011 年 6 月 12 日。

［主诉］左下肢间断性疼痛 3 天。

［病史］患者因近期沉迷于游戏，坐姿不适，于 3 天前出现左下肢间断性疼痛，发作时症状持续约 5 分钟后缓解，未予重视，未治疗，症状持续不缓解，遂就诊于我院针灸科门诊。

［查体及实验室检查］直退抬高试验（－），腰部未见明显压痛。

［西医诊断］坐骨神经痛。

［中医诊断］痹证。

［治疗原则］舒筋活络止痛。

［针灸取穴］肾俞、环跳、承扶、委中、承山。

［手法操作］肾俞（双侧）补法，以局部酸胀为度；余穴均取患侧。环跳取穴时侧卧屈腿，进针 2.5~3 寸，提插泻法，令针感放散至足心，后提针至皮下，减小刺激量；委中直刺 1~1.5 寸，提插泻法，令针感放射至足底；余穴常规针刺法。

［治疗结果］患者治疗后 2 天，疼痛明显好转；治疗 5 天后，疼痛症状基本消失活动自如。

按语：选用肾俞、环跳、承扶、委中、承山等穴，以疏通足太阳经脉，祛邪外出，通经活络。

【病例 7】

李某，男，55 岁，初诊日期：2012 年 4 月 27 日。

［主诉］腰及左腿疼痛 2 周，近 1 周加重。

［病史］患者 26 年前因练拉力扭伤腰部，后遗有腰部隐痛。半个月前因搬重物时自觉腰痛不能转动，2 天后左腿始痛，以大腿后侧为甚，左足趾麻木。8 天前来我院门诊治疗时，自觉受凉，症状加重。左小腿后部剧痛，入夜尤甚，难以入眠，腰及患肢不能活动，饮食减少。

［查体及实验室检查］患者痛苦面容，L$_{3-4}$ 有轻度压痛，左侧臀肌萎缩伴压痛。左腿直腿抬高试验 10°，臀点、腘点、腓点均有明显压痛，左右分髋试验均阳性，无病理反射。X 线诊断：L$_{4-5}$ 椎间盘脱出。

［西医诊断］腰椎间盘突出症，坐骨神经痛。

［中医诊断］痹证。

［治疗原则］疏利膀胱经气，兼益肝肾。

［针灸取穴］大肠俞、环跳、委中、秩边、腰部夹脊穴、肾俞、肝俞、大杼。

［手法操作］环跳、委中、秩边取患侧，余穴均取双侧，秩边针 3 寸，施提插泻法，令针感麻窜至足趾 3 次以上，余穴常规针刺。

［治疗结果］患者治疗 1 天后，腰腿疼痛即明显减轻，能侧身坐起，短距离行走；治疗 3 天后，因活动量过大，腰腿疼痛复剧；治疗 1 周后疼痛大减，直腿抬高达 70°；治疗 20 余日，患者腰及左下肢疼痛基本缓解，压痛点消失，直腿抬高达 70° 以上，可独立行走，生活完全自理，仍有腰酸肢软乏力等症。再予肾俞、肝俞、大杼等穴治疗 20 余日后，腰酸肢软乏力等症消失，患者痊愈。

按语：腰椎间盘突出症，属于中医"痹证"，多发生于腰下部，系由椎间盘的髓核突出压迫神经根造成坐骨神经痛。选穴以大肠俞、腰部夹脊，活血化瘀，有利于神经根水肿消散，配以环跳、委中、秩边等穴疏通局部经气，以止痛缓急。此病例为肝肾不足、筋脉失荣之证，故治宜滋补肝肾，和营舒络。取肾俞、肝俞、大杼等穴以补益肝肾、强筋健骨，配局部腧穴荣筋和营。并鼓励患者加强展腰、屈髋等功能锻炼，处理好动静的辨证关系，可促痊愈。

【病例 8】

宋某，女，56 岁，初诊日期：2014 年 6 月 10 日。

［主诉］腰痛向双下肢放射 1 周。

［病史］患者于 2014 年 6 月 3 日上午 8 时许，因劳累过度突然出现持续腰痛伴眩晕，向双下肢放射痛，自行家中休息，症状未见明显缓解，现为进一步治疗收入我病区。现症：神清，精神可，语言清晰流利，腰骶痛伴双下肢放射痛间作，劳累、弯腰及咳嗽时加重，时有咳嗽，头晕眼花，右手拇指掌指关节疼痛，拇指活动受限，双下肢略肿，纳可，寐差，小便调，大便干结，4 日一行。既往腰椎退行性病变、颈椎退

行性病变。舌淡紫，苔白，脉细涩。

［查体及实验室检查］腰椎生理曲度变浅；腰椎肌肉紧张，$L_2/L_3 \sim L_5/S_1$ 棘间左侧旁开 1.5cm 处压痛，仰卧挺腹试验（+），俯卧背伸试验（+）；直腿抬高试验：左 75°，右 75°，加强试验：左侧（−）、右侧（−）；左"4"字试验（−），右"4"字试验（−）；左足拇背伸肌力 5 级，右足拇背伸肌力 5 级；腰椎活动度：前屈 30°，后伸 5°，左屈 10°，右屈 10°，左旋 10°，右旋 10°；左膝腱反射、右膝腱反射、左跟腱反射、右跟腱反射对称引出，左巴宾斯基征、右巴宾斯基征未引出。双侧足背动脉搏动可触及，末梢血运好。双侧髌阵挛、踝阵挛未引出。VAS 评分：7 分。颈椎 MR：①颈椎骨质增生；②颈椎间盘退变；③ $C_{3\sim4}$、$C_{5\sim6}$、$C_{6\sim7}$ 椎间盘后突出，$C_{3\sim4}$ 椎间盘后脱出，继发相应水平椎管狭窄。腰椎 MR：①腰椎骨质增生；② L_4 椎体下缘许莫结节，L_4、L_5 椎体缘终板炎；③ $L_1/L_2 \sim L_5/S_1$ 椎间盘退变；④ $L_3/L_4 \sim L_5/S_1$ 椎间盘膨出，L_4/L_5 椎间盘略后突出，继发相应水平椎管及两侧椎间孔略狭窄。

［西医诊断］腰椎间盘突出并发坐骨神经痛。

［中医诊断］痹证。

［治疗原则］滋补肝肾，疏通经络。

［针刺取穴］环跳、殷门、内关、三阴交、风池、完骨、天柱、足三里、颈腰夹脊穴排刺。

［手法操作］患者侧卧位，卧侧腿直，对侧腿屈，选用 0.30mm×75mm 无菌针灸针，针刺局部皮肤消毒，针对侧环跳穴、殷门穴，以下肢抽动为度，不留针。患者取仰卧位，选用 0.25mm×40mm 无菌针灸针，先针刺双侧内关穴，捻转提插泻法 1 分钟；双侧三阴交穴，提插捻转补法 1 分钟；双侧天柱、风池、完骨直刺 0.5~1 寸，施以小幅度、高频率捻转补法 1 分钟；双侧足三里进针 2~2.5 寸，待患者有沿下肢放射感时，将针提至 1 寸留针；留针 20 分钟后，患者俯卧位，颈腰夹脊穴排刺向椎体方向斜刺，捻转平补平泻 1 分钟，留针 20 分钟。

［治疗结果］治疗当日患者双下肢放射痛明显缓解；治疗 3 天后，患者腰骶痛缓解，双下肢无放射痛；治疗 14 天后，患者头晕、腰骶痛好转。

按语：颈腰椎退行性病变为当前常见病、多发病之一，针灸疗法存在其优势，尤以芒针针刺环跳、殷门穴效果显著，并辨证选取阳明经穴，养后天之本以滋先天之水。

骨性关节炎

【病例】

李某，男，77 岁，初诊日期：2013 年 11 月 16 日。

[主诉] 双侧膝关节间断性疼痛伴活动受限 9 天。

[病史] 患者于 2013 年 11 月 7 日 17 时许，受凉后突然出现双侧膝关节间断性疼痛伴活动受限，就诊于天津中医药大学第一附属医院，时查右膝关节 MRI 示：①右膝关节退行性骨关节病并关节积液；②右髌骨软骨软化；③右膝内外侧半月板损伤；④右膝胫腓侧副韧带部分性损伤；⑤右膝关节周围皮下软组织肿胀。左膝关节 MRI 示：①左膝关节退行性骨关节病；②左膝内外侧半月板损伤；③左膝胫腓侧副韧带部分性损伤；④左膝关节少量积液；⑤左膝关节周围皮下软组织肿胀。今为求系统性治疗收入我病区。现症：神清，精神可，语言清晰流利，双侧膝关节间断性疼痛伴活动受限，纳可，寐欠安，大便调，夜尿频，约 5~6 次，最多达 8~9 次。

[查体及实验室检查] 双侧膝关节肿胀，皮色正常，皮温正常；双侧髌周广泛压痛，以 3 点、4 点处为甚，双鹅足囊压痛；双侧浮髌试验阴性，双侧麦氏征阴性，侧方挤压试验阴性，前后抽屉试验阴性，髌骨研磨试验阳性，挺髌试验阳性，双膝腱反射正常引出，双跟腱反射正常引出；左膝关节活动度：伸直 −10°，屈曲 100°，右膝关节活动度：伸直 −10°，屈曲 100°；左膝髌骨上 10cm 周径：55cm，左膝髌骨下 10cm 周径：35cm，右膝髌骨上 10cm 周径：55cm，右膝髌骨下 10cm 周径：35cm。双足背动脉搏动可触及，足趾活动好。VAS 评分：8 分。

[西医诊断] 骨性关节炎。

[中医诊断] 膝痹。

[治疗原则] 活血化瘀，疏通经络；平肝降逆，调和脾肾。

[针刺取穴] 鹤顶、内膝眼、外膝眼、梁丘、血海、阴陵泉、阳陵泉、阴谷、三阴交、人迎、曲池、合谷、足三里、太冲。

[手法操作] 患者取仰卧位，给予施针部皮肤消毒。双侧鹤顶、内膝眼、外膝眼、梁丘、血海、阴陵泉、阳陵泉、阴谷，施以提插泻法；双侧人迎，施小幅度、高频率捻转补法；双侧曲池、足三里，施以捻转补法；双侧合谷、太冲，施以捻转泻法。每日 1 次，每次留针 20 分钟，共治疗 16 次。

[辅助疗法] 双侧内膝眼穴臭氧介入治疗，每周 1 次，共治疗 4 次。

［治疗结果］治疗 3 次后，患者可站立行走，疼痛减轻。治疗 10 天后，患者疼痛明显减轻，活动轻度受限。治疗 20 天后，双侧膝关节疼痛基本缓解，活动自如，纳可，寐安，大便调，小便每夜 4 次，量正常，舌红，苔薄黄，脉沉细。

按语：患者年事较高，体胖，劳累受凉损伤膝部筋脉，气血瘀滞，运行不畅，引起肢体肿胀疼痛，《素问·痹论》曰："风寒湿三气杂至，合而为痹也。"痹在于骨则肢体沉重，痹在于筋则肢体屈伸不利，故发为本病。其症舌脉均为气滞血瘀之象，病位在膝，疼痛为标，气滞血瘀为本，宜标本兼治。本病中医当与"膝部伤筋"相鉴别，本病以为主症，而膝部伤筋有明确外伤史，发病时间短，症状以关节红肿疼痛为主，局部可见皮肤瘀青瘀斑，动则痛甚，故可鉴别。经筋刺法以痛为腧，局部针刺治疗，对于经筋发病，疗效尤佳。配合局部臭氧介入治疗，可以消炎止痛，故而疗效卓著。

痛性肌痉挛

【病例】

宋某，男，26 岁，初诊日期：2013 年 12 月 18 日。

［主诉］间断右小腿部肌肉痉挛 1 月余，加重 1 小时。

［病史］患者 1 个月前因户外游泳后出现右小腿部肌肉痉挛，疼痛难忍，于家中行热水浴后缓解，后间断出现 2 次，数分钟后缓解，1 小时前因剧烈运动又发此症，持续不能缓解，故来我院就诊。

［查体及实验室检查］右侧腓肠肌持续性抽搐，舌暗红，苔薄白，脉沉弦。

［西医诊断］痛性肌痉挛。

［中医诊断］腓踹或转筋。

［治疗原则］行气活血，通络止痛。

［针灸取穴］承山、承筋、阿是穴、阳陵泉、后溪、内庭。

［手法操作］取穴均为患侧，先刺后溪，再用泻法刺承山穴，阿是穴在腓肠肌的肌腹上选穴进行排刺。

［辅助疗法］闪火拔罐。

［治疗结果］治疗完毕，小腿痉挛疼痛缓解，已能行走，又治疗 2 次，随访未再出现此症。

按语：一般而言，腓肠肌痉挛诱发因素包括寒冷刺激、大量排汗、肌肉收缩失调、身体过于疲劳等，在强烈运动中，由于肌肉过于紧张，连续收缩过快，放松时间太短，造成肌肉收缩失调，引起肌肉痉挛，通过针刺膀胱经及阿是穴排刺，起到疏通阳气、活血化瘀的作用，可迅速缓解而治愈。

第四节 创伤性脑损伤

【病例1】

张某，男，54岁，初诊日期：2014年3月17日。

[主诉] 双侧肢体不遂伴语言不利1天。

[病史] 患者于2002年3月18日发生车祸就诊于某医院，后出现头痛、呕吐，随即昏迷，查头颅CT示：脑出血，予去骨瓣减压术、血肿清除术，术后昏迷3个月转醒，四肢瘫痪，语言不利，经治（具体治疗不详）病情平稳。昨日自觉症状较前加重，考虑脑血管病反复，今日患者为进一步诊疗，就诊于我院门诊，并收入我病区住院治疗。现症：神志清楚，精神可，呼吸平稳，语言不利，双侧肢体不遂，右侧尤甚，纳可，寐欠安，大便10日一行，小便正常。

[查体及实验室检查] 颅脑CT示（2014年3月17日，天津中医药大学第一附属医院查）：①颅脑术后改变，右枕顶区引流管内置放；②右基底节-额颞叶区不规则低密度影。心电图：窦性心律，T波异常，心肌缺血。

[西医诊断] 创伤性脑损伤。

[中医诊断] 痿病。

[治疗原则] 醒脑开窍，活血通络，疏通经络，补益脑髓。

[针灸取穴] 内关、三阴交、人中、极泉、尺泽、委中、天柱、风池、完骨、人迎、头维、曲池、合谷、足三里、太冲。

[手法操作] 内关（双侧），捻转提插泻法1分钟；人中，雀啄泻法至眼球湿润为度；三阴交（双侧），提插补法至肢体抽动3次为度；极泉、尺泽、委中（双侧），提插泻法至肢体抽动3次为度，不留针；风池、完骨、天柱（双侧），捻转补法1分钟；人迎、头维、曲池、合谷、足三里、太冲，均取双侧，捻转泻法1分钟。留针20分钟。

[辅助疗法] ①头皮针：运动区、运用区、语言二区、语言三区、感觉区、平衡区平补平泻。②穴位拔罐：双侧背俞穴，患侧肩髃、肩髎、肩中俞、肩外俞、天宗、秉风、大杼、阿是穴等，以疏通经络、益气活血、活血化瘀。

［治疗结果］治疗 7 天后，纳可，寐安，二便自控。治疗 14 天后，双侧肢体不遂较前好转。

【病例 2】

白某，男，19 岁，初诊日期：2013 年 6 月 25 日。

［主诉］左侧口眼歪斜伴视一为二 1 月余。

［病史］患者于 2013 年 5 月 24 日上午 11 时许，从 3 米高处落下后出现左耳及鼻子出血和局部肿胀，当时患者神清，四肢活动如常，当时有头晕、头痛，无胸闷憋气、二便失禁等症，就诊于天津市某医院，查颅脑 CT 示脑出血，颅骨及颧骨骨折，予鼠神经生长因子注射液、神经节苷脂注射液，经治病情平稳，为进一步治疗收入我病区。现症：神清，精神可，语言清晰流利，四肢活动如常，左口歪，视一为二，纳好，寐安，二便调。

［查体及实验室检查］左侧上肢肌力 5 级，下肢肌力 5 级，左侧巴宾斯基征（–）。颅脑 CT（2013 年 5 月 24 日，天津市某医院）：蝶骨体，左侧上颌窦外侧壁、左侧颧弓骨折。颅内积气，蝶窦、左侧上颌窦积血积液。

［西医诊断］创伤性脑损伤，动眼神经损伤，面神经损伤，颅骨骨折，颧骨骨折。

［中医诊断］外伤损络证。

［治疗原则］醒脑开窍，活血化瘀，疏通经络。

［针灸取穴］内关、人中、三阴交、极泉、尺泽、委中、风池、完骨、天柱。

［手法操作］常规消毒，取内关（双侧），施捻转提插泻法 1 分钟；人中，施雀啄泻法至眼球湿润为度；三阴交（双侧），施提插补法，至肢体抽动 3 次为度；极泉、尺泽、委中（双侧），施提插泻法至肢体抽动 3 次为度，不留针；风池、完骨、天柱（双侧），施捻转补法 1 分钟，留针 30 分钟。

［治疗结果］患者于 2013 年 7 月 26 日出院，共住院治疗 31 天。神清，精神可，语言清晰流利，四肢活动如常，上肢肌力 5 级，下肢肌力 5 级，左口歪，视一为二，较前好转，纳可，寐安，二便调，舌淡红，苔薄白，脉弦细。

第四章　皮肤科疾病

第一节 带状疱疹

【病例1】

刘某，女，62岁，初诊日期：2014年3月24日。

［主诉］右侧胸胁部起疱疹伴局部刺痛2天。

［病史］患者素体虚弱，于2天前无明显诱因突感右侧胸胁部针刺样疼痛，当时皮肤无疱疹出现，昨日起局部出现红色丘疹，疹上伴少许水疱，皮肤阵发刺痛瘙痒，服止痛药物无效，心烦，入睡困难。

［查体及实验室检查］慢性痛苦病容，面白无华，右侧胸胁部有3处簇生丘疹，分布如带状，上有水疱，疱内液呈白色，有搔抓破溃之结痂处。舌淡，苔白，脉弦数。

［西医诊断］带状疱疹。

［中医诊断］缠腰火丹。

［治则］祛邪通络，活血止痛。

［针灸取穴］于疱疹间隙刺络。

［手法操作］局部皮肤消毒，以三棱针点刺疱疹间隙3~4点，加以火罐放血4~5ml，注意不要点刺在水疱上，每日1次。

［治疗结果］经1次治疗后，刺痛即觉减轻，丘疹减少，继续治疗3次后痛止，疹消而愈。

按语：缠腰火丹西医学称之为带状疱疹。本例患者久病体虚，血虚气衰，卫外不固，时邪外袭，郁结于胸胁，发为火丹，邪不得解，郁阻经脉，致气血不通，痒痛剧甚，舌脉均为正虚邪实之征。运用刺络疗法配合针灸，有卓著疗效，且取效快，不使用任何药物即可痊愈。刺络拔罐具有促进血液循环，增强代谢，以及改善局部免疫状态的功能。从而起到杀灭病毒，抑制细菌的继发感染，加速带状疱疹痊愈的作用。究其病因病机，邪阻经脉，壅结于皮部，而皮部者以"经脉为纪"，循其皮部发病部位，刺之于血，即可通过皮部以疏调本经气血，引邪外出。再配合针刺丰隆、阴陵泉祛湿清热，通调经脉瘀阻，正如"宛陈则除之，去血脉也"。

【病例2】

陈某，男，38岁，初诊日期：2013年3月6日。

［主诉］右胸胁部疱疹伴局部疼痛 2 天。

［病史］患者 2 天前，无明显诱因突感右侧胸胁部轻度瘙痒，搔抓后发现局部有红色丘疹，并有少许水泡，昨日痛痒症状加重，局部出现疱疹成簇集性带状排列，自服止痛药后无明显效果。

［查体及实验室检查］右侧胸胁部有红色丘疹，成簇集性带状排列，并有少许水泡，舌红，苔黄，脉弦。

［西医诊断］带状疱疹。

［中医诊断］缠腰火丹。

［治疗原则］清肝泻火，通络止痛。

［针灸取穴］阿是穴、夹脊穴、行间、阳陵泉。

［手法操作］疱疹局部阿是穴用围刺法，在疱疹带的头尾各刺一针，两旁则根据疱疹带的大小选取 1~3 点，向疱疹带中央沿皮平刺。夹脊穴于疱疹部位相对应者，向脊柱方向斜刺 1.5 寸，行捻转泻法，令针感向病变部位放射。余穴均取双侧，常规针刺。

［治疗结果］1 次治疗后，疼痛明显减轻。7 次治疗后疱疹结痂，疼痛缓解而愈。

【病例 3】

蔡某，男，68 岁，初诊日期：2014 年 5 月 13 日。

［主诉］右侧季肋部疼痛 4 天。

［病史］患者 4 天前感季肋部疼痛，呈针刺样，穿衣触及则痛不止，2 天后即出现成簇水疱，疼痛难忍，现为明确诊断就诊于我院。现症见：神清，精神差，诉呼吸及触碰右季肋部时疼痛，纳可，寐欠安，二便调。

［查体及实验室检查］右季肋部可见成簇小水疱，水疱内含透明浆液。舌暗，苔薄黄，脉弦。

［西医诊断］带状疱疹。

［中医诊断］缠腰火丹。

［治疗原则］活血化瘀，通络止痛。

［针灸取穴］丘墟透照海、病灶局部围刺、相对应的夹脊穴。

［手法操作］丘墟透照海，病灶局部围刺，间隔 1cm；患侧相对应的夹脊穴，向内斜刺 0.5 寸。结痂后局部病灶刺络放血。

［治疗结果］治疗第 3 天，患者右季肋部疼痛明显减轻，部分疱疹破溃；第 5 天，右季肋部疼痛明显减轻，水疱破溃结痂；第 8 天，疼痛基本消失，未见新出水疱。

按语：局部阿是穴围刺可引火毒外出，本病是疱疹病毒侵害神经根所致，取相应的夹脊穴，直针毒邪所留之处，可泻火解毒，通络止痛，正如《内经》所言"凡治病必先治病所从生者也"。

【病例 4】

张某，男，64 岁，初诊日期：2010 年 6 月 5 日。

[主诉] 胁肋刺痛 1 周。

[病史] 患者于 1 周前胸胁部出现疱疹，成带状分布，瘙痒刺痛难忍，难以入睡，自行涂擦炉甘石，无明显缓解，于外院输液治疗，仍无较佳疗效，故前来就诊。

[查体及实验室检查] 疱疹皮损部紫暗，舌暗，苔薄黄，脉弦。

[西医诊断] 带状疱疹。

[中医诊断] 缠腰火丹。

[治疗原则] 泻火解毒，清热利湿。

[针灸取穴] 华佗夹脊、孔最、鸠尾、太冲、阴陵泉。

[手法操作] 先针刺相应部位华佗夹脊穴，然后循经刺远端穴位孔最、太冲、阴陵泉（双侧）、鸠尾，最后疱疹周围刺络拔罐，留罐 5 分钟，留针 20 分钟。每天治疗 1 次，共治疗 3 次。

[治疗结果] 20 分钟后疼痛感缓解，当日可入睡。第 2 天疼痛明显减轻。第 3 天疱疹塌陷缩小。经过 3 次治疗之后疼痛明显减轻，而后疱疹塌陷缩小。

按语：带状疱疹是由水痘－带状疱疹病毒引起的急性炎症性皮肤病，临床表现为聚集成簇的水疱沿体表一侧的皮肤周围神经作带状分布，好发部位为肋间神经分布区域，常伴剧烈的神经痛及局部淋巴结肿痛。治愈后持续疼痛超过 1 个月以上者为带状疱疹后遗神经痛。老年人的带状疱疹后遗神经痛发生率高、持续时间长。中医学中记载的病名有"缠腰火丹""缠腰龙""蛇丹""蛇串疮""蛇缠丹""蛇形丹""蛇缠虎带""火丹疮""火腰带""火带疮""火腰带毒"等 10 余种。其病因多为肝经火盛，湿热内蕴，外感毒邪而发。或因脾失健运，蕴湿化热，湿热搏结，并感毒邪而成。

患者平素情志不畅，肝郁而化热，复因外感毒邪，以致湿热火毒蕴积肌肤而生。而患者因年老体亏正虚，无力抗邪外出，经络邪毒留滞，瘀阻不通，故患处疼痛，湿毒郁积，故皮损部色暗。针灸治疗部位多以局部疱疹区为主，疗法上多选用刺络拔罐、局部围刺法、灸法综合疗法，旨在清热利湿解毒，活血化瘀，行气止痛，激发机体内部的生理应激系统，提高机体痛阈，加强免疫功能。本病例中，针刺相应夹脊穴、鸠尾可调畅患部气血，孔最为肺经郄穴，主血证、急症；太冲、阴陵泉清利肝胆湿热。刺络拔罐可去其邪毒，助其消散，具有通经活络，活血化瘀，消肿去炎止痛，"宛陈者除之"之功效，通过施治可以明显改善患者的局部血液循环，促进局部的代谢，疏通经络，消除神经根的炎症及肿胀，促进疱疹的消退。

【病例 5】

患者，女，63 岁，初诊日期：2010 年 11 月 16 日。

［主诉］左侧胸背部疼痛半年。

［病史］患者于半年前患带状疱疹，经中西药治愈后，遗留左侧胸背部疼痛，左腿不自主抽搐，常夜间发作，影响正常工作及睡眠。经多方诊治无效，遂来我院就医。患者神清，左侧胸背部疼痛剧烈，如针刺感，常夜间发作，于第5~9肋间隙有压痛，寐欠安，饮纳可，二便正常。舌红，苔薄腻，脉弦滑。

［西医诊断］带状疱疹后遗神经痛。

［中医诊断］痹证。

［治疗原则］疏肝利胆，通络止痛。

［针灸取穴］丘墟透照海、足临泣、阳陵泉、相应部位的华佗夹脊穴、局部压痛点。

［手法操作］患者右侧卧位，常规消毒，先针丘墟（患侧），取0.30mm×75mm毫针，针尖向照海穴方向进针，针至约70mm处，可于照海穴之皮下摸到针尖，施捻转泻法，患者觉局部针感较强并向小腿放射，再将针置于35mm留针。余穴常规针刺，分别施以捻转泻法，之后在局部用TDP照射，留针30分钟。12次为1个疗程。

［治疗结果］治疗6次后自觉疼痛减轻，夜间发作次数减少，持续时间缩短，1个疗程后疼痛偶尔发作，睡眠可至天亮方醒，偶有小腿抽筋，巩固治疗1个疗程后痊愈。

按语：本病简称PHN，属中医学的"痹证"范畴。多因湿热余毒留滞肝胆经脉所致，表现为湿热证，往往疼痛剧烈，持久难愈。病久则耗伤气血，余邪留恋，气血凝滞，导致局部疼痛不止。本病在治疗上强调以深刺丘墟透照海为主，配以疼痛相应水平线上的夹脊穴，可收到明显的通络止痛效果。丘墟穴为足少阳胆经的原穴，具有疏通胆经经气，活络止痛的功效，再配足临泣、阳陵泉共同达到疏肝利胆，舒筋通络的作用。夹脊穴邻近脊神经根，可以直接调整脊神经的功能状态，以达到气至病所的目的。最后辅以TDP神灯照射，加强温通经络、活血化瘀作用，故取效甚捷。

【病例6】

邢某，女，74岁，初诊日期：2014年1月15日。

［主诉］右侧头项及腰胯疱疹疼痛5月余。

［病史］患者述5个月前先从右侧头项部疼痛始作，检查为淋巴结炎，10余天后出现腰胯部疱疹连成片如黄豆大，外用阿昔洛伟乳膏、神灯照射，口服洛芬待因片等药，虽疱疹消失但疼痛不止，患部仍有灼热感。舌苔黄腻，脉濡。

［西医诊断］带状疱疹后遗症。

［中医诊断］缠腰火丹。

［治疗原则］运脾化湿止痛。

［针灸取穴］太白、足三里、阴陵泉、内庭、合谷、太冲、支沟、血海、皮损局部及与皮损相应的同侧夹脊穴。

［手法操作］除局部皮损处，取穴均为双侧，常规针刺。太白、阴陵泉、内庭、合谷、太冲、支沟、血海穴（双侧）直刺 0.35~1 寸，得气后均用泻法；足三里（双侧）捻转补法，余穴平补平泻。留针 30 分钟，每日 1 次。

［治疗结果］治疗 7 次后局部范围缩小，程度减轻，针刺 1 个疗程后疼痛明显减轻，继续治疗 1 周后疼痛消失痊愈。

按语：患者年老正虚疱疹愈后疼痛持续时间长，脾失运化，湿热郁久，浸淫肌肤发为疱疹。太白、足三里、阴陵泉、内庭健脾化湿，清热止痛；合谷、太冲、支沟、血海调畅气血；另选取皮损局部及与皮损相应的同侧夹脊穴。

【病例 7】

王某，男，72 岁，初诊日期：2011 年 5 月 11 日。

［主诉］左侧头面部疱疹 20 余日。

［病史］患者于 2011 年 4 月 20 日出现左眼巩膜充血，眼睑红肿疼痛，5 天后左侧头面部出现疱疹，外院皮肤科诊断为眼周带状疱疹，收入住院以中西药物治疗，疱疹基本消退，但遗留局部阵发性疼痛，每次约 9 分钟，呈紧缩性烧灼样痛。

［查体及实验室检查］左侧眼睑、额部、头（前发际至百会）皮温偏低，少量疱疹结痂，肋间神经分布区色素沉着，神经分布区域灼痛，痛觉过敏，以膀胱经、胆经、胃经为甚。左眼结膜充血，口干，口苦，纳可，大便干。舌胖，苔白腻，脉浮滑。

［西医诊断］带状疱疹后遗症。

［中医诊断］目上蛇丹。

［治疗原则］以清热解毒，通络止痛为主，兼以清肝泻火，健脾化湿，活血化瘀。

［针灸取穴］太阳、支沟、后溪、足临泣、阳陵泉、太冲穴。

［手法操作］常规消毒。太阳、支沟、后溪、足临泣、阳陵泉、太冲（双侧）直刺 0.35~1 寸，得气后均用泻法；毫针于患侧上眼睑内侧面点刺放血 2~3 滴。留针 30 分钟，每日 1 次。

［治疗结果］首次治疗后，患者灼热疼痛出现 3 次，每次持续 5 分钟，由左侧鼻翼 - 额 - 头项部放射，用力按压 4~5 分钟可缓解，痛剧难忍；治疗 5 次后，疼痛基本缓解，头皮出现胀、麻木感；继续治疗 5 次后疼痛、胀、麻木感消失。

按语：带状疱疹是由水痘带状疱疹病毒引起的皮损疾病，中医学称为缠腰火丹、蛇串疮。本案患者带状疱疹发于眼周，胆经所过之处，病位在上，应为肝胆感受湿热疫毒，肝胆实火上攻头目所致，故而局部发疹。支沟、后溪、阳陵泉、太冲等经验效穴为基本选穴不变，又以本病发于上，不用夹脊，而佐以太阳穴、足临泣，将肝胆湿热之毒下引，毫针点刺放血配合体针可引邪外出，同时清肝泻胆。后期出现麻木感后，局部放血可使热随血泄，旧血去则新血生，起到清肝通络，活血化瘀之功。

【病例 8】

田某，男，70 岁，初诊日期：2013 年 9 月 20 日。

[主诉] 左侧腰背部疼痛 7 年余。

[病史] 患者于 7 年前无明显诱因发现左侧腰背部皮肤疼痛，有水泡，当时就诊于当地医院，诊断为带状疱疹，予抗病毒感染等治疗（具体用药不详），后疱疹消退，遗留左侧腰背部疼痛，近年来，坚持服用止痛药，现为求进一步治疗特来我院。现症：神清，精神可，呼吸平稳，语言清晰，持续左腰背部疼痛，不可触碰，局部皮肤多处黑褐色素沉着，纳少，夜寐欠安，二便自控。

[查体及实验室检查] 神志清，精神可，面色萎黄，左腰背部疼痛，局部皮肤多处黑褐色素沉着，多处直径 1cm 左右瘢痕，舌淡，苔薄白，脉细。

[西医诊断] 带状疱疹后遗症。

[中医诊断] 缠腰火丹。

[治疗原则] 活血化瘀，通络止痛。

[针刺取穴] 疱疹发生部位局部取穴。

[手法操作] 针刺：沿皮刺法，排刺。刺络：局部皮肤常规消毒，以三棱针点刺在疱疹间隙处（轻者皮内，重者皮下），刺 4~5 点，加以闪火罐放血 5~10ml，注意不要点在疱疹上，拔罐部位应交替进行，留罐时间不得超过 8 分钟。

按语：缠腰火丹西医学称之为带状疱疹。多因脾胃运化失常，水湿停滞，久而化热；或肝胆湿热，郁而化火；或湿热毒邪侵及经脉；湿热内蕴，壅阻脉络，发于腠理，外达皮部，故见疱疹簇生，瘙痒而痛甚。治疗上常以清热泻火，解毒利湿为法。运用刺络疗法配合针灸，有卓著疗效，且取效快，不使用任何药物可痊愈。刺络拔罐具有促进血液循环，增强代谢，以改善局部免疫状态的功能。从而起到杀灭病毒，抑制细菌的继发感染，加速带状疱疹痊愈的作用。临床积累了数百例病例，与普通针刺方法比较疗效显著，有立即止痛消疹之功。基于中医理论，究其病因病机，邪阻经脉，壅结于皮部，而皮部者以"经脉为纪"，循其皮部发病部位，刺之于血即可通过皮部以疏调本经气血，引邪外出。再配合针刺丰隆、阴陵泉祛湿清热、通调经脉瘀阻，正如"宛陈则除之，去血脉也。"

【病例 9】

孙某，男，73 岁，初诊日期：2012 年 5 月 16 日。

[主诉] 左侧头、额、眼部疼痛 2 月余。

[病史] 患者 2 个月前无明显诱因左侧头、额、眼部出现带状疱疹，于某医院住院治疗，予激素、营养神经、消炎活血止痛药物等，经治病情较前好转。现遗留左侧头、额、眼部疼痛症状，遂就诊于我院门诊。现症：患者左侧头、额、眼部疼痛，夜间尤甚，局部麻木、灼热，时瘙痒，左眼睁不开，流泪，口干喜饮，纳可，夜寐差，大便每日 2 次，尿频。

[查体及实验室检查] 双瞳孔等大等圆，左眼光反射迟钝，右眼光反射正常。舌暗红，苔白腻，脉弦。

[西医诊断] 带状疱疹后遗症。

[中医诊断] 缠腰火丹。

[治疗原则] 活血通络，化瘀止痛。

[针灸取穴] 丝竹空、太阳、攒竹、上睛明、鱼腰、迎香、阳白、支沟、阴陵泉、合谷。

[手法操作] 患者坐位，常规皮肤消毒，取 0.30mm×40mm 毫针，丝竹空（患侧）向眉毛方向斜刺 0.5~0.8 寸，太阳（患侧）向后斜刺 0.5~0.8 寸，鱼腰（患侧）斜刺 0.5~0.8 寸，攒竹（患侧）向眉毛方向斜刺 0.5~0.8 寸，阳白（患侧）斜刺 0.5~0.8 寸，施小幅度捻转手法，得气即止；上睛明（患侧），左手将眼球拨向外侧，右手持针沿内侧眼眶缓慢直刺约 0.3~0.5 寸，不宜施捻转或提插手法，以免刺伤眼球；支沟（双侧）直刺 1~1.2 寸，阴陵泉（双侧）直刺 1~1.5 寸，合谷（双侧）直刺 0.8~1 寸，施提插加捻转泻法。留针 30 分钟，每日 1 次，每周 6 次，6 次为 1 个疗程。

[中药]

川芎 10g	玄参 10g	黄芩 10g	赤芍 10g
牡丹皮 10g	葛根 15g	板蓝根 20g	红花 10g
当归 10g	柴胡 10g	牛膝 10g	桔梗 6g
枳壳 10g	野菊花 10g		

[辅助疗法] 患侧阳白穴刺络拔罐。

[治疗结果] 首次治疗后，患者疼痛症状明显减轻。2 个疗程后，症状基本消失。

按语：带状疱疹是由水痘－带状疱疹病毒引起的一种以簇集状丘疱疹、局部刺痛为特征的急性疱疹性皮肤病。疱疹多沿某一周围神经分布，排列成带状，出现于身体的某一侧，好发于肋间神经、颈神经、三叉神经及腰神经分布区域。中医学称本病为"蛇丹""蛇串疮""蜘蛛疮""缠腰火丹"。认为是感受风火或湿毒之邪引起，与情志、饮食、起居失调等因素有关。取患侧眼部周围穴位并加阳白穴刺络拔罐，以活血通络，祛瘀泻毒；支沟为手少阳三焦经穴，阴陵泉为足太阴脾经合穴，两穴相配能清泻三焦邪热，健脾化湿；"颜面合谷收"，故取合谷穴。

第二节 痤疮

【病例】

刘某，女，24岁，初诊日期：2013年5月8日。

［主诉］面部多发丘疹1年。

［病史］患者既往习惯性便秘病史，于1年前开始，面颊、前额等处多发小丘疹，丘疹顶端呈黑色小点，挤压之有白色油脂状物排出，平素皮肤油脂分泌旺盛，曾口服药物及外敷药膏治疗均无效。

［查体及实验室检查］面部散在分布黍米状丘疹，色红，丘疹顶端有黑褐色小点，面部毛孔扩张，少数丘疹有脓疱，皮肤油脂较多。舌红，苔黄，脉细数。

［西医诊断］痤疮。

［中医诊断］面疱。

［治疗原则］宣肺理气，清热解毒。

［针灸选穴］大椎以下，至阳以上，脊柱旁开左右各3寸，皮肤异点（白色异样点）。

［手法操作］局部皮肤消毒，以三棱针挑刺放血，隔日1次。

［治疗结果］经挑刺疗法5次后，丘疹有些消退，部分变平，未见新丘疹发出。继续治疗10次后，面部丘疹全部消失。巩固治疗3次后，面部皮肤正常未留斑痕而愈。

按语：寻常痤疮是一种常见的毛囊皮脂腺炎症性的皮肤病，主要发生于青年男女，发育期后大部分患者可以逐渐自愈或减轻。青少年生机旺盛，阳热偏盛，血热外壅，络脉充盈，血随热行，上壅于面，因此皮疹多发于颜面及胸背。日久不愈，使气血郁滞，络脉壅阻，或肺胃积热日久，化湿生痰，痰热互结，致使皮疹日久不消，或出现囊肿。该患者平素便秘，因肺热津少不能通调大肠所致，久之肺肠积热，熏蒸于面，热结肌肤，感受风邪，风热交阻而发本病，舌脉均为肺肠积热之征。针刺的治疗在于疏通经脉，经脉通则气行瘀消，泻肺清胃，痰消结散，瘀消而面清。

第三节　神经性皮炎

【病例】

患者，男，54 岁，初诊日期：2009 年 9 月 10 日。

［主诉］颈部、背部及臀部皮肤瘙痒近 2 年。

［病史］患者颈部、背部及臀部皮肤瘙痒近 2 年。因多方求治，疗效不佳，且扩散的范围增大。想试以针灸治疗而就诊于我科。查体：颈部、背部及臀有散发的皮损，表面肥厚粗糙，边缘不整齐，颜色较正常皮肤稍暗，皮损周围可见散在抓痕、血痂，其面积大者有 8cm×10cm。舌苔黄而厚腻，脉细滑。

［西医诊断］神经性皮炎。

［中医诊断］牛皮癣。

［治疗原则］疏风止痒，清利湿热，养血润肤。

［针灸取穴］皮损局部、曲池、血海、三阴交、足三里。

［手法操作］梅花针叩刺局部，针刺曲池（双）、血海（双）、三阴交（双）、足三里（双侧）平补平泻。每日 1 次，10 次为 1 个疗程。

［治疗结果］施治 10 次后，其皮损大面积已好转，唯颈部、臀部有散在皮损，晚间瘙痒减轻，已能入睡。以后隔日叩刺 1 次，又叩刺 2 个疗程，其皮损完全恢复。

按语：神经性皮炎相当于中医的"牛皮癣"与"顽癣"。此病一般比较顽固难治，而且多与内湿有关，因湿性黏腻，故而易反复发作，缠绵不愈。日久肌肤失养，以致皮损而瘙痒。故用梅花针重度叩刺局部以防风治血，再针刺血海、曲池，以祛风、清热、养血；针刺三阴交、足三里，以健胃利湿，养血生血。风得以祛，湿得以利，血得以养，故而疾病可愈。

第四节　脱发

【病例】

刘某，男，29 岁，初诊日期：2013 年 10 月 3 日。

［主诉］前顶脱发 8 年。

［病史］患者 8 年前无明显诱因开始脱发，每次洗头或梳头时可见大量脱发，发质稀疏，枯黄，未曾专科医治，近年来脱发严重，前顶约 1/2 头发已脱落，故今日就诊于我院寻求相关治疗。现症：神清，精神可，呼吸平稳，前顶脱发，纳可，寐安，二便调。

［查体及实验室检查］头顶部的头发稀疏，变黄，变软，额顶部头皮光亮。

［西医诊断］脱发。

［中医诊断］脱发。

［治疗原则］补益肝肾，益气养血。

［针灸取穴］皮肤针叩刺局部。

［手法操作］叩刺至出血，用生姜汁涂抹。

按语：中医学认为脱发的病因主要在肾，若肝肾两虚，气血不足，全身的血液循环就疲软，无力将营养物质输送到人体直立的最高处"头顶"，头上毛囊得不到滋养，渐渐萎缩，就会引起脱发。"肾藏精，主生殖，其华在发""发为血之余"，认为肾为先天之本，头发为血液的产物，肾藏精，肝藏血，精血同源，相互转化，两者缺一不可。皮肤针叩刺主要改善局部血液循环，营养毛囊，加以外用生姜汁可增加局部的血液循环，刺激毛囊打开，促使毛发再生。

第五节　斑秃

【病例 1】

杨某，女，56 岁，初诊日期：2013 年 9 月 17 日。

［主诉］斑秃 1 周。

［病史］患者在 1 周前梳头时突然发现后枕部部分头发缺如，无任何不适症状，今日就诊于我院门诊。现症：神清，精神可，后枕部 1cm×1cm 斑秃，无头晕、头痛等不适。

［西医诊断］斑秃。

［中医诊断］斑秃。

［治疗原则］滋补肝肾，疏通经络。

［针灸取穴］三阴交、太溪、病损局部。

［手法操作］三阴交（双侧）用补法，向下 45° 斜刺，以下肢抽动 3 次为度；太

溪（双侧）补法，直刺 0.5~1 寸；梅花针局部叩刺，以微微出血为度，用生姜汁涂抹。

按语：按照中医理论，头发与肝、肾有密切关系，肾藏精，肝主血，其华在发，肝肾虚则精血不足，毛囊得不到充足的营养，一种情况是合成黑色素的能力减弱，出现白发，那么还有一种情况就是毛囊萎缩或者坏死，造成脱发。反之，肝肾强健，上荣于头，则毛发浓密乌黑。本刺法意在疏通经络，乌发生发。

【病例 2】

黄某，女，42 岁，初诊日期：2014 年 3 月 10 日。

［主诉］脱发 1 月余。

［病史］患者 1 个月前发现在两颞侧及后枕部有斑秃区，伴有腰痛、剑突下胀痛，生气时加重。

［查体及实验室检查］两颞侧及后枕部 3 个斑秃区，直径分别为 1cm、1.5cm、2cm。舌质淡红，苔薄白，脉弦。

［西医诊断］斑秃。

［中医诊断］斑秃。

［治疗原则］疏肝解郁，养血生发。

［针灸取穴］局部病变区、四神聪、合谷、外关、梁丘、血海、足三里、悬钟、太冲。

［手法操作］局部病变区围刺，围刺的方法是：先在斑秃的中心处刺 1 针，再旁开 0.3 寸，前后左右刺 4 针组成第 1 圈，再在距中心 0.5 寸的圆周刺 8 针组成第 2 圈。围刺后接以电针仪，用连续波，以患者能耐受为度，留针 30 分钟。出针后，将电针仪的一组输出电线接在梅花针的针身上，并固定电线于梅花针的针柄，轻叩斑秃局部至皮肤发红为度，再用生姜片擦斑秃局部。四神聪、合谷、外关、梁丘、血海、足三里、悬钟、太冲（双侧）飞针刺入后施平补平泻法。每次留针 30 分钟，隔日治疗 1 次。

［中药］

云苓 12g	何首乌 30g	白芍 15g	郁金 12g
百合 12g	法夏 9g	橘红 6g	白鲜皮 12g
延胡索 12g	甘草 6g。		

［治疗结果］共治疗 3 个月，斑秃区有很多新发生出而愈。

按语：头为诸阳之会，百会为足太阳经与督脉交会穴，风池为足少阳经与阳维脉交会穴，且二穴皆近脱发患处，同用可疏通患部气血，疏散风邪。用梅花针叩刺患部，可疏导气血，促进新发生长。

第五章

妇产科疾病

第一节　痛经

【病例】

索某，女，16岁，初诊日期：2013年11月16日。

[主诉] 经行少腹疼痛2年余。

[病史] 患者经行少腹疼痛2年余，每次月经来潮时，少腹剧痛，经期过后，疼痛方止。经多方治疗无效，故前来我院针灸科治疗。患者自述经期血量较少，经色暗红有瘀块。

[查体及实验室检查] 彩超示子宫及附件正常。舌暗，苔薄白，脉弦细。

[西医诊断] 原发性痛经。

[中医诊断] 痛经。

[治疗原则] 通经活血，理气止痛。

[针灸取穴] ①主穴：关元、中极、三阴交、地机。②配穴：次髎、血海、合谷。

[手法操作] 患者仰卧位，穴位常规消毒，以上诸穴除督脉穴外均取双侧，行中到轻度刺激，得气后用平补平泻法。每逢月经来潮前3~5天开始治疗，每日针刺1次，每次留针20~30分钟。

[治疗结果] 连续针刺治疗3个月经周期后，症状较前减半，月经来潮时少腹仍有隐痛不适。

按语：中医学认为痛经主要是气血运行不畅，病因主要有肝郁、寒湿、肾虚，病位在胞宫、冲任，经脉气血运行不畅，胞宫经血流通受阻，不通则痛。地机为足太阴脾经郄穴，为血中之气穴，加之关元、中极能活血祛瘀，调经止痛；三阴交为足三阴之会穴，功能益肾调血，为治疗女性生殖泌尿系统疾病不可缺少的要穴；合谷、血海、次髎为治疗痛经之要穴。针刺以上腧穴可通经活血，理气止痛，达到通则不痛之功。

第二节 月经失调

【病例 1】

刘某，女，34 岁，初诊日期：2009 年 6 月 12 日。

［主诉］月经淋漓不净 20 余天，近 2 日出血量增多。

［病史］患者 12 岁月经初潮，每次月经延后，本次月经前因劳累过度，致月经淋漓不净 20 余天，近 2 日出血量增多，伴头晕、乏力、腰痛、失眠，经用中西药止血治疗，疗效不显，欲试针灸治疗。

［查体及实验室检查］面色苍白，身体消瘦，腹平软。肝脾未触及，子宫区无压痛。B 超检查未见肌瘤，妇科检查子宫壁增厚。舌质淡红，舌两边有瘀点，苔薄白，脉沉细。

［西医诊断］月经失调。

［中医诊断］崩漏。

［治疗原则］益气固本，行气化瘀。

［针灸取穴］气海、三阴交、子宫、百会。

［手法操作］针刺气海用补法，三阴交（双侧）先泻后补，子宫（双侧）用泻法，百会用补法。留针 30 分钟，并在气海、三阴交穴处施灸 20 分钟。

［中药］桃红四物汤加红参、焦白术、炒杜仲、地榆炭、柴胡、荆芥炭、黄柏炭，3 剂，水煎服。

［治疗结果］用上法针刺、药物相配施治 5 天，出血已止，伴随症状也好转。

按语：对崩漏的治疗只要掌握补虚、调气、消瘀、清势四个方面，则出血可止。因本病出血量多，伴随有虚脱症，故针药相配，益气固本，行气消瘀，则中气固，瘀血祛，血亦止。

【病例 2】

林某，女，32 岁，初诊日期：2015 年 5 月 15 日。

［主诉］月经周期紊乱 8 年余。

［病史］患者自 2007 年无明显诱因出现月经周期紊乱，经期 10 余天，前 7 天月经量少色暗，后 3 天量多色暗，有血块，小腹坠胀，月经周期不定，10~20 天一行。月经初潮 15 岁，末次月经 2015 年 4 月 27 日，10 天经净，一直服用中药治疗，具体

不详，病情未见明显缓解。现症：神清，精神可，月经周期紊乱，月经量少，无腹痛，纳可，寐安，二便调。舌淡红，苔薄白，舌边有瘀点，脉沉。

［西医诊断］月经失调。

［中医诊断］月经先后无定期。

［治疗原则］调神导气，疏肝健脾调经。

［针灸取穴］百会、上星、印堂、内关、头维、风池、天枢、中脘、气海、三阴交、血海、足三里、太冲。

［手法操作］双侧内关，捻转提插泻法1分钟；百会、上星、双头维、印堂、双风池，捻转提插补法1分钟；双侧天枢、中脘、气海，捻转提插补法1分钟；双侧三阴交、血海、足三里，捻转提插补法1分钟；双侧太冲，捻转提插泻法1分钟。每次留针30分钟，每日1次。

［中药］予麦味地黄丸加当归、川芎各10g，14剂，水煎服，日1剂，分早晚2次服。

［治疗结果］患者5月19日行经，月经周期21天，经期7天，经量正常，色质暗红较前改善。6月10日月经行一次，距离上次月经周期为21天，经期6天。予针刺方案同前治疗1周，汤药在前方基础上加川楝子10g、炙甘草6g，续服14剂，日1剂，水煎服。后电话随访告知，7月2日行经一次，距离上次月经周期21天，经期6天，经色正常，经量正常。

第三节　围绝经期综合征

【病例】

李某，女，58岁，初诊日期：2011年10月15日。

［主诉］胸胁胀痛、心胸满闷3年余，加重半年。

［病史］患者间断胸胁胀满、心胸满闷3年余，曾就诊于某医院，诊断为围绝经期综合征，予口服药物治疗（具体药名不详），经治病情未见明显缓解，近半年患者心胸满闷，胸胁胀痛，烦躁易怒，失眠多梦，不思饮食，口苦咽干，燥热汗出，大便不爽。

［查体及实验室检查］心电图检查：窦性心动过速，心率：105次/分。血压：150/90mmHg。舌红，苔黄，脉弦数。

［西医诊断］围绝经期综合征。

［中医诊断］郁证。

［治疗原则］疏肝解郁，调理神气。

［针灸取穴］胆经四透、合谷、太冲、期门、阳陵泉、内关、阴郄。

［手法操作］上述穴位均取双侧，基本施以捻转法，刺激量以患者自我感到舒适可耐受为度，行针时令患者闭目，调匀呼吸，放松。针刺后留针30分钟，每天针刺治疗1次。

［治疗结果］经14次针刺治疗后基本痊愈。

按语：围绝经期综合征属中医"郁证"范畴。此类患者发病涉及多个脏腑功能失调。其中以肝气郁结为主。《证治汇补·郁证》亦提出："郁病虽多，皆因气不周流，法当顺气为先。"故治以疏肝解郁，调理神气。合谷、太冲为手阳明、足厥阴之原穴，即四关，《灵枢·九针十二原》曰："五脏有六腑，六腑有十二原，十二原出于四关，四关主治五脏。"在此基础上配以期门、阳陵泉；内关、阴郄调神安志。合谷与阴郄相配又是止汗之对穴。胆经四透是多年经验总结出的疏肝解郁的有效组穴，包括：①从颔厌进针经悬颅、悬厘平刺至曲鬓方向；②从曲鬓进针平刺至率谷方向；③从率谷进针平刺透过天冲；④从浮白进针平刺至头窍阴方向。以上诸穴共奏疏肝解郁、调理肾气之功。

第四节　功能性子宫出血

【病例】

高某，女，16岁，初诊日期：2014年2月8日。

［主诉］阴道不规则出血1月余。

［病史］患者既往月经规律（7~8）/30天，量中，色红，有血块，无痛经。末次月经：2013年11月29日。2013年12月29日无明显诱因出现阴道出血，第2~4天阴道出血量同既往月经量，后淋漓不尽，2014年1月23日遂就诊于外院治疗，具体用药不详，用药后，血净3天。2014年1月29日~2014年2月1日无明显诱因阴道再次出血同既往月经量，后仍淋漓不尽，未就诊。2014年2月8日阴道出血仍未净，遂就诊于我院门诊，查血常规：HGB 86g/L；查妇科彩超：子宫前位，子宫大小4.9cm×4.3cm×3.3cm，内膜厚度0.5cm，居中，肌壁回声均匀，右卵巢

2.4cm×1.3cm，左卵巢显示不清，子宫直肠窝未见明显异常回声，CDFI：未见明显异常血流信号，提示：子宫附件未见明显异常，建议住院治疗。患者为求进一步治疗，今日由门诊以"功能性子宫出血、中度贫血"收入院。现症：神清，精神欠佳，阴道出血淋漓不尽，纳呆，寐安，二便调。

［查体及实验室检查］2014年2月8日查血常规：HGB 86g/L；妇科彩超：子宫附件未见明显异常。舌淡，苔白，脉细弱。

［西医诊断］功能性子宫出血，中度贫血。

［中医诊断］崩漏。

［治疗原则］益气健脾，固冲止血。

［针灸取穴］关元、气海、足三里、三阴交、地机。

［手法操作］常规消毒，关元、气海均直刺约1~1.5寸，使局部有酸胀感或向耻骨联合方向传导，均施提插补法；双侧足三里直刺，进针1~1.5寸；双侧三阴交沿胫骨后缘直刺，进针0.8~1寸，均施捻转补法；双侧地机直刺1~1.5寸，施提插泻法。

［中药］

炙黄芪20g	炒白术20g	煅龙骨30g	白芍10g
煅牡蛎30g	乌贼骨10g	山萸肉10g	五倍子10g
茜草10g	棕榈炭15g		

每日1剂。

头煎加水400ml，煎40分钟，取汁200ml；二煎加水300ml，煎30分钟，取汁100ml，两煎相合分服。

［辅助疗法］每日灸足三里、隐白各1次，每次20分钟。

［治疗结果］治疗10天后，患者神清，精神可，阴道无出血，纳尚可，寐安，二便调。舌淡，苔白，脉细。

按语：崩，指经血非时暴下不止，又称经崩或崩中；漏，指经血淋漓不尽，又有漏下或经漏之称。但二者常交替出现，故概称为崩漏。崩漏是中医妇科的疑难重症，早在《内经》中就有"阴虚阳搏谓之崩"的论述，《诸病源候论》中专立"崩中漏下候"，指出"冲任之脉虚损，不能制约其经血，故血非时而下"。

第五节　产后尿潴留

【病例】

赵某，女，30岁，初诊日期：2013年2月19日。

[主诉] 排尿困难1月余。

[病史] 患者自诉1个多月前行剖腹产手术后，小便一直排出不畅，点滴淋沥，小腹胀满疼痛。

[查体及实验室检查] 心肺检查无阳性体征，腹部稍膨隆，手术切口愈合良好，腹部叩诊鼓音，下腹部叩诊浊音，全腹无压痛。查全腹部B超，未见明显异常。舌紫暗，苔薄白，脉涩。

[西医诊断] 产后尿潴留。

[中医诊断] 癃闭。

[治疗原则] 化瘀散结，行气通闭。

[针灸取穴] 关元、气海、中极、水道、三阴交、阴陵泉、血海、膈俞、膀胱俞。

[手法操作] 嘱患者针刺前先排空尿液，患者侧卧，常规皮肤消毒，关元、气海直刺1.5~2寸，施捻转补法；中极、水道（双侧）直刺2~2.5寸，施捻转手法，平补平泻，使针感向会阴部放射；三阴交（双侧）直刺1~1.2寸，阴陵泉（双侧）直刺1~1.5寸，血海（双侧）直刺0.8~1寸，得气后施平补平泻手法1分钟；膈俞、膀胱俞（双侧）向脊柱方向斜刺0.5寸，得气即止。留针30分钟，每日1次，每周6次，2周为1个疗程。

[治疗结果] 2个疗程后，患者症状消失，临床治愈。

按语：癃闭是指尿液排除困难。小便不利、点滴而出为"癃"；小便不通、欲解不得为"闭"，统称为"癃闭"。多见于老年男性、产后妇女及手术后患者。本病病位在膀胱，膀胱气化不利是导致本病的直接原因。关元、三阴交均为足三阴经交会穴，可调理肝、脾、肾，助膀胱气化；中极为膀胱募穴，清热利湿、通利小便；阴陵泉、水道健脾渗湿，通利小便；膀胱俞疏调膀胱气化功能；血海、膈俞化瘀散结。

第六章 儿科疾病

新生儿脑性瘫痪

【病例】

张某，男，2岁5个月，初诊日期：2012年6月17日。

[主诉] 四肢活动不遂伴语言障碍2年余。

[病史] 双下肢肌张力高，双膝反射亢进，双足跖屈，足内翻，可扶站、扶行，扶站时双足交叉，迈步时成剪刀步态，足跟不能着地；双上肢肌张力高，双臂旋前，肘屈曲；语言障碍，入睡困难。

[查体及实验室检查] CT：脑室、脑沟增宽，脑发育不良。脑电图：正常。

[西医诊断] 新生儿脑性瘫痪（痉挛型）。

[中医诊断] 五迟、五硬。

[治疗原则] 滋补肝肾，健脑益智，疏通经络。

[针灸取穴] 除督脉穴外，均取双侧。上星、百会、四神聪、语言区、风池、风府、命门、腰阳关、十七椎、气海俞、大肠俞、关元俞、秩边、血海、梁丘、阳陵泉、阴陵泉、足三里、承山、复溜、解溪、丘墟、太冲、曲池、外关、合谷。

[手法操作] 除督脉穴外，均取双侧。上星、百会、四神聪、语言区向后平刺0.5~0.8寸，留针40分钟；风池、风府、命门、腰阳关、十七椎、气海俞、大肠俞、关元俞、秩边直刺0.5寸，不留针；血海、梁丘、阳陵泉、阴陵泉、足三里、承山、复溜、解溪、丘墟、太冲、曲池、外关、合谷直刺0.5~0.8寸，留针30分钟。

[治疗结果] 治疗1周后，站立时双脚可放平；继续治疗1个月后，可独立行走，双脚可平放地面，上肢肌张力基本恢复正常；继续治疗3个月后，可以说单字，下肢运动灵活，可以慢跑；继续治疗4个月后，可以说简单词组；继前治疗治疗5个月后，可以说一些简单句子，语言基本清楚，四肢运动功能基本正常。

按语：本病属于中医学"五迟""五硬"范畴，多因先天不足、肝肾亏损或后天失养、气血虚弱所致。《医宗金鉴·幼科心法要诀》认为五迟的病因为："多因父母气血虚弱，先天有亏，致儿生下筋骨软弱，行步艰难，齿不速长，坐不能稳，其皆肾气不足之故。"《保婴撮要·五硬》关于五硬病因的描述："……此症从肝脾二脏受之……若手拳挛者，禀受肝气怯弱，致两膝挛缩，两手伸展无力……足拳挛者，禀受肾气不足，血气未荣，脚趾拳缩，不能伸展。

针刺治疗可以调节培补后天以化生气血、补益肝肾、益精填髓、健脑益智、通经活络。上星、百会为督脉穴，督脉入络脑，刺之可以调理脑神；四神聪为经外奇穴，有健脑益智之功；风池、风府可以疏通头部经络、健脑益智；针刺语言区可以改善语言功能；针刺命门、腰阳关、十七椎、气海俞、大肠俞、关元俞、秩边可以疏通太阳经和督脉经气，增强腰部肌肉力量，改善下肢运动功能；血海、梁丘、阳陵泉、阴陵泉、足三里、承山、复溜、太冲可以疏通下肢经络气血，促进下肢功能的改善；同时阳陵泉为筋会，可舒筋活络，强筋健骨；足三里可培补后天、化生气血，以滋养筋骨，补充脑髓；复溜为肾母穴，可益肾填精生髓；曲池、外关、合谷可以疏通上肢经络，改善上肢功能；合谷配太冲又可"开四关"，以调气血，和阴阳，通经络；足内翻者加丘墟，足下垂者加解溪。诸穴合用，共奏补益肝肾、益精填髓、健脑益智、通经活络、强筋壮骨之功，从而改善智力、语言及肢体运动功能，取得了满意疗效。

第七章

五官科疾病

第一节　耳鸣耳聋

【病例 1】

倪某，男，56 岁，初诊日期：2013 年 3 月 12 日。

[主诉] 右耳听力下降 1 年余。

[病史] 1 年来患者自觉右耳听力减退，嘈杂环境更为明显，经口服补肾益脑丸、六味地黄丸等中药治疗，治疗效果不明显，特来我科针灸治疗。既往高血压病史，冠心病房颤病史，老年耳聋家族史，父亲及两个哥哥均在 50 岁左右听力下降，耳聋。

[查体及实验室检查] 神清，精神好，语言清楚，体型偏瘦。五官检查：双外耳道通畅，鼓膜完整，右耳音叉试验：A>BC。听力检查：右耳导 1000~4000Hz，4000~10000Hz，高音阈全部消失；骨导 500~1000Hz，2000~4000Hz，全部消失。舌质红，脉弦细。

[西医诊断] 老年性耳聋。

[中医诊断] 耳聋。

[治疗原则] 滋补肝肾，平肝潜阳。

[针刺取穴] 风池、听宫、翳风、瘛脉、中渚、太溪、三阴交、太冲、关元。

[手法操作] 风池（双侧）向外耳道方向斜刺 1~1.5 寸，施捻转泻法 1 分钟；听宫（患侧）张口取穴，直刺 0.8~1 寸，施捻转泻法 1 分钟；翳风（患侧）张口取穴斜刺向耳前方向 1~1.5 寸，施捻转泻法 1 分钟；中渚（双侧）直刺 0.5~0.8 寸，施捻转泻法 1 分钟。瘛脉（双侧）斜刺 0.5 寸，施捻转泻法；三阴交（双侧）沿胫骨内侧面后缘进针 1~1.5 寸，施捻转补法；太冲（双侧）直刺 0.5~1 寸，施捻转泻法 1 分钟；太溪（双侧）直刺 0.5 寸，施捻转补法 1 分钟；关元直刺 1~2 寸，呼吸补法 1 分钟。

[治疗结果] 针刺治疗 10 次后，耳聋较前好转，听力有所恢复；继续隔日 1 次针刺治疗，1 个月后听力明显好转。后面继续坚持每周 1 次针灸治疗，随访 1 年，听力没有减退。

按语：中医学认为耳鸣、耳聋是肾精亏虚，脾胃虚弱，肝火、痰浊上蒙，以及风邪上袭耳窍所致。本例患者年近花甲，真阴亏耗，肝肾同源，阴虚不能敛阳，肝阳上亢，挟痰火上蒙清窍，故而清窍失聪，而致耳聋。因此治疗上拟开窍通络为大法，取风池、翳风、听宫三穴。风池可疏风通络，翳风、听宫为局部取穴，可开窍利机关。

再结合脉症，进行辨证论治，加太冲、中渚可清泻肝胆之热。补太溪、关元，可补肾精、壮元阳。《仁斋直指附遗方论·耳》:"肾通乎耳，所主者精，精气调和，肾气充足则耳闻而聪。"故诸穴合用，疗效甚好。但患者有家族耳聋病史，年龄渐长，需坚持治疗，防止复发。

【病例 2】

郑某，男，49 岁，初诊日期：2013 年 10 月 16 日。

[主诉] 耳鸣、耳聋 15 天。

[病史] 患者 15 天前无明显原因突然出现左侧耳部鸣响及耳聋，于外院耳鼻喉科诊治后病情未见明显好转，遂就诊于我院。现症无头晕，自觉左侧耳内持续性鸣响，或如蝉鸣，或风声，视物尚清，且伴有右耳听力部分丧失，耳道阻塞感。

[查体及实验室检查] 双鼓膜完整，稍内陷；电测听：左 35dB，右 20dB。舌红，苔薄黄，脉弦数。

[西医诊断] 神经性耳聋。

[中医诊断] 耳鸣、耳聋。

[治疗原则] 通经活络，开窍醒神。

[针灸取穴] 耳门、听宫、听会、中渚、内关、三阴交、合谷、太冲、人中。

[手法操作] 患者仰卧位，针刺耳门、听宫、听会（患侧）、太冲（双侧），施提插捻转泻法至得气；人中用雀啄泻法，其余用平补平泻。

[治疗结果] 针刺治疗 2 次后，患者耳部鸣响减轻。治疗 10 次后，左耳听力有所改善。治疗 2 个疗程后，耳鸣基本消失，双耳听力基本恢复到正常水平。

按语：神经性耳聋属中医"耳鸣耳聋"范畴，实证大多由外感风热或内伤情志等致痰湿内生，气郁化火，循经上扰，蒙蔽清窍所致；虚证多由久病体虚，气血不足，经血不能上承，耳窍失养所致。治疗当通经活络，开窍醒神。耳为手、足少阳经所辖，耳门、听会分别属手、足少阳经，听宫为手少阳经与足少阳之交会穴，气通耳内，具有疏散风热，聪耳启闭之功，为治疗耳病要穴；配用中渚，通上达下，疏导少阳经气，宣通耳窍。选用人中、内关、三阴交醒脑开窍，启闭醒神；配用太冲清泻肝胆之火。针刺治疗的同时嘱患者积极配合调畅情志，生活规律，且应避免劳倦，节制房事，调适情绪，保持耳道清洁。

【病例 3】

唐某，男，32 岁，初诊日期：2011 年 11 月 14 日。

[主诉] 左耳不能听见声音半月余。

[病史] 患者几个月前因工作劳累压力大，情志不舒，半个月前突然出现左耳失

聪，伴左颞部胀痛，就诊于某医院耳鼻喉科门诊，予输液及口服药治疗，疗效不显，来我院针灸门诊治疗。现症：神清，精神可，呼吸平稳，左耳失聪，左颞部疼痛，纳呆，夜寐欠安，多梦，二便调。

［查体及实验室检查］双侧肢体肌力5级，双病理反射未引出，舌红少苔，脉弦数。

［西医诊断］突发性聋。

［中医诊断］耳聋。

［治疗原则］清泻肝胆实火，通利三焦。

［针灸取穴］翳风、听会、听宫、中渚、太冲、太溪、丝竹空。

［手法操作］患者仰卧位，针刺听宫、听会（患侧）、太冲（双侧）提插捻转泻法至得气；翳风（患侧）张口取穴斜刺向耳前方向1~1.5寸，施捻转泻法1分钟；中渚（双侧）直刺0.5~0.8寸，施捻转泻法1分钟；太溪（双侧）直刺0.5寸，捻转补法1分钟。其余用平补平泻，留针30分钟。

［中药］

柴胡 10g	夏枯草 10g	磁石 10g	茺蔚子 10g
白术 10g	怀牛膝 20g	菊花 10g	苍术 10g
党参 20g	络石藤 15g	远志 15g	甘草 5g

水煎服，日1剂，150ml。

［治疗结果］治疗第15天：可以听见细微声音，左颞部胀痛明显减轻。入院后第30天：声音较右侧略轻，左颞部无明显胀痛，后又间断治疗10余天治愈。神清，精神可，呼吸平稳，左耳听力正常，无头晕、头痛，纳可，夜寐安，二便调，舌红苔白，脉弦。

按语：本病例属中医"耳聋"范畴，患者由于情志不舒，肝郁化火，古人有"肝病气逆，则头痛耳聋"之说，胆附于肝，而足少阳之脉上贯耳中，肝郁化火，则肝气时动，化火夹痰，循少阳经上扰清窍，而发病，舌、脉亦为肝郁化火征象。针刺及中药共达疏肝解郁、养血通窍之功。

【病例4】

Christina Marampea，女，37岁，初诊日期：2014年2月15日。

［主诉］左侧耳鸣耳聋15年。

［病史］患者于15年前无明显诱因突发耳鸣耳聋，就诊于希腊某医院，查电测听示：听力减退。考虑大前庭小管综合征，予助听器治疗，此后患者听力逐渐减退。今日为进一步中医治疗，特来我院，收住我病区。入院时症见：神清，精神可，呼吸平稳，左侧耳鸣、听力减退。时有前额疼痛，时有腰痛。活动正常，手足发凉，纳可，

寐尚安，二便调。

［查体及实验室检查］电测听（希腊，2012 年）：双侧听力下降，左侧明显下降。舌淡暗，苔薄白，脉沉细。

［西医诊断］耳聋。

［中医诊断］耳聋。

［治疗原则］醒脑开窍，宁心安神，清利肝胆，补益肝肾。

［针灸取穴］内关、人中、太溪、足三里、三阴交，风池、完骨、天柱，耳门、听宫、听会、中渚、外关、曲池、阳陵泉、阳辅、百会、四神聪、中脘、气海、天枢。

［手法操作］双侧内关、人中泻法；双侧太溪、足三里、三阴交补法；双侧风池、完骨、天柱补法；双侧耳门、听宫、听会泻法；双侧中渚、外关、曲池泻法；双侧阳陵泉、阳辅泻法；百会、四神聪补法；中脘、气海、双侧天枢补法。每日 1 次，每次留针 20 分钟。

［中药］扶正合剂，每次 50ml，每日 2 次，口服。汤剂处方如下。

熟地黄 15g	茯苓 15g	酒萸肉 15g	枸杞子 15g
牡丹皮 10g	泽泻 10g	牛膝 10g	盐杜仲 10g
知母 6g	菊花 10g	石菖蒲 15g	煅龙骨 15g
煅牡蛎 15g	丹参 15g	菟丝子 10g	肉桂 6g

［治疗结果］治疗 1 个月时，患者外感风寒，鼻流清涕，咳嗽咽痛，身微热。治以祛风清热。检测耳测听：与前比较无显著变化。巩固治疗 40 天后，耳测听显示：左侧听力提高了 15dB。

按语：患者病程较长，临床并见腰痛、肢寒等症，考虑为肾精亏虚，故治疗以补肾、通利三焦为主，虽然病程较长，仍能收获效果。

【病例 5】

穆某，女，69 岁，初诊日期：2012 年 7 月 21 日。

［主诉］右耳耳鸣 2 周。

［病史］患者 2 周前无明显诱因出现右耳阵发性噪音样耳鸣，转移注意力消失，未予重视。次日自觉症状发作频繁并出现右耳听力下降，就诊于当地医院，考虑耳鸣耳聋，予输液治疗（具体用药不详），症状未见减轻，近日情绪不舒，自觉耳内响声加重，遂就诊于我院。

［查体及实验室检查］音叉检查，Rinne（＋），Weber 实验偏向左侧；纯音测听检查，右耳听力损失 42dB，左耳听力正常，神经系统检查（－）。舌质红，苔薄黄，脉弦滑。

［西医诊断］突发性聋。

［中医诊断］耳鸣耳聋。

［治疗原则］疏通经络，清肝通窍。

［针灸取穴］①主穴：耳门、听宫、听会。②配穴：风池、翳风、太冲、丘墟。

［手法操作］耳门、听宫、听会（患侧），施提插泻法，以局部酸胀为度；风池（双侧）施小幅度、高频率捻转补法1分钟，使针感向同侧顶骨结节放射；翳风（双侧）施提插泻法，令耳内麻胀感，余穴均取双侧，采用泻法，留针30分钟，12次为1个疗程。

［治疗结果］治疗首日患者即觉耳鸣声变小，3次后自觉耳聋症状明显减轻，10次后耳聋症状消失。

按语：突发性聋是一种突然发生而原因不明的神经性耳聋。中医学认为本病是由多种原因引起的耳窍闭塞所致，耳部经络痹阻，气血失和致耳窍失养，发为耳聋耳鸣。根据"经脉所过，主治所及"理论，耳门、听宫、听会共用，疏通耳部经络气血，风池、翳风为五官科疾病常用腧穴，太冲、丘墟清泻肝火。因此患者起病急，病程短，故针灸能够较快取得良好的疗效。

【病例6】

曹某，女，38岁，初诊日期：2012年6月20日。

［主诉］两耳耳鸣1月余，右耳较重。

［病史］患者1个月前无明显诱因突然出现两耳鸣响，伴头痛、胸胁胀闷，二便尚可，夜寐不安。舌红，苔黄，脉弦数。

［西医诊断］感应性耳鸣。

［中医诊断］耳鸣。

［治疗原则］清肝泻火，通络聪耳。

［针灸取穴］风池、翳风、百会、上星、听宫、听会、外关、合谷、太冲、内庭。

［手法操作］风池、翳风（双侧）进针1.5~2寸，用高频率、小幅度捻转补法1分钟；百会、上星、外关、合谷（双侧）皮部浅刺0.5寸；听宫、听会（双侧）直刺1寸；太冲、内庭（双侧）直刺0.5寸，施捻转泻法1分钟。每次留针30分钟，治疗14天。

［中药］

生柴胡30g	郁金30g	丹参20g	荔枝核30g
生龙骨30g	皂角刺15g	茯苓10g	炒白术10g
升麻10g	橘核30g	青蒿6g	鳖甲15g
生黄芪30g			

［辅助疗法］音乐疗法，治疗同时给予舒缓的古筝音乐。

［治疗结果］治疗 14 天后患者头痛、胸胁胀闷及寐不安症状消失，耳鸣基本消失，情绪激动时偶尔发生。

按语：患者平素心性较急，肝火不泄，络气不畅，循少阳经脉上扰，扰动心神，清窍失灵，故见耳鸣。耳为肾之窍，为十二经宗脉之所灌注，内通于脑，脑髓充溢则听觉正常。而肝为肾之子，肝火上炎，肝火内郁，易汲伤肾阴，导致耳鸣更甚。故治以清肝泻火，通络聪耳为主。诸穴合用，标本兼顾，方可见良效。

【病例 7】

周某，男，58 岁，初诊日期：2012 年 2 月 16 日。

［主诉］双侧耳鸣 1 个月。

［病史］患者于 2012 年 1 月 21 日无明显诱因自觉耳鸣，无头痛、听力下降，后逐渐加重。于 2012 年 1 月 28 日前往某医院就诊，门诊头颅 CT 及颈动脉、椎动脉超声均未见异常，予口服银杏叶、甲钴胺、叶酸治疗（具体用药剂量不详），未见好转。2012 年 2 月 14 日前往天津市另一医院就诊，颞骨 CT 示：右侧颈静脉球高位，予静脉滴注前列地尔治疗，以改善微循环，亦未见明显好转。今为求进一步治疗来到我院。患者现耳鸣如蝉，持续不能缓解，无头痛、恶心、呕吐、视物旋转，神清，语利，睡眠欠佳。舌暗红，脉沉弱。

［西医诊断］耳鸣。

［中医诊断］耳鸣。

［治疗原则］补肾益精，滋养脑窍。

［针灸取穴］风池、完骨、翳风、耳门、听宫、听会、三阴交、太溪、中渚、外关、阳陵泉。

［手法操作］所有穴位均取双侧，风池、完骨、翳风，向耳方向刺 1 寸，施以捻转泻法；耳门、听宫、听会，张口取穴，直刺 0.5~1 寸，施以捻转泻法；三阴交、太溪，直刺 1 寸，施以捻转补法 1 分钟；中渚、外关、阳陵泉，直刺 1 寸，施以捻转泻法。

［治疗结果］针刺第 2 天耳鸣明显减轻，针刺 1 周后，症状完全消失，未再复发。

按语：本病在《内经》中早有论述："肾气通于耳""髓海不足则脑转耳鸣""经脱者，耳聋，液脱者，耳数鸣。"中医学把本病的发生责之于肾气亏虚，肝火上炎，上蒙耳窍，故治疗上拟以补肾泻肝，开窍通络为大法。取风池、完骨、翳风可开窍通络；耳门、听宫、听会以通耳窍，利机关；三阴交、太溪以补肾养肝；中渚、外关、阳陵泉以泻肝胆之热。治疗本病当辨虚实，注重标本兼治，局部取穴与远端取穴相配合，临床疗效满意。

【病例8】

于某，男，32岁，初诊日期：2012年6月6日。

[主诉] 右耳耳鸣1月余。

[病史] 患者1个月前因情绪激动突发右耳耳鸣，未予重视，现右侧耳鸣如蝉声，头晕，烦躁易怒，甚至夜不能寐。

[查体及实验室检查] 两耳鼓膜正常，音叉试验AC>BC，听力检查：右耳气导1000~4000Hz，4000~10000Hz，高音阈全部消失，骨导：500~1000Hz，2000~4000Hz，全部消失。舌红，苔微黄，脉弦。

[西医诊断] 神经性耳鸣。

[中医诊断] 耳鸣。

[治疗原则] 清肝泻火，疏通耳窍。

[针灸取穴] 翳风、听宫、听会、太冲、丘墟、晕听区。

[手法操作] 翳风（患侧），向耳方向刺1寸，捻转泻法；听宫、听会（患侧），张口取穴，直刺0.5~1寸，捻转泻法；太冲（双侧）捻转泻法1分钟；双侧晕听区捻转泻法。耳针穴位深刺较一般穴位困难，如不能正确掌握进针的方向，易碰到骨壁，因此在进针时易遇到阻力，可以略向外提，稍改变一下角度，然后再行刺入，这样就能达到深刺的目的，治疗时一定要强调针感向耳内放射。

[治疗结果] 治疗2次后，可以正常睡眠，1周后基本痊愈。

按语：耳鸣以自觉耳内鸣响为主症，西医学认为内耳的血管痉挛是耳鸣发生的主要病因。本病的发生多因恼怒、惊恐，导致肝胆风火上逆，少阳经气闭阻而发病。手足少阳两经脉均入耳中，因此治疗中选取手少阳之翳风、足少阳之听会，疏通少阳经络，清肝泻火；配以肝经之太冲，加强清肝泻火之功效，针刺治疗神经性耳鸣疗效好，安全性高。

第二节　过敏性鼻炎

【病例1】

Simone roos（德国籍），男，10岁，初诊日期：2009年5月3日。

[主诉] 间断发作鼻塞、鼻痒、喷嚏6年。

[病史] 患者自4岁开始，每于近距离接触猫和狗，就突然发作鼻塞、鼻痒、喷

嚏、鼻流清涕。德国人喜欢饲养宠物，不管在户外，还是在朋友家里，均可能遇到猫和狗，故患者几乎每天都会出现上述症状。患者形体瘦弱，易发作上呼吸道感染，纳呆，大便溏薄。舌淡，苔白，脉濡。

［西医诊断］过敏性鼻炎。

［中医诊断］鼻鼽。

［治疗原则］补益脾气，通鼻窍。

［针灸取穴］印堂、迎香、鼻通、风池、通天、合谷、列缺、肺俞、足三里穴。

［手法操作］除印堂外，均取双侧。常规消毒，采用 0.35mm × （25~40）mm 毫针，刺入0.2~1.2寸，行平补平泻手法，针刺得气后留针30分钟，每10分钟行针1次。每周针灸3次，10次为1个疗程，连续治疗3个疗程。

［治疗结果］治疗3次后，纳呆便溏症状好转；治疗10次后，喷嚏、鼻流清涕及发作时间缩短；治疗20次后，短时间接触过敏原，不出现过敏症状；经过3个疗程治疗后，患者和猫狗同居一室，未发作鼻塞、鼻痒、喷嚏、鼻流清涕等过敏症状。并且治疗期间未再出现上呼吸道感染，并且纳食量增加，体重增加。

按语：过敏性鼻炎，又称变应性鼻炎，是特应性个体接触变应原后，在机体免疫系统参与下所形成的鼻黏膜慢性炎症性疾病。临床以突然和反复发作鼻塞、鼻痒、喷嚏、鼻流清涕、鼻黏膜苍白水肿为特征，属中医学"鼻鼽"范畴。中医学认为本病主要由于肺气虚，卫表不固，腠理疏松，易受邪毒侵袭，失去清肃功能，致邪滞鼻窍，壅阻脉络，遏滞气血，以致气血运行不畅，而见鼻塞、流涕、鼻痒等症。

针刺治疗以扶正祛邪为基本原则，采用远近配穴，近取印堂、迎香、风池、鼻通，远取通天、合谷、列缺、足三里，背部取肺俞。风池为治风要穴，具有疏风解表作用；印堂配攒竹、迎香可清利头目，宣肺利窍；鼻通为经外奇穴，具有宣通鼻窍的作用，是治疗鼻病的要穴；通天为治疗一切鼻部疾病的验穴；肺开窍于鼻，列缺为手太阴肺经络穴，针刺能起到调和肺经气血、疏通经络的作用；足三里为足阳明胃经合穴，具有补益气血的作用；合谷穴为手阳明大肠经原穴，有祛风通络、理气活血的作用。手阳明大肠经的循行从颈部上行面颊，挟口环唇，终于鼻旁，根据"经脉所至，主治所及"以及四总穴歌"面口合谷收"，故此穴对头面五官许多疾患均有良性调节作用。

【病例2】

李某，男，32岁，初诊日期：2013年11月10日。

［主诉］鼻塞2年，加重8天。

［病史］患者5年前冬天感冒后出现鼻塞、流清涕等症，未予治疗。此后每到冬天便出现鼻塞、流清涕、打喷嚏等症状，时轻时重，予口服感冒药物治疗后未见缓解（具体药物不详）。3年前曾到天津市某医院就诊，诊断为过敏性鼻炎，经治疗效果不

明显，遂来本院就诊治疗。现神清，精神可，鼻塞，流清涕，偶打喷嚏，无发热，纳可，寐安，大小便无异常。

［查体及实验室检查］舌红，苔薄白，脉浮。

［西医诊断］过敏性鼻炎。

［中医诊断］鼻鼽。

［治疗原则］疏风宣肺，调理肺肾。

［针灸取穴］迎香、百会、上星、列缺、足三里、三阴交、太冲、照海。

［手法操作］迎香（双侧）向内斜刺0.3~0.5分，施捻转补法1分钟；上星向后沿皮刺，透向百会，百会穴向后沿皮刺1寸，均施捻转平补平泻法，令局部酸麻胀感。列缺（双侧）斜刺0.5~0.8寸，施捻转泻法1分钟；足三里、三阴交（双侧）直刺0.5~1寸，施提插补法，令针感向下放散；太冲（双侧）直刺1~1.5寸，施捻转泻法1分钟；照海（双侧）直刺0.5~1寸，施捻转补法1分钟，令针感沿其经脉传导。每日1次，每次留针30分钟。

［治疗结果］针刺治疗3次后，患者鼻塞症状好转，仍流清涕，偶打喷嚏；连续治疗10次后鼻塞症状缓解，未流清涕。继续巩固治疗20次后，患者痊愈，随访2年未复发。

按语：鼻鼽是以突然和反复发作鼻塞、鼻痒、喷嚏、鼻流清涕为主要特征的疾患。可为长年性，也可为季节性，或在气候突变或邪毒、异气刺激时发作。西医学的过敏性鼻炎属于本病范畴，又称变应性鼻炎，认为本病属于变态反应性疾病，与变态反应体质、精神因素、内分泌失调有关。由于鼻腔黏膜有了特殊敏感反应，当有外界各种过敏原，如冷热变化、化学气体、刺激性气味、烟尘、花粉等刺激时即引起发作。主要病理变化为鼻腔黏膜和黏膜下组织的炎症，表现为充血或水肿。

中医认为肺气虚弱，感受风寒是本病的主要原因。由于脾气虚弱，可使肺气虚弱，肾气虚可使肺失温煦而导致鼻鼽的发生。故其病主要在肺，其本在脾、肾。治疗主要以温补肺、脾、肾，祛风散邪为法。

第三节　慢性咽炎

【病例】

张某，男，38岁，初诊日期：2012年8月24日。

［主诉］咽痛、咽部异物感半年，加重1周。

［病史］患者半年前感冒后遗留咽部不适症状，时轻时重，每于感冒或疲劳后加重。患者 1 周前感冒，好转后仍感觉咽部不适，咽部异物感，有痰难咯，恶心欲吐。

［查体及实验室检查］咽部黏膜肿胀，有暗红色斑块状、树枝状充血。咽侧索肿大，咽后壁淋巴滤泡增生。查血常规，未见明显异常。舌红有瘀点，苔黄腻，脉滑。

［西医诊断］慢性咽炎。

［中医诊断］慢喉痹。

［治疗原则］祛痰化瘀，清利咽喉。

［针灸取穴］天突、列缺、照海、鱼际、太溪、丰隆、太冲、三阴交、少商。

［手法操作］患者仰卧，常规消毒，取 0.30mm×40mm 毫针，取天突先直刺 0.2 寸，然后竖起针柄，针尖沿胸骨柄后缘直刺 1 寸，不宜过深或向两旁斜刺，得气后缓慢捻转 1 分钟，同时嘱患者做吞咽动作；列缺（双侧）向上斜刺 0.8~1 寸，施捻转泻法，捻转角度约 90°~180°，频率 60~90 次／分，照海（双侧）直刺 0.5~0.8 寸，鱼际（双侧）直刺 0.5 寸，太溪（双侧）直刺 0.5~0.8 寸，丰隆（双侧）直刺 1~1.5 寸，太冲（双侧）直刺 1~1.2 寸，三阴交（双侧）直刺 1~1.5 寸，除照海、太溪（双侧）施捻转补法，余穴均施提插结合捻转泻法，留针 30 分钟。每日 1 次，每周 5 次，每 2 周为 1 个疗程，共治疗 2 个疗程。少商穴碘伏和乙醇消毒后，用三棱针点刺，出血后，自掌骨向指尖单向推拿拇指，以便恶血流出，血止后再次消毒皮肤，隔日 1 次。

［中药］

荆芥 10g	防风 6g	僵蚕 10g	连翘 15g
前胡 10g	射干 6g	木香 6g	瓜蒌 10g
半夏 10g	黄芩 10g	浙贝母 10g	丹参 10g
甘草 6g	紫菀 15g	郁金 10g	

每日 1 剂，水煎服。

［治疗结果］1 个疗程后，咽部异物感减轻，恶心欲吐症状消失。2 个疗程后，症状基本消失，咽部检查咽部充血肿胀消失。

按语：慢性咽炎属于中医学"虚火喉痹""喑哑"范畴，其发病多因肺肾阴虚，虚火上炎，耗伤阴液，导致气血痰浊瘀滞，夹痰结于咽部，咽部失养。天突位于任脉且临近咽喉，清咽利喉，改善局部血液循环；列缺、鱼际为手太阴肺经腧穴，系于咽喉，宣肺清热、化痰利咽；且列缺为八脉交会穴，通于任脉，与天突相辅相成，共散咽部痰浊瘀滞；足少阴肾经循咽喉，夹舌本，"经脉所过，主治所及"，照海为八脉交会穴，通于阴跷脉，与列缺相配，金水相生，滋阴润肺利咽；太溪为肾经原穴，养肾阴，降虚火；丰隆、三阴交化痰祛瘀利咽；少商为手太阴肺经井穴，治疗喉痹放血，"内有恶血者，砭出恶血自愈"。

第四节　龋齿

【病例】

李某，女，56岁，初诊日期：2014年3月24日。

[主诉] 左上第二臼齿疼痛3天。

[病史] 患者左上第二臼齿进食时塞牙疼痛，就诊口腔科发现有龋洞，予钻空修补，但疼痛不止，且不能进食及咀嚼，吸气时亦痛，服止痛药物不能缓解，求进一步针刺治疗，遂就诊于我科。

[查体及实验室检查] 左侧面颊稍肿，左上第二臼齿有龋洞，左上牙龈红肿。舌淡，苔薄黄，脉细数。

[西医诊断] 龋齿。

[中医诊断] 牙痛。

[治疗原则] 清热，降火，止痛。

[针灸选穴] 合谷、下关、颊车、内庭。

[手法操作] 下关（患侧）向下斜刺1~1.5寸，此时针感向牙龈放射，患者感强烈的酸胀感；颊车（患侧）直刺0.5~1寸，内庭（双侧）直刺0.5寸，均施捻转泻法；合谷取健侧。留针40分钟，痛止起针，每日1次。

[治疗结果] 经上法治疗1次后，痛止，晚间能进食，连续针刺治疗3天，痛止肿消，饮食睡眠正常而愈。

按语：牙痛是常见的口腔病症，中医辨证分为三种类型：风热牙痛、胃火牙痛、虚火牙痛，虽有虚实之别、内外之别，但病机总不离"火热"二字。结合循经取穴与局部取穴的原则，无论何型牙痛，均宜取主穴合谷、下关、颊车，因为手阳明大肠经入下齿中，足阳明胃经入上齿中，故取合谷，下关、颊车不仅隶属阳明经，更是局部常用穴。胃火素盛，又嗜食辣醇，或风热邪毒外犯，引动胃火上蒸牙床，故牙龈肿痛，火热郁久可成痈化肿，引起剧痛。内庭为胃经荥穴，"荥主身热"，故可引热下行。辨证得当，多数牙痛皆可很快治愈。

第五节　根尖牙周炎

【病例】

王某，女，27 岁，初诊日期：2010 年 5 月 17 日。

［主诉］左上牙痛 3 天。

［病史］患者 3 日前因进食辛辣食物后牙齿剧烈疼痛，难以忍受，口服去痛片可缓解疼痛，当晚睡眠欠佳。次日疼痛加重，故前来针灸科就诊。现症：牙齿持续疼痛，左侧面部微肿，左上齿龈红肿，无龋齿，发热，口渴。

［查体及实验室检查］左侧面部微肿，左上齿龈红肿，无龋齿，舌红，苔薄黄，脉浮数。

［西医诊断］根尖周围炎。

［中医诊断］牙痛。

［治疗原则］疏风清火，解毒消肿。

［针灸取穴］颊车、下关、内庭、风池、合谷、二间。

［手法操作］常规消毒后针刺颊车、下关、内庭、风池（患侧）、合谷（健侧），强刺激留针 20 分钟，点刺二间（患侧）出血。每天针刺 1 次，共治疗 3 天。

［治疗结果］当天就诊经针刺治疗后，牙痛症状明显减轻，第 2 天疼痛消失，左上齿龈红肿及左侧面部肿消退。

按语：牙痛是指牙齿因各种原因引起的疼痛而言，为口腔疾患中常见的症状之一，可见于西医学的龋齿、牙髓炎、根尖周围炎和牙本质过敏等。遇冷、热、酸、甜等刺激时牙痛发作或加重，属中医学"牙宣""骨槽风"范畴。主要有风火外袭、胃火炽盛、虚火上炎三个证型。此病例中患者是因进食辛辣食物引发，属风火外袭证，风火牙痛是风邪乘虚而入，侵袭经络，郁久化火，阳明之火循经上炎，发为风火牙痛。《灵枢·杂病篇》曰："齿痛……恶清饮，取手阳明。"《针灸甲乙经》曰："齿龋痛，合谷主之。"四总穴歌曰有"面口合谷收"之说。《针灸甲乙经》又云："齿痛，颧髎及二间主之……齿痛，四渎主之。"所以针合谷、颊车、风池等来散热消肿止痛，内庭为胃经荥穴，荥穴主泻热，患者主要是上齿牙痛，而上齿入胃经，故多选取胃经穴位。针灸治疗牙痛具有速效、简单、止痛快、效力强、作用时间较长，并有加强止痛药的作用。

第六节　声带麻痹

【病例】

张某，女，28 岁，初诊日期：2012 年 9 月 25 日。

[主诉] 失暗 43 天。

[病史] 患者生产前发音正常，于 2012 年 8 月 8 日诞下一 4kg 健康女婴。产后 4 天因意愿不遂出现突然失音，声音沙哑。说话时发不出声音，有时虽能发音，但声音低微、嘶哑。由于患者处于哺乳期，未予治疗。产后 42 天去天津市某医院进行产后体检，喉镜示：左侧声带不动。诊断为"左侧声带麻痹"（原因待查）。遂于 2012 年 9 月 25 日来我院寻求中医治疗。现症见：患者神志清，面色少华，焦虑貌。无吞咽困难及饮水呛咳，无肢体无力和眼睑下垂，口苦咽干，咽后壁发红，无瘙痒及疼痛感，右侧胸胁时有疼痛，饮食、睡眠、大小便均正常。

[查体及实验室检查] 查血常规示：嗜酸粒细胞：0.52×10^9/L。颈部 B 超示：双侧颈部多发性淋巴结肿大。胸部 CT、颅脑 MR、喉部 CT 示正常。喉肌肌电图示：左侧喉返神经损伤。喉镜示：左侧声带不动。舌红少苔，舌中部薄黄苔，脉弦细。

[西医诊断] 声带麻痹。

[中医诊断] 喉暗。

[治疗原则] 清肝，通络，利音。

[针灸取穴] 上星、百会、风池、翳风、舌三针（上廉泉、廉泉左、廉泉右）、曲池、外关、合谷、足三里、阳陵泉、阴陵泉、太冲、照海、复溜。

[手法操作] 照海（双侧）用龙虎交腾配合呼吸补法；太冲（双侧）用龙虎交腾配合呼吸泻法；上廉泉向舌根方向直刺 1 寸左右；廉泉左、廉泉右向中线及舌根斜刺 1 寸左右；风池（双侧）向咽喉方向刺 1.5 寸，用捻转平补平泻法；其他穴位除督脉穴外，均取双侧，常规刺法，得气后留针 30 分钟。患者觉咽部干涩感缓解，但仍发音困难。

[中药]

柴胡 10g	炒薏仁 15g	木蝴蝶 3g	青黛 3g
板蓝根 15g	天冬 10g	赤芍 10g	乌梅 10g

共 4 剂，水煎早晚分服。

［治疗结果］

2012 年 10 月 8 日二诊：考虑哺乳期，苦寒药不宜久用，去青黛、炒薏仁，加甘淡之桑叶、芦根、僵蚕、薄荷，4 剂，水煎早晚分服。针刺同前。

2012 年 10 月 13 日三诊：诉症状改善不显，前方增以养肝和血之生地 10g、鸡血藤 10g、川芎 6g 及地龙 10g，疏通肝经经络，4 剂，水煎早晚分服。患者决定连续接受针刺治疗。

2012 年 10 月 19 日四诊：患者能发出细微声音，前方去生地 10g、鸡血藤 10g、川芎 6g、地龙 10g，加大青叶 15g、竹茹 10g、玄参 10g、橘核 10g，4 剂，水煎早晚分服。针刺同前。

2012 年 10 月 27 日五诊：可听到患者的嗓音，较正常音量稍小，因受凉自觉嗓子疼痛，前方加连翘 10g、板蓝根 15g，4 剂，水煎早晚分服。继续针刺治疗。

2012 年 11 月 2 日六诊：患者音色基本恢复正常，已无沙哑音，音量稍小，患者大喜。因外出出差，停止治疗。经 12 次治疗后，患者已能发出声音，可与他人语言交流，但声音较低。继续治疗 4 次后声音恢复正常，临床治愈。经五官科检查，左侧声带活动正常，麻痹解除。随访 1 个月，发音仍正常。

按语：中医认为声带麻痹属"喉喑"。咽喉是经脉循行之要冲，《医门补要》曰："肾为音声之根，肺为音声之户。"一直以来，医家多从肺、脾、肾的角度论治，《灵枢·经脉》曰："厥阴之脉…生贯隔，布胁肋，循喉咙之后，上入颃颡。"肝与喉喑的关系也颇为密切，本案同时强调从肝治喑，声音的发出有赖于肺气流的呼出，声带的振动，鼻腔、鼻窦、咽腔、喉腔、胸腔的共鸣和口腔、舌腭、唇、齿等器官的调节。其中声带的振动是声音构成最为重要的环节。声带的长短、厚度、张力及振动的范围决定着声音的高低。西医学所谓韧带、关节在中医学来讲属"筋"的范畴。而肝主筋，筋有赖于肝血的滋养，才得以维持其约束关节、联结肌肉和运动的功能。

本例患者因产后体虚，肝肾不足，意愿不遂，肝郁气滞，失其条达、疏泄之职，当肝脏功能失调或肝血不足时，筋得不到正常滋养，筋的活动功能就会发生改变，或表现为疲惫无力，不能耐受疲劳而致喉喑；肝经"布胁肋"，故见右侧胸胁时有胀痛；患者舌红、少苔，为阴虚之征；舌中部薄黄苔、脉细弦为肝郁化热之象。

照海为肾经之腧穴，通于阴跷脉，是八脉交汇穴之一，《疡医大全》云："肾水不能潮润喉咙，故其病也。"肾经循喉咙，挟于舌根，故照海用龙虎交腾配合呼吸补法，配合复溜可补益肾精。廉泉穴为任脉脉气所发，为任脉与阴维脉之会穴，通于肾经，任脉循经路线达咽喉，善治舌咽部疾患伤及肾阴，津液不能上乘，肺失滋润，声道失于润泽，以致"金破不鸣"。舌三针三穴齐发，配合风池、翳风发挥腧穴的近治作用，通脑醒神，益肾生精，润肺利咽喉而开喑。曲池、足三里分别为手足阳明经之合穴，足阳明胃经"……从大迎前下走人迎，沿着咽喉……"，阳明经多气多血，故针刺上穴可补气血而生精津，使津液上荣于咽喉；《针灸聚英》曰："咽中闭者治合谷。"太冲用龙虎交腾配合呼吸泻法，开四关，斡旋升降，利咽开喑。上星、百会镇静。诸穴合用，共奏益肾生精、润肺开音、清热化湿之功。

因此，肝藏血，具有贮藏血液和调节血量的作用，"人动则血运于诸经，人卧则血归于肝"，肝主升，可将血运于头面，濡养声带。肝血不足，声带诸筋失养也会出现喑。中药处方时从疏肝活血入手，选用归肝经的药物，如柴胡、白芍、乌梅、薄荷、牛膝、郁金、橘核等。

第七节　上睑下垂

【病例】

陈某，女，24岁，初诊日期：2005年12月3日。

[主诉] 双眼上睑下垂1年余。

[病史] 患者双眼上睑下垂，下垂程度时重时轻，重时可盖过瞳孔以致视物困难，经西药治疗无效，改服中药补中益气之类达半年，收效甚微。现症：形体消瘦，身重乏力，纳呆腹胀，喜按喜温，口淡不渴，大便常溏，小便清长，月事滞后，色淡量多。舌胖质淡，苔白腻，脉濡缓。

[西医诊断] 眼睑下垂。

[中医诊断] 睑废。

[治疗原则] 温中化湿。

[针灸取穴] 大包、神阙。

[手法操作] 大包（双侧）平刺，泻法，留针30分钟；神阙穴隔盐灸，至肠蠕动加强，矢气频放，约2~3壮。每日1次，10次为1个疗程。

[治疗结果] 3次后患者觉上眼睑肌张力稍增。2个疗程后，上眼睑基本复位，但不可久视。经4个疗程，痊愈，随访半年未发。

按语：眼睑下垂，按中医眼科五轮八部理论，认为"眼睑属脾"，"下垂"为脾气下陷，故一般以补中益气论治。此案患者曾服该类方剂长达半年之久，收效甚微，何耶？只因寒湿困脾。令中气难以上举反而腹胀是也！笔者隔盐灸神阙，意在祛湿散寒，温中通络。大包穴既为足太阴脾经"终端要穴"，又为"脾之大络"。患者罹病1年，病已由皮而络，由络而经，由经而达脏腑矣。《素问·皮部论》曰："邪客于皮则腠理开，开则邪入客于络脉，络脉满则经脉，经脉满则合于脏腑也。"平刺大包穴，意欲引邪外出。精选两穴，一针一灸，一补一泻，矢求中的，岂在多发。

第八节　眼球震颤

【病例】

张某，女，6 个月，初诊日期：2015 年 6 月 1 日。

［主诉］双眼水平震颤 6 个月。

［病史］患儿出生后即发现双侧眼球呈水平方向震颤。出生时顺产，出生时体重 3.2kg，家族均无此类疾病史。今日就诊于我门诊。现症：神清，精神良好，发育正常，双眼水平震颤，视物粗视正常，代偿头位不显。

［查体及实验室检查］双眼水平眼震，右侧注视快相向右，左侧注视快相不著，视远物眼震加重，无斜视，无明显代偿头位。查 MRI、EEG 未见异常。眼底检查：黄斑中心反光暗。验光：右眼 S+3.25 C-2.50 A180，左眼 S+0.75 C-9.99 A10。眼动仪示：非对称型速度增快，频率 2~3Hz，波幅中、高。

［西医诊断］先天性眼球震颤。

［中医诊断］颤证。

［治疗原则］镇静安神，息风通络。

［针灸取穴］上星、百会、承泣、四白、睛明、攒竹、瞳子髎、丝竹空、后溪。

［手法操作］双侧承泣、四白、睛明、攒竹、瞳子髎、丝竹空，平补平泻法；上星、百会，平补平泻法；双侧后溪，捻转补法。留针 20 分钟，每日 1 次。

［治疗结果］针刺 3 次后，患儿眼球震颤明显好转，其家人代诉震颤频率、幅度明显减低。现于我科继续治疗，方法同前。

按语：先天性眼球震颤是一种原因不明、表现复杂、危害较重且难以治疗的眼病。先天性眼球震颤与基因遗传、环境因素有关，症状多于出生时或出生后几个月内出现，几乎都是双眼患病，以水平方向多见，是一种不自主、对称性、节律性、共轭性的眼球跳动或摆动。根据震颤有无快相，可分为冲动型和钟摆型。如发现较晚或治疗不及时，往往导致弱视、侧视、斜视等，严重影响患者的生存质量。

先天性眼球震颤的治疗方法有药物治疗、三棱镜矫治法、手术疗法等，虽然可使症状有一定程度缓解，但需考虑其适应证、副作用及不良反应。该病的病因尚未探明，临床较难治愈。针刺治疗先天性眼震前人少有记载，然运用针刺治疗有明显改善，其临床价值有待进一步挖掘。

第九节　痛性眼肌麻痹

【病例】

石某，男，58岁，初诊日期：2014年5月1日。

[主诉] 左眼睑下垂，左眼疼痛、复视，头晕2天。

[病史] 患者于2天前感冒后出现左眼睑下垂，左眼疼痛、复视，头晕，休息后无好转，遂就诊于我院。现神清，精神可，时有头晕，语言清晰流利，左眼睑下垂，纳可，寐欠安，二便自控。

[查体及实验室检查] 查头MRI示：右额叶区、两基底节区、左侧丘脑软化灶，两侧筛窦炎症。血常规：白细胞计数：12.85×10^9/L，中性粒细胞数量：9.28×10^9/L。查体：结膜下出血，眼球运动未见异常。复视像：水平、垂直复视，左上分离明显。眼压：右眼24.3，左眼18.7。舌红，苔白，脉弦。

[西医诊断] 痛性眼肌麻痹。

[中医诊断] 目痛。

[治疗原则] 醒脑开窍，调神通络，清热解毒。

[针灸选穴] 印堂、上星、百会、四神聪、攒竹、睛明、阳白、太阳、丝竹空、四白、太冲、足三里、三阴交、曲池、合谷。

[手法操作] 攒竹、睛明、阳白、太阳、丝竹空、四白取患侧，太冲、足三里、三阴交、曲池、合谷取双侧，穴位常规消毒，采用0.35mm×（25~40）mm毫针，刺入0.2~1.2寸，针刺得气后，行捻转补法1分钟，太冲、曲池、合谷（双侧）用泻法，其他穴位平补平泻。

[中药] 采用普济消毒饮加减。

牛蒡子10g	黄芩15g	黄连15g	僵蚕15g
陈皮15g	柴胡15g	桔梗10g	玄参10g
板蓝根30g	大青叶30g	升麻10g	

辨证加天麻、钩藤、酸枣仁。水煎服，日1剂。

　　[治疗结果] 治疗 3 天后，症状开始缓解。治疗 10 天后，症状明显缓解，仍遗留头晕、轻度复视等症。治疗至 30 天，患者无头晕，眼部无疼痛，无眼睑下垂，眼裂正常，眼球活动灵活，复视基本消失，只有颞侧视物轻度模糊。

　　按语：痛性眼肌麻痹，是一种海绵窦及其附近的非特异性慢性炎症。本病例患者存在两侧筛窦炎症，累及相关神经而出现临床症状，症状容易缓解也易复发，坚持治疗的同时要注意增强体质，预防面部及上呼吸道感染，早期综合治疗减少复发。

第八章

精神和行为障碍

第一节　疲劳综合征

【病例 1】

吴某，男，54 岁，初诊日期：2014 年 6 月 15 日。

［主诉］头痛、失眠、记忆力减退 10 天。

［病史］患者于 2014 年 6 月 5 日因工作劳累过度突然出现头痛、失眠、记忆力减退，伴食欲不振，体重减轻 3kg，周身不适感，为进一步诊治，特来我院门诊治疗。现症：神志清楚，精神欠佳，头隐隐作痛，失眠，记忆力减退，伴食欲不振，体重减轻，疲乏无力，小便正常，大便略干，两日一行。

［查体及实验室检查］颅脑 CT（2014 年 6 月 20 日）：未见明显异常。舌淡红，苔白，脉细无力。血压 130/80mmHg。

［西医诊断］疲劳综合征。

［中医诊断］虚劳。

［治疗原则］补益气血，健脾调神。

［针灸取穴］百会、四神聪、人中、气海、中脘、神门、内关、天枢、足三里、三阴交、太冲、风池。

［手法操作］百会、四神聪、人中、气海、中脘，及双侧神门、内关、天枢、足三里、三阴交、太冲、风池，捻转补法。留针 20 分钟，每日 1 次。

［辅助疗法］督脉及双侧膀胱经走罐，以皮肤潮红为度，隔日 1 次。

［治疗结果］治疗 5 天后：食欲增强，失眠改善，头痛缓解，偶有疲乏无力。治疗 15 天后：精神充沛，头痛消失，记忆力恢复，食欲正常，体重恢复 2kg，二便正常。

按语：疲劳综合征为当今社会常见病症，常与压力、紧张、疲劳因素有关，中医治疗疲劳综合征，疗效显著，无副作用。采用针刺任脉、脾经、胃经及心经、心包经穴位，以健脾调神，补益脾胃气血；配合背部督脉、膀胱经走罐法，可激发督脉、膀胱经经气，振奋阳气，调理五脏六腑之气，故而可以治疗疲劳综合征。

【病例 2】

崔某，男，38 岁，初诊日期：2013 年 12 月 8 日。

［主诉］疲乏无力，四肢酸软 1 年余。

［病史］患者疲乏无力，四肢酸软 1 年余，曾多方就诊，症状未见明显缓解。就诊时症见：自觉腰背及四肢酸软无力，颈项僵硬，稍有运动则汗出不止，睡眠后得不到缓解，精神萎靡不振。伴心情烦躁，注意力不集中，对任何事物都缺乏兴趣。

［查体及实验室检查］血液检查：丙氨酸氨基转移酶（ALT）：43.6U/L；γ－谷氨酰胺转氨酶：51.2U/L；三酰甘油（TG）：3.87mmol/L。类风湿因子：阴性。舌淡，苔薄白，脉沉细弦。

［西医诊断］疲劳综合征。

［中医诊断］郁证。

［治疗原则］调和心脾，疏肝解郁。

［针灸取穴］四神聪、百会、神门、三阴交、膻中、中脘、气海。

［手法操作］百会毫针直刺 0.3~0.5 寸，四神聪针尖均向百会方向斜刺 0.3~0.6 寸，施平补平泻手法，以患者感觉酸麻胀痛为度。神门（双侧）直刺 0.2~0.5 寸，行提插捻转手法。膻中平刺 0.3~0.5 寸；中脘、气海直刺 1~1.2 寸，配合呼吸补法。以上诸穴留针 30 分钟，每日 1 次。

［辅助疗法］走罐：通走后背，重点在心俞和脾俞闪罐 10 次，使皮肤微红，再进行心区和脾区走罐。心区即第 3 胸椎棘突至第 6 胸椎棘突；脾区即第 9 胸椎棘突至第 1 腰椎棘突。分督脉、足太阳膀胱经第一侧线和第二侧线 3 条线分别走罐，采用轻吸快移的方法，垂直推拉走罐，并且重点在两侧心俞和脾俞之间横向推拉走罐，反复操作。

［治疗结果］经治疗 5 次，上述症状有所改善，治疗 20 次后基本痊愈。

按语：慢性疲劳综合征是现代快节奏生活方式下出现的一组以长期极度疲劳为突出表现的全身性症候群，主要是由于长期的过度劳累、生活不规律以及心理压力过重引起肝气郁结，心火偏亢，日久致脏腑功能衰减，心、肝、肾功能失衡，故治以调和心脾，疏肝解郁。全身之气不外乎清气、水谷之气和元气，针刺膻中、中脘、气海，使三气互生，通补全身之气。配合背部走罐，前后对应，整体调节人体气机。三阴交是足三阴交会穴，肝、脾、肾三脏关系精血，故又有"精血之穴"之称，配合心经原穴神门，以填精补血，安神定志。四神聪、百会，升阳益气，安神镇静。另外选用心区和脾区走罐可调整相应脏腑和机体功能，恢复气血阴阳平衡。

【病例 3】

Simone roos（奥地利国籍），女，20 岁，初诊日期：2009 年 8 月 3 日。

［主诉］神疲肢倦、不能完成日常运动训练 2 月余。

［病史］患者是奥地利奥林匹克中心的马拉松运动员，2 个月前开始不能完成日常的运动训练量，神疲肢倦，气短乏力，反复发作上呼吸道感染，脘胀纳呆，夜寐

差，小便可，大便溏薄，特别是每天训练结束后腹泻。舌淡，苔花剥，脉濡细。

［西医诊断］疲劳综合征。

［中医诊断］虚劳。

［治疗原则］补益气血。

［针灸取穴］关元、中脘、天枢、足三里、脾俞、胃俞、肝俞。

［手法操作］穴位常规消毒，除任脉穴外均取双侧，采用 0.35mm×（25~40）mm 毫针，刺入 0.2~1.2 寸，针刺得气后，行捻转补法 1 分钟。关元、中脘、天枢和足三里加温针灸，留针 30 分钟。每日针灸 1 次，10 次为 1 个疗程，连续治疗 3 个疗程。

［中药］八珍汤。

［治疗结果］治疗 4 次后，脘胀纳呆症状好转。治疗 10 次后，夜寐差、气短乏力症状好转。治疗 20 次后便溏腹泻症状好转。经过治疗后神疲肢倦和气短乏力消失，进食量恢复正常，每日运动训练量逐渐增加，训练后不再腹泻，睡眠明显好转，晨起后精力充沛，治疗期间未出现上呼吸道感染。治疗后第 2 个月，参加环博登湖马拉松比赛，圆满跑完全程，并获得较好名次。

按语：运动员高强度的训练后产生疲劳，一些学者把它划分为肌肉疲劳、内脏疲劳、神经疲劳、心理疲劳 4 个方面。若不能及时消除，会影响运动员比赛成绩。根据其病因与临床表现属于中医"劳倦""虚劳"的范畴。劳倦是指劳力、劳神、房劳过度而言，劳力包括肌肉疲劳、内脏疲劳，是由于运动员长期大强度、大运动量训练所致，主要表现为运动能力下降。劳神即神经疲劳与心理疲劳，是由于运动员长期参加训练、比赛，思想、精神处于高度紧张状态，神经系统又处于应激状态，主要表现为行为的改变。中医认为，人体的健康全赖阴阳平衡，脏腑协调，气血充沛。这些不良因素导致人体经络、脏腑、阴阳平衡失调，人体的精、气、神受到较大伤耗，导致精血不足，元气虚弱，脏腑亏虚，多种慢性疾病。成为虚劳，又称虚损，《医宗金鉴·虚劳总括》曰："虚者、阴阳、气血、荣卫、精神、骨髓、津液不足是也；损者，外而皮、脉、肉、筋、骨，内而肺、心、脾、肝、肾消损是也。成劳者，谓虚损日久，留连不愈，而成五劳、六极、七伤也"。

根据中医整体观念，无论劳倦伤脾，劳伤气血，过劳筋疲，劳极伤肾，都必然累及五脏六腑。如肝主筋的运动与脾胃之间功能有着不可分离的作用，肝转输的精华是脾胃消化水谷精微而产生的，若劳倦伤脾，中宫受遏，脾胃运化失司，势必导致精血生化乏源。中医认为只有"脾气旺，才能气血充"，血的运输必须依靠气的推动，气行血行，气滞血瘀，所以脾的虚损必然累及气血的虚损。再则肾藏精，主骨生髓，肝肾同源，无论肝病殃肾，还是肾病及肝，同样影响精血转化，影响到肝主筋的功能，表现为不同程度的乏力疲劳，运动能力降低，甚至卧床不起。

关元为任脉穴，位于小腹，"一源三歧"，是生命的起源，温针灸关元，以培元固本；中脘为胃之募穴、腑之会穴，足三里为胃的合穴，两穴合用，可补益中气；天枢为大肠的募穴，灸之可升阳益气止泻；脾胃为后天之本，针刺脾俞和胃俞以培补后天之本，化生气血，以滋养脏腑经络。

第二节　神经官能症

【病例1】

患者，男，54岁，初诊日期：2014年1月6日。

[主诉] 双侧上肢间断不自主抖动5日。

[病史] 患者为新疆牧民，平素性格内向，少言寡语，曾间断出现双侧上肢不自主抖动，发作1~2分钟，可自行缓解；又因近日心情不畅发作频繁，发作时可和旁人说话，持续2~3分钟。

[查体及实验室检查] 颅脑MRI：未见异常。脑地形图示：正常脑地形图。舌暗，苔薄，脉沉细。

[西医诊断] 神经官能症。

[中医诊断] 癔症。

[治疗原则] 醒脑开窍，通调阴阳。

[针灸取穴] 内关、人中、三阴交、四神聪。

[手法操作] 治疗采用较强的刺激手法，配合暗示疗法。内关（双侧）直刺0.5~1寸，提插捻转结合的泻法；人中施雀啄手法，以目睛湿润为度；三阴交（双侧）提插补法；四神聪平补平泻手法。

[治疗结果] 治疗2天后，症状明显减轻。治疗10日后，患者痊愈出院。

【病例2】

李某，女，28岁，初诊日期：2013年12月16日。

[主诉] 咽中如有物梗死不适2月余。

[病史] 患者自觉咽中如有物梗死，咽之不下，咳之不出，多方就诊服药，症状未见明显缓解。就诊症见：咽中如有物梗死，咽之不下，咳之不出，但不影响进食，胸闷心烦，不能安寐，头重目眩，肢倦，纳呆，脘腹胀满。

[查体及实验室检查] 咽中如有物阻，查鼻咽、喉咽无器质性病变。舌胖大，苔

白腻，脉弦滑。

[西医诊断] 神经官能症。

[中医诊断] 梅核气。

[治疗原则] 健脾理气，化痰解郁散结。

[针灸取穴] 天突、劳宫、丰隆、悬钟、三阴交、内关。

[手法操作] 天突，先直刺 0.2 寸，继而针尖转向下方，紧靠胸骨柄后缘刺入 1~1.5 寸，待患者有明显针感时，即可出针。劳宫（双侧）直刺 0.3~0.5 寸，提插重泻；丰隆（双侧）直刺 1~1.5 寸，予提插捻转泻法；悬钟（双侧）直刺 0.3~0.5 寸，予捻转补法；三阴交（双侧）直刺 0.5~0.8 寸，行提插补法；内关（双侧）直刺 0.5 寸，行提插泻法。

[辅助疗法] 走罐：通走后背，重点在肺俞、脾俞闪罐 10 次，使皮肤微红。再进行肺区、脾胃区走罐。肺区、脾胃区即第一胸椎棘突至第一腰椎棘突。分督脉、足太阳膀胱经第一侧线和第二侧线 3 条线分别走罐，采用重吸慢移的方法，垂直推拉走罐，并且在两侧肺俞和脾俞之间横向推拉走罐，反复操作，直至皮肤深红为度。

[治疗结果] 按上述走罐配合针刺治疗，经 2 次治疗后症状有所减轻，10 次治疗后痊愈。

按语：本病多由情志不遂，肝失条达，气机不利，痰气互结于咽喉所致。天突穴位于胸廓上口处，有通利气道，宣肺降气之功，又是任脉、阴维脉的交会穴，可治疗胸中气逆，气道不利的梅核气。丰隆穴为化痰要穴，可化痰散结，悬钟穴属胆经，两穴合用可起疏肝健脾、化痰理气之功。三阴交为足三阴经交会穴，足三阴经到达处接近咽喉部，故此穴是治疗咽喉诸病要穴。劳宫穴是治疗梅核气的特效穴，在整体治疗的前提下，加入此穴疗效明显。采用运动行针法，边行针，边令患者做吞咽唾液和咳嗽的动作，又是提高疗效的重要环节。肺区、脾胃区走罐温经通阳，健脾肺而化痰。以上两种方法配合使用，共奏健脾理气、化痰解郁散结之功。

【病例 3】

刘某，女，45 岁，初诊日期：2013 年 12 月 6 日。

[主诉] 咽中异物感 1 个月。

[病史] 患者因与家人争吵后情志不畅，感觉有物堵于咽部，咳之不出，咽之不下，嗳气，食欲不振。

[查体及实验室检查] 咽部无任何阳性表现。

[西医诊断] 神经官能症。

[中医诊断] 梅核气。

[治疗原则] 醒脑开窍，疏肝解郁。

［针灸取穴］内关、人中、合谷、太冲、天突。

［手法操作］内关（双侧）直刺 0.5~1 寸，施提插捻转结合的泻法；人中施雀啄手法，以目睛湿润为度；合谷、太冲（双侧）施提插捻转泻法；天突施平补平泻法。

［治疗结果］治疗 3 天后症状缓解，治疗 8 天后痊愈。

按语：癔症的发作和梅核气均多因情志因素所导致，主要表现为精神意识、内脏功能障碍。中医病机为心神被扰，采取醒脑开窍针刺法调和阴阳，"阴平阳秘，精神乃治"。

第三节　双相情感障碍

【病例】

郝某，男，22 岁，初诊日期：2015 年 5 月 12 日。

［主诉］情绪低落、焦躁反复发作 8 年。

［病史］患者于 2007 年开始出现情绪低落、焦虑、强迫等症。2010 年就诊于北京某医院，诊为双相情感障碍，躯体变形神经症，治疗后好转，仍情绪低落、焦虑，为进一步巩固，特就诊于我门诊。现症：患者神清，不欲饮食，情绪低落，焦虑，幻想躯体变形，强迫症状（每日手机录音，自言自语），对相貌不满意，欲整容。既往性格孤僻，话少，胆小。家族史：患者外祖母曾患精神疾病。

［查体及实验室检查］患者神清，形体瘦长。颅脑 CT：右颞蛛网膜囊肿。舌红，苔少，脉弦。

［西医诊断］蛛网膜囊肿，双相情感障碍。

［中医诊断］百合病。

［治疗原则］调神导气，平肝潜阳。

［针灸取穴］人中、百会、四神聪、印堂、承浆、内关、头维、合谷、太冲、足三里。

［手法操作］双侧内关施捻转提插泻法 1 分钟；人中施雀啄手法至眼球湿润为度；百会、四神聪、印堂、承浆、双侧头维，捻转泻法 1 分钟；双侧合谷、太冲，捻转提插泻法 1 分钟；双侧足三里，施捻转提插补法 1 分钟。留针 30 分钟，每周 6 次。

［中药］予柴胡龙骨牡蛎汤加减配伍，方药如下。

| 柴胡 10g | 当归 10g | 白术 10g | 陈皮 10g |

黄芩 10g	生龙骨 15g	生牡蛎 15g	川芎 15g
香附 15g	白芍 15g	茯苓 15g	薄荷 6g
炙甘草 6g	生大黄 3g		

水煎服，日1剂，早晚2次分服。

［治疗结果］患者治疗3次后，配合完成针刺治疗。5月18日（六诊）在前方基础上加枳壳10g、桂枝6g，7剂。患者治疗11次后，强迫症状明显见好。5月25日续前方7剂后，患者能与医生主动交流，态度温和，面色红润，纳食可，体重增3kg，夜寐安。6月1日续前方7剂，患者自我感觉良好，无整容念头。6月8日在前方基础上加分心木10g，琥珀（冲服）0.5g，7剂。期间针刺治疗方案同前。治疗46次后，患者心态较前平和，纳食可，寐安，懂礼貌，体重较初诊时增5kg。7月3日来诊后因家中有事，满意回家。后电话随访，患者面色红润，纳食可，寐安，期间体重增3kg，能和家人主动沟通，性格温和。

按语：双相情感障碍属于心境障碍的一种类型，指既有躁狂发作又有抑郁发作的一类疾病。病因未明，生物、心理与社会环境诸多方面因素参与其发病过程，严重影响患者的生活质量。本案针药结合，重视调神和心理疏导，其效颇佳。

第四节　焦虑状态

【病例1】

许某，女，46岁，初诊日期：2014年7月18日。

［主诉］惊惕伴全身多处不适2年余。

［病史］2年前患者遇快速移动物体后，出现恐惧、心慌，无头晕、意识丧失、肢体抽搐等症状，经休息平静后缓解。其后症状反复，逐渐出现头痛、头胀、烘热，自觉吞咽困难、周身麻木等症状，曾多次就诊于香港某医院，予"抗焦虑"治疗（具体用药不详），后自行停药，进行针灸治疗，经治疗病情无明显缓解，遂来我病区就诊。现症：神清，精神好，自觉恐惧，心慌，头胀痛，吞咽困难，四肢麻木，纳呆，寐欠安，入睡困难，梦多，睡后易醒，二便调。

［查体及实验室检查］女性激素（－），甲状腺功能全项（－）。舌暗红，苔白腻，脉弦。

［西医诊断］焦虑状态。

［中医诊断］脏躁。

［治疗原则］疏肝解郁，调畅气机。

［针灸取穴］人中、百会、四神聪、内关、三阴交、合谷、太冲、头维、上星、太阳、风池、足三里。

［手法操作］双侧内关施捻转提插泻法1分钟；人中施雀啄泻法至眼球湿润为度；双侧三阴交施提插补法；双侧合谷、太冲施提插泻法；百会、四神聪、上星，及双侧太阳、风池施小幅度、高频率捻转补法；双侧足三里施捻转补法。留针30分钟。

［治疗结果］治疗3天后，患者睡眠时间延长，头痛减轻。治疗21天后，患者神清，精神好，睡眠时间明显延长，睡眠质量增加，惊惕频率、程度均减少，纳好，寐安，二便调。

【病例2】

张某，男，80岁，初诊日期：2013年3月3日。

［主诉］易疲倦、睡眠过多1个月。

［病史］患者两个月前患脑梗死。近1个月白天易疲倦困乏，睡眠过多，且经常易怒、焦虑、紧张，夜间入睡差，睡后易醒，严重影响正常生活。

［查体及实验室检查］左侧上下肢肌力4级，记忆力及计算能力差。舌淡，苔薄，脉细弱。

［西医诊断］焦虑状态。

［中医诊断］郁病。

［治疗原则］醒神开窍，养心安神，滋阴降火。

［针灸取穴］①主穴：内关、人中、三阴交。②配穴：极泉、尺则、委中、风池、完骨、天柱、百会、四神聪、神庭、印堂、上星、头维、太冲、合谷。

［手法操作］内关（双侧）采用提插捻转泻法1分钟；人中应用雀啄泻法1分钟；三阴交（双侧）采用提插补法1分钟；风池、完骨、天柱（双侧）采用提插补法1分钟；极泉、尺则、委中（双侧）采用提插泻法1分钟；百会、四神聪、神庭、印堂、头维（双侧）采用提插补法1分钟；太冲、合谷（双侧）采用提插泻法1分钟。留针30分钟，每日针刺1次，10天为1个疗程。

［治疗结果］治疗3天后，性格明显变温和，白天疲倦感减轻，夜间睡眠好转。治疗10天后，症状基本消失。

按语：本病属于中医的"郁病"范畴，其病机为阳气虚而阴气盛，阴阳失调是本病的主要病机。选取醒脑开窍治疗组穴：内关、人中、三阴交；配穴：极泉、尺泽、委中、风池、完骨、天柱、三阴交，以醒神开窍，疏通经络，养心安神。百会者，五脏六腑奇经三阳百脉之所会，补之可益气升提；神庭、印堂、上星均位于督脉，循行线上督脉入络于脑。泻太冲、合谷，开四关以疏通气机，舒畅情志。以上诸穴配合，加之恰当的操作手法，使阴平阳秘，从而取得满意疗效。

第五节　抑郁症

【病例】

Annctte Kallu-starg（德国籍），女，42 岁，初诊日期：2009 年 12 月 10 日。

［主诉］情绪低落，注意力不集中 3 月余。

［病史］患者自 2009 年 9 月开始情绪低落，对各种活动不感兴趣，健忘，不能集中注意力，无法完成自己的工作，休假在家。伴随症状：周身乏力，盗汗，口干，纳呆，失眠，多梦，每日睡眠不足 5 小时。舌红少津，脉细数。

［西医诊断］抑郁症。

［中医诊断］郁病。

［治疗原则］调神醒脑，滋阴清热。

［针灸取穴］百会、印堂、上星、华佗夹脊、劳宫、内庭、大陵。

［手法操作］以百会、印堂、上星、华佗夹脊为主穴，用长 25mm、直径 0.35mm 的毫针沿督脉走向平刺百会、印堂、上星穴，行捻转补法 1 分钟，将电极分别夹在上星和百会的 2 个针柄上（不分正负），选用疏密波，频率 10Hz，逐渐加大电量至患者感觉到震动，以能耐受为度。患者取俯卧位，用毫针向脊柱斜刺华佗夹脊穴 0.5~0.8 寸，行捻转补法 1 分钟。取劳宫、内庭、大陵（双侧），直刺 0.5 寸，行捻转泻法 1 分钟。留针 30 分钟，每周 5 次。令患者取俯卧位，肩部放平。取督脉，在局部皮肤和玻璃罐口涂上少许凡士林，用闪火法把罐吸拔在大椎穴处，向下沿督脉至尾骶部，上下推拉数次。以患者自感局部微痛能忍受为宜，皮肤潮红即止，每周 2 次。以上治疗 4 周为 1 个疗程。

［中药］天王补心丹。

［治疗结果］3 天后失眠多梦症状好转，7 天后纳呆、口干症状好转，20 天后情绪低落、周身乏力症状好转。患者开始愿意参加朋友的聚会，和朋友一起爬山、游泳，可以集中注意力，专注地做完一件事，周身乏力和口干消失，盗汗和健忘减轻，纳食量恢复正常，每晚可连续睡眠 6 小时，偶尔做梦。

按语：中医认为抑郁症的发生，因郁怒、思虑、悲哀、忧愁七情所伤，导致肝失疏泄，脾失健运，心失所养，肾精亏虚，脏腑阴阳气血失调而成。督脉为阳脉之海，总督一身之阳气，统领诸经，进而联系五脏六腑，对各经脉脏腑病变均有调整作用。《针灸大成》中谈到："以人之脉络，周流于诸阳之分，譬犹水也，而督脉为之督纲，故名曰海焉。"督脉为阳脉之海，与诸阳经均有联系，而阳经与阴经会合于头项部；同时通过经脉之间的相互交叉联系奇经八脉，因此具有全身整体调节的作用，使得"阴平阳秘，精神乃治"。

督脉行于人身之背，统一身之阳，其病者，实则脊强反折，虚则头重，大人癫疾。《脉经·平奇经八脉病》曰："大小癫痫，小儿风痫。"《针灸甲乙经》曰："癫疾……其不呕沫，本神及百会，后顶主之。"百会为手足三阳经与督脉及足厥阴肝经之会，位居头之颠顶，犹天之极星居北，为百脉聚会之处，可调补中气，健脑宁神，是宁心调神之要穴，《备急千金要方》提出："烦闷恍惚，喜怒无常…次灸百会一处七壮。"上星位于额上，脑海之前庭，同时又分布在头顶部督脉循行路线上，因此可以治疗抑郁症所致情绪低落、思维反应迟钝等，《针灸甲乙经》对此穴治疗作用的描述为"卒癫，又灸督脉三十壮……穴在直鼻中上入发际"。印堂虽为经外奇穴，但却为督脉在前额所过之处，同样具有调神醒脑之功。华佗夹脊穴禀足太阳与督脉之气，夹脊穴与督脉经穴异穴同功，针感放射更强，其疗效与针刺安全性优于背俞穴。

现代研究表明：抑郁症与脑内 5-HT 能神经系统功能低下密切相关，电针督脉经穴可使中缝核内 5-HT 能神经元活动明显增加，黑质、下丘脑等处 5-HT 含量增加，并且可以改善脑部血液循环，提高脑组织抗氧化能力，改善记忆功能。

第六节　癔症

【病例】

王某，女，55 岁。初诊日期：2015 年 1 月 5 日。

[主诉] 四肢麻木、疼痛 6 个月。

[病史] 1 年前丈夫因车祸去世后致其心情郁闷，情绪急躁，动辄与子女争吵。6个月前无明显诱因自感四肢麻木、疼痛，右上肢烧灼感，夜不得寐，就诊于多家医院，予中西医药物对症治疗（具体药物不详），经治疗无明显变化。现症：神清，精神可，烦躁易怒，自感四肢麻木、疼痛，右上肢自觉烧灼感，纳可，寐差，二便调。

[查体及实验室检查] 神清，精神弱，表情痛苦，烦躁不安。右上肢肌力 4 级，

左上肢肌力 5 级，双下肢肌力 5 级。生理反射存在，病理反射未引出。查肌电图、四肢关节 X 光片、脊柱 MRI、头颅 CT 检查结果均未见明显异常。舌红，苔白腻，脉弦。

［西医诊断］癔病性感觉障碍。

［中医诊断］百合病。

［治疗原则］醒脑开窍，调神解郁。

［针灸取穴］人中、印堂、百会、四神聪、内关、合谷、太冲。

［手法操作］内关（双侧）采用提插捻转泻法 1 分钟，人中应用雀啄泻法 1 分钟，百会、四神聪、印堂采用提插补法 1 分钟，太冲、合谷（双侧）采用提插泻法 1 分钟。留针 30 分钟，每日针刺 1 次，10 天为 1 个疗程。

［治疗效果］针刺 3 次后患者诉麻木、疼痛感减轻，心情好转，较前轻松。巩固治疗 7 次后疼痛感消失。随访 1 个月，未复发。

按语：癔病，又称歇斯底里，是临床常见的一种精神障碍性疾病。本病常见于青春期和围绝经期女性，临床表现复杂多样，除精神症状外，常伴有运动障碍（如瘫痪、震颤、抽搐、呕吐、失语等）或感觉障碍（如麻木、烧灼感、蚁行感等）。中医学认为本病属"郁证""癫症""脏躁""百合病"范畴，是"神"的失常所致。本例患者情志郁结，窍闭神匿，导致气血逆乱，脏腑功能失调。

临床治疗以调神为重点，治疗中应当注意以下几点：①严格癔病的诊断，排除相应的器质性疾病，明确躯体症状的功能性障碍。②醒脑开窍法主要针对患者的主症而设，使用时注意取穴、操作手法及刺激量大小，力求首次治疗即能产生效果。③针对肢体局部功能障碍，针刺时务使其局部得气，气至病所。④本病的发病与精神因素密切相关，在针刺过程中要采取合适的心理疗法，命令、暗示与诱导相结合，减轻患者的精神压力，增强患者的治疗信心，使其积极配合治疗。

醒脑开窍法设立之初主要应用于中风病急性期、恢复期及其后遗症期，经过几十年的理论完善及临床探索，发现临床被广泛用于治疗癔症、强迫症、抑郁症、偏头痛、三叉神经痛、慢性疲劳综合征、嗜睡、勃起功能障碍等疾病。《素问·移精变气论》云："得神者昌，失神者亡。"表明神在人体生命活动中占重要地位。中风后脑府受损，窍闭神匿，神不导气，受其支配的器官和肢体相应产生功能障碍；癔病患者气机郁闭、神窍失宣，因而产生一系列神志与躯体症状。虽然病症不同，但是其采用醒脑开窍针刺法确能取得良好疗效。醒脑开窍针刺法就是抓住了"神"的失常这一关键，拟主要病机，设"醒脑开窍"为主法，以内关、人中为主穴，随证加减配穴，将中医传统的整体观念与辨证论治有机结合起来，从而使不同病症在应用醒法之后，均能获效。

第九章 放射性损伤

【病例1】

Hubert Marchand，男，64岁，初诊日期：2012年9月25日。

[主诉] 饮水咳呛、吞咽困难6年。

[病史] 患者于2001年查体发现舌底部肿瘤，为鳞癌，淋巴结转移，遂在德国当地医院行放、化疗，经治疗病情痊愈。于2006年出现吞咽困难，饮水呛咳，体重逐渐减轻，减少15kg以上。曾于2009年就诊于我院行针灸治疗，并进行吞咽训练，体重有所增加。近1年患者出现腹泻、失眠、体位性低血压，为进一步系统诊治收入我病区。患者缓慢步行入病房，现症：神志清楚，精神欠佳，呼吸平稳，语言清楚，声音低沉，纳少，饮水呛咳，吞咽困难，消瘦，失眠，二便自控，小便频，夜尿频，大便服药后日一行。既往否认高血压病史。近1年曾出现体位性低血压，血压50/30mmHg。青光眼20余年，用Xalatan 0.005%滴眼液。甲状腺功能低下2~3个月，口服L-Thyroxin Henning，75mg，每日1次。腹泻1年，口服Lacteol kapsele，每日1次；Panzytrat 25，每日3次。失眠1年，口服Zolpidemtartrat，5mg，每晚1次。舌红无苔，脉沉细。

[西医诊断] 吞咽障碍，舌癌放化疗后，甲状腺功能低下。

[中医诊断] 瘖痱。

[治疗原则] 醒脑开窍，利咽通痹。

[针灸取穴] 内关、人中、风池、翳风、金津、玉液、廉泉。

[手法操作] 内关（双侧）施捻转提插泻法；人中施雀啄手法泻法，以眼球湿润或流泪为度；风池（双侧）针向结喉，针2.5~3寸，采用小幅度、高频率捻转补法，施手法1~3分钟，以咽部麻胀感为度；翳风（双侧）向咽喉方向缓慢进针2.5~3寸，手法同风池；金津、玉液点刺放血；廉泉在舌骨体上缘取穴，针向咽部，进针2~3寸，以咽部酸胀感为度。

[中药]

| 柴胡10g | 炒薏仁15g | 木蝴蝶3g | 青黛3g |
| 板蓝根15g | 天冬10g | 赤芍10g | 乌梅10g |

水煎服，日1剂，早晚2次分服。

[治疗结果] 治疗20天后，患者语言较前清晰，舌体活动较前灵活，仍觉口干，进食以固体为主，无咳呛，因某种原因放弃治疗，临床显效出院。

按语：吞咽障碍是神经系统疾病中常见的并发症，由脑卒中引起的缺血性延髓麻痹、进行性延髓麻痹，以及癌术后延髓性麻痹所致的吞咽困难、声音嘶哑，针灸疗效显著。由延髓空洞症、脱髓鞘疾病、周围神经损害和肿瘤术后所致的延髓麻痹，针灸也有良好疗效。延髓的肿瘤、炎症、血管病、多发性硬化可累及舌咽迷走神经的核团及脑干内的纤维，出现舌咽、迷走神经麻痹。

中医学对此病无专论，但从症状表现上可归属于"喉痹""瘖痱""中风""类噎膈"等范畴。古代医籍中也有不少类似本病的记载，如《素问·脉解》云："所谓入中为瘖者，阳气已衰，故为喑也。内夺而厥为瘖痱，此肾虚也。"《景岳全书》也有"故凡五脏为病，皆能为瘖"的论述。

目前医学界对本病尚无特殊疗法，只采用输液、鼻饲等支持疗法。在治疗此病的过程中，应注重各种病理因素导致的"窍闭神匿，神不导气，关窍痹阻"的基本病机，通过"醒脑导气，通关利窍"之法，严格掌握手法量学标准，临床收到更为理想的疗效。

【病例2】

贾某，女，72岁，初诊日期：2017年3月7日。

［主诉］白细胞减少30余年，失眠梦魇数月。

［病史］患者系肿瘤医院放射科医生，30年前出现神疲体倦乏力，血常规检查发现白细胞减少，后经天津市某医院诊断为工伤，离开原工作环境，中西医多年治疗，白细胞数维持在（1~2）×10⁹/L，绝经后维持在（3~4）×10⁹/L。多方治疗效果不佳，不再奢望能恢复正常。平素自觉身体怕冷，神疲体倦乏力，心慌，腹胀不适，近数月出现入睡困难，易醒多噩梦，常梦中惊醒，每晚自服艾司唑仑，梦魇不能解，纳可，小便不畅，大便正常。既往多年老年性泌尿系感染史。

［查体及实验室检查］肿瘤医院血常规检查：白细胞 3.5×10^9/L。尿常规：白细胞（++）。舌淡胖，有齿痕，苔白有裂痕，脉沉细无力。

［西医诊断］放射性损伤 – 白细胞减少，失眠。

［中医诊断］虚劳，不寐。

［治疗原则］调神安神，温补脾肾。

［针灸取穴］百会、四神聪、上星、印堂、头维、攒竹、阳白、人迎、天突、鸠尾、中脘、气海、关元、天枢、期门、章门、内关、郄门、神门、阴陵泉、足三里、丰隆、复溜、太溪、隐白。

［手法操作］嘱患者仰卧位，针刺局部皮肤消毒，选用0.25mm×40mm毫针。内关（双侧）直刺1.5寸，捻转补法，令针感向指尖放散；百会斜刺，四神聪针尖向百会方向斜刺，进针0.3~0.5寸，均使用平补平泻法；上星向百会方向透刺1~1.3寸，施提插平补平泻；印堂向鼻根方向斜刺0.5~0.7寸，施捻转提插，平补平泻；天枢（双侧）、中脘、气海、关元直刺1~1.5寸，施捻转提插补法；期门、章门（双侧）斜刺，郄门、神门（双侧）直刺0.5寸，捻转补法；足三里、丰隆、复溜、太溪（双侧）均直刺，施捻转补法；隐白（双侧）点刺。余穴常规刺法。每次留针20分钟，每日1次。

气海或关元、足三里施温针灸，每次 3 壮，每日 1 次。

[中药]

炙黄芪 10g	酒黄精 10g	蒲公英 20g	炒酸枣仁 30g
全蝎 9g	菊花 10g	炒六神曲 10g	麸炒薏苡仁 20g
山药片 20g	枸杞子 20g	金银花 20g	炙甘草 3g
麸炒枳壳 6g			

[治疗结果] 治疗 2 次后，失眠症状明显改善，停用艾司唑仑，可连续睡眠达 8 小时。治疗 4 次后，白细胞数为 4.6×10^9/L。治疗 7 次后，身体怕冷症状明显改善。治疗 12 次后，于本院复查血常规（2017 年 4 月 6 日），各项指标均在正常参考值范围内，其中白细胞数为 5.76×10^9/L。多年顽固性泌尿系感染恢复正常，自觉心中安稳平静，腹部舒服，精神状态极大程度提升。继续巩固治疗 1 个月，临床痊愈。

按语：白细胞减少指外周血白细胞绝对计数持续低于 4.0×10^9/L。长期接触放射线，导致骨髓抑制，白细胞减少。西医应用的鲨肝醇、利血生等升白细胞的药物疗效并不理想。中医角度，这位患者所患疾病属于"虚劳"范畴，血虚，虚则补之。补虚首先从调神入手，神既以精、气、血、津液为基础而生，又能调节精、气、血、津液的代谢。针刺选用百会、四神聪、内关、郄门、神门等穴位，就是从调神入手，调和全身气血，又能安神助眠。补虚还要注重补益先后天之本，肾为先天之本，五脏阴阳之本，生命之根本，针刺阴陵泉、太溪、复溜等穴位，并施以补益手法，固先天之本；脾为后天之本，乃气血生化之源，针刺足三里、丰隆、阴陵泉并施以补法，以助气血生化之源。于足三里、气海、关元等穴施灸法，并配合中药汤药，更是加强补益元气，固护脾肾的作用。针、灸、药并用，调神与补脾肾相结合，方显奇效。

【病例 3】

武某，女，74 岁，初诊日期：2010 年 3 月 11 日。

[主诉] 口咽干燥 6 年余。

[病史] 患者于 2000 年、2004 年因扁桃腺癌于美国进行伽马放射线治疗。治疗后唾液腺受损，遂以下诸症渐现：患者面色晦暗，唇、口、咽干，呛咳（饮食加重），吞咽困难，语言不清，张口不全，舌痿，舌干红、少苔，伸舌右偏，焦虑，睡眠倒错，小便频数、自控差，脉弦数。

[查体及实验室检查] 吞咽困难，语言不清，张口不全，舌痿，舌干红、少苔，伸舌右偏，脉弦数。

[西医诊断] 口干症。

[中医诊断] 津伤证。

[治疗原则] 润燥生津，滋阴安神。

［针灸取穴］内关、人中、人迎、廉泉、地仓、承浆、足三里、中脘、三阴交、太溪、合谷、太冲、神门。

［手法操作］按照醒脑开窍针刺法操作规范操作。

［治疗结果］治疗 3 天后见语言较前清楚，夜间睡眠时间增长。8 天后吞咽困难较前改善，呛咳频率下降，小便自控，诸症均见缓解。30 天后见患者唇、舌、咽湿润，呛咳频率明显减少（饮食偶呛），讲话清晰，睡眠恢复正常，站立不稳现象亦见明显改善。诸症俱消，精神愉悦，生活质量大为改观。患者自觉痊愈，遂回美国。

按语：放射性口干症，指接受放疗的头颈部肿瘤患者的唾液腺受到照射后发生损伤，又因唾液腺组织对放射敏感性高，易受损伤且不可逆，使唾液分泌的数量、性质和成分改变，并引起一系列相关症状，如口干、黏膜炎等，远期反应严重者甚至出现吞咽和交谈困难、睡眠障碍、味觉丧失、龋齿发生及口腔真菌感染等，严重影响患者的生存质量。目前，治疗放射性口干症包括人工唾液替代法、抗菌液冲洗法、硬糖法、氟化物及毛果芸香碱等药物治疗，但疗效均不满意。

传统中医治疗口干症被认为是较好的辅助疗法。中医理论中：唾液也称"津液""甘露""金津玉液""玉泉""天河水"等。《素问·经脉别论》云："饮入于胃，游溢精气，上输于脾，脾气散精，上归于肺，通调水道，下输膀胱，水精四布，五经并行。"即津液的代谢与脾、胃、肺、肾、膀胱、三焦等脏腑的生理功能有关。若津液损伤太过，或津液失于敷布，或津液敷布受阻等，均可使口腔黏膜失于濡养，以致出现口腔干燥感觉。放疗过程中火热毒邪耗伤人体津液及输布津液之脉络，使津液不能正常敷布于口腔，病久则气阴耗伤，故见口干。

参考近 10 年来文献所用的辨证标准，本病共分为 4 型：①津液耗伤型；②热毒瘀结型；③脾胃失调型；④气阴两虚型。此病患为气阴两虚型。辨证临床选穴依据：刺内关以开心脉，通关窍，理三焦，畅气机，针水沟以达醒脑开窍，升阳调气之功，两穴共用可调神通窍，使窍通而邪有所出路，气血调而津液得生；地仓、承浆、金津玉液、舌面点刺放血可疏通敷布津液之脉络，使所生成津液敷布通畅；中脘、足三里分别为胃经的募穴、下合穴，以增强津液的化生之源；三阴交为足三阴经的合穴，可调脾胃、益肝肾；太溪穴为肾经原穴，可滋肾养阴；神门穴为心经原穴，可宁心安神；刺合谷、太冲又称开四关，二穴一阴一阳，一气一血，一脏一腑，一升一降，以达疏通经络、补益气血之功。取诸穴之功为达：益中州以助气血生化之源，使正气复，阴液得生。

综上所述，使用醒脑开窍针法加减治疗本病达到了非常理想的效果。故见针刺治疗放射性口干症，具有独特的优势。据现有研究证实：针刺疗法及传统中医疗法应被列为治疗口干症的最有效的治疗方法。